シリーズ編集
吉村長久 京都大学大学院医学研究科眼科学 教授
後藤　浩 東京医科大学眼科学分野 教授
谷原秀信 熊本大学大学院生命科学研究部眼科学 教授
天野史郎 井上眼科病院・宮田眼科病院

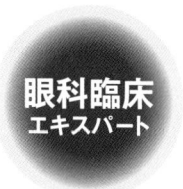

眼科臨床
エキスパート

知っておきたい屈折矯正手術

編集
前田直之
大阪大学大学院医学系研究科視覚情報制御学寄附講座 教授

天野史郎
井上眼科病院・宮田眼科病院

医学書院

〈眼科臨床エキスパート〉
知っておきたい屈折矯正手術
発　行　2014年11月1日　第1版第1刷Ⓒ
シリーズ編集　吉村長久・後藤　浩・谷原秀信・天野史郎
編　集　　前田直之・天野史郎
発行者　　株式会社　医学書院
　　　　　　代表取締役　金原　優
　　　　　　〒113-8719　東京都文京区本郷 1-28-23
　　　　　　電話　03-3817-5600(社内案内)
印刷・製本　三美印刷

本書の複製権・翻訳権・上映権・譲渡権・公衆送信権(送信可能化権を含む)
は(株)医学書院が保有します.

ISBN978-4-260-02037-4

本書を無断で複製する行為(複写,スキャン,デジタルデータ化など)は,「私
的使用のための複製」など著作権法上の限られた例外を除き禁じられています.
大学,病院,診療所,企業などにおいて,業務上使用する目的(診療,研究活
動を含む)で上記の行為を行うことは,その使用範囲が内部的であっても,私的
使用には該当せず,違法です.また私的使用に該当する場合であっても,代行
業者等の第三者に依頼して上記の行為を行うことは違法となります.

JCOPY　〈(社)出版者著作権管理機構　委託出版物〉
本書の無断複写は著作権法上での例外を除き禁じられています.
複写される場合は,そのつど事前に,(社)出版者著作権管理機構
(電話 03-3513-6969,FAX 03-3513-6979,info@jcopy.or.jp)の
許諾を得てください.

執筆者一覧 (執筆順)

前田直之	大阪大学大学院医学系研究科視覚情報制御学寄附講座　教授
井手　武	南青山アイクリニック　副院長
稗田　牧	京都府立医科大学視覚機能再生外科学教室　講師
中村　葉	京都府立医科大学視覚機能再生外科学教室　客員講師
杉田征一郎	眼科杉田病院
戸田郁子	南青山アイクリニック　院長
福本光樹	南青山アイクリニック　副院長
神谷和孝	北里大学医学部眼科学教室　准教授
清水公也	北里大学医学部眼科学教室　教授
福山会里子	福山眼科　理事長
子島良平	宮田眼科病院　医局長
加藤直子	埼玉医大大学眼科　客員准教授
宮井尊史	東京大学大学院医学系研究科眼科学
加藤浩晃	京都府立医科大学眼科学教室
荒井宏幸	みなとみらいアイクリニック　理事長
中村友昭	名古屋アイクリニック　院長
福岡佐知子	多根記念眼科病院　部長
根岸一乃	慶應義塾大学医学部眼科学教室　准教授
二宮欣彦	行岡病院　副院長
林　　研	林眼科病院　院長
西　悠太郎	西眼科
平澤　学	東京歯科大学水道橋病院眼科
ビッセン宮島弘子	東京歯科大学水道橋病院眼科　教授
森　洋斉	宮田眼科病院
宮田和典	宮田眼科病院　院長
梶田雅義	梶田眼科　院長
糸井素純	道玄坂糸井眼科医院　院長
平岡孝浩	筑波大学医学医療系眼科　講師
吉野健一	吉野眼科クリニック　院長
鳥居秀成	慶應義塾大学医学部眼科学教室
不二門　尚	大阪大学医学部感覚機能形成学　教授
天野理恵	北里大学医学部眼科学教室　講師
植田喜一	ウエダ眼科　院長
濱野　孝	ハマノ眼科
鈴木武敏	鈴木眼科吉小路　院長
湖崎　淳	湖崎眼科　院長
小玉裕司	小玉眼科医院　院長
渡邉　潔	ワタナベ眼科　院長

眼科臨床エキスパートシリーズ
刊行にあたって

　近年，眼科学の進歩には瞠目すべきものがあり，医用工学や基礎研究の発展に伴って，新しい検査機器や手術器具，薬剤が日進月歩の勢いで開発されている．眼科医は元来それぞれの専門領域を深く究める傾向にあるが，昨今の専門分化・多様化傾向は著しく，専門外の最新知識をアップデートするのは容易なことではない．一方で，quality of vision（QOV）の観点から眼科医療に寄せられる市民の期待や要望はかつてないほどの高まりをみせており，眼科医の総合的な臨床技能には高い水準が求められている．最善の診療を行うためには常に知識や技能をブラッシュアップし続けることが必要であり，巷間に溢れる情報の中から信頼に足る知識を効率的に得るツールが常に求められている．

　このような現状を踏まえ，我々は《眼科臨床エキスパート》という新シリーズを企画・刊行することになった．このシリーズの編集方針は，現在眼科診療の現場で知識・情報の更新が必要とされているテーマについて，その道のエキスパートが自らの経験・哲学とエビデンスに基づいた「新しいスタンダード」をわかりやすく解説し，明日からすぐに臨床の役に立つ書籍を目指すというものである．もちろんエビデンスは重要であるが，本シリーズで目指すのは，エビデンスを踏まえたエキスパートならではの臨床の知恵である．臨床家の多くが感じる日常診療の悩み・疑問へのヒントや，教科書やガイドラインには書ききれない現場でのノウハウがわかりやすく解説され，明日からすぐに臨床の役に立つ書籍シリーズを目指したい．

　各巻では，その道で超一流の診療・研究をされている先生をゲストエディターとしてお招きし，我々シリーズ編集者とともに企画編集にあたっていただいた．各巻冒頭に掲載するゲストエディターの総説は，当該テーマの「骨太な診療概論」として，エビデンスを踏まえた診療哲学を惜しみなく披露していただいている．また，企画趣旨からすると当然のことではあるが，本シリーズの執筆を担うのは第一線で活躍する"エキスパート"の先生方である．日々ご多忙ななか，快くご編集，ご執筆を引き受けていただいた先生方に御礼申し上げる次第である．

　本シリーズがエキスパートを目指す眼科医，眼科医療従事者にとって何らかの指針となり，目の前の患者さんのために役立てていただければ，シリーズ編者一同，これに勝る喜びはない．

2013年2月

シリーズ編集　吉村長久，後藤　浩，谷原秀信，天野史郎

序

　『知っておきたい屈折矯正手術』をお届けいたします．

　ご存知のように，屈折矯正手術はその安全性と有効性が向上し，今日では屈折異常の矯正手段の一つとして一般に広く認知されており，わが国でもすでに200万件以上の手術が施行されています．

　屈折異常を有する人にとって屈折矯正は必須であり，屈折矯正の良否がその人のquality of lifeを大きく左右します．これは，初めて眼鏡やコンタクトレンズを装用した時の感激や，これらを破損，紛失した時の不自由さを考えれば明らかです．

　それだけに，眼鏡やコンタクトレンズの装用に問題がある人や，これらの屈折矯正補助具を使用することがハンディキャップと感じる人にとって屈折矯正手術は必須の治療法であり，実際その治療に対する満足度は大変高いものがあります．その反面，屈折矯正手術で問題が生じると，眼鏡やコンタクトレンズと異なり不可逆であるだけに事態は深刻です．

　わが国では，屈折矯正手術を行う眼科医とそうでない眼科医に二極化する傾向にあります．そのため，屈折矯正手術に積極的に関与していない眼科医が術前の適応のアドバイスや術後のケアで困ることも少なくないと考えられます．さらに近年，白内障手術における屈折矯正手術としての側面が益々重要になっており，トーリック眼内レンズや多焦点眼内レンズの適応や眼内レンズ度数の決定が，術後の満足度や苦情に大きく関与してきており，自分は屈折矯正手術に無関係と考えていた眼科医にとっても，屈折矯正手術の知識は必要になってきています．

　屈折矯正手術の教科書は数多くありますが，一般眼科医向けのものはあまりありませんでした．そこで本書では，一般眼科医が屈折矯正手術の概論を理解し，実際の対処が容易になるようなテキストをめざしました．

　執筆者には，ご自身が屈折矯正手術を行う場合に，一般眼科医からどのような症例を紹介してもらいたいか，あるいはご自身の症例が術後に一般眼科医を受診した場合に，どのように対応してもらいたいかを念頭において執筆していただきました．その結果，屈折矯正手術に関して，知っておきたい知識が簡潔にまとまって大変実践的な書に仕上がりました．

　本書が，皆様の明日からの日常臨床の一助となれば望外の喜びです．

2014年10月

編集　前田直之，天野史郎

目次

第1章 総説

屈折矯正手術の診療概論 ……（前田直之） 2
- 1 屈折矯正の意義と重要性 …… 2
- 2 屈折矯正手術の分類と術式の変遷 …… 3
- 3 屈折矯正手術に必要な知識 …… 12
- 4 屈折矯正法をどう選択するか …… 22
- 5 屈折矯正手術の手術成績 …… 25

第2章 角膜屈折矯正手術

I エキシマレーザー手術 …… 28

A LASIK ……（井手 武） 28
- 1 LASIKをめぐる現況と課題 …… 28
- 2 手術適応の決定 …… 31
- 3 手術の実際 …… 37
- 4 術直後の様子 …… 47
- 5 術後の対応 …… 48
- 6 LASIKに関するQ&A …… 55

B サーフェスアブレーション ……（稗田 牧，中村 葉） 61
- 1 サーフェスアブレーション …… 61
- 2 手術適応の決定 …… 62
- 3 手術の実際 …… 64
- 4 術後の対応 …… 67
- 5 術後長期経過 …… 71

Topics
- PTKの現況 ……（杉田征一郎） 73
- touch upとしてのLASIK ……（戸田郁子） 79
- topo-linked LASIKによる不正乱視治療 ……（福本光樹） 83

Ⅱ フェムト秒レーザー手術 87

A FLEx ....（神谷和孝） 87
1. 手術適応の決定 88
2. 手術の実際 88
3. 術後の対応 90
4. FLEx の臨床成績 91

B SMILE ....（清水公也） 99
1. 手術適応の決定 99
2. 手術の実際 101
3. 術後の対応 103

Ⅲ 角膜切開術 109

A LRI ....（福山会里子） 109
1. LRI をめぐる現況と課題 109
2. 手術適応の決定 113
3. 手術の実際 117
4. 術後の対応 122
5. 手術データ・症例提示 124

Topics
フェムト秒レーザーを用いた AK ....（子島良平） 127

Ⅳ 角膜形成術 131

A 円錐角膜への角膜クロスリンキング ....（加藤直子） 131
1. 角膜クロスリンキングの歴史と原理 131
2. 手術適応の決定 132
3. 手術の実際 134
4. 術後の対応 136
5. 近未来の角膜クロスリンキング 140
6. 角膜クロスリンキングに関する Q & A 141

Topics
円錐角膜以外の角膜クロスリンキング ....（宮井尊史） 144

B conductive keratoplasty ....（福本光樹） 148
1. 手術適応の決定 149
2. 手術方法 150
3. 術式の変遷 151
4. 手術成績 151
5. conductive keratoplasty(CK)の利点・欠点 154

Ⅴ 角膜インレイ 156

A 角膜内リング ....（加藤浩晃, 稗田 牧） 156
1. 角膜内リング 156

2　手術適応の決定……………………………………………158
　　3　手術の実際………………………………………………162
　　4　術後の対応………………………………………………165
　　5　角膜内リングに対するＱ＆Ａ…………………………167
　Ｂ　**老視用角膜インレイ**　　　　　　　　　　　（荒井宏幸）170
　　1　老視治療という新しいカテゴリー……………………170
　　2　老視用角膜インレイの種類……………………………170
　　3　KAMRA®………………………………………………171
　　4　RainDrop®………………………………………………173
　　5　術後経過観察とポイント………………………………175
　　6　術後合併症とその対策…………………………………177
　　7　老視矯正手術における角膜インレイの立ち位置……179

第3章　有水晶体眼内レンズ手術

Ⅰ　後房型有水晶体眼内レンズ　　　　　　　　（中村友昭）182
　　1　後房型有水晶体眼内レンズICL…………………………182
　　2　ICLを行うためには……………………………………184
　　3　手術適応の決定…………………………………………185
　　4　手術の実際………………………………………………190
　　5　術後の対応………………………………………………195

Ⅱ　虹彩支持型有水晶体眼内レンズ　　　　　（福岡佐知子）197
　　1　虹彩支持型有水晶体眼内レンズ………………………197
　　2　手術適応の決定…………………………………………198
　　3　手術の実際………………………………………………200
　　4　術後の対応………………………………………………203

Ⅲ　隅角支持型有水晶体眼内レンズ　　　　　　（根岸一乃）207
　　1　隅角支持型有水晶体眼内レンズの歴史………………207
　　2　隅角支持型有水晶体眼内レンズ（AcrySof® Cachet®）……207
　　3　手術適応の決定…………………………………………208
　　4　手術の実際………………………………………………208
　　5　術後の対応………………………………………………210

第4章 プレミアム白内障手術

I トーリック眼内レンズ　　（二宮欣彦）214
1. 手術適応の決定　214
2. 手術の実際　225
3. 術後の対応　230
4. 今後の展望　235

II 多焦点眼内レンズ　　（林　研）237
1. 手術適応の決定　238
2. 手術の実際　246
3. 術後の対応　250

Topics
セグメント型屈折型多焦点眼内レンズ　　（荒井宏幸）257
ピギーバック専用眼内レンズ（Add-On レンズ）　　（西　悠太郎）262

III フェムト秒レーザー白内障手術　（平澤　学，ビッセン宮島弘子）265
1. フェムト秒レーザー白内障手術の現状　265
2. 手術適応の決定　269
3. 手術の実際　270
4. 術後診察と注意点　273
5. 今後の課題と展望　275

第5章 屈折矯正手術後の白内障手術・眼鏡とコンタクトレンズの処方

I 屈折矯正手術後の白内障手術　　（森　洋斉・宮田和典）278
1. LASIK 後眼の見分け方　278
2. 知っておきたい問題点　281
3. IOL 度数計算方法　285

II 屈折矯正手術後の眼鏡処方　　（梶田雅義）293
1. 矯正不足に対する処方　293
2. 過矯正に対する処方　294
3. 眼精疲労に対する処方　295
4. 屈折矯正手術後に不具合を訴えて来院した症例　299
5. 屈折矯正手術の問題点　300
6. 屈折矯正手術前に注意を要する症例　301

III 屈折矯正手術後のコンタクトレンズ処方 　　　　　　　　（糸井素純）303
1 角膜不正乱視を伴わないケース······303
2 角膜不正乱視を伴うケース······305
3 屈折矯正手術後に対するハードコンタクトレンズ処方······307

第6章 オルソケラトロジーレンズ・近視進行予防

I オルソケラトロジーレンズの適応 　　　　　（平岡孝浩）312
1 他の屈折矯正法との違い······312
2 オルソケラトロジーの適応······313
3 実践における重要ポイント······314
4 成否のカギを握る患者背景······317
5 処方者の条件······318
6 費用······319

II オルソケラトロジーレンズの処方 　　　　　（吉野健一）321
1 日本のオルソケラトロジーの現状······321
2 オルソケラトロジーによる屈折矯正原理······321
3 レンズ処方の実際······323
4 チェックポイントとその対処法······330

III 近視予防の現況 　　　　　（鳥居秀成，不二門 尚）336
1 近視の現況······336
2 近視進行予防の現況······337
3 薬物治療······337
4 光学的理論による近視進行抑制法······339

第7章 屈折矯正手術以外での老視矯正

I 白内障手術におけるモノビジョン 　　　　　（天野理恵）346
1 眼内レンズによるモノビジョン法······346
2 手術前の検査······347
3 モノビジョン法の適応······349
4 手術······352
5 術後検査と臨床成績······353

屈折矯正手術の診療概論

1 屈折矯正の意義と重要性

I. 屈折矯正は屈折異常を有する人のQOLに必須

　ヒトは，外界の情報の約80％を視覚から得ているといわれ，眼球は視覚情報を中枢神経に伝達する感覚器である．視覚の質はその人の生活の質（quality of life；QOL）に大きく関わっているから，眼科はQOLを向上させる診療科といっても過言ではない．眼科に関与するアイケアプロフェッショナルにとって，視覚の質（quality of vision；QOV）の維持，向上は最も重要な使命の一つである．

　眼疾患で最も頻度が高いものが屈折異常である．この屈折異常の矯正は感覚器としての機能を十分に発揮させるために避けて通ることはできない．その意味で，屈折矯正は屈折異常を有する人のQOLに必須であり，われわれ眼科医にとっても必須かつ基本の治療手段である．

II. 屈折矯正は眼科医に必須の治療手段

　屈折異常の矯正は，眼鏡による矯正が基本で，それで問題がある時にコンタクトレンズを用いるとされている．最近では，眼鏡やコンタクトレンズなどの矯正器具なしに良好なQOVを得たいというニーズがあり，このニーズに応えるモダリティとして，屈折矯正手術が国際的には定着している．ただし，わが国においては，眼科医の屈折矯正手術に対する認識は世界で比較すると保守的であり，限られた眼科医が屈折矯正手術に携わっているのが現実である．

　一方，白内障手術の発展により，その安全性と有効性は飛躍的に向上し，病院だけでなく診療所でも広く施行されている．術後の屈折を考慮して眼内レンズの度数を決定している以上，白内障手術は屈折矯正手術としての側面を有している．多焦点眼内レンズやトーリック眼内レンズの登場によって，さらに屈折矯正手術としての対応が求められるように

III 屈折矯正手術後のコンタクトレンズ処方 〔糸井素純〕 303
1 角膜不正乱視を伴わないケース 303
2 角膜不正乱視を伴うケース 305
3 屈折矯正手術後に対するハードコンタクトレンズ処方 307

第6章 オルソケラトロジーレンズ・近視進行予防

I オルソケラトロジーレンズの適応 〔平岡孝浩〕 312
1 他の屈折矯正法との違い 312
2 オルソケラトロジーの適応 313
3 実践における重要ポイント 314
4 成否のカギを握る患者背景 317
5 処方者の条件 318
6 費用 319

II オルソケラトロジーレンズの処方 〔吉野健一〕 321
1 日本のオルソケラトロジーの現状 321
2 オルソケラトロジーによる屈折矯正原理 321
3 レンズ処方の実際 323
4 チェックポイントとその対処法 330

III 近視予防の現況 〔鳥居秀成, 不二門 尚〕 336
1 近視の現況 336
2 近視進行予防の現況 337
3 薬物治療 337
4 光学的理論による近視進行抑制法 339

第7章 屈折矯正手術以外での老視矯正

I 白内障手術におけるモノビジョン 〔天野理恵〕 346
1 眼内レンズによるモノビジョン法 346
2 手術前の検査 347
3 モノビジョン法の適応 349
4 手術 352
5 術後検査と臨床成績 353

II コンタクトレンズにおけるモノビジョン …………（植田喜一）357
1. コンタクトレンズを用いたモノビジョン …………357
2. モノビジョンに使用するコンタクトレンズ …………357
3. モノビジョンの実際 …………358
4. モノビジョンの処方例 …………359
5. コンタクトレンズによるモノビジョンの利点と問題 …………364

III 多焦点コンタクトレンズ処方のコツ …………（濱野 孝）366
1. さまざまな多焦点コンタクトレンズ …………366
2. 処方のポイント …………368

IV 近用眼鏡処方のコツ …………（鈴木武敏）372
1. 近用眼鏡処方の難しさ …………372
2. 近用眼鏡処方の手順とポイント …………374

第8章 眼鏡・コンタクトレンズの不満と解決法

I 眼鏡の不満と解決法 …………（湖崎 淳）380

II ハードコンタクトレンズの不満と解決法 …………（小玉裕司）384
1. ハードコンタクトレンズの現状 …………384
2. ハードコンタクトレンズの処方に影響を与える諸因子 …………384
3. ハードコンタクトレンズに対する不満と解決法 …………387

III ソフトコンタクトレンズの不満と解決法 …………（渡邉 潔）393
1. ソフトコンタクトレンズの現状 …………393
2. ソフトコンタクトレンズに対する不満と解決法 …………393

和文索引 …………401
欧文・数字索引 …………409

第1章

総説

屈折矯正手術の診療概論

1　屈折矯正の意義と重要性

I.　屈折矯正は屈折異常を有する人の QOL に必須

　ヒトは，外界の情報の約 80％を視覚から得ているといわれ，眼球は視覚情報を中枢神経に伝達する感覚器である．視覚の質はその人の生活の質（quality of life；QOL）に大きく関わっているから，眼科は QOL を向上させる診療科といっても過言ではない．眼科に関与するアイケアプロフェッショナルにとって，視覚の質（quality of vision；QOV）の維持，向上は最も重要な使命の一つである．
　眼疾患で最も頻度が高いものが屈折異常である．この屈折異常の矯正は感覚器としての機能を十分に発揮させるために避けて通ることはできない．その意味で，屈折矯正は屈折異常を有する人の QOL に必須であり，われわれ眼科医にとっても必須かつ基本の治療手段である．

II.　屈折矯正は眼科医に必須の治療手段

　屈折異常の矯正は，眼鏡による矯正が基本で，それで問題がある時にコンタクトレンズを用いるとされている．最近では，眼鏡やコンタクトレンズなどの矯正器具なしに良好な QOV を得たいというニーズがあり，このニーズに応えるモダリティとして，屈折矯正手術が国際的には定着している．ただし，わが国においては，眼科医の屈折矯正手術に対する認識は世界で比較すると保守的であり，限られた眼科医が屈折矯正手術に携わっているのが現実である．
　一方，白内障手術の発展により，その安全性と有効性は飛躍的に向上し，病院だけでなく診療所でも広く施行されている．術後の屈折を考慮して眼内レンズの度数を決定している以上，白内障手術は屈折矯正手術としての側面を有している．多焦点眼内レンズやトーリック眼内レンズの登場によって，さらに屈折矯正手術としての対応が求められるように

なってきている．

　前述したように，わが国においては屈折矯正手術に対する関心が十分であるとは言いがたい．そのような状況では，屈折矯正手術を希望した来院者に対して十分に対応できないし，あるいは屈折矯正手術に関して質問された場合に，適切なアドバイスを与えることは困難である．また，白内障手術単独，あるいは白内障の同時手術が必要な眼科手術において，手術自体は完璧でも，屈折矯正手術としての側面が十分理解されていなかったために，術後にQOVに対して不満が生じるということも散見されるようになった．

　このような状況を避けるためには，われわれは屈折矯正手術を自施設に行う，行わないにかかわらず，その概略を理解し，適切な治療方針をアドバイスできることが重要である．

2　屈折矯正手術の分類と術式の変遷

　屈折矯正手術は，近視，遠視，乱視，老視という屈折異常を矯正する手術と定義できる．眼球における光学面，すなわち屈折力が存在する部位は，角膜および水晶体である．そのため，屈折矯正手術は，角膜屈折矯正手術と眼内屈折矯正手術の2つに大別され，さらにその原理によって図1のように分類することができる．

I.　角膜屈折矯正手術

　角膜の屈折力は角膜前面と角膜後面で生じるため，角膜屈折力を変化させるには，角膜前面か角膜後面，ないしはその両方の形状を変化させることになる．

　その手段としては，角膜実質を切開する，切除する，性状を変化させる方法と，角膜にドナー角膜ないし人工物を追加する方法がある．さらにこれらを角膜中央および周辺で行うものがある．

1. 角膜切開による手術

　角膜切開による屈折矯正手術は，佐藤氏手術を起源とする．本術式は近視矯正を目的として角膜前後面から実質を切開するものであった．短期成績は良好であったが，後日内皮側からの切開によって多くの症例で水疱性角膜症を発症した．この術式を改良したものが放射状角膜切開術（radial keratotomy；RK）である（図2）．RKは，ダイアモンドメスによって角膜実質に前面から角膜中央の100％近い深さの切開を角膜周辺から角膜傍中央まで行う（図3）．放射状切開の部位には上皮が侵入して実質間の瘢痕は後日ゆっくりと生じる．そのため切開部は，内皮面のわずかな実質で支えられていることになる．このように角膜実質が脆弱化すると，眼圧によってその部が前方移動する．角膜周辺部が前方移動して，そのカップリング効果として角膜中央の屈折力が減少して近視が矯正される．本術式は，矯正効果が限られていること，長期的に遠視化が進行すること，眼圧の変動に応じて屈折の

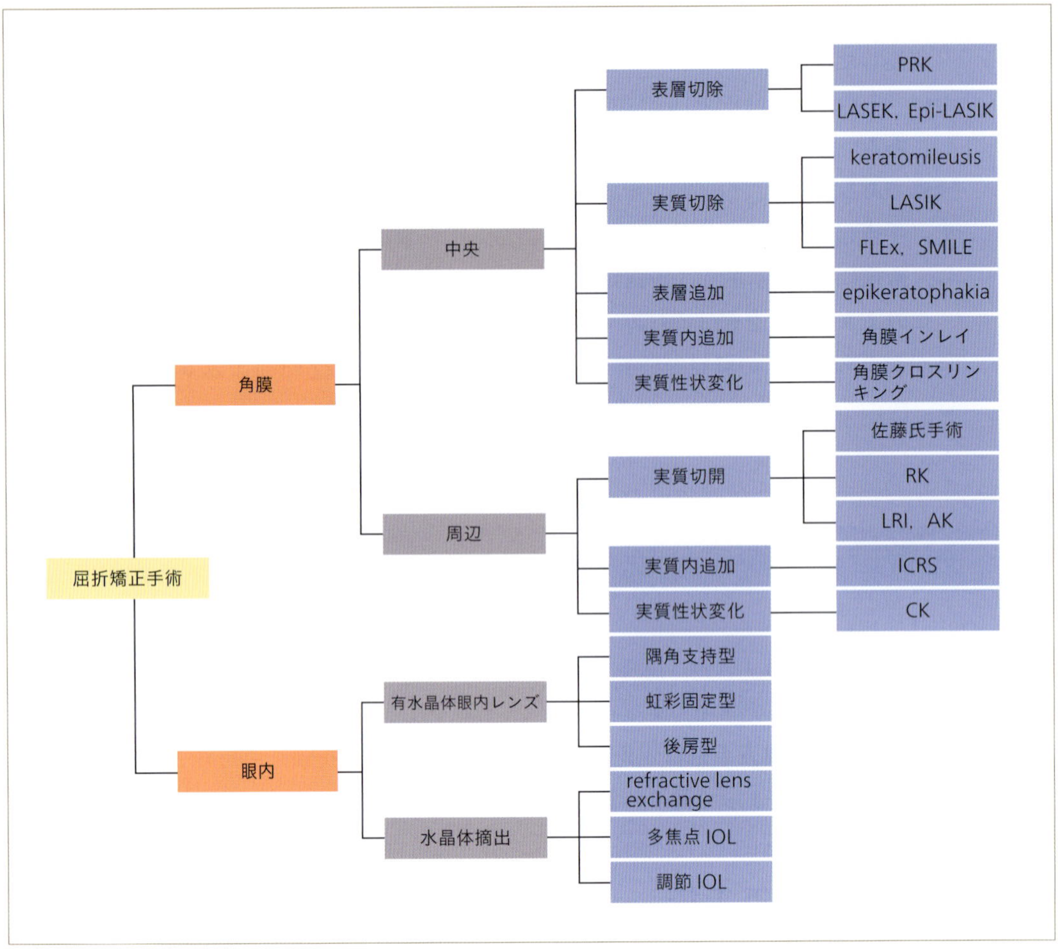

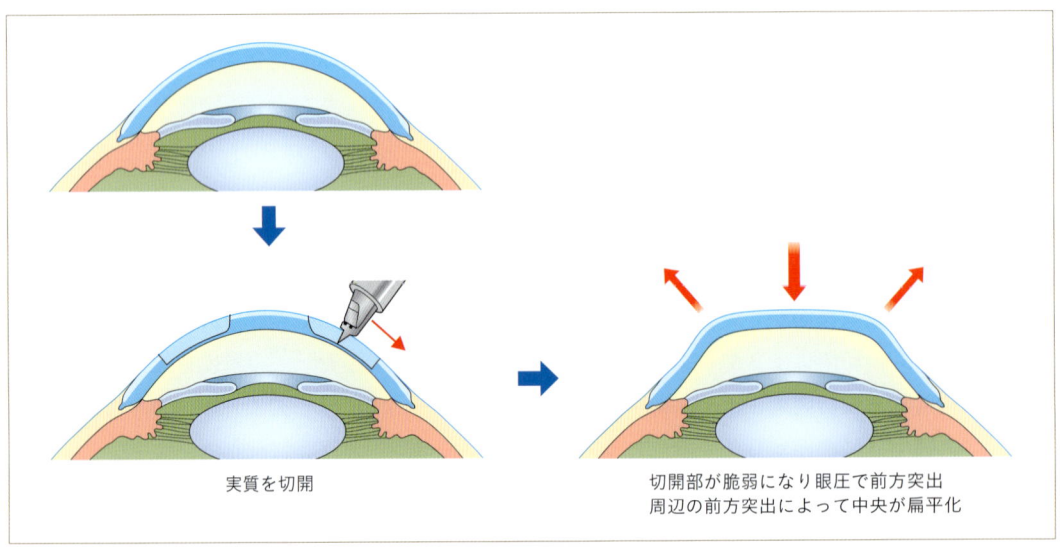

図1 屈折矯正手術の原理による分類

図2 角膜切開術

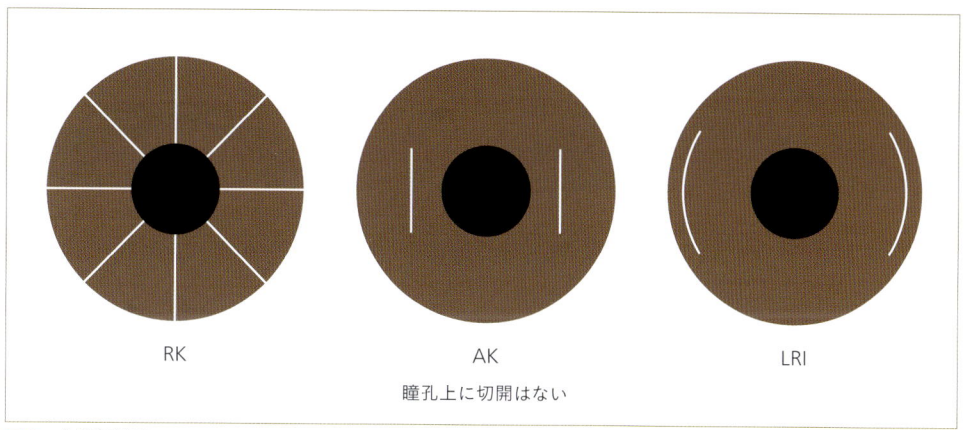

図3 角膜切開術

日内変動が生じること，切開による瘢痕でハローやグレアが生じること，再現性が悪い，角膜不正乱視が生じるなどの欠点があった．このような問題から，エキシマレーザーの登場によって RK は施行されなくなった．

細隙灯顕微鏡所見としては，切開がきれいに施行され問題がないように見えるにもかかわらず，低矯正や過矯正，あるいは角膜不正乱視が生じ，術後問題となることがあった．このことから，術後の角膜の光学特性を評価する必要が生じ，角膜形状解析が開発され，またその解析結果をフィードバックして屈折矯正手術が発展していった．

RK の原理を用いて，角膜切開術で乱視矯正を目的に施行されたのが，乱視矯正角膜切開術（astigmatic keratotomy：AK）で（図3），切開による副作用を軽減すべく改良された術式が角膜輪部減張切開術（limbal relaxing incision：LRI）である（図3）．白内障術後の乱視矯正として，ダイアモンドメスないしフェムト秒レーザーを用いて LRI が行われる．

2. 角膜切除による手術

角膜切除による手術は，マイクロケラトームを用いて実質を部分的に切除して，角膜中央の実質形状を変化させることによって屈折矯正を行う術式として開発され，keratomileusis と呼ばれた．しかしながら，本術式は高度の技量が必要で精度が悪く普及しなかった．これがエキシマレーザー（excimer laser）の登場によって状況は一変し，角膜屈折矯正手術の主流は角膜切開から角膜切除に移行する．現在行われている角膜切除を行う術式は以下の3つである．

1）サーフェスアブレーション（surface ablation）（⇒ 60 頁参照）

エキシマレーザーを用いた屈折矯正手術として最初に確立したのは photorefractive keratectomy（PRK）である．本術式では，角膜上皮を機械的にあるいはレーザーで除去後に角膜実質をレーザーで切除する（図4）．PRK は RK に比較して，適応となる屈折異常の範囲が広く，矯正精度が高く，低矯正，過矯正，角膜不正乱視などの合併症の頻度も低かったため，急速に普及した．

本術式の課題としては，上皮を除去するために術後痛や感染が問題になること，上皮

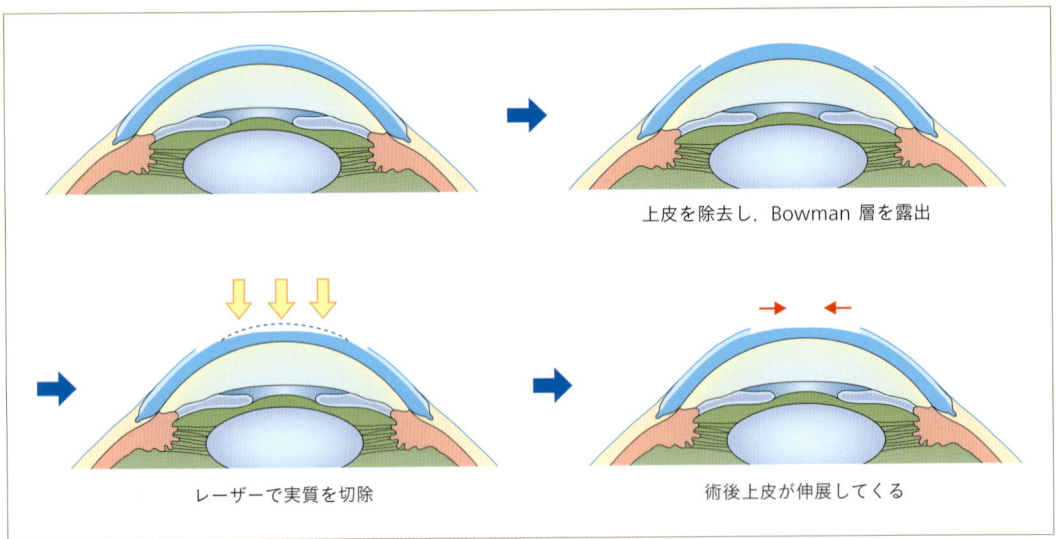

図4　PRK

上皮を除去し，Bowman 層を露出
レーザーで実質を切除
術後上皮が伸展してくる

の創傷治癒が完了するまで屈折が不安定で視力回復に時間がかかること，高度の屈折矯正をすると regression（度数の戻り）が生じやすいこと，アレルギー体質や紫外線の暴露が多い例，あるいは高度の屈折矯正など症例によってはヘイズ（haze）と呼ばれる角膜実質浅層の淡い瘢痕が生じることがある．

　次いで登場する LASIK では，これらの問題がかなり解決され，LASIK は瞬く間に屈折矯正手術の主流となった．しかしながら，後述するように LASIK には LASIK 特有の合併症があり，これを避ける目的で LASEK（laser-assisted subepithelial keratectomy）が開発された．

　この LASEK では，アルコールによって角膜上皮のフラップを作製し，その後露出した実質をレーザーで切除し，その後上皮のフラップを戻すものである（図5）．次に登場したものは Epi-LASIK である．Epi-LASIK では LASIK のマイクロケラトームに似たエピケラトーム（epikeratome）と呼ばれる装置を用いて機械的に角膜上皮のフラップを作製する．LASEK や Epi-LASIK では，戻した角膜上皮フラップによって，PRK と比較して痛みが軽減して，視力回復が早くなり，ヘイズも減少すると考えられ，これら，LASEK，Epi-LASIK は PRK より改良されたという意味を込めて advanced surface ablation と呼ばれるようになった．さらに，advanced surface ablation では，術後のヘイズを予防するためにマイトマイシンCが使用されることがある．

　ただし，PRK に対する advanced surface ablation の術後成績の優位性は，術式自体は基本的に同じであって，レーザーの改良や術後のケアによるという意見や，角膜上皮フラップを戻す意義に関しては議論がある．

　また術後の視力回復がやや遅く，痛みが出ることや，角膜実質混濁が生じることがあるため，サーフェスアブレーションは，角膜が薄いなど，主として LASIK が適さない症例に施行されている．

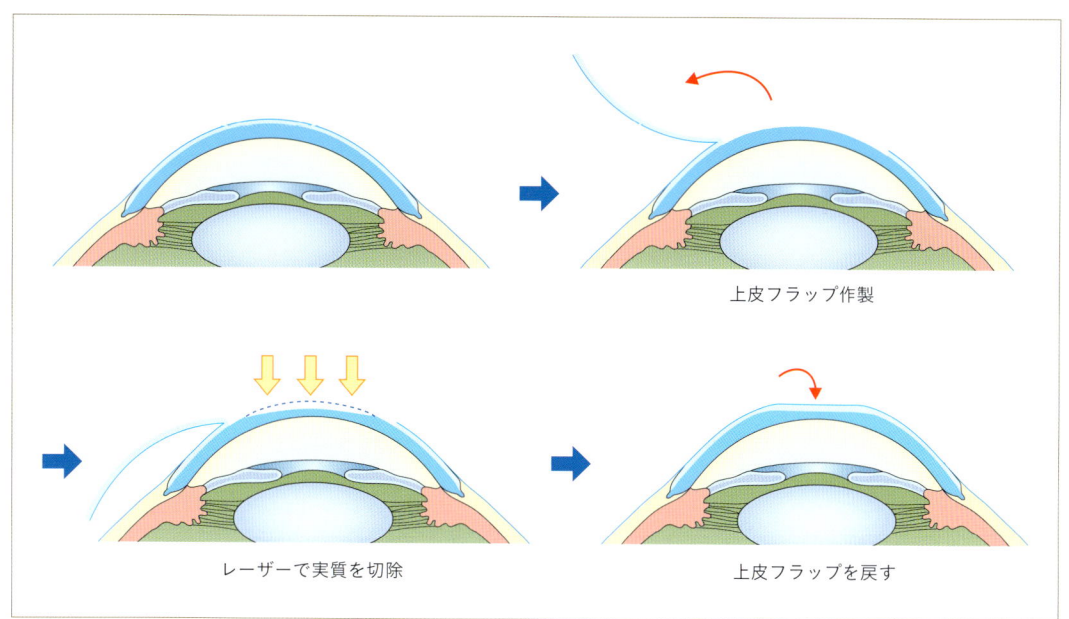

図5 LASEK，Epi-LASIK

2）レーシック（laser *in situ* keratomileusis；LASIK）（⇒28頁参照）

PRKにおける術後合併症を解決すべく登場したものがLASIKである．

本術式では，マイクロケラトームを用いて角膜実質フラップを作製し，フラップを翻転後に角膜実質にエキシマレーザーを照射する．その後フラップを戻す（図6）．

これにより角膜実質混濁や近視の戻りが生じにくいため，PRKより高度の近視も適応となった．また，上皮，実質の創傷治癒が最小限となり，手術の精度も向上した．さらに，痛みが少なく視力回復が早いことから，両眼の手術も可能となり，その結果として術後の満足感は高く，屈折矯正手術は広く認知されるようになった．そして，現在最も多く行われている術式である．

また視機能に関しても，大きなブレークスルーが生じた．従来，エキシマレーザーで屈折矯正を行う場合には，自覚的屈折値における球面と円柱面とその軸を入力し，実質を切除していた．レーザー照射時の固視，環境，レーザーの精度，術後の創傷治癒などにより，手術により新しく形成された角膜形状が不整になり，角膜不正乱視は若干増加する．この術後の角膜不正乱視を克服するために，wavefront-guided LASIKが提唱された．本術式では，術前に波面収差解析装置を用いて，屈折異常を眼鏡で矯正可能な低次収差（球面，円柱面）だけでなく，球面収差，コマ収差といった不正乱視も高次収差として成分ごとに測定する．この収差の情報は虹彩紋理とともに記録され，術中はアイトラッキングで虹彩紋理を認識しながら，低次収差に加えて高次収差もレーザーで矯正するというコンセプトである．これによりLASIK後の高次収差は軽減され，また乱視矯正効果も向上した．

一方，LASIKではフラップに関連した特有の術中・術後合併症が生じうる．マイクロケラトームによるフラップ作製時の切開が問題で，術中にはヒンジのないフリーキャッ

I 屈折矯正手術の診療概論 7

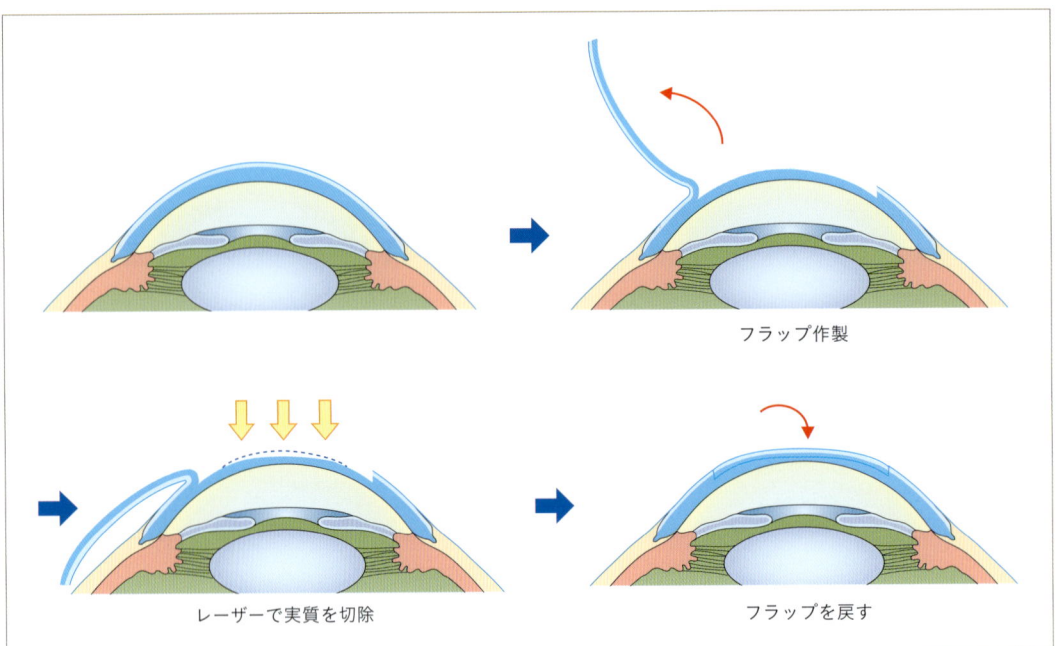

図6　LASIK

プ，薄すぎるフラップでボタンホール，厚すぎるフラップ，小さすぎたり，不整形のフラップなどが頻度は低いが生じうる．また術後には，フラップのずれ，皺襞，epithelial ingrowth，層間の diffuse lamellar keratitis（DLK），感染などがある．さらに，角膜拡張症（keratectasia）と呼ばれる角膜の前方突出が，実質ベッドが薄すぎる場合や円錐角膜の素因を有する症例で発症することが知られるようになった．

　フラップ関連の合併症への対策として，1つはサーフェスアブレーションへの回帰である．これは前述したように角膜上皮フラップを作製することによって PRK と LASIK の良さを活かそうとする方法である．もう1つはフラップ作製の改良で，フェムト秒レーザーをマイクロケラトームの代わりに用いてフラップを作製する．これは femtosecond laser-assisted LASIK と呼ばれ，フラップ作製の精度が向上するだけでなく，薄いフラップの作製や，術後ずれにくいフラップなどさまざまなデザインでフラップが作製できるようになった．

3）フェムト秒レーザーによる角膜実質切除（⇒42頁参照）

　現在最も多く行われている屈折矯正手術は femtosecond laser-assisted LASIK であるが，本術式では，エキシマレーザーとフェムト秒レーザーを使用する必要がある．この LASIK における実質切除を，エキシマレーザーを用いずに，フェムト秒レーザーのみで施行する術式は，femtosecond lenticule extraction（FLEx）（⇒87頁参照），ないし refractive lenticule extraction（ReLEx）と呼ばれる．本術式は，LASIK のルーツであるマイクロケラトームを用いた keratomileusis に，フェムト秒レーザーを用いて回帰したものと考えることができる．

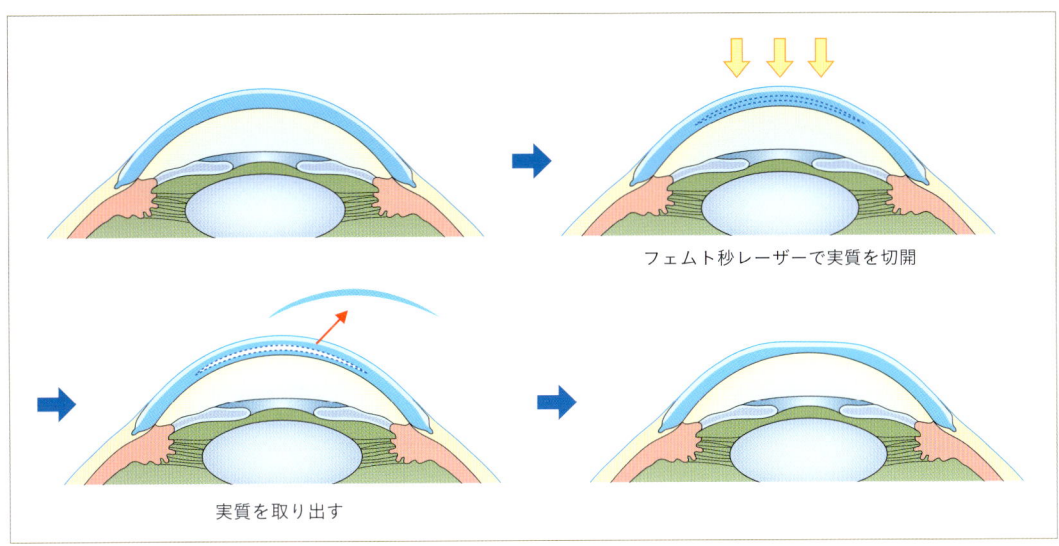

図7 SMILE

　さらに small incision lenticule extraction(SMILE)(図7)(⇒99頁参照)では，フラップを作製せず，表面の小切開から lenticule を引き抜く．そのため，角膜の強度や，角膜神経の温存などの点で LASIK より有利と考えられている．

3. ドナー角膜や人工物を追加する手術

　角膜に切開や切除を行えば，行うほど角膜の生体力学特性は弱くなると考えられ，切開や切除を避けて，角膜にドナー角膜や人工物を追加して角膜屈折力を変化させようとするアプローチがある．

　古くは，ドナー角膜を凍結した状態で旋盤を使って加工し，角膜中央実質表面に縫合する epikeratophakia が無水晶体眼や円錐角膜に対して行われた(図8)．

　角膜内リング(intra-corneal ring segments：ICRS)は，軽度の近視に対して，角膜周辺部の実質にトンネルを作製し，その中に PMMA 製のリングを挿入する術式である(⇒156頁参照)．LASIK の普及によって近視に対しては施行されなくなったが，円錐角膜や角膜拡張症に対して，角膜移植の前段階の治療として行われている(図8)．

　また，老視矯正として，ピンホール効果をもつインレイ(KAMRA®)，あるいは屈折力を変化させるインレイ(RainDrop®)をフェムト秒レーザーで作製した角膜中央の実質内ポケットに挿入する術式が試みられている．これら epikeratophakia やインレイのメリットは問題がある場合には除去可能である点である(図8)．

4. 角膜実質の性状を変化させる手術

　切開や切除を行わないで角膜形状を変化させるもう1つの方法は，角膜実質の性状を変化させることである．

　conductive keratoplasty(CK)は，角膜周辺部に8か所から16か所電極を当てて，ラジオ波で角膜実質を輪状に瘢痕収縮させることにより，角膜中央を急峻化させ，軽度の遠視な

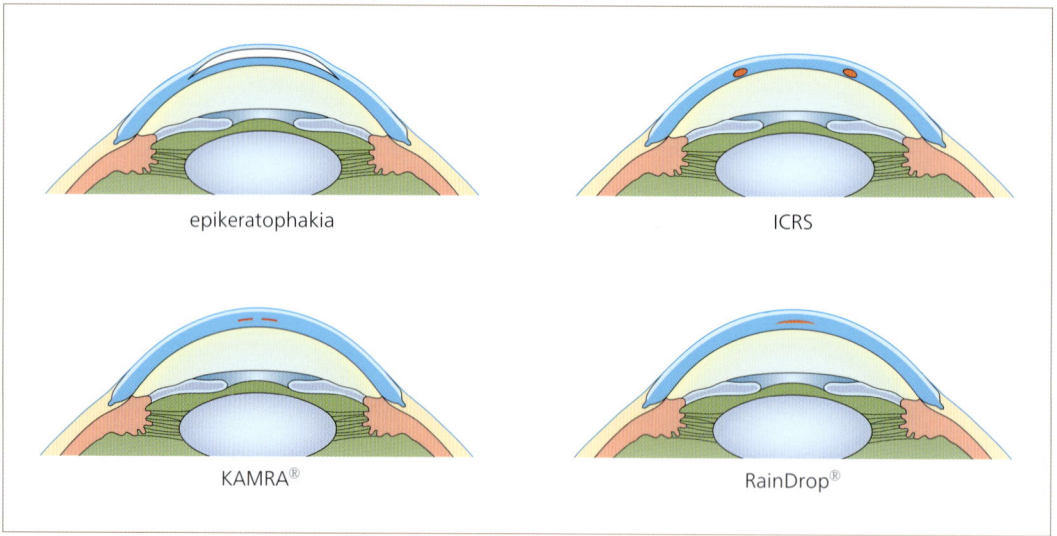

図8 epikeratophakia，角膜内リング，インレイ（KALMA®，RainDrop®）

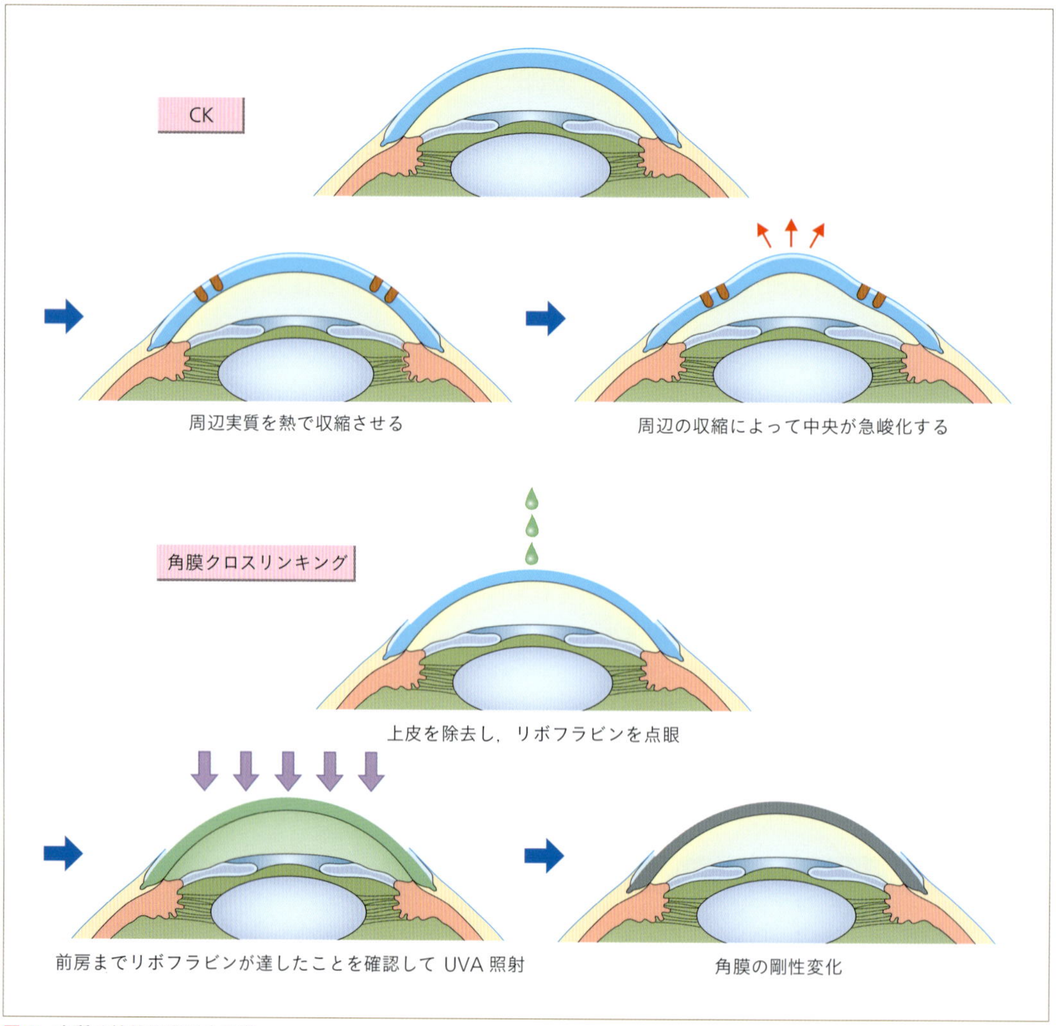

図9 実質の性状を変える手術

10　第1章　総説

いし老視を治療する（図9）．角膜中央に侵襲を加えないため安全であるが，regression が生じ，効果が持続しないことが問題である．

　角膜クロスリンキングは，円錐角膜の治療を目的として考案された治療法である（⇒131頁参照）．角膜上皮を剝離後にリボフラビンを点眼し，角膜実質に浸透した時点で，紫外線A波（UVA，400-315 nm）を照射する（図9）．これによって角膜の剛性が高まる．純粋な屈折矯正手術ではないが，屈折矯正手術の合併症である角膜拡張症の治療にも用いられており，また角膜拡張症の予防として屈折矯正手術と同時，あるいは続けて施行する報告が出てきている．

II. 眼内屈折矯正手術

　角膜以外で屈折矯正手術をするには，水晶体の屈折力を変化させることになるが，現在これは研究中なので，水晶体を摘出し眼内レンズを挿入するか，有水晶体眼内レンズ（フェイキックIOL，phakic intraocular lens）を挿入することとなる．どちらの術式を選択するかは，さまざまな要因があるが，原則として老視があれば水晶体摘出術が，調節が十分であれば有水晶体眼内レンズが選択される．

　どちらの術式も，眼科の手術として最も普及している白内障手術の設備のある施設であれば施行できるという点では，導入が比較的容易である．一方，頻度は少ないが内眼手術であり，眼内炎，網膜剝離，緑内障などのリスクが発生する．

1. 水晶体摘出手術

　clear lens extraction は，狭隅角緑内障に対して緑内障発作の予防手段として行われている．

　屈折矯正手術としては，古くは強度近視に対する Fukala 手術として透明な水晶体の摘出術が行われていた．さらに，白内障手術の低侵襲化，光学式眼軸長測定や IOL 度数計算式の進歩に伴って，水晶体摘出術後の術後屈折誤差が少なくなったことから，IOL を挿入することによって屈折矯正を行うことが現実的となり，refractive lens exchange と呼ばれるようになった．

　老視年齢で，術後の眼鏡使用に抵抗がない場合には，通常の白内障手術と同様に施行して問題ないが，老視でない症例では，多焦点 IOL の挿入やモノビジョンによる老視への対応が必要となる．多焦点 IOL としては，回折型，屈折型で同心円のタイプと分節型があり，さらに加入度数や遠近の比率を含めたデザインに選択肢がある．

　さらに，近年フェムト秒レーザーを用いた白内障手術が導入され，多焦点 IOL では重要な前囊切開の大きさやセンタリングなどを再現性良く施行可能となっている．

2. 有水晶体眼内レンズ手術 （⇒181頁参照）

　屈折矯正を目的に白内障のない眼に眼内レンズを挿入する手術である．有水晶体眼内レンズは，水晶体を温存して，虹彩と水晶体の間に眼内レンズを固定する後房型，虹彩固定型，および隅角支持型がある（図10）．

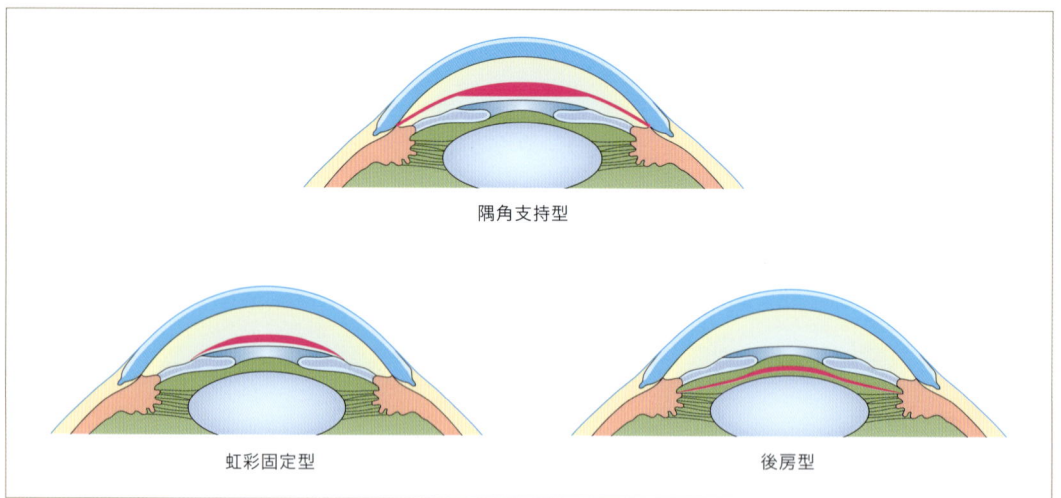

図10 有水晶体眼内レンズ

　虹彩支持型および隅角支持型の有水晶体眼内レンズは，白内障手術でのIOLの開発当初に考案されものの延長として，有水晶体眼に応用して挿入されるようになった．当初はPMMA素材のため大きな切開が必要であったが，最近ではアクリル素材のものが登場している．

　一方，後房型の有水晶体眼内レンズであるICL（implantable collamer lens）は，コラーゲンコポリマー素材でできており，虹彩と水晶体の間に挿入し，毛様溝で固定する．

　有水晶体眼内レンズは，LASIKの適応とならない強度近視でも矯正可能，除去や交換が可能，術後視機能が良好で，LASIKより精度が高いという長所がある．その反面，PMMA素材の有水晶体眼内レンズでは乱視のコントロールが難しいこと，虹彩固定型，隅角支持型では角膜内皮障害，pigment dispersion，瞳孔変形，有水晶体眼内レンズの位置異常が，後房型では，白内障，pigment dispersion，閉塞隅角緑内障などに注意が必要である．

　また虹彩切開が必要なものが多く，また水晶体が年に15μm程度肥厚するため，長期間の安全性を考える場合，この影響を考慮する必要がある．有水晶体眼内レンズを入れるスペースの問題で，虹彩固定型，隅角支持型，後房型を問わず，浅前房は適応にならない．老視には対応できないため，老視あるいは白内障になるまでの屈折矯正手術である．

3　屈折矯正手術に必要な知識

I.　眼球の軸，角膜の中心，角膜の領域

　眼球の光学特性は，基本的には4つの要素，すなわち収差，散乱，瞳孔，回折で決定される．屈折矯正手術ではこのうち収差を矯正するが，副作用として散乱を増やさず，ま

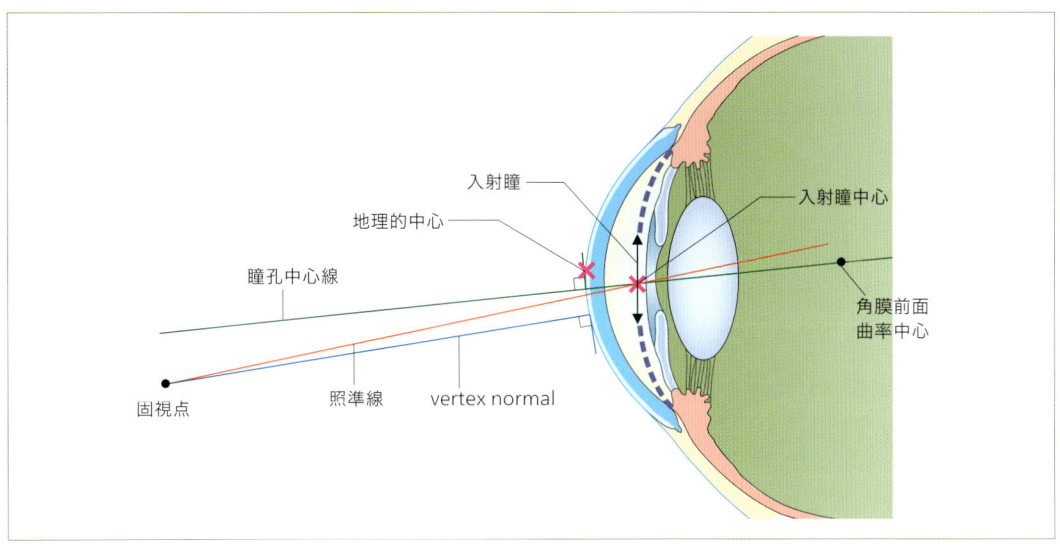

図11　角膜を通過する軸

た高次収差を極力増やさないことが望まれる．

　例えば，レーザーで角膜の屈折力を変化させるとすると，どの方向からどこを中心にしてどのように角膜を切除するかを決定しなければならない．同様に，手術効果を判定するにも，どの方向からどこを中心として，どの範囲を評価するか決めなければならない．そのため，眼球の軸，角膜の中心，角膜の領域，瞳孔の位置と大きさを理解しておく必要がある．

1. 眼球の軸

　臨床的に測定可能な眼球の軸は，照準線，vertex normal，瞳孔中心線の3つである（図11）．これ以外の軸は測定不可能，もしくは正確な測定が困難である．

　照準線（primary line of sight）は，固視点と入射瞳中心を結ぶ軸である．固視した状態で，固視点と中心窩を結ぶ光路上の中心であるため，光学特性上重要である．屈折矯正手術はこの軸に沿って最適となるように施行されるし，波面収差解析もこの軸に沿って測定される．vertex normalは固視点と角膜反射を結ぶ軸である．角膜形状測定装置はvertex normalに沿って測定する．瞳孔中心線は，入射瞳中心と角膜反射を結ぶ軸である．以前の屈折矯正手術は瞳孔中心線を用いた．

2. 角膜の中心

　臨床的に重要な角膜の中心は，4つある（図12）．地理的中心は，角膜輪部の楕円の重心であり，これは角膜移植でのトレパンやコンタクトレンズのフィッティングのデザインなどで重要である．照準線と角膜の交点は，屈折矯正手術の中心として使用され，vertex normalと角膜の交点はcorneal vertexと呼ばれ，角膜形状解析の測定中心である．瞳孔中心線と角膜の交点は，RKの切開の中心として使用された．

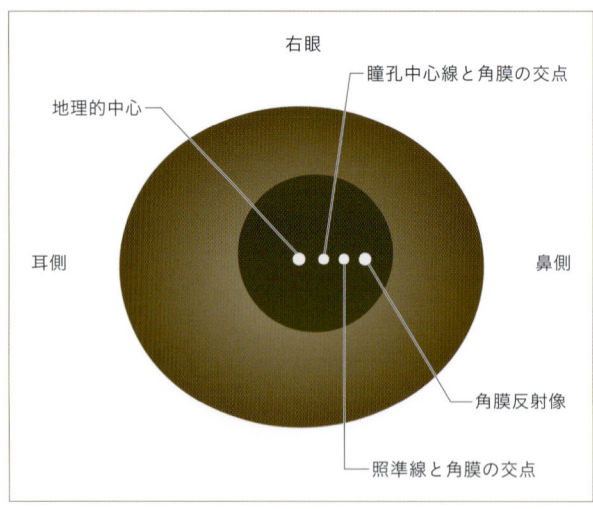

図 12　角膜の中心
地理的中心の垂線方向から見ている図であるので，瞳孔中心線，照準線と角膜の交点が瞳孔中央に見えない．

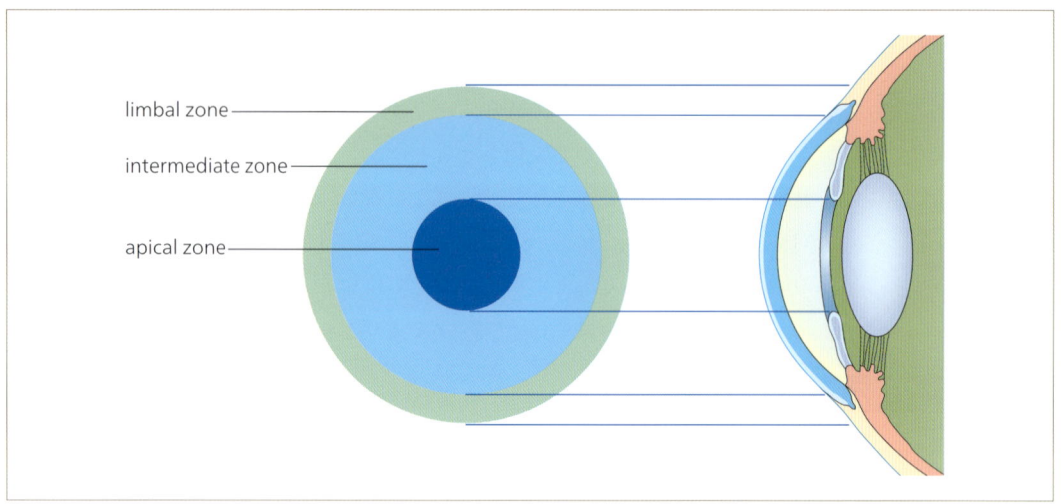

図 13　角膜の区域（topographic zone）

3. 角膜の領域

　角膜の領域は，光学的には 3 つに分けられる（図 13）．apical zone は，瞳孔領上の区域であり，古典的には球面とされていた部分である．角膜の光学的特性を左右する部位である．範囲として直径 4 mm 以内，あるいは屈折力 1 D 以内という記述もある．intermediate zone では，角膜は周辺ほど扁平になっている．この部分は角膜形状異常の診断，ハードコンタクトレンズフィッティングなどに重要な部位である．またこの部の光学特性が薄暮時の視機能に影響を与える．limbal zone は角膜と強膜の接合部であり，眼内屈折矯正手術における切開部位，ソフトコンタクトレンズのフィッティングに重要な部位である．
　屈折矯正手術における optical zone は，理論上光学特性が良好な区域を指す．理想をいえば，optical zone は薄暮時の瞳孔径より大きくしたいが，実際には角膜の切除量の問題，眼内に挿入するスペースの問題などで決定されている．そのため，optical zone の位置・

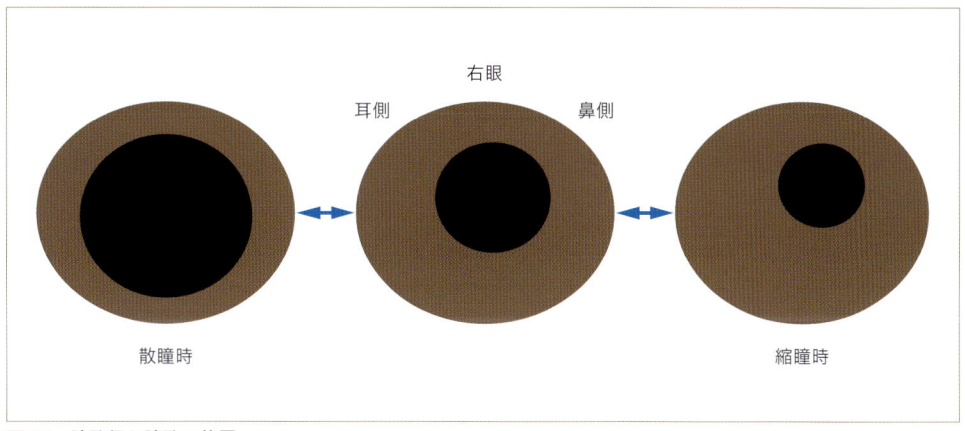

図 14　瞳孔径と瞳孔の位置
角膜が楕円．瞳孔の偏位は誇張して記載してある．

大きさと，さまざまな環境あるいは加齢変化における瞳孔の位置・大きさの関係が視機能に大きな影響を及ぼす．

4. 瞳孔の位置と大きさ

　瞳孔は正常では，角膜の地理的中心よりやや鼻側上方に位置している（図 14）．薄暮時は眼内への光量を増やすため散瞳するが，これにより角膜や水晶体の高次収差の影響を受けやすくなる．逆に明視時には，光量を減らすため縮瞳するが，これは高次収差に対しては有利である．しかし縮瞳が著明であると回折の影響が生じてくる．個人差があるが，加齢によって明視時，薄暮時の瞳孔径は小さくなる．

　また，近見時には調節を補助する目的で縮瞳が生じており，遠見と近見でも瞳孔径は異なってくる．例えば，検査時に片眼を遮蔽するとやはり瞳孔径は変化するため，瞳孔径の測定自体も誤差を含んでいることに注意すべきである．

　屈折矯正手術において特に注意すべきは，瞳孔の位置である．瞳孔は通常角膜の地理的中心よりやや鼻側に位置しているが，この偏位が大きい症例は屈折矯正手術時にどこにセンタリングすべきかが問題になる．偏位量は，照準線と瞳孔中心線のなす角（λ 角）として定量可能である．

　また，瞳孔の位置は瞳孔径によって変化し，縮瞳するとさらに鼻側上方に移動する．以前の LASIK では明るく照明して手術をしていたが，そうすると通常の照明や夜間に optical zone の偏心が問題になった．アイトラッキングが導入された現今では瞳孔を散大させてレーザーを照射するため，この問題を回避することができる．

II.　角膜形状解析

1. 角膜形状解析の意義

　角膜は，眼球の屈折力の約 2/3 を担っており，角膜前面と空気の間の屈折率の差が大き

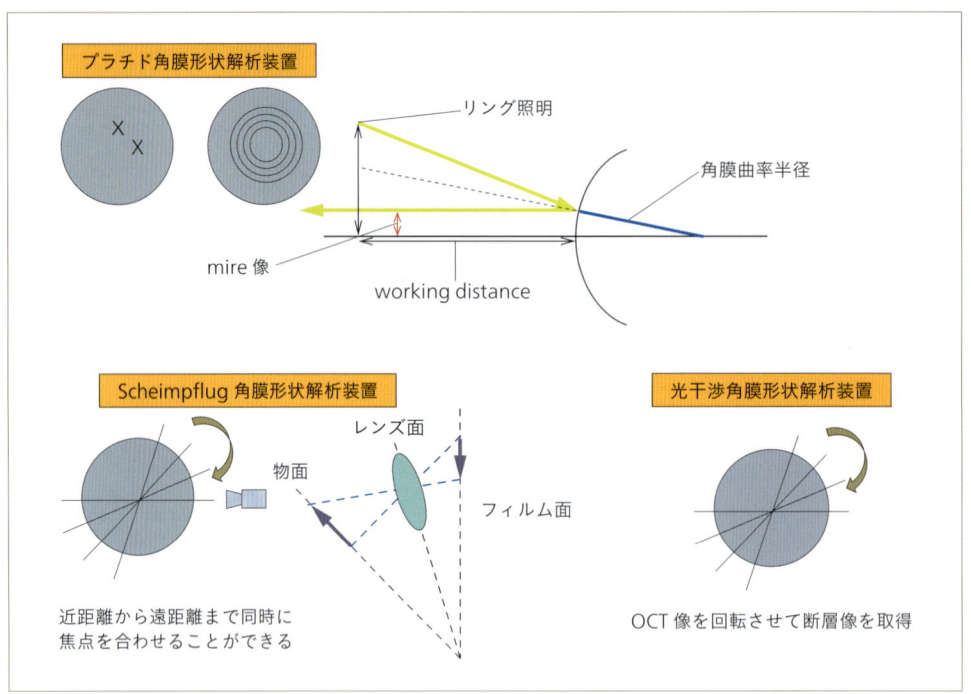

図15 角膜形状解析装置の原理

いため，角膜形状のわずかの変化によって屈折力が大きく変化する．そのため，角膜中央部の形状を変化させて屈折矯正手術を施行することは効率が良いのであるが，その反面，意図しない形状変化が生じると角膜不正乱視によって眼球の光学特性は低下する．この諸刃の剣をうまくコントロールするには，角膜形状解析が必須である．そのため，角膜屈折矯正手術と角膜形状解析は車の両輪となって発展した．

また，術前に角膜不正乱視があると，屈折矯正手術後の視機能回復が損なわれるため，屈折矯正手術の適応ではなく，術前の不正乱視の有無の判定は，手術適応決定のために重要である．さらに，円錐角膜に対して LASIK を施行すると，術後角膜拡張症が発症するため，円錐角膜の有無のスクリーニングは必須である．そこで，屈折矯正手術の術前検査としても，角膜形状解析は必須である．

2. 角膜形状解析の原理

現在利用できる角膜形状解析装置の測定原理を**図15**に，その特徴を**表1**に示す．

プラチド角膜形状解析装置では，プラチド板と呼ばれる同心円の照明を角膜に投影し，角膜前涙液で反射して生じる mire 像の大きさから，その部の角膜曲率半径を測定する．角膜前面の広い範囲の角膜屈折力を測定し，マップで定性的に表示，あるいは角膜形状指数として定量的解析を施行することができる．Scheimpflug 角膜形状解析装置では，Scheimpflug 像として取得した角膜前後面の断面像から，角膜前面のみならず，角膜後面，角膜厚もマップ表示や定量的解析を施行できる．さらに，光干渉角膜形状解析装置では，角膜に瘢痕や浮腫があっても角膜形状解析が可能である．

表1 角膜形状解析装置の特徴

	ケラトメータ	プラチド	Scheimpflug	光干渉
測定部位	傍中央の2点	広汎	広汎	超広汎
結果の出力	角膜曲率半径	カラーコードマップ	カラーコードマップ	カラーコードマップ
不正乱視	不可	可	可	可
対象	正常角膜のみ	正常～中等度の不正乱視	正常～高度の不正乱視	正常～高度の不正乱視
角膜後面	不可	不可	可	可
角膜厚	不可	不可	可	可
角膜混濁	比較的強い	比較的弱い	比較的弱い	強い
再現性	◎	○	△	△

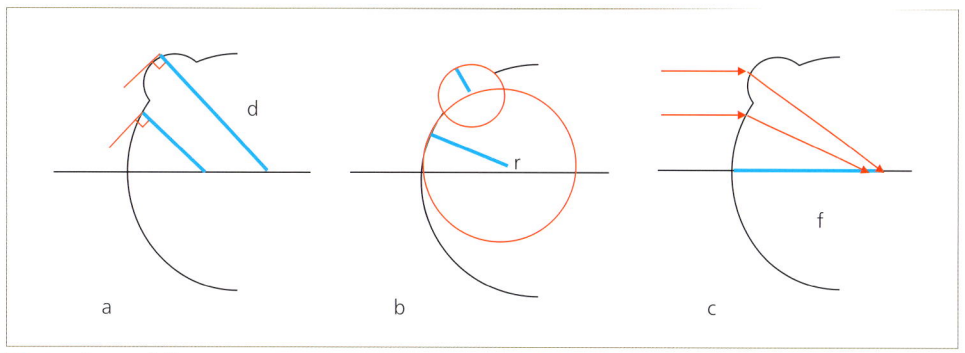

図16 パワーの定義
a：axial（＝sagittal），b：instantaneous（＝tangential），c：refractive（＝focal）

　カラーコードマップをパワーマップ表示する際には，定義（図16）に注意する必要がある．axial powerは，ケラトメータと同じ，最もポピュラーなもので，角膜形状異常の有無と角膜不正乱視の程度を系統的にチェックするときに使われる．instantaneous powerは，局所の形状を反映するもので，optical zoneの偏心，コンタクトレンズによる角膜変形の検出などに使用される．refractive powerは，角膜の光学特性を評価する際に使用される．

　エレベーションマップは，その角膜を最小二乗法で近似した球面（best-fit-sphere；BFS）との差分として表示される．これは地図で山の高さや海の深さを地球の中心からの距離で表示するのではなく，海抜で表示するのと同様である．図17のように，正常角膜では周辺ほど扁平なprolateと呼ばれる形状であるが，近視LASIK後では，逆のoblate形状になる．角膜後面のエレベーションマップでの島状の突出の所見が，円錐角膜の早期診断や角膜拡張症の診断に有用である．

III. 波面収差解析

1. 波面収差解析の原理

　角膜形状解析の進化によって角膜不正乱視の判定が可能になったが，PRKやLASIK後には不正乱視が増加し，その不正乱視を治療することは困難であった．
　そこに登場したのが，波面収差解析である．幾何光学では光は直進し，レンズは光線を

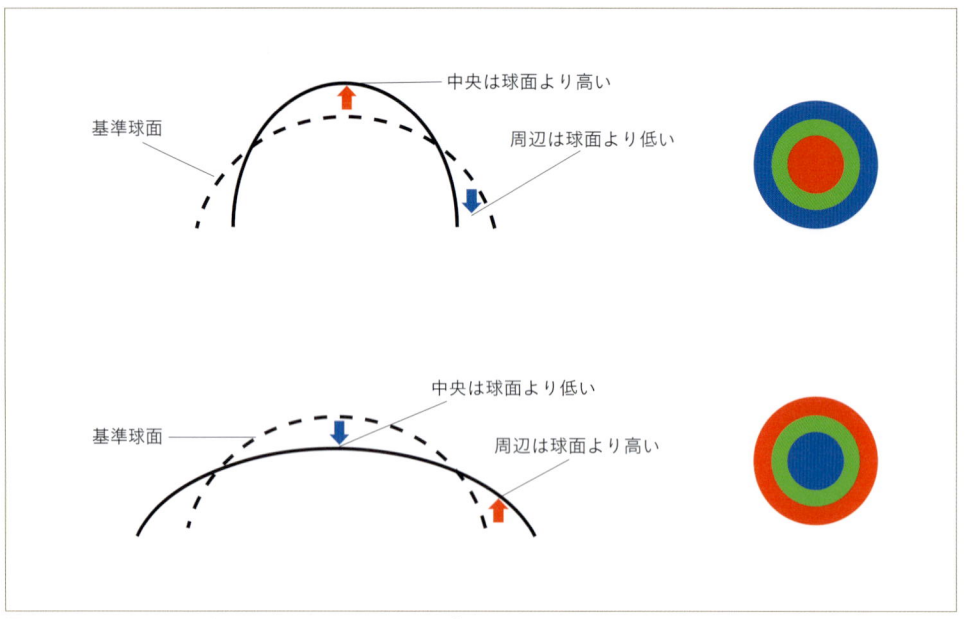

図17　best-fit-sphere を用いたエレベーションマップ
上段：prolate：中央が急峻，周辺が扁平　　下段：oblate：中央が扁平，周辺が急峻

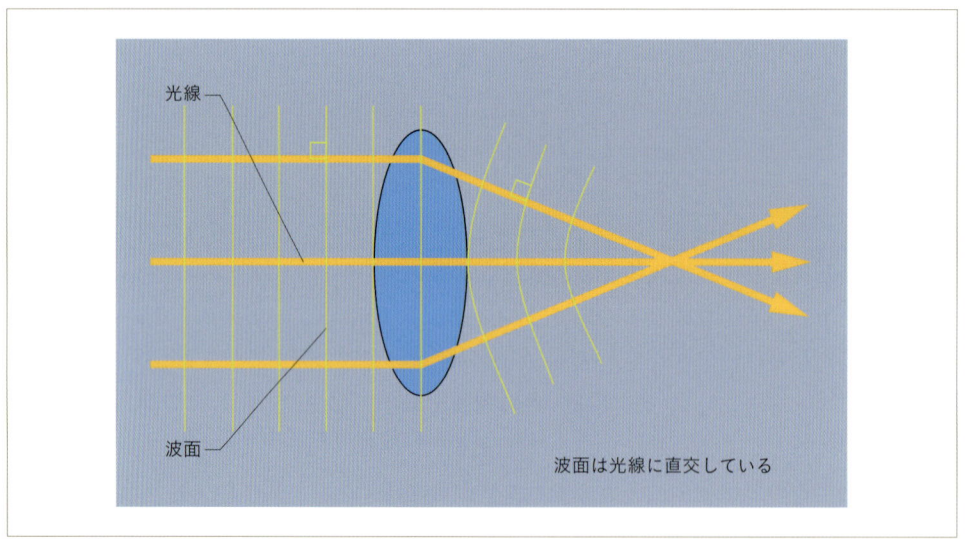

図18　光線と波面の関係

屈折させるものと定義できるが，波面光学では，光は波と考えて，レンズは波面の形を変えるものと考えることができる．波面は光線に垂直な面として考えると（図18），遠方よりの平行光線は平面波であり，凸レンズを通過した波面は，中央が遅く，周辺が早い形となる．

　波面で屈折異常を示すと，図19のようになる．正視では，黄斑を発した波面は平面波，遠視では中央が早く，周辺が遅い波面，近視では中央が遅い波面，そして不正乱視は複雑な形の波面として表現できる．収差とは平面波と実際の波面のずれであり，RMS（root mean square）つまり二乗平方根として表現され，単位は μm である．

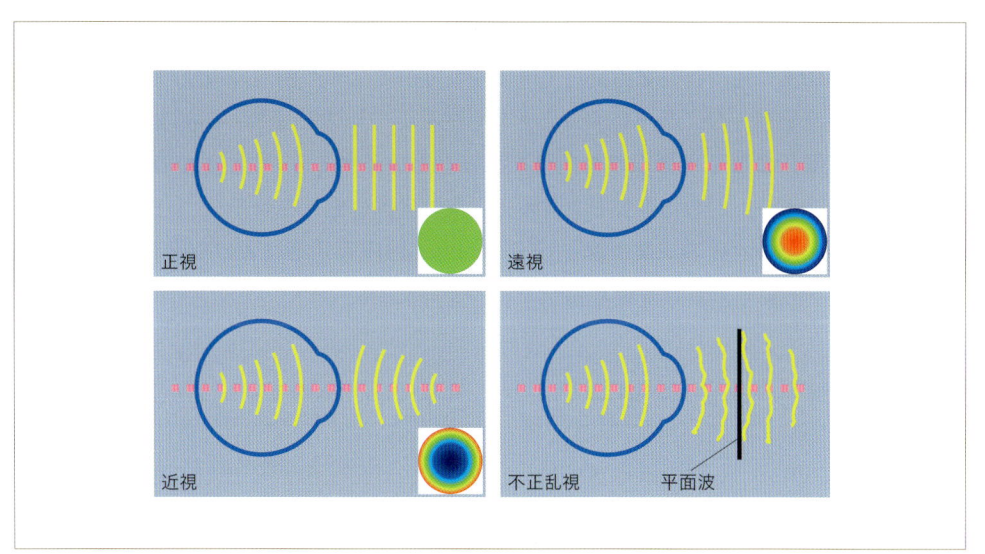

図 19 屈折異常と波面

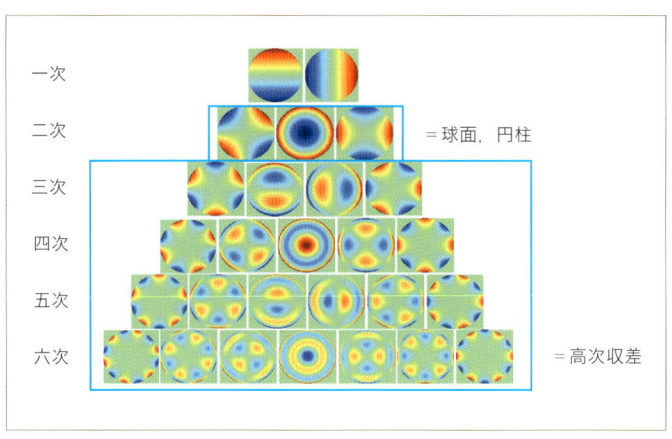

図 20 Zernike 多項式

　屈折異常を，収差として不正乱視を含めて定量化することができる．不正乱視を定量化するために Zernike 多項式が使用される（図 20）．球面，円柱は二次収差として，不正乱視は三次以降の高次収差として表現される．正常眼における高次収差は，4 mm 径で 0.10 μm，6 mm 径で，0.40 μm 程度である．

2. 波面収差解析を用いた屈折矯正

　この波面収差解析の眼科領域への応用によって，屈折矯正におけるパラダイムシフトが生じた．従来は，正常眼には不正乱視はなく，屈折異常は，球面と円柱面で評価され，不正乱視は治療不可能であった．それが，波面収差解析によって，正常眼でも高次収差が軽度ながら存在し，屈折異常は，球面と円柱面のみならず高次収差を含めて評価し，高次収差も矯正可能となった．

　wavefront-guided LASIK は，術前に手術眼の眼球の高次収差を測定し，高次収差を含めて屈折異常を矯正することを目的としている．これに対して，wavefront-optimized LASIK

は，手術によって角膜の球面収差を増加させないような照射条件で手術を施行するもので，個別に高次収差を測定して補正するものでなく，術前の角膜の離心率から術後の球面収差を集団として最小化することを目的としている．また，topo-linked LASIK は，角膜形状解析によって得られた角膜高次収差を矯正するもので，LASIK の偏心照射やセントラルアイランドの治療など角膜不正乱視の症例に施行される．

このパラダイムシフトは，LASIK から，白内障手術における非球面眼内レンズ，コンタクトレンズにおける非球面レンズへと波及した．

IV. エキシマレーザー

excimer という単語は，excited dimer（励起二量体）より作られた造語である．フッ化アルゴンによる 193 nm のエキシマレーザーを照射すると，組織を構成する分子で分子間結合が解離され，組織はガスに分解される．

角膜は，193 nm の波長の光をよく吸収するため，エキシマレーザーを照射すると表層のみが切除される．レーザーを面照射すると，角膜が面状に切除され，これを光切除（photoablation）と呼ぶ．

photoablation では周囲の組織への障害が少ないが，実際には熱が発生するので，発熱を制限する工夫が必要である．またエキシマレーザーは水に吸収されるため，レーザー照射時に照射野に余分な水分が入らないように注意が必要である．また角膜切除効率は，角膜実質の含水率が変化すると異なってくるので，角膜上皮除去後，あるいはフラップ翻転後の時間が異なると，矯正効果が異なる．同様に，手術室の湿度やアルコールなど揮発性物質にも影響される．

photoablation を用いて屈折矯正を行うために，角膜を具体的にどの程度切除するかは Munnerlyn のアルゴリズムが基本となっている．Munnerlyn の公式は以下のようになる．切除深度$(\mu m) = [光学径(mm)]^2 \times power(D) \div 3$．このように光学径が大きいほど，矯正度数が高いほど切除深度が深くなる．

計算された角膜形状に切除するために，照射部位の形状をパルスごとに変化させなければならないが，実際のエキシマレーザー装置では，3 種類の照射方式で対応している．一括照射方式では，レーザー光を均一なビームに整形し，虹彩絞りによって照射面積を変化させる．スリットスキャン式では長方形のレーザービームをスキャンさせ，これと虹彩絞りを組み合わせる．フライングスポット式では，ガルバノミラーを用いて小スポットのビームを高速でスキャンする．

またレーザービームの分布は，以前は矩形であったが，最新の装置ではガウス分布が採用され，照射ずれによる影響が軽減されている．同様に照射ずれを予防するために，アイトラッキングが行われる．これにより，照射部位の正確なセンタリング，照射中の眼球運動の影響を軽減し，乱視軸，高次収差矯正時の軸ずれが予防できる．

V. フェムト秒レーザー

　フェムトとは，国際単位系における接頭辞の一つで1000兆分の1(10^{-15})を意味する．フェムト秒レーザーは，パルスレーザーのうち，そのパルス幅がフェムト秒単位の超短パルスであるレーザーを指す．1パルスあたりのエネルギーが同じであると仮定して，パルス幅をフェムト秒レベルまで圧縮すると，レーザー強度はすさまじいレベルになる．周辺組織に熱拡散せずに組織で分子結合が切断される光切断(photodisruption)が生じる．これにより，組織内に数ミクロンの空隙が形成される．レーザーを一定間隔で照射していくことによって空隙が連続して組織を切開することができる．

　眼科領域で使用されているフェムト秒レーザーは，中心波長が1,000 nm付近の赤外光でパルス幅が数百フェムト秒の装置である．

　LASIKにおいては，マイクロケラトームによるフラップ作製時の合併症が問題になっていた．これを解決するためにフェムト秒レーザーがフラップ作製に応用されfemtosecond laser-assisted LASIKと呼ばれるようになった．図21にフェムト秒レーザーとマイクロケラトームによるフラップ形状の差を示す．フェムト秒レーザーを用いると，フラップの厚みを一定にできるため，フラップの厚みを薄くすることが可能となった．また，フラップのエッジの形状を鈍角にすることができ，術後のフラップのずれや皺襞が少なくなった．さらにエキシマレーザーを用いずに，フェムト秒レーザーのみで施行するfemtosecond lenticule extraction(FLEx)(⇒87頁参照)，small incision lenticule extraction(SMILE)(⇒99頁参照)へと発展した．

　近年，フェムト秒レーザーが，白内障手術に応用されるようになった．これによって，水晶体の前囊切開の形や位置がより正確になり，多焦点眼内レンズ挿入に有利と考えられ，眼内屈折矯正手術に関心が集まっている．

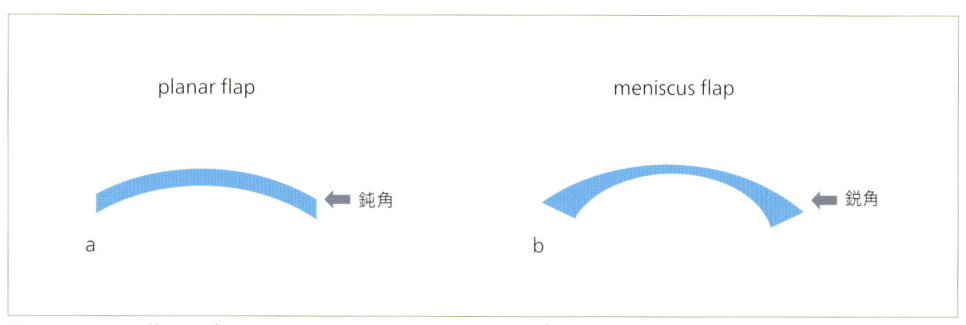

図21　フェムト秒レーザーとマイクロケラトームによるフラップ形状の差
a：フェムト秒レーザー，b：マイクロケラトーム

4 屈折矯正法をどう選択するか

I. 屈折矯正法選択の原則

屈折矯正には，眼鏡，コンタクトレンズ，屈折矯正手術があり，さらに屈折矯正手術にも多数の術式がある．このように選択肢が多数ある状況で，屈折矯正手術の適応をどのように決定すべきであろうか．そのためには以下の原則を理解しておく必要がある．

1. 自由診療である

眼鏡，コンタクトレンズ，屈折矯正手術は自由診療である．そのため，費用は高額で，患者でなく客として接遇されることを期待して受診する．混合診療になると問題であるから，診療録を含め保険診療と区別しなければならない．

2. 決定権は本人にある

重要かつ忘れてはいけないことは，屈折矯正法選択の最終的な決定権は本人にあることである．眼科医は，各屈折矯正法の利点と欠点を理解し，個々の屈折矯正希望者の屈折異常の程度，眼の状態やライフスタイルに適合する方法を，そのオプションを含めて正確に伝え，各屈折矯正法に対する技術を取得し，それを安全に施行することが求められる．

3. 代替手段があるのか否か

屈折異常は非常に頻度の高い疾患であるだけに，屈折矯正によって合併症が生じるとすると，その社会的影響は甚大である．多くの場合代替手段があり，唯一の治療法ではない．代替手段がある場合には，QOLが損なわれない範囲で安全性が高い方法を最大限に優先する必要がある．

その一方，眼鏡やコンタクトレンズが装用できない対象では，屈折矯正手術は医学的適応である．

4. 各術式の良い適応は？

各屈折矯正手術がどのような対象であれば結果が良好で，副作用が少なく，どのような症例ではリスクが高いかを理解し，術前に適応の有無を見極める必要がある．安全性と有効性が両方とも高いと考えられる症例を選りすぐって手術を行うという姿勢が最も大切である．本人が屈折矯正手術を希望すれば，その全員が適応であるというのは大きな誤りである．

例えば，近視や乱視が強いほど日常生活でQOVの低下が切実であるので屈折矯正手術を希望するが，LASIKではあまり矯正量が大きいと矯正精度は低下し，副作用の頻度は増加する．あるいはLASIK希望者から円錐角膜を除外しないと角膜拡張症となり，術前よりQOVが低下してしまう．

5. ライフスタイルを重視する個別化医療

　視覚情報が感覚において重要な位置を占める現代社会においては，QOV が QOL に与える影響は大きい．その意味で，個々の屈折矯正法が QOV や QOL に与える影響を理解しておく必要がある．

　極端な例としては，通常の白内障手術後に，眼内レンズを挿入せずに眼鏡やコンタクトレンズで視力矯正するのと，眼内レンズを比較すると，矯正視力が同じでもその QOL や QOV は大きく異なるため，眼内レンズを選択しないという余地はない．あるいは眼内レンズの種類や度数が異なると，手術自体と術後の矯正視力は同じでも，近見，遠見の裸眼視力と QOL はまったく異なり，大変感謝されることもあれば訴訟に発展することさえある．これは，屈折矯正法の安全性を重要視するのはもちろんであるが，その一方で QOV や利便性も考慮にいれなければならないという良い例である．

　眼鏡，コンタクトレンズ，屈折矯正手術の選択は，それぞれの方法の長所・短所を理解し，適応となる屈折度数，矯正時に考慮すべきこと事項など考慮し，画一的医療でなく個々の症例に応じた個別化医療が必要である．

II. 眼鏡，コンタクトレンズ，屈折矯正手術の短所・長所

1. 眼鏡とコンタクトレンズの違い

　まずは，屈折矯正手術の代替手段としての眼鏡とコンタクトレンズについて理解する必要がある．両者の違いを**表 2** に示す．

　屈折異常が軽度な場合，眼鏡がコンタクトレンズより光学特性が良好である．逆に屈折度数が強度になると，眼鏡では網膜像の縮小・拡大が起こるため距離感が変化し，特に不同視には対応が困難となる．また，プリズム効果によって側方視時に必要な眼球の回転量が異なってきて眼精疲労の原因になる．乱視の度数が強い場合や左右眼で軸が異なる場合

表2　眼鏡とコンタクトレンズの特徴

	眼鏡	コンタクトレンズ
光学特性	良好	やや劣ることあり
網膜像の拡大・縮小	あり	少ない
プリズム効果	あり	少ない
レンズ傾斜の影響	あり	少ない
頂間距離の影響	あり	なし
不同視	対応困難	対応可
強度の屈折異常	対応困難	対応可
整容	時に問題	良好
眼表面への影響	なし	あり
取り扱い・ケア	容易	やや複雑
定期的通院	不要	必要
装用時間の制限	なし	あり

にも，コンタクトレンズが有利である．

　対象が老視年齢であると，遠見と近見の矯正手段の選択が複雑になる．眼鏡なら累進屈折力レンズにおける視線の問題や周辺の歪と，単焦点の遠用と近用眼鏡を交換する手間を比較する必要がある．コンタクトレンズなら，多焦点コンタクトレンズでのコントラスト低下とモノビジョンでの立体視の低下，あるいは単焦点コンタクトレンズと眼鏡の併用など，比較すべきオプションが多くなってくる．

2. 屈折矯正手術の長所・短所

　屈折矯正手術は，裸眼視力が向上し，眼鏡やコンタクトレンズが不要ないし依存が減ることが最大の長所である．眼鏡やコンタクトレンズの装用に問題のある症例が多数存在し，これら屈折矯正器具をなんらかの理由で使用できない，あるいは使用することがハンディキャップと感じている人のなかに屈折矯正手術が良い適応となる症例がある．

　その反面，矯正精度・光学特性が眼鏡やコンタクトレンズにやや劣る，頻度は少ないが合併症の可能性がある．屈折異常の経年変化に対応が困難で，手術による変化は不可逆であるといった短所がある．

　個々の症例のライフスタイルを考慮して，屈折矯正手術の特徴と現在使用中の眼鏡，コンタクトレンズを比較して説明することが，屈折矯正法選択において大切である．

III. 屈折矯正手術の適応と禁忌

1. 日本眼科学会のガイドライン

　日本眼科学会のガイドライン（2010年）では，眼鏡やコンタクトレンズ装用が困難な場合，医学的あるいは他の合目的的な理由が存在する場合に屈折矯正手術が検討の対象とされ，エキシマレーザー手術と有水晶体眼内レンズ手術の適応や禁忌などが示されている．

　年齢は18歳以上で未成年者は親権者の同意を必要とする．有水晶体眼内レンズ手術ではさらに老視年齢には慎重に施行すべきと記載されている．

　対象は，屈折度が安定したすべての屈折異常（遠視，近視，乱視）で，屈折矯正量は，エキシマレーザー手術については，6Dまでを原則とし，なんらかの医学的根拠を理由としてこの基準を超える場合でも10Dまで，また遠視・乱視については6Dを限度と定められている．一方，有水晶体眼内レンズ手術では，6Dを超える近視として15Dを超える強度近視には慎重に対応するとある．

　実施が禁忌とされるもの，実施に慎重を要するものは**表3**に示す．

　日本において屈折矯正手術を施行する場合には，本ガイドラインに沿って適応や禁忌を決定すべきである．

2. 最大の禁忌＝実現不可能な期待

　その一方で，屈折矯正手術希望者のなかには，手術をすれば眼鏡やコンタクトレンズ以上に見えるようになるなどの，実現不可能な期待を抱く症例が存在する．角膜厚が薄い，

表3 屈折矯正手術の実施が禁忌とされるもの，慎重を要するもの

実施が禁忌とされるもの
　エキシマレーザー手術
　　① 円錐角膜，② 活動性の外眼部炎症，③ 白内障（核性近視），④ ぶどう膜炎や強膜炎に伴う活動性の内眼部炎症，⑤ 重症の糖尿病や重症のアトピー性疾患など，創傷治癒に影響を与える可能性の高い全身性あるいは免疫不全疾患，⑥ 妊娠中または授乳中の女性，⑦ 円錐角膜疑い
　有水晶体眼内レンズ手術
　　エキシマレーザー手術における①～⑥の事項に，⑦ 浅前房および角膜内皮障害を加える．なお，③は核白内障には限らず，水晶体に混濁あるいは亜脱臼などの異常がある場合を含む．

実施に慎重を要するもの
　エキシマレーザー手術
　　① 緑内障，② 全身性の結合組織疾患，③ ドライアイ，④ 向精神薬（ブチロフェノン系向精神薬など）の服用者，⑤ 角膜ヘルペスの既往，⑥ 屈折矯正手術の既往
　有水晶体眼内レンズ手術
　　エキシマレーザー手術における①～③の事項に，④ 円錐角膜疑い症例を加える．

（屈折矯正手術のガイドライン―日本眼科学会屈折矯正手術に関する委員会答申．日眼会誌 114：692-694，2010 を一部改変）

　角膜形状が正常と異なるなどの理由で手術を施行すると問題が生じる可能性のある症例も存在している．あるいは，軽度の円錐角膜を有しているために，眼鏡やコンタクトレンズによる矯正に満足せず，他の矯正方法を望んで屈折矯正手術を希望して来る場合もある．どんなに本人が強く手術を希望しても，現在の屈折矯正手術で，安全かつ有効に矯正可能な屈折異常の範囲は限られており，適応外の場合には手術を行うべきではない．

　いずれにしても，屈折矯正手術は不可逆な外科的治療であり，頻度は少ないが視機能の低下をもたらすような合併症の可能性もあるだけに，インフォームドコンセントを十分に施行し，適応を慎重に決定することは大変重要である．

5　屈折矯正手術の手術成績

I.　手術成績

　屈折矯正手術の成績については，他の治療と同様に，その有効性と安全性の2面について検討する必要がある．米国のFDAやわが国の厚生労働省が認可した屈折矯正手術に関しては，その安全性と有効性は担保されている．

　例えば，FDAのレーザー手術に関する認可基準では，有効性に関しては，等価球面値が±0.5 D以内が50％以上，±1.0 D以内が75％以上，裸眼視力0.5以上が85％以上，3か月以上の経過観察での等価球面度数の変化が1.0 D以内が95％であることが求められている．安全性に関しては，2段階以上の矯正視力の低下が5％未満，術前矯正視力が1.0以上で，術後0.5未満が1％未満，2 Dを超える乱視誘発が5％未満，フラップ合併症以外の有害事象が1％未満，修正を要するフラップ合併症が5％未満である．

　また，米国のAmerican Academy of Ophthalmologyでは，Ophthalmic technology assessmentとして，近視，近視性乱視に対するLASIK，遠視，遠視性乱視，混合性乱視に対す

るLASIK，近視および近視性乱視に対するwavefront-guided LASIK，有水晶体眼内レンズによる近視矯正，フェムト秒レーザーによるフラップ作製，術式や機器が評価されており，英国のNational Institute for Health and Care Excellenceでは，レーザー屈折矯正手術，有水晶体眼内レンズなどについてのガイダンスが示されている．

II. 合併症

　屈折矯正手術における合併症としては，視機能に関する合併症と解剖学的な合併症に分けて評価されることが多い．

　視機能に関する合併症としては，裸眼視力の不良，矯正視力の低下，屈折矯正量の誤差（過矯正，低矯正），術後乱視の増加，屈折値の安定性，不正乱視の増加，グレア，ハロー，日内変動，コントラスト感度の低下，屈折の日内変動などがある．

　解剖学的な術後合併症としては，エキシマレーザー手術では，疼痛，角膜感染症，緑内障，角膜上皮混濁，角膜拡張症，フラップ異常，diffuse lamellar keratitis，ドライアイなどが，有水晶体眼内レンズ手術では，眼内炎，角膜内皮障害，緑内障，白内障，網膜剝離，光視症など，術式によって異なっている．重篤な合併症の頻度は少ないものの，その予防と適切な対処が重要である．

参考文献

1) 屈折矯正手術のガイドライン―日本眼科学会屈折矯正手術に関する委員会答申．日眼会誌 114：692-694, 2010
2) Yanoff M & Duker JS：Part 4 Refractive Surgery. Ophthalmology 4th edition, pp81-90, Saunders, 2013
3) 坪田一男(編)：眼科プラクティス 9．屈折矯正完全版．1-261, 2006．
4) 西田幸二，横井則彦，前田直之(編)：眼手術学 4．角膜・結膜・屈折矯正．pp348-505, 文光堂, 2013
5) 湖崎　亮：身につく角膜トポグラフィーの検査と読み方．pp1-115, 金原出版, 2012

（前田直之）

第2章
角膜屈折矯正手術

I エキシマレーザー手術

A LASIK

1 LASIKをめぐる現況と課題

　LASIK（laser in situ keratomileusis，レーザー角膜内切削形成術）は眼科医療従事者のなかでもいまだ議論の多い手術である．しかし，LASIKについて患者が相談・意見を求め，マスコミや厚生労働省がデータを求めるのはほかならぬ眼科医である．しかし，その眼科医に共通の経験や知識のバックグラウンドがないため患者から「病院によって言われることがまったく違う」と不満や不信を言われることも多々経験している．どんな分野でも議論があるため，学会などである程度のコンセンサスを得る努力がなされ，それを「広く」臨床や教育現場にフィードバックして経験を蓄積，試行錯誤をしてさらに議論を行うというサイクルを通じて発展なり衰退をしていくのだと思われる．
　LASIKを代表とする角膜屈折矯正手術は世界の学会では「広く」議論され現場にフィードバックされている．しかし，わが国の臨床や教育現場には「広く」はフィードバックされていないので，わが国の眼科医の屈折矯正手術の知識差は大きくなっていると思われる．インターネットでこれだけLASIKについての情報が一見あふれているにもかかわらず，眼科医療従事者でさえ信頼できるものがどのサイトなのか，基本的な知識がない状況では判断さえ困難な状況だと思われる．もちろん，日本の教科書も複数出版されているが，基本的に屈折矯正術者を読者ターゲットにしており，手術をしていない眼科医やコメディカルにはハードルが高いものであったと思われる．
　そこで，理解を深めていただくために具体的なLASIKの話を進める前に，屈折矯正手術の現況と将来対応すべきことを，まずはまとめさせていただきたい．

I. 白内障手術と多焦点眼内レンズ

　白内障手術については，以前は水晶体の混濁を取り除くことを目標とする治療であった．しかし，囊内摘出術，囊外摘出術の時代から超音波乳化吸引術，折り畳み式眼内レンズ，極小切開手術，検査機器の発達，新世代眼内レンズ計算式などの登場で，術後屈折誤差 0.25～0.5 D を目指すような時代が到来している．これはもう疾患治療というより屈折矯正手術といえるのではないだろうか．さらに，以前は自費診療でのみ行われていた多焦点眼内レンズを用いた白内障手術が先進医療で認められるようになっている．厚生労働省によると，「先進医療については，将来的な保険導入のための評価を行うものとして，未だ保険診療の対象に至らない先進的な医療技術等と保険診療との併用を認めたものである」とあり，保険診療を視野に入れたものである．つまり屈折矯正手術の保険適用がさらに広がる可能性を示唆している．

　われわれ，提供側の危惧がさまざまあるにせよ，患者側の心理的・経済的ハードルが下がり，インターネットなどの情報により期待値は上がるという時代になっている．毎年行われている日本白内障屈折矯正手術学会会員アンケート調査では，多焦点眼内レンズの使用率は 2011 年の時点で 32％とある．会員以外も含めた白内障総手術数では多焦点眼内レンズの占める割合はもっと少ないと思われるが，特に患者側の要求度の高い多焦点眼内レンズについて厚生労働省が保険収載も視野に入れて動いているということは，これまで自費診療だからと避けていた屈折矯正手術の知識を眼科医は好き嫌い，手術を実際に行うか否かにかかわらず習熟すべきだというメッセージではないだろうか．

II. 角膜屈折矯正手術と LASIK

　さて，屈折は眼光学系においては，角膜：水晶体＝2：1 で決まる．白内障手術（水晶体屈折矯正手術）については研修医の時代からトレーニングを積み，経験を重ねており，手術をしなくなった医師も経験をもとに判断する基礎をもち，適切な紹介時期・術後観察が可能である．

　しかし，角膜屈折矯正手術になった途端，状況が一変する．研修医時代から経験はほとんど積めず，トラブルシューティングも行わず，適切な紹介・診断・術後経過観察が困難な状況に陥る眼科医の比率は高い．

　前述したように，屈折の要素としては角膜の比重が大きいために，眼科医が水晶体を温存して屈折率の高い角膜で効率的な屈折矯正を考案しようとするのは至極当然の流れであったと思われる．また日本が起源であった放射状角膜切開術(radial keratotomy：RK)で多くの水疱性角膜症患者が発生し，日本の眼科界にとって大きなトラウマになったことは否めない．しかし，そのような歴史を基盤にして，知識と経験が蓄積され発展してきた角膜屈折矯正手術は，患者の視力向上と屈折を語るうえで水晶体屈折矯正手術と両輪になるべき存在である．

　LASIK が導入され始めた約 20 年前はインターネットの発達もなく，アーリーアダプター（流行に敏感でみずから情報収集を行い，判断するグループ）が屈折矯正専門施設を直接訪れ

施術・経過観察をされるという時期であったが，今はそのような時期は終わった．インターネットでの情報も増え，年間 30 万件ほどの LASIK 手術が日本でも施行されるようなり，眼科医やアーリーアダプターのみならず一般の人々にも LASIK の認知度が上がっている．したがって，屈折矯正専門施設のみならず LASIK を行っていない施設においても LASIK の適応などについて質問・術後経過観察の依頼をされることが増えていると思われる．

III. エキシマレーザー

他項で ReLEx というフェムト秒レーザーのみで角膜屈折矯正手術を行う術式の解説があるが，大部分の屈折矯正手術は角膜フラップを作製したのちに角膜実質をエキシマレーザーで切除するという術式で行われている．このエキシマレーザーは LASIK などの自費診療のみに使われているわけではなく，保険診療の治療的レーザー角膜切除術(phototherapeutic keratectomy；PTK)にも用いられる．LASIK を行っていなくても保険診療で使われるエキシマレーザーの知識を身に着けておくことは必要になってくると思われる．

IV. LASIK 術後の白内障手術

さらに，多くの眼科で近い将来対応しなくてはならなくなると考えられるものに，LASIK 術後患者の白内障手術がある．従来の計算方法だと術後大きな屈折誤差を起こす．特に，LASIK 術後患者は視力に対する期待値が高い傾向が強いため注意が必要である．LASIK が年間 20～30 万件施行されている事実を考えると，白内障手術患者のなかで LASIK 術後患者の占める割合がますます増加していくことが予想される．高齢化社会で白内障手術が増え，そのなかに占める LASIK 術後患者も増えることが予想される現在，屈折矯正に関する一般的な知識を身につけておくことは非常に大切なことである．

V. 本稿の目的

自費診療という特殊性，インフラ導入・教育などにハードルがあり，全国の研修プログラムやすべての病院・クリニックで LASIK を代表とする角膜屈折矯正手術に習熟することは現実的には難しい．

そこで，本稿は LASIK に精通していない読者の方々に大まかな LASIK 適応スクリーニング検査，簡単な手術説明と頻繁に聞かれる質問に回答できるようになっていただくことを目的としている．したがって，すでに屈折矯正手術にかかわっておられる医師には物足りなく，現状とは違うと感じられる箇所も多々あると思われるがお許しいただきたい．

加えて，年間 30 万件の手術が行われている LASIK は手術である以上まったく問題や合併症が発生しないわけではない．合併症を起こした症例に現実的に対応するために手術を行っていない施設においても相談できる医師・施設との連携を確立しておくのも大切なことだと思われる．

2 手術適応の決定

　以下に，筆者らの LASIK 手術までの流れを記す．最近はさまざまな新しい技術やコンセプトを用いた LASIK も行われるようになってきているが，そのあたりの update については混乱を招くため，あえてベーシックな知識のみにとどめている．白内障手術と同様クリニックにより同じ LASIK 手術でも，細かな手順についてはさまざまなバリエーションがあるので1例と考えていただきたい．

I. 電話予約時

　屈折矯正手術希望者から電話があった場合の対応としては，初回検査とコンサルティングは来院後終了までに2時間程度かかり，散瞳検査を行うために車，バイク，自転車などを避け，公共の交通機関などで来院するように伝える．

　コンタクトレンズや眼鏡を持参してもらうようにする．これは，若年者でも全員が画一的な矯正方針ではなく，もともと低矯正で満足されている場合もあれば完全矯正近くの度数を入れなければ視力が出ない，矯正度数選択の範囲が狭い症例も存在する．

　あるいは，モノビジョン処方がされている場合や，優位眼を遠方，非優位眼を近方という一般的なモノビジョンとは逆の処方がされている場合もある．

　既存の視力矯正を理解することで，診察時の会話のなかで期待値や要望が判明して，それに対して要望を満たすことができるか否かの判断材料にするためでもある．

　加えて，矯正補助具の作製時期も聞き，度数の変動があるか否かの判断を行う．可能であればコンタクトレンズによる角膜形状変化の影響を除外するためにハードコンタクトは4週間，ソフトコンタクトレンズは3日から1週間程度装用中止を指示する．

▶**一般眼科医のための 患者説明のポイント**
　屈折矯正手術で良い結果を得るためには，十分な術前の検査が必要で，時間がかかることを中心に，説明するのであれば上記の情報を提供する．

II. 初回来院時

　眼鏡矯正視力，細隙灯顕微鏡検査，眼底検査，眼圧など一般的な眼科検査で異常を認めないことを確認する．異常を認める場合でも，状況によっては LASIK 手術に影響を与えないものもあるため，よくわからない場合には専門施設や医師に問い合わせる．例えば，網膜裂孔などは事前に光凝固などを施行して時間が経過すれば LASIK は可能である．日本眼科学会が提示している「屈折矯正手術のガイドライン」にある「禁忌」や「実施に慎

表1 「屈折矯正手術のガイドライン」において実施が禁忌とされるもの，実施に慎重を要するもの

実施が禁忌とされるもの
① 円錐角膜
② 活動性の外眼部炎症
③ 白内障(核性近視)
④ ぶどう膜炎や強膜炎に伴う活動性の内眼部炎症
⑤ 重症の糖尿病や重症のアトピー性疾患など，創傷治癒に影響を与える可能性の高い全身性あるいは免疫不全疾患
⑥ 妊娠中または授乳中の女性
⑦ 円錐角膜疑い

実施に慎重を要するもの
① 緑内障
② 全身性の結合組織疾患
③ ドライアイ
④ 向精神薬(ブチロフェノン系向精神薬など)の服用者
⑤ 角膜ヘルペスの既往
⑥ 屈折矯正手術の既往

(屈折矯正手術のガイドライン―日本眼科学会屈折矯正手術に関する委員会答申．日眼会誌 114：692-694, 2010 より)

表2 「屈折矯正手術のガイドライン」において推奨される屈折矯正量(等価球面値)

① 近視については，矯正量の限度を原則として6Dとする．ただし，なんらかの医学的根拠を理由としてこの基準を超える場合には，十分なインフォームド・コンセントのもと，10Dまでの範囲で実施することとする．なお，矯正量の設定にあたっては，術後に十分な角膜厚が残存するように配慮しなければならない．
② 遠視・乱視矯正については，矯正量の限度を6Dとして実施すべきこととする．

(屈折矯正手術のガイドライン―日本眼科学会屈折矯正手術に関する委員会答申．日眼会誌 114：692-694, 2010 より)

表3 「屈折矯正手術のガイドライン」における術前スクリーニング

① 視力検査：裸眼および矯正
② 屈折値検査：自覚，他覚，および散瞳下
③ 角膜曲率半径計測
④ 細隙灯顕微鏡検査
⑤ 角膜形状検査
⑥ 角膜厚測定
⑦ 涙液検査
⑧ 眼底検査
⑨ 眼圧測定
⑩ 瞳孔径測定
⑪ 角膜径測定

(屈折矯正手術のガイドライン―日本眼科学会屈折矯正手術に関する委員会答申．日眼会誌 114：692-694, 2010 より)

重を要するもの」にある基準に当てはまらない症例を前提として話を進める．慎重症例については施設・経験によって考え方や適応が異なるため，患者には施設に問い合わせるように指導する(**表1, 2**)．

初回来院の目的をきわめて単純化すると，以下の6点となる．

① 適応外となる眼疾患，全身疾患，内服，妊娠，授乳などの確認
② 円錐角膜(疑)などの角膜形状異常の確認
③ LASIK術後に問題とならない角膜厚かどうかと屈折度数のバランスの確認
④ 患者の期待度の確認
⑤ 種々の検査(**表3**)
⑥ 手術説明(長所，短所，可能性のある合併症)

検査で注意すべきことを下記に記す．

1. 視力

基本的に通常の遠見視力検査と同じである．LASIKでの必要切除深度の決定，透光体混濁や網膜疾患で矯正視力が出ない症例を除外するのが目的になる．

近見視力測定も大切で，特に30代後半からは視力検査時に近見視力が良好でも長時間の近見作業によってこれまで感じなかった老視症状をLASIK後に経験することがあるかもしれないと検査時に説明する必要がある．そのような年齢の患者にはモノビジョンや低矯正の簡易的なシミュレーションも行い，カルテに記載しておく．

2. 屈折

屈折検査は散瞳前後で行い，調節緊張が強くないかの確認を行う．特に遠視眼や片眼が遠視で，もう片眼が正視や近視の症例では特に潜伏遠視が存在する場合もあり，場合によっては両眼とも遠視であることもあり，特に注意が必要である．

3. 優位眼

優位眼が固定している場合，容易にスイッチする場合がある．一般的にはモノビジョンや角膜内インレイ治療時に優位眼を遠方に，非優位眼を近方に合わせる．しかし，これはあくまで一般論であり，これまでの矯正法で逆の眼鏡やコンタクト処方されている患者で快適に生活している場合はそのままの方法で手術を行うこともある．

4. 角膜形状

屈折矯正術者が特に注意している点は，術前の円錐角膜(疑)スクリーニングを行い，術後の角膜拡張症(keratectasia)を未然に予防することである．プラチド式，スリットスキャン式，Scheimpflug式の検査機器で形状を測定する．LASIKを行っていない施設で角膜形状が明らかに異常と思われる場合には適応にならない旨を，悩ましい症例については専門医師・施設での相談をアドバイスする．

5. 年齢

ガイドラインに適応年齢は18歳以上とあるが，この年齢は患者本人および保護者の同意を得る必要があるのに加えて，眼鏡やコンタクトレンズの度数の変化が続いている屈折の安定していない症例では18歳を超えていても屈折が安定するまで手術を控える必要がある．したがって，定期観察している患者でLASIKに興味がある場合には，これまでの屈折状態の推移を，紹介状や簡単なメモでも構わないので本人に渡すと適応判断時に役に立つ．

逆に老視年齢の場合には，LASIKでは老視に対するなんらかの対応が術後必要になるため，それが理解されないと術後の不満につながる．

6. 暗所瞳孔径

夜間には瞳孔径が拡大しLASIK後には正常より見え方の質が低下する可能性があるた

め，若年者など暗所瞳孔径が大きい症例では，術前に見え方の質が低下することを付け加えておくことが大切である．この術前というキーワードは屈折矯正のみならず，あらゆる手術や処置において当てはまる大切なものである．

理論的にはカスタム LASIK といわれるオーダーメイド治療でさえ術後高次収差を増加させないことは難しい．矯正屈折度数が大きく，角膜厚に余裕が少ない場合などは，術後の角膜厚に余裕をできるだけもたせるために照射径を小さくするという工夫をして手術を行う場合がある．その際に瞳孔径が大きいとハロー，グレアが出やすくなる可能性を伝えておく必要がある．筆者らの経験では暗所瞳孔径が 7 mm を超えるような症例では特に注意が必要である．

手術後の視力や満足度，付随する症状について説明する際に頻繁に例え話として出すのだが，同じご飯を食べておいしいと感じる人とまずいと感じる人がいるように客観的に同じ度数の手術で同じ結果であっても，結果をどう感じるか期待度やこれまでの矯正度数，仕事・生活環境によって個人差があり，その満足度は大きく異なる．加えて，ニューロアダプテーションという中枢神経系の順応が徐々に起こるが，術前にこのような可能性を伝えておかないと，術後早期のさまざまな所見や自覚症状に患者が過度に心配するようになり，毎日左右の見え方や暗いところでの滲みをチェックする．セカンドオピニオンで他院を訪れた際に患者の懸念事項にさらに追い打ちをかけるようなコメントを言われたときに不安が助長され，ニューロアダプテーションが起こりにくくなる．

したがって，事前に慣れるまではのんびりと構えておく必要があると伝えておくことが大切である．さらに，白内障手術と同じように全国どこでセカンドオピニオンを受けても，ある程度一貫した見解を眼科医が患者に提供することも大切であろう．

7. 角膜厚

超音波，スリットスキャン式角膜形状解析装置，Scheimpflug 式角膜形状解析装置，スペキュラーマイクロスコープ，OCT などで測定できるが，可能であれば複数の方式で行うのが望ましい．特に再手術時など屈折矯正手術後は方式によってばらつきが大きくなる．

超音波を使用する場合，接触式のため形状変化や点状表層角膜症が生じるためさまざまな検査が終わった時点で行う．

一般に，LASIK 手術後はフラップ下の実質ベッドに 250 μm 以上角膜厚を残す．しかし，ギリギリしか実質厚が残らない場合には，LASIK 術後の regression（度数の戻り）が起こった場合や将来の白内障術後の度数ずれに対するエンハンスメント手術（微調整手術）が行えない可能性がある．したがって，そのような状況ではフラップを作製しないエキシマレーザー手術（PRK/LASEK/EpiLASIK などのサーフェスアブレーション）か，それでも厚みが足りない場合には有水晶体眼内レンズ（フェイキック IOL）が適応になる．

患者によっては再手術する余裕のない厚みであっても，LASIK を希望されることも多い．regression が起こらなければよいが，起こった場合に再手術ができないと説明しても，今より良くなれば満足ですと頼まれる．しかし，術後に非常によく見える経験をしてしまうと，術前より良いにもかかわらず，戻った場合にはやはり見えにくいと不満を訴えるこ

とも多々経験する．そのため，長期的な展望に立って説明を行うのが望ましいと考える．これは，その不満を失敗だと吹聴されることにより屈折矯正手術にとどまらず，眼科医自体を悪ととらえる動きにつながりかねないと個人的には危惧しているからである．

下記に近視 LASIK における残存角膜厚の簡易的な計算方法を提示する．レーザー装置，照射径，施設によって異なるが，保守的な基準で可能なかぎり単純化したものである．

① 1 D 当たり 15 μm 切除されると仮定する．

② 切除深度は等価球面値（S＋C/2）に比例すると仮定する．

③ フラップ厚は 150 μm．90～120 μm ほどの厚みのフラップが作製されることが多いが，安全のため厚めの 150 μm で見積もる．

④ ①～③の計算結果後，400 μm の残存角膜厚みを残す〔250 μm（最低角膜実質厚）＋150 μm（フラップ厚）＝400 μm〕．

a. 0.1（1.5×S－4.5 D＝C－3.0 D　A×180）角膜厚 520 μm の症例

S＋C/2＝－6 D　6×15＝90 μm が切除量．520－90＝430 が残存角膜厚．400 μm を基準にすると 30 μm 残存しており 1 D 当たり 15 μm 切除とすると 2 D ほどエンハンスメントの余地が残っており手術適応と考えられる．

b. 0.1（1.5×S－4.5 D＝C－3.0 D　A×180）角膜厚 500 μm の症例

A と同じ屈折でも角膜厚が 500 μm の場合には 10 μm しか余裕がないため悩ましいが，フラップをかなり厚めの 150 μm に見積もっているため，手術施設に紹介するのがよいと思われる．

c. 0.1（1.5×S－2.0 D）角膜厚 460 μm の症例

S＋C＝－2.0 D　2×15＝30 μm　460－30＝430 μm で A の症例と同じで 30 μm 残存する．「しかし，この症例は議論の余地があり，術後角膜拡張症の術前スクリーニングシステム（Randleman らが 2008 年に発表）では 460 μm という角膜厚みは LASIK 不適応になる可能性もあり，角膜形状や年齢により，施設や医師で意見の分かれるところです」という説明をすれば理想的であるが，単に角膜の薄い症例（特に 480 μm を切るような症例，施設によっては 500 μm を基準にしているところも）の場合には適応外の可能性もあるが，まずは専門施設にて検査を受けるよう伝える．

8. 費用

LASIK は保険外診療（自費診療）分野であるので施設によって自由に価格設定が可能である．したがって，保険診療のように疾患や処置により決められた点数があるわけではなく，施設が経費と利益を考慮して決めているため大きく異なるというのが現状である．しかし，かかる経費が同じでも，クリニックの経営を LASIK に依存している程度により上乗せする利益が異なる．例えば，保険診療・手術をメインとし LASIK を一種の患者サービスの一環としている施設と，自費診療をメインにしているところでは必然的に上乗せする利益が異なる．それだけでなく，使用するレーザーの購入費用，減価償却期間の設定，月当たりの症例数，機種の違い（症例ごとに機械メーカーに数万円を支払わなくてはならないモデルもある），など多数の要因があるため費用が異なる．

1990 年代の米国における LASIK の価格競争で施設の淘汰が起こったように，あまり無

理な低価格設定を行うと経営が成り立たたず撤退しなくてはならなくなる．○年保障とか一生保障というものが成立しないために結局は無理な価格設定は患者に負担がかかる．適正な価格はわからないが，安定した形でクリニックがLASIKを継続できる価格が適切な設定だと個人的には考える．患者側も判断基準として値段が高い安いで治療の良し悪しが決まるわけではないので，通院のしやすさ，希望する治療メニュー，適切な治療方針の提示，医師との意思疎通のしやすさなど複数の施設を実際に訪れて判断するのがよいと思われる．LASIKに対して簡単なイメージをもっている患者は多いが，視覚に影響を及ぼす手術なので慎重に良い点，悪い点を理解・納得して受けるように指導すべきであろう．

▶一般眼科医のための 患者説明のポイント

他の手術と同様に事前に利点・欠点があると説明することが大切である．すべてを説明することはできないが，インターネット上でも取り上げられる欠点（ドライアイ，ハロー，グレア，regression，老視）が，手術が問題なく施行されても生じうることは伝えるべきであろう．患者ごとに手術に求める期待の内容は異なるので，その期待を達成するために，欠点を許容することが患者に必要なので，その点を伝えることが大切と考える．許容できるなら一度手術施設に相談してみるように説明するのがよいかもしれない．

例えば，「同じ食事を食べてもおいしいと思われる方とそうでない方がおられるように，客観的には同じような結果であってもそれに大変満足される方，そうでない方がおられます」というように説明する．これはカスタムLASIKを選択したほうがよいのかそうでないのかという質問のときにも当てはまる．

特に注意を要するのが，中年以降の正視・軽度遠視症例である．このグループの患者は眼鏡やコンタクトレンズなどの補助具が必要ない人生を送ってきているため，非常に期待が高い．そのうえ，近視（性乱視），混合性乱視であればLASIK手術も精度が良いために満足を得やすいが，正視・遠視性乱視を矯正する際には遠視矯正に属するため，術後屈折の戻りが大きいという問題点がある．

そして，「そもそもLASIKを受けたほうがよいですか」という非常に根本的な問題を質問されることがある．この際は以下のように説明している．

「東京から大阪に行く際に飛行機，もしくは新幹線を利用されるか，個人によって好みは分かれます．時間に関係なく乗れるという便利さを重視するのであれば後者ですし，乗り物に乗る時間はできるだけ短いほうがよいと思われる方は飛行機ですし，そもそも飛行機は事故があれば死亡する可能性が高いので，怖い方は飛行機に乗らないなどさまざまな判断基準があります．自身のライフスタイル，何を手術に期待され，どのような欠点に目をつぶることができるかによります．手術ですので100%とはいえないですし，近視が戻った際には再度手術を受けてもらう必要があるかもしれません．

一方，利点に目を向けられる方なら受ける価値はあるでしょう．コンタクトレンズを装用できない強いドライアイやアレルギー性結膜炎，職業的にメガネやコンタクトレンズの装用ができない方，美容的な観点などさまざまな理由がある場合もあります．それをすべて画一的に否定も肯定もできません．」

3　手術の実際

I.　最終検査

　手術適応となり患者が手術を決心すれば，実際の手術を行うための最終検査を行う．その際，散瞳下，無散瞳下の他覚的屈折値（オートレフ，収差計など）と自覚的屈折値の乖離がないことを確認して過矯正にならないように注意し，患者の希望する見え方，施設ごとのノモグラムを参考にしながらレーザーに入力する度数を決定する．コンタクトレンズ装用者は前述したような装用中止を守っていたかを確認する．

　検査結果から度数決定が悩ましい場合は，患者にそれを伝えて，意図的に低矯正の手術を行うのが望ましい．術後屈折異常が残存しても，自覚がない場合には経過観察をすればよいが，自覚症状がある場合には再手術を行う必要が出てくる．残存近視の再手術は矯正精度が良いが，遠視矯正は屈折の戻りの可能性と精度が近視矯正ほど良くないこと，遠視矯正が必要な過矯正状態になると眼精疲労や老視の自覚が強くなる可能性もあり，矯正量を悩んだ際には近視を残す低矯正にするのが望ましい．

　遠方からの来院・スケジュールの関係でどうしても日程の都合がつかない患者の場合には手術当日に最終検査を行うこともあるが，手術当日にひどいドライアイで点状表層角膜炎（SPK）があるなどの異常が確認されたときには手術を延期すべきである．あるいは，老視年齢で最終検査時に遠方矯正を行うと，近見視力が悪いためにショックを受けられ，モノビジョンや低矯正の選択肢も考慮に入れたいと悩まれる場合もある．

　検査時，検眼枠でのモノビジョンや低矯正で問題ないと考えられても，検査はあくまで短時間である．実際の生活・就業・明暗条件下などで数日間はコンタクトレンズなどを利用したモノビジョン・低矯正下で生活を行うシミュレーションが望ましい場合もある．このような理由からできるだけ術当日以外で術前1週間以内に最終検査を行うことが望ましいと考える．

II.　手術当日

1. 内服

　ジアゼパムのような抗不安薬の内服を行う．これは，ケラトームやフェムト秒レーザーのサクションリングが緊張による眼球運動や閉瞼によりはずれたり，緊張による眼球上転でレーザー照射時に中心ずれが起こることがあり，結果に大きく影響するために内服することが望ましい．

2. 術前診察

　手術直前にスリットでの診察，最終意思の確認，ターゲット度数の確認，緊張状態の確認，そして瞼を上下に手指で開けてケラトームやフェムト秒レーザーのサクションリング

の挿入が容易にできる開瞼ができるかどうかを確認する．緊張で閉瞼が強かったり，見かけによらず結膜囊の浅い患者もいて，ジアゼパムを処方しなかった患者で術前に緊張が増し，閉瞼が強くなってしまっている場合には内服させる．そのような場合にはフラップ作製時の吸引を掛ける動作を複数回行う必要が出てくる可能性，結膜下出血が多くなる可能性，フェムト秒レーザーからケラトームへの変更の可能性，さらにはLASIKからPRKへの変更の可能性もあることを術前に説明する．

　繰り返しになるが，われわれ医療従事者にとっては当たり前のことでも，患者にとっては事後に説明すると，失敗と誤解される可能性があるために事前にできるだけのことを伝える姿勢が大切である．

III. 手術

1. どの層に治療を加えるのか

　角膜は大きく上皮・実質・内皮層に大別できる．手術が怖い，あるいは適応年齢ではないが昼間は裸眼での生活を希望する症例ではオルソケラトロジーが適応となる．この治療は特殊なハードコンタクトレンズで上皮層の形状を変えることで屈折矯正の効果を得ている（図1）．出張などでレンズ装用を忘れると徐々に見えなくなる，睡眠時間により効果にバラつくなどの欠点もあるが，手術と異なりレンズ装用を中止すれば上皮層の再生により元の形状に戻ることは大きな利点である．このように，上皮層はレーザーで削っても再生するためレーザー屈折矯正手術の治療部位としては適さない．

　安定した術後視力を目指した手術を行うには切除しても再生しない部位に治療を加える必要があり，その再生しない部位が角膜実質である．実質に治療を加えて屈折を変化させるには，①上皮層を剝離して実質にエキシマレーザーを照射（PRK/LASEK/EpiLASIKなどのサーフェスアブレーション），②角膜フラップを作製し，そのフラップ下の実質にエキシマレーザーを照射（LASIK），③実質の角膜片を作製してそれを小切開創から取り除く（ReLEx治療，Zeiss社，図2）という方法が現時点で存在する．①と②はエキシマレーザーで角膜形状を変えるのは同様であるがフラップの有無が大きく異なる．

　図3に示すようにリンゴの皮に相当する部分（上皮）を剝離して実の部分を削るのがサーフェスアブレーションである．痛みを軽減し，上皮再生を促すためにソフトコンタクトを

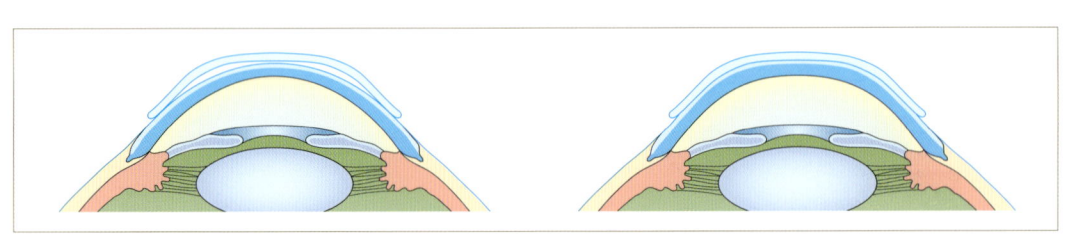

図1　オルソケラトロジー
特殊な形状のハードコンタクトレンズを夜間に装用することにより角膜上皮層を変形させて近視を矯正する．左：装用前の角膜形状，右：装用後の角膜形状．

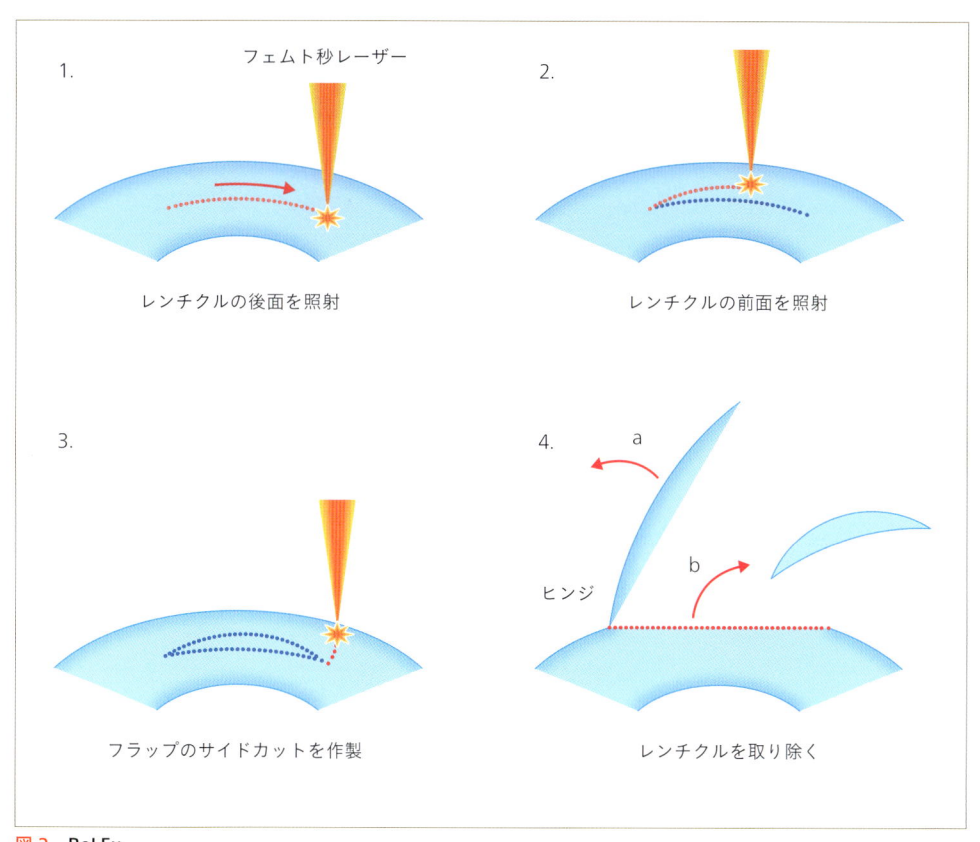

図2 ReLEx
フェムト秒レーザーのみで屈折矯正手術を行う．実質内にフェムト秒レーザーで2面の照射を行い，その間の角膜片を取り除く．

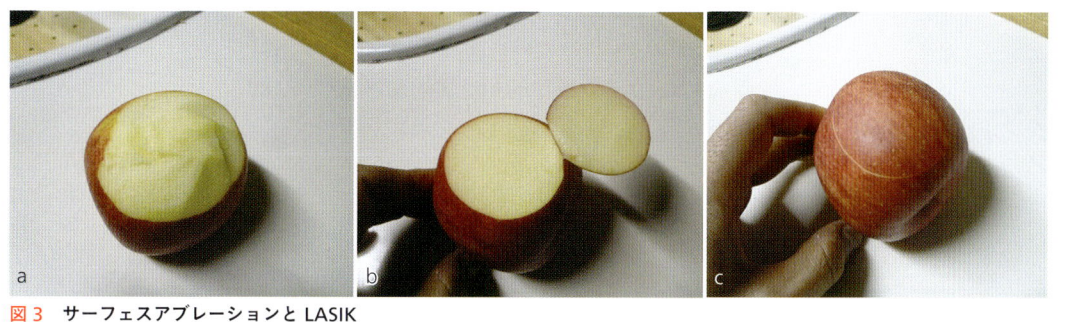

図3 サーフェスアブレーションとLASIK
サーフェスアブレーション（a）では，赤い皮（上皮）を剥離して白い実（実質）にレーザーを当て，実（実質）が剥き出しのまま術を終了．LASIK（b，c）では，ヒンジにつながったフラップを作製して実（実質）を露出させ（b），白い実（実質）にレーザー当てたのちフラップを元に戻すため，赤い皮（上皮）に覆われた状態（c）で手術を終了．

装用させて手術を終了する．LASIKでは実の一部を含む蓋（フラップ）を作製して実（実質）を露出させ，レーザーで削ったあとフラップを戻す．赤い皮（上皮）で覆われた状態で手術を終了するため痛みも少ない．ちなみに，内皮細胞はLASIK手術においてフラップを吸着してフラップずれを防ぐ大切な働きをするため，内皮細胞が極端に少ない症例ではLASIK手術を行えない可能性もある．したがって，コンタクトレンズを不適切に装用して内皮細胞が極端に減った症例ではコンタクトレンズも使用できず，LASIK手術も受け

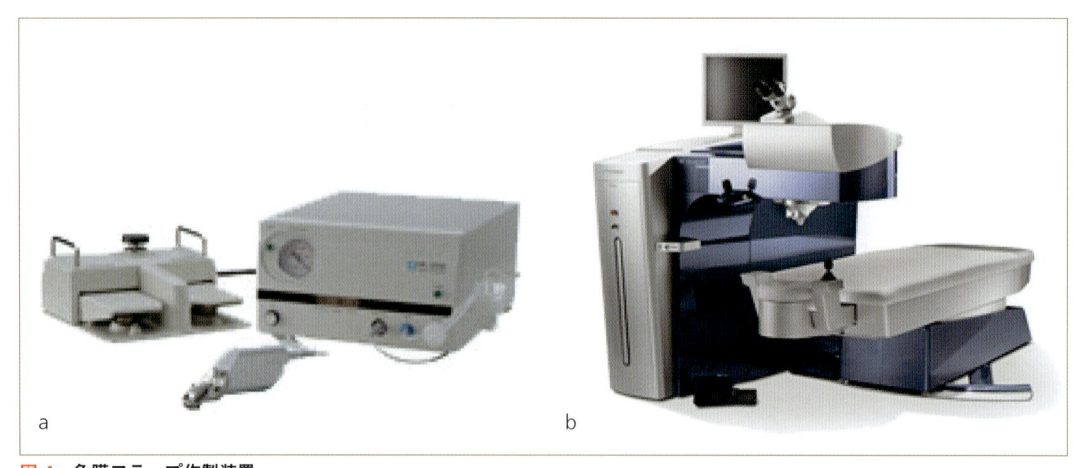

図4 角膜フラップ作製装置
マイクロケラトーム(a)とフェムト秒レーザー(b).

られないことになる.

1) 消毒

詳細は割愛するが,内眼手術と同じ消毒,ドレーピングを行っている.

2) フラップ作製

前述のように再生しない治療部位となる角膜実質を露出させるためフラップを作製する.そのフラップ作製方法には歴史のあるマイクロケラトームと新しい技術であるフェムト秒レーザーによる方法がある(図4).パラメータの自由度やフラップ作製の安心感などでフェムト秒レーザーによるフラップ作製が世界的に増えつつあり,フェムト秒レーザーの利点が多く報告されている.しかし,高価でスペースも占有するためすべての施設で導入されているわけではない.

(1) マイクロケラトーム

一言でいうと鉋のように刃でフラップを作製するものである.しかし,マイクロケラトームと一括りにいっても駆動方式,ヘッド部の動き方によっても特徴が異なる(表4).加えて,作製したフラップの性質を決めるパラメータとしてマイクロケラトーム要因,角結膜要因,術者要因など多くの要因が絡み合っているため再現性の高いフラップを作製することはいまだ難しい.しかし,マイクロケラトームも世代を経るごとに信頼性を増し,現在でも多くのLASIK症例で使用されている.

(2) フェムト秒レーザー

簡単にいうと数フェムト秒～数百フェムト秒の非常に短時間だけ発光することのできるレーザーである.ちなみにフェムトとはデンマーク語やノルウェー語で15を意味する.国際単位系では 10^{-15} 倍を意味している.フェムト秒レーザーのエネルギー総量はさほど

表4 マイクロケラトーム(MK)のタイプとフラップの性質を決めるパラメータ

マイクロケラトームのタイプ	作製フラップの性質を決めるパラメータ
駆動方式 　・自動 　・手動 ヘッド部の動き 　・直進式コンベンショナル 　・回転式カスタム(トポガイド) 　・振り子式	MK要因 　・吸引圧 　・サクションリング 　・ヘッド 角結膜要因 　・角膜曲率 　・角膜径 　・結膜弛緩 　・浮腫 術者要因 　・ブレード進行速度 　・押さえつけ方 　・サクションリングの位置など

大きくなくても，そのエネルギーをフェムト秒レベルまでに圧縮して高いレーザー強度をもつことになり，コンピュータ制御で非常に精密で自由度の高い加工ができるため，半導体技術などにも応用されている．眼科における応用では，2000年にフェムト秒レーザーによりフラップ作製を行ったLASIKが臨床で初めて行われた．眼科においてはLASIK以外にも緑内障・硝子体などでも応用が試みられている．マイクロケラトームの刃でフラップを作製するのとは違い，レーザー焦点の合ったところに作製されるエアバブルで組織を切断していく．切手のミシン目を思い浮かべるとよいと思うが，その点線をスパチュラなどで切断しながらフラップを持ち上げるイメージである．

　フェムト秒レーザーでのフラップ作製が増えているが，すべての症例で適応になるわけではない．場合によっては初めからマイクロケラトームを選択したり，術中に必要に応じてマイクロケラトームにコンバートしたり，場合によってはPRKなどに術式変更を行う．具体的には，これまでにRKなどの角膜切開手術をされていたり，角膜混濁，Bowman膜に損傷があることが予想される症例などではフェムト秒レーザーでは手術中に発生するエアバブルによって吸引がはずれたり，切開そのものが行えないこともあり，従来のマイクロケラトームが適応になることもある．その理由は，前述したようにフェムト秒レーザーは赤外波長に属し角膜を透過して希望の深度に焦点を合わせることが可能であるが，その機序はエアバブルを発生して組織切開を行っていくものである．その空気の圧力によって角膜の脆弱な部分を通って表面に出てこようとするEPI breakthroughという現象が切開手術後やBowman膜損傷症例ではあるためである．また，狭い瞼裂，緊張のために閉瞼が強く何度もフェムト秒レーザーの吸引がはずれるような症例ではマイクロケラトームやPRKなどに術式変更を行う可能性がある．

3) エキシマレーザー照射により角膜形状を変える

　フラップを作製して持ち上げ，実質面を露出させたのちにエキシマレーザーで実質組織を蒸散させて形状を変化させる．照射方式にはさまざまな呼び名があるが，基本は4つに大別される．体型に個人差があってもS，M，Lなどのサイズ分けで既製服はほぼカ

表5 レーザー角膜屈折矯正手術（フラップ作製法とエキシマレーザー照射パターン）

フラップ作製法	エキシマレーザー照射法
① マイクロケラトーム ② フェムト秒レーザー 　a. LASIK 用 　b. ReLEx 用 ③ フラップを作製しないサーフェスアブレーション（PRK/LASEK/EpiLASIK）	① コンベンショナル ② カスタム 　a. topo-linked 　b. wavefront-guided 　c. wavefront-optimized

バーされるように，角膜形状や個々の収差などを考慮せずに視力検査時の球面と円柱度数のみで矯正を行うコンベンショナル LASIK．洋服も体型に応じて個々にカスタマイズしたオーダーメイドの洋服があるように，球面，円柱度数のみでなく角膜形状や収差に応じた治療を行うカスタム LASIK．そのなかでも角膜形状を修正する topo-linked LASIK と収差をできるだけ減らす wavefront-guided LASIK，角膜形状をできるだけ自然な形状にすることを目的とする wavefront-optimized LASIK である（表5）．

4）フラップを戻す

レーザー照射が終わればフラップを元の位置に戻し，層間の洗浄を行う．
1～2分フラップが接着するのを待ち，手術終了となる．フラップは内皮細胞のポンプ作用で吸着するため，何度もフラップずれを伴うまれな症例以外では縫合を必要としない．帰宅前には再度フラップの状態などの確認を行う．術後に麻酔が切れてくると異物感が強くなり，流涙・霧視が数時間続くが徐々に軽快していくことを伝えておくことが必要である．ただ，その見え方が急激に悪くなった場合にはフラップずれの可能性も考えられるのですぐに連絡するように伝える．

2. 実際の手術の流れ

理解を助けるために最も症例数の多いフェムト秒レーザーを用いたフラップ作製とエキシマレーザーによる角膜切除を組み合わせる LASIK 手術を図説する（図5）．
しかし，施設間，医師間で細かな手技は各ステップで異なるため，あくまで一例である．

1）角膜頂点を狙いエキシマレーザーの顕微鏡下でマーキングを行う

照射中心については古典的には瞳孔中心であるが，角膜頂点，その他の部位にするものなど施設，医師，症例により異なりいまだ一定した見解はない．

2）フェムト秒レーザーのサクションリングを掛ける

吸引を掛ける際に痛みを訴えることがある．強い閉瞼や眼球運動の多い人は吸引がはずれることがあるため，ジアゼパムなどの内服をできるだけ勧める．睫毛などがリングに噛んでいると徐々に吸引圧が下がり，術中に吸引リングがはずれてしまうことがあるため注意する．

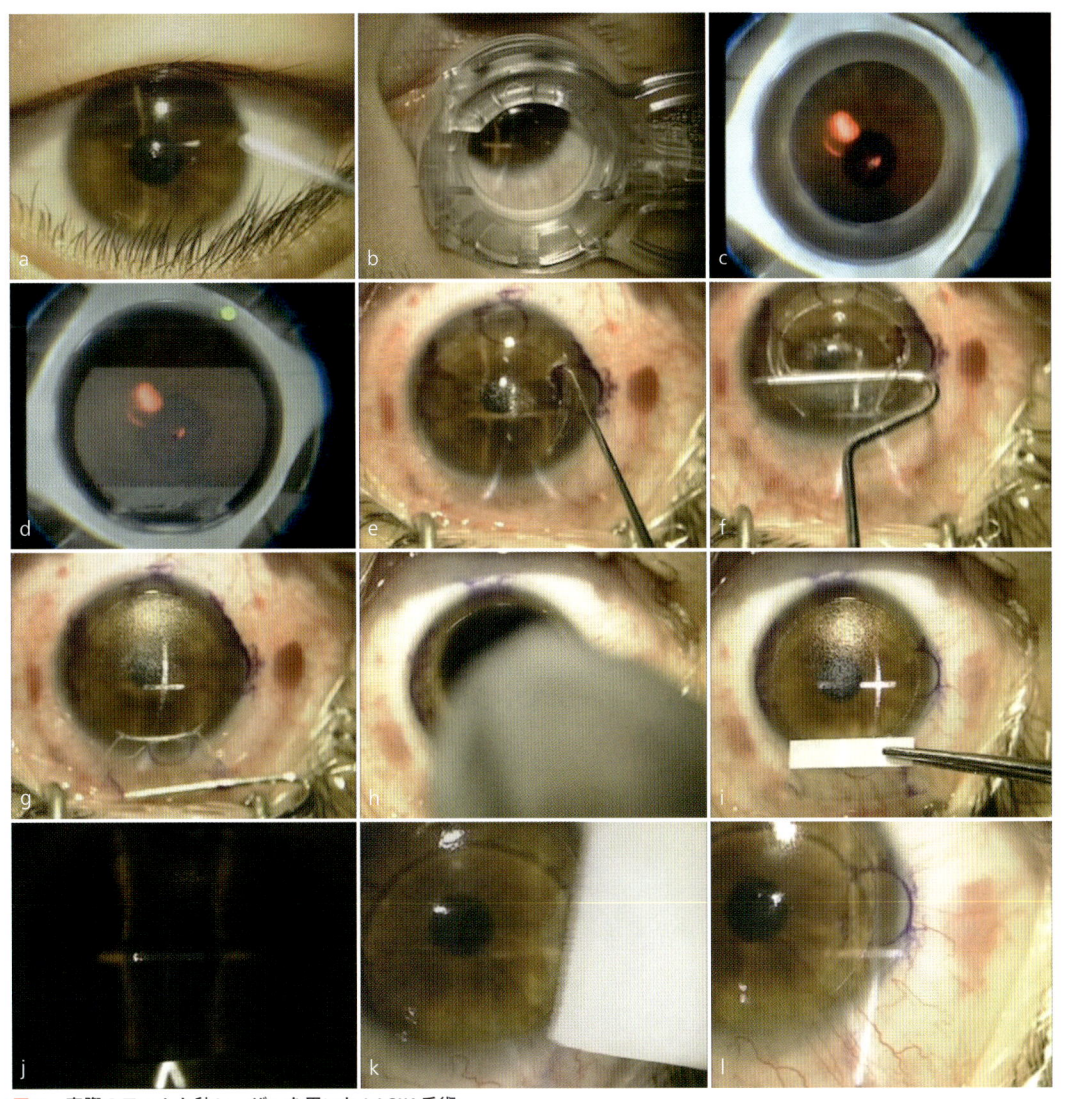

図5　実際のフェムト秒レーザーを用いた LASIK 手術
角膜上にフラップ作製中心にマーキングを行い(a)，サクションリングを装着して(b)，アプラネータを下げてドッキングを行い，(c)フェムト秒レーザーを照射する(d)．フラップエッジにマーキングをしてフラップエッジを持ち上げ(e)，次にフラップを持ち上げ(f)，二つ折り状態にする(g)．残存角膜厚の確認のため，超音波にて測定を行う(h)．フラップ実質面をスポンジでワイプしてヒンジカバーを載せる(i)．エキシマレーザーを照射(j)．フラップを戻してスポンジでなでつけて(k)，エッジがしっかり合っているかを確認する(l)．

3）フェムト秒レーザーのアプラネータを下げる

　　フェムト秒レーザー下にベッドを回転させアプラネータを下げる．その際にターゲットとする位置にフラップをできるだけ正確に作製するためにサクションリングをできるだけ水平に保つことが重要である．特にマーキングをしない状態で水平位が崩れているとフラップの中心ずれを起こす可能性が高くなるため(図6)．特に遠視や乱視治療など照射径が大きくなる治療では中心ずれの起こったフラップではフラップ外照射を起こすこともあるため，慣れるまではマーキングしてフラップを作製することが推奨される．

I　エキシマレーザー手術　43

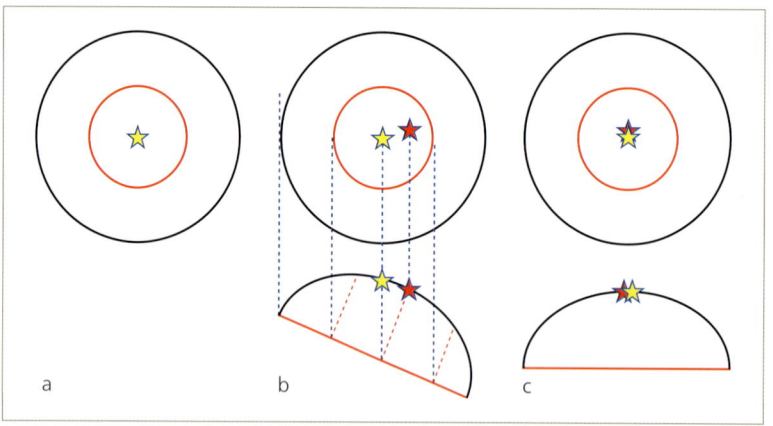

図6　フェムト秒レーザーフラップ作製時の注意点
例えば，瞳孔中心に合わせてフラップを作製したい場合，黄星に合わせたくなる．しかし，眼球やサクションリングが傾いていると本来は赤星が中心であるが，モニターでは黄色が中心に見えてしまいフラップの中心ずれが起こるので，赤と黄星が一致するように水平位を保つ必要がある．そのため，できれば角膜上にマーキングを行うのが望ましい．

4）フェムト秒レーザーのモニター上で中心位置を確認してフラップ位置を調整する

　角膜にマーキングされている症例ではそのマーキングに中心を合わせる．マーキングされていない症例では瞳孔中心に合わせることが多いが，アプラネーションが斜めになっている場合や吸引・アプラネーションによる眼圧上昇によって瞳孔偏位が起こっている場合やもともと瞳孔が大きく，角膜中心から偏位している場合には角膜に中心ずれを起こしたフラップが作製される．中心調整を大きく行う場合にはフラップ直径が小さくなるため，そのような場合には面倒がらずにサクションリングを付け直す．しかし，吸引によってできた結膜上の溝に再度はまりやすくなるため，注意を要する．

5）フェムト秒レーザー照射

　フェムト秒レーザーはプラズマという衝撃波の一種によって発生する空気によって組織に非連続の切断面を形成する．スポットが小さく，スポット間隔が短いほど容易にフラップを持ち上げることができ，スムーズな切除面になる．しかし，そのようなフラップ作製には時間がかかり，その間に吸引がはずれるなどのトラブルが起こる可能性が高くなる．旧世代の周波数の小さい機器では持ち上げるのに苦労する荒いフラップとなる（図7）．

6）角膜上の水分を拭き取り，フラップエッジにまたがるマーキングを行う

　マイクロケラトームは角膜径，角膜K値，吸引圧，ケラトームを押さえつける力，ケラトーム進行速度，結膜浮腫状態，開瞼状態などさまざまな要因によりでき上がるフラップのパラメータが異なる．特にフラップの断面形状，フラップの厚みとフラップヒンジの幅が主にフラップのずれやすさに影響を与え，術者も持ち上げるまでどのようなフラップかを実感することはできなかった．したがって，マイクロケラトームを使用する場合にはマーキングをする術者が多かった．しかし，フェムト秒レーザーではケラトームに比べて

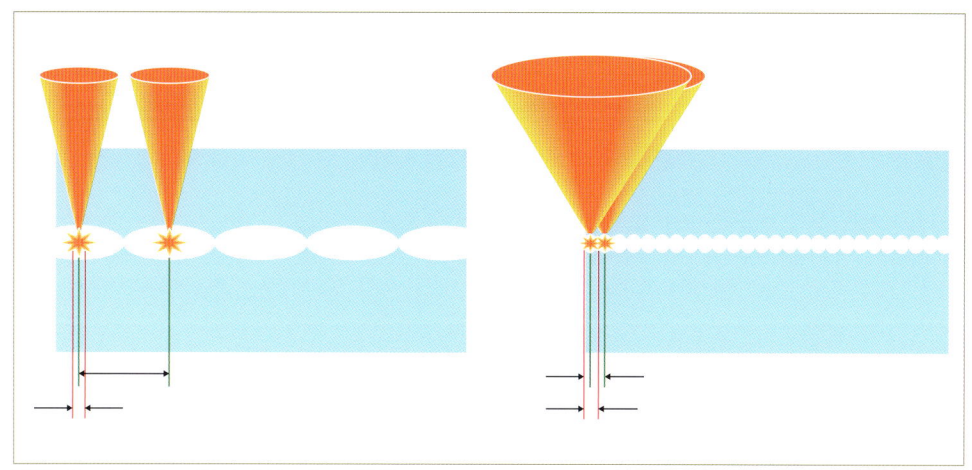

図7　フェムト秒レーザーによるフラップ作製
フェムト秒レーザーにより角膜実質内にエアバブルが作製される．バブルが小さいほどスムーズな切開面が形成される．

厚みとヒンジ幅のバラつきが少なく，フラップ断面形状もケラトームのメニスカス形状でなくシャープなエッジであるため（機種により異なる），フラップずれが理論的に起こりにくいためマーキングをしない術者が増えていると聞く．筆者は念のため，必ずマーキングを行うようにしている．

7）フラップエッジを開く

図5ではヒンジ以外のエッジ全周を初めに開いている．慣れてくるとフェムト秒レーザーでフラップ作製中のモニター画面からエッジがきれいに作製できているか否か判断できるので，エッジの一部のみを手術機器挿入用に開く．しかし，エッジ作製中に空気のバブルがその切開部位にかかっていたり，吸引が少しずつ弱くなりエッジ作製がされているかわかりにくい場合にはフラップを持ち上げる際に亀裂が入ったりするので，全周確認を行う．作製されていない場合にはナイフによるマニュアル操作で作製する．

8）フラップを持ち上げる

ヒンジ部に近いところにスパチュラなどを挿入して，できるだけ大きなフラップができるようにまずはヒンジ部方向に動かす．その後反対方向に動かしてフラップを実質ベッドから剝離する．現在の機器ではそれほど抵抗を感じないが，無理に一気に作製しようとするとフラップに亀裂が入ることもあるため，扇型に一部ずつ剝離する．

9）残存角膜厚を測定する

フェムト秒レーザーではそのようなことは少なくなってきたが，術前の計算上は手術適応となる残存角膜厚があったとしても，実際には予想外に厚いフラップができることがあり，目的の度数をエキシマレーザーで削ると250 μm以下となる症例も出てくる．そのようなことが起こらないことを確認するため，超音波プローブを用いて複数回残存角膜厚を測定する．マイクロケラトーム使用経験のある術者はフェムト秒レーザーに移行した際に

パキメトリーが測定しにくいのを経験されていることと思われる．これはケラトームが層間の抵抗を減らして作製するために水分の供給を行うことになり実質面が濡れているが，フェムト秒レーザー作製時は実質面が乾燥していることが多いためと思われる．そこで軽く絞ったスポンジで実質面をなぞったのちに測定すると測定しやすくなる．

10）フラップベッドをスポンジでワイプする

ここからが非常に大切な時間である．上皮というバリアに覆われていない実質からは水分が徐々に蒸発していく．特に，エキシマレーザーの照射効率を上げて安定化させるために手術室の湿度が低い状態であるため，実質のハイドレーションの状態が術者間では異なっていても，同一術者においては各症例でできるだけバラつきのないようにする必要がある．それには実質面を常に同じ手順・基準でワイプする必要がある．症例によってはフェムト秒レーザーのフラップ作製でも濡れている場合もあるため，術者なりの基準を感覚的に作っておく必要がある．エキシマレーザー処置までにデータ入力や手術機器の確認などに手間取り，時間があくときにはフラップを一時的に元の位置に戻して極力乾燥を防ぐ．

11）ヒンジカバーを載せる

これは術中に手に持ったスポンジなどでヒンジ部のフラップをエキシマレーザーの照射から守ってもよいが，ヒンジカバーを載せておくことで両手が自由に使えるので便利である．これは相対的にフラップ径に対して照射径が大きくなると，実質面とヒンジ部のフラップ裏面にもエキシマレーザーが当たることになるため，それを防止する目的である．しかし，眼球運動が大きい患者や瞼裂が小さい患者ではフラップが戻りやすく，ヒンジカバーも実質面に落ちることもあるため，その際にはヒンジカバーは載せずスポンジなどでヒンジ部を覆う．

12）エキシマレーザーを照射する

特に眼球上下左右の傾きに注意して照射する．アイトラッキングがあるとはいえ，傾きがあると中心が誤認識された状態でエキシマレーザーが照射され，中心ずれした照射となる．これはフェムト秒レーザーでサクションリングの水平を保つように説明したのと同じ理由である（図6）．したがって，アイトラッキングの過信も禁物である．

13）フラップを戻す

フラップをエキシマレーザー照射中に二つ折りにしている術者では乾燥でフラップの二つ折りの解除がしにくい可能性が高いため，洗浄液を二つ折りのフラップの間に注入して接着を解除する．

14）フラップ下を洗浄する

抗菌薬入りの洗浄液でフラップ下を洗い，硝子体手術用のライトガイドでフラップ下にデブリスが残っていないかを確認する．

15）フラップをなでつける

フラップをヒンジ部から遠方方向にスポンジでなでつけて，フラップ下の水分を排出する．それと同時に，術開始直後にマーキングした位置がフラップ内外で一致しているかを確認して手術を終了する．

4 術直後の様子

LASIK 手術当日は霧視，羞明，流涙を訴える患者が多いが，時間とともに改善していく．翌日にはそのような症状もほぼ改善しているが，初めの数日，特に夜の見え方は低下した状態が続く．人間は視覚情報のすべてを脳で処理しているわけでなく，情報の取捨選択を行って順応するニューロアダプテーションという過程がしばらく続き，自覚症状はマスクされていく．しかし，違和感を気にしすぎる患者はニューロアダプテーションという脳が見え方に順応していく過程が順調に起こらず，いつまでたっても違和感が気になる状態が続くこともある．したがって，術前に，そのような現象は慣れるための期間が必要で，あまり神経質にならないように伝えておく必要がある．多焦点 IOL 手術でも期待値の高すぎる患者は適応外になるように，手術には良いことばかりでないことも，事前に説明しておくことが非常に大切である．

▶**一般眼科医のための 患者説明のポイント**

実際の手術を行うわけではないので詳細についての理解は必要ないが，もしも紹介先などで LASIK 見学が可能であればそれが理解の一番の早道であると思われる．最後でも述べるが，施設によってはさまざまな名前の手術メニューがあり，患者からどの方式がよいのか聞かれることがあると思われる．基本はフラップの有無，作製法の違いとエキシマレーザーの照射方式の組み合わせで決まるということを説明するとよい（**表 5**）．術後に患者によく言われるのが，「緊張しました」「思っていたより痛かったです」「術後すぐは思ったよりクリアでなかったので不安でした」「気楽に考えすぎていました」などのコメントである．やはり手術という認識をもって説明すべきである．

5 術後の対応

I. 診察間隔

　筆者らは，異常がなくても術後1日，1週間，1か月，3か月，6か月，1年，3年，5年，10年を基本として診察いる．可能であれば1年目以降は毎年の経過観察を推奨している．

　術後経過観察はLASIK施行施設で継続して行うのが原則であるが，遠方より来院している患者で現実的に定期的な来院が困難な場合，地元で経過観察をするように説明することもある．

> **▶一般眼科医のための 患者説明のポイント**
>
> 　冒頭でも述べたが，現在は急速に一般にLASIKが知られるようになっているという現実がある．コンタクト作製を決まった施設でするとは限らないのと同様に，手術施設のないクリニックでLASIKについて相談される場合や，紹介状もなくLASIK術後患者が不調を訴えて訪れるケースが増えてくるものと予想される．
>
> 　筆者らは，地域ごとに協力が得られる施設のリストを作製し，その施設を主に紹介しているが，患者自身が選んだ施設を受診することもある．そのような場合には特に視力や屈折，角膜形状検査を施行すべきである．それに加えて感染や層間の炎症，フラップの皺などについての観察も必要となる．見慣れない所見や明らかに視力低下を伴うような症例では，トラブルが生じる前に専門施設・医師に速やかに紹介すべきと思われる．

II. 処方

　筆者らは，抗菌薬(レボフロキサシン)とステロイド点眼薬(ベタメタゾン)を1週間(1日5回)，防腐剤無添加の0.3%ヒアルロン酸点眼(1日5回)を最低1か月は処方している．

III. 検査，チェックポイント

　基本はスリットによるフラップ観察，フルオレセイン染色による角膜・結膜観察，角膜形状変化，収差計，視力の推移である．眼圧については角膜厚が薄くなる分低く測定されることになるので，その値を基本に眼圧コントロールを開始することになる．

IV. 異常所見とその対応

　LASIK術後も網膜，硝子体，水晶体，虹彩，隅角など角膜以外の観察については術前となんら変わらない．したがって角膜，特にLAISKフラップ周りの見慣れない所見について正常か否かを判断し，判断に困った際には躊躇することなくLASIK経験施設・医師に紹介することが大切である．

1. 結膜下出血

　ケラトームやフェムト秒レーザーの吸引により頻繁に起こる所見であるが，時間とともに消退していくため，経過観察する．

2. ドライアイ

　術直後は角膜全体にSPKが出現し，麻酔の効果が切れてくると流涙・霧視が数時間起こることも多いが，これは急速に軽減していく．術翌日も術直後ほどでないにせよSPKなどの角膜上皮障害がみられる．通常は日数経過とともに症状は改善していくが，数か月間自覚症状や他覚所見が継続する症例もある程度の割合で存在する．これはフラップ作製時に角膜内の三叉神経が切断された結果，感覚神経からの入力が減るために涙腺からの涙液分泌が減少し，また，三叉神経障害による角膜障害の両方が原因で，LINE（LASIK-induced neurotrophic epitheliopathy）と呼ばれる．

　治療は，通常のドライアイの経過観察と同じようにドライアイの状況に応じてヒアルロン酸点眼に加えて，ジクアホソル点眼，レバミピド点眼，涙点プラグの追加も必要に応じて行う．

3. フラップ

　フラップは特殊な場合を除き，鼻側ヒンジ，上方ヒンジのいずれかである（図8）．それぞれの特徴・利点・欠点については今回割愛する．フラップが判別しにくい際にはフルオレセイン生体染色を行うと判別しやすくなるが（図9），術後年数が経過しているものにつ

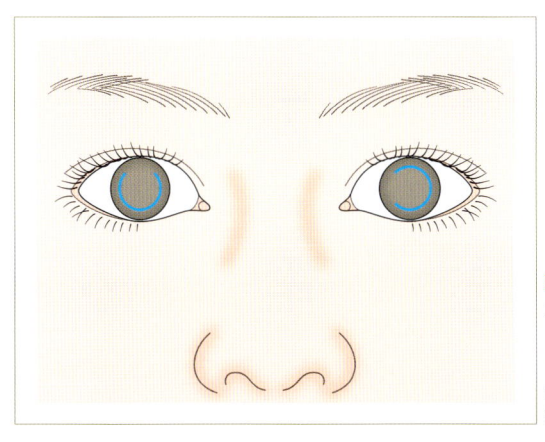

図8　フラップのヒンジ位置
スリットランプ下もしくは角膜染色下で確認すると，上方ヒンジか鼻側ヒンジであることが判明する．ヒンジ部位はスリットでも染色でも，連続した円弧が見えない部位になる．図では右眼が上方ヒンジ，左眼が鼻側ヒンジになる．

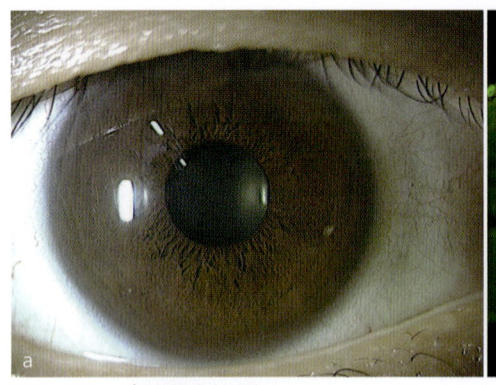

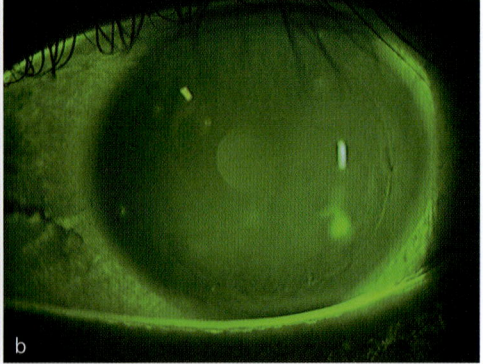

図9 フラップ辺縁観察（左眼）
スリットランプではフラップ辺縁が認識しにくいが，フルオレセイン染色を行いブルーフリーフィルターを使うと，フラップが判別しやすい．フラップエッジの見えない部分から鼻側ヒンジのフラップであることがわかる．

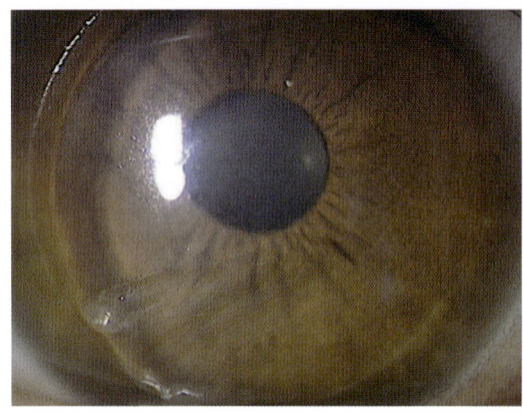

図10 フラップずれ
術当日にフラップずれでクリニックに再来院された症例．フラップが本来の位置からずれて下方に皺ができているのが見て取れる．

いては生体染色を行ってもフラップの辺縁が確認できないような症例がある．そのよう症例の再手術の際にはフラップ辺縁と思われる部位をスパチュラなどで圧迫してあえて皺を作製すると判別しやすくなる．しかし，外来ではあえて角膜を圧迫するような処置は必要ない．このようなフラップの存在さえ見分けがつかない症例は非常に安定したフラップであると判断できるので逆に安心であると思われる．しかし，これが将来，白内障手術を行う場合は状況は違って，患者からの申告・トポグラフィなどでの確認を行わないかぎりスリットからは判別できないため，白内障手術後に大きな度数ずれが起こる可能性が出てくる．特にフラップを作製しないPRK，LASEK，EpiLASIKなどのサーフェスアブレーションで角膜にまったく混濁を残していない場合にはなおさらである．

　問診票に「LASIK，PRK，LASEK，EpiLASIK，RKなどの角膜の手術を受けたことがありますか」という項目を入れておくことが大切である．

4. フラップずれ，フラップストリエ（皺襞）（図10）

　これらは見逃すことはないと思われる．LASIK手術当日や翌日に乾燥による摩擦の増加，目を擦るなどによって起こる．夜間兎眼の症例などは特に注意が必要である．
　乾燥の強い冬季もドライアイ増悪のため注意しなくてはならない．筆者らは術当日は携

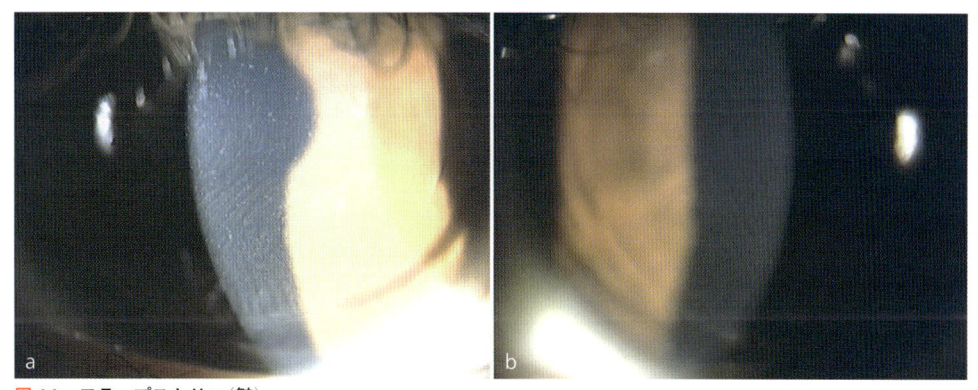

図 11　フラップストリエ(皺)
マクロストリエ(a)では明らかな皺が見て取れる．フルオレセイン染色で皺の間に染色の溜りがみられる．マイクロストリエ(b)でも皺がみられるがフルオレセイン染色の貯留がみられず視力低下もほぼない．

帯電話，パソコン，テレビ，読書など目の乾燥を引き起こす可能性の高くなることは控えるように指示している．フラップのずれや皺襞(ストリエ)は視力に大きく影響を与えるため，できるだけ早期にフラップの修復を行うことが望ましい．ストリエには厳密な定義はないが，大きく分けて上皮層に皺があり，フルオレセインの溜りも皺の間にみられるマクロストリエと Bowman 層の皺で上皮層には皺がなく，フルオレセインの溜りもみられないマイクロストリエがある(図11)．ずれやストリエが起こって短時間しか経過していなければ，ずれやストリエを残すことなく容易に整復できるが，時間が経過している場合にはそれらが残り複数回にわたる整復や縫合を必要とすることもあり，対応の難しい症例は専門施設・医師に紹介するのがよい．

通常はフラップずれやストリエは外傷などで強い力が加わらないかぎり術翌日以降の外来でみることはあまりないと思われる．

マイクロストリエをみて驚かされるかもしれないが，フルオレセインの局所的な貯留を認めず視力・自覚に影響のないタイプについては経過観察でよい．

▶**一般眼科医のための　患者説明のポイント**
　LASIK 術後翌日は，原則手術施設で経過をみられているはずであるので，対応が必要なことはまずない．しかし，外傷などによるフラップずれの症例が急患で来て，交通手段がない場合などはフラップを可能なかぎりの清潔操作で戻し，抗菌薬の頻回点眼とコンタクトレンズ装用を行い，翌朝に必ず専門施設の受診を促すのが現実的な対応かと考える．ただ，外傷などで汚染されているものについては残念ながらフラップの切除の可能性もある．筆者らもフラップを除去した症例を経験しているが，意外に屈折変化が少ない．残存角膜厚が十分ある場合にはフラップ切除後，角膜形状が落ち着いてから PRK などで微調整を行うことも可能である．

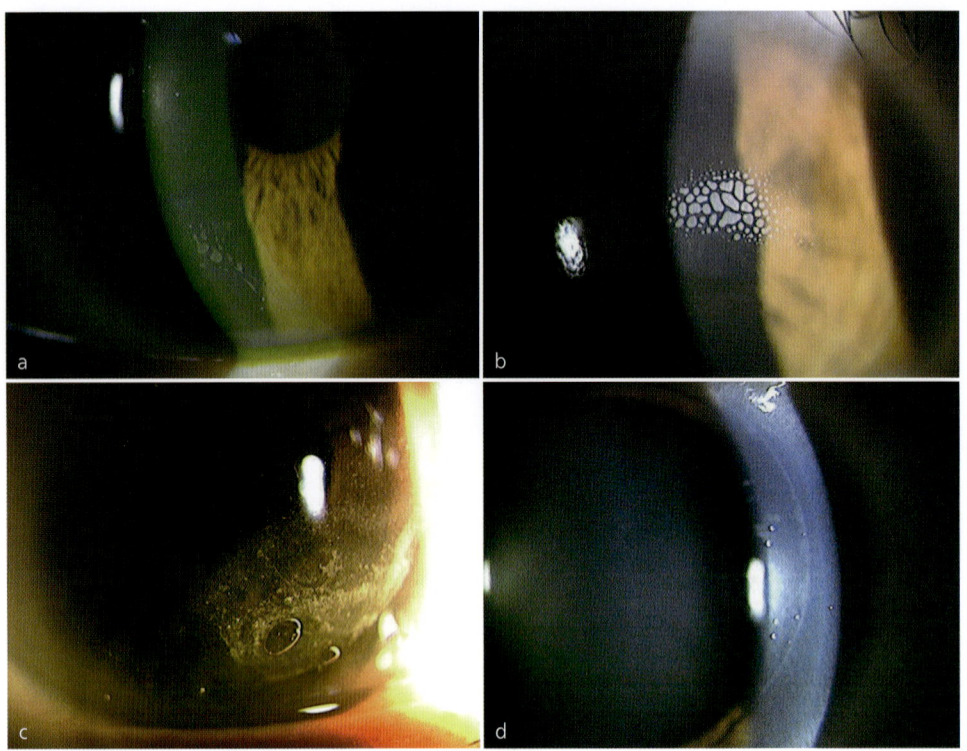

図 12 フラップエッジの白い混濁
上皮イングロースという上皮細胞がフラップ下に迷入した状態（a～c）．孤立型でフラップ辺縁との連続がなければ経過観察（a）．孤立型でも瞳孔に掛かり，自覚に影響を与えるような症例ではフラップ下洗浄をしたほうがよい（b）．フラップ辺縁と連続しているような連続型の場合にはイングロースが進行する可能性が高く，経過を短い間隔でみて洗浄を考慮（c）．フラップ辺縁に沿った瘢痕（d）は，特に炎症が強く出るといわれるフェムト秒レーザーでフラップを作製した症例によくみられる．

5. フラップ辺縁の混濁

　フラップ辺縁に沿って白色の混濁を観察することがあるが，これも 2 つに大別できる（図 12）．いずれも緊急性は少ない．

1）瘢痕化

　特にフェムト秒レーザーの手術後によくみられるが，これは炎症による瘢痕化と考えられている．

2）上皮イングロース

　これはフラップと実質ベッドの層間に上皮細胞が迷入するものである．特に遠視 LASIK や再手術時に多いとの報告がある．近視 LASIK は角膜中央部の形状を変えフラップ辺縁部は形状を変えないので，フラップを元の位置に戻した際にフラップと実質面のアダプテーションが良いが，遠視 LASIK ではその辺縁部の形状変化のため，アダプテーションが悪く起こりやすいと考えられている．
　イングロースは孤立型と連続型に大別できる．孤立型は外からの上皮細胞の供給がない

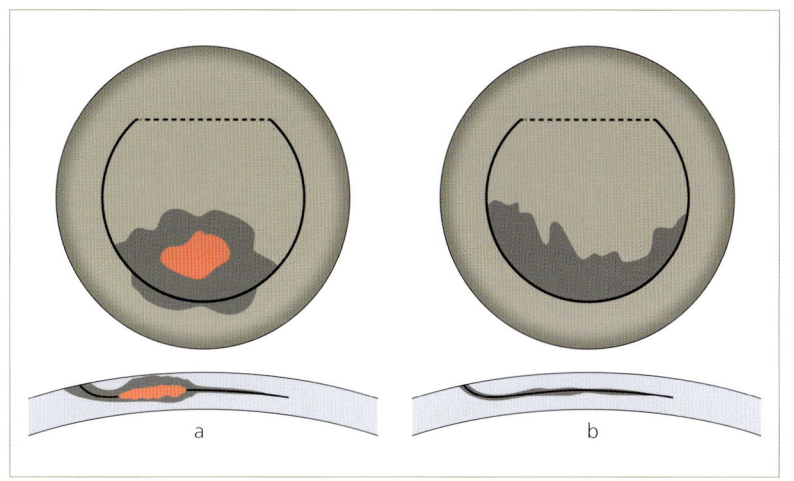

図 13 感染症と DLK
感染症(a)は DLK(b)と異なり，層の上下に浸潤して局所的な変化を呈し，DLK では層間のみにびまん性の混濁を呈する傾向がある．

ことにより自然に退縮していくことが多いため，瞳孔領に及んで角膜形状や視力に影響を与えていなければ経過観察でよいことが多い．連続型については進行せず退縮するものもあるが，上皮供給があるため進行する可能性も多い．進行すればフラップを持ち上げて洗浄する必要がある．しかし，洗浄してもすでに上皮イングロースによるフラップや実質融解を起こしている症例では，スペースができているために何回も上皮イングロースを繰り返すこともある．そのような場合にはフラップ切除が最終的に必要になることもある．

したがって，視力が出ているにもかかわらず，微妙な調整を希望する患者にはこのようなフラップを再手術時に持ち上げることよりイングロースのリスクが増加するので，本当に困るまで様子をみるほうが賢明なこともある．

▶**一般眼科医のための 患者説明のポイント**
　瘢痕化については経過観察で問題ない．上皮イングロースについても緊急ではないが角膜形状に歪みを引き起こしているもの，視軸や瞳孔領に掛かっているもの，視力低下を生じているものについては，一度，専門施設・医師に受診を勧めるのがよいと思われる．

6. フラップ層間の混濁

　フラップとベッドの層間に認める混濁で重要なものは，感染症と層間角膜炎(DLK：diffuse lamellar keratitis)の2つである(図 13)．特に前者は緊急性が高く，後者も頻回の経過観察を要する．
　感染症については同じ起因菌であっても眼表面とフラップとベッドの層間の感染で表現

表6 DLK の Stage 分類

Stage 1	角膜周辺部の炎症で，中心部には影響が及んでいない段階
Stage 2	角膜周辺から中央部に炎症が波及するが，視力にはそれほど影響が出ていない段階
Stage 3	角膜中央部に影響が及んで瘢痕化などが起こり，永続的な視力低下につながる可能性
Stage 4	実質融解と瘢痕化が起こり，遠視化が起こる可能性

(http://eyewiki.aao.org/Diffuse_lamellar_Keratitis より)

型が異なることがあり，感染症の典型的な所見を呈しないこともあり注意が必要である．感染症が疑われる場合にはフラップを持ち上げて培養サンプルを採取して抗菌薬でフラップ下洗浄を行い，抗菌薬の頻回点眼を指示して経過観察を行う．そのような治療が無効であればフラップ除去や角膜移植が必要になることもある．

DLK については明白な原因がわかっていないが，術後1〜3日に起こる層間の炎症である．Stage 1〜4 に分類され（表6），3以上は視力低下につながることがあるので洗浄などが必要になる可能性があるが，大半はステロイド頻回点眼（1〜2時間ごと）で消退し，後遺症を残さないことが多い．しかし，瞳孔領に掛かり視力低下を起こすようなものであれば，フラップ下洗浄やステロイドの内服の追加を行う必要がある．

▶一般眼科医のための 患者説明のポイント

上記2つ（感染症，DLK）は緊急性が高く，治療も難しい．屈折矯正施設からの紹介は術後ある程度落ち着いた状態での紹介が多いため，まずは経験することはないと思われる．しかし，悩んだ際には躊躇せずに専門施設・医師に紹介ないし相談すべきである．

7. その他

上記のような外科的処置もしくは頻回点眼による治療が必要な症例以外にも LASIK 術後に注意すべきものとして，以下のものがある．生活制限などに関する項目は施設によって対応が異なるため，あくまで一例である．

1）ヘモジデリンの沈着

LASIK 術後しばらく経過すると，多くは角膜中心部上皮下にヘモジデリン沈着をみることがある．これについては円錐角膜の Fleisher 輪と同様，経過観察で問題ない．

2）フラップ層間のデブリス

線維性，金属性のものがみられることがある．基本的なスタンスとして，炎症，視力，自覚症状に影響を与えている可能性が高いものはフラップを持ち上げて洗浄する必要があるが，そうでなければ経過観察でよい．

3）フラップ層間の出血

コンタクトレンズ長期装用者などで角膜周辺部に新生血管が侵入している患者ではLASIK のフラップ作製時に出血が起こりやすくなる．手術後，LASIK フラップ下に血液がみられることがあるが，視力に影響しない周辺部のものは経過観察でよく，視軸に掛かるようなものは緊急でないがフラップを持ち上げて洗浄したほうがよい．

4）ケラトメータ

ケラトメータは角膜傍中央の4 点（IOL マスターは6 点）から角膜曲率を算出し，角膜屈折力として算出している．角膜屈折力は前面と後面の屈折力の合計で出されるものであるが，ケラトメータでは前面しか検出できないため前後面の曲率比率は一定という仮定で計算している．しかし，LASIK 術後はその前提となる関係が崩れているため，角膜屈折力の誤差が大きくなる．これが眼内レンズ度数計算を行う際の度数ずれが大きくなる一つの原因となる．加えて，よく使用されている SRK/T 式では前房深度は実測値でなく，角膜屈折力を用いた三角関数から算出されているため，さらに IOL 計算誤差が大きくなる．

5）眼圧

眼圧は角膜厚に依存する測定方法が多く，角膜厚の菲薄化で術前よりも低めに測定される傾向にある．そのため，緑内障で眼圧降下薬などの使用を開始する場合には，その LASIK 術後眼圧をベースラインとして目標眼圧の設定などを行う必要がある．LASIK ではそれほど長期間ステロイドを使用しないが，PRK などのサーフェスアブレーションの場合には比較的長期的にステロイドを使用するため，眼圧の上昇に注意する必要がある．ステロイドによって眼圧が上昇した場合に術後早期にステロイドを中止すると，角膜混濁（ヘイズ）が出現する可能性があるためにフルオロメトロンなどの弱いステロイドに変更して眼圧降下薬を併用するのを第一選択にしている．それでも眼圧が高い場合，ある程度術後日数が経過している場合には紫外線をできるだけカットするサングラスの装用を指示し，ステロイドを中止しトラニラスト点眼に変更することがある．

6　LASIK に関する Q & A

以下，患者からよく尋ねられる質問について，Q & A 形式でまとめておく．

【Q】術後のコンタクトレンズ処方について
【A】矯正度数の強い LASIK 術後は角膜形状が大きく変化していることもあり，ハードコンタクトレンズはフィッティングが難しいことが多いが，ソフトコンタクトレンズはほぼ問題なく処方が可能です．

【Q】LASIK を受けられないことはありますか
【A】残存角膜厚のスクリーニングで LASIK 適応と思われた症例でも，精密な検査を行った結果不適応になることはあります．精密な検査はできないので専門施設で検査しないかぎり，手術の適応は判断できない旨説明します．角膜形状，妊娠・授乳，他の眼疾患（角膜変性症），全身疾患，向精神薬，アミオダロン，クロロキン，インドメタシンなどの内服薬などによる医学的不適応以外に，期待が非現実的，意思疎通が十分にできないなどの理由で LASIK の不適応になることもあります．

【Q】手術は簡単ですか
【A】手術手技自体は適切に行えば難しい手術ではありません．しかし，手術の容易さと結果の満足度とは関係がなく，患者にとって手術の良し悪しは，術前の理解，手術自体，術後経過，問題が起こったときの対応などさまざまな要素が絡み合った満足度によっても大きく影響を受けるものです．したがって，あまりに安易に手術を考えている患者や期待値の高すぎる患者には注意を喚起すべきです．

【Q】手術は痛いですか
【A】非常に緊張することはあっても，痛みで手術を中止することはほぼありません．ただ，術中よりも麻酔が切れた術直後のほうが痛いことが多い．これも心配するほど強いものではありません．

【Q】失敗はないですか
【A】失敗の定義についてはわれわれ医療従事者と患者で認識が異なることが多く，この見解の差をできるだけなくすのが術前説明の役割です．regression（度数の戻り），ドライアイ，老眼，眼精疲労，ハロー，グレアやそれらに伴う不安症状など，状況によっては手術に随伴して起こりうる症状を失敗と考えるのであれば，「失敗の定義は難しいところですが，そういったことは起こりうる」と説明する必要があります．度数ずれや regression については，エンハンスメントの可能性もあるので限度一杯の厚みの症例では無理して LASIK を受けないほうがよいとのアドバイスをすべきです．

【Q】老眼になるあるいは老眼だと手術ができないと聞いたのですが
【A】45 歳前後より老視は出現するものであり，近視では老眼であっても近くのものが裸眼で見えていたため老眼を自覚しにくい状況であったのが，術後は遠方にピントが合い，近方が見えにくく老眼を自覚しやすくなります．検査では短時間のみの検査で近見が見えても長時間の就業環境などでは自覚が出やすくなります．

　したがって，術後裸眼で近見視力が低下することに抵抗を感じる場合は手術を無理に行うことはありません．老眼はつらいかもしれないですが，遠くが見えることに価値を見出し，老眼鏡を必要時にかけることをいとわない，もしくは今のままだと遠用と近用の 2 つの眼鏡が必要となりますが，それが 1 つで済むのは便利だと現実的な期待値をもっている患者が手術適応と説明します．

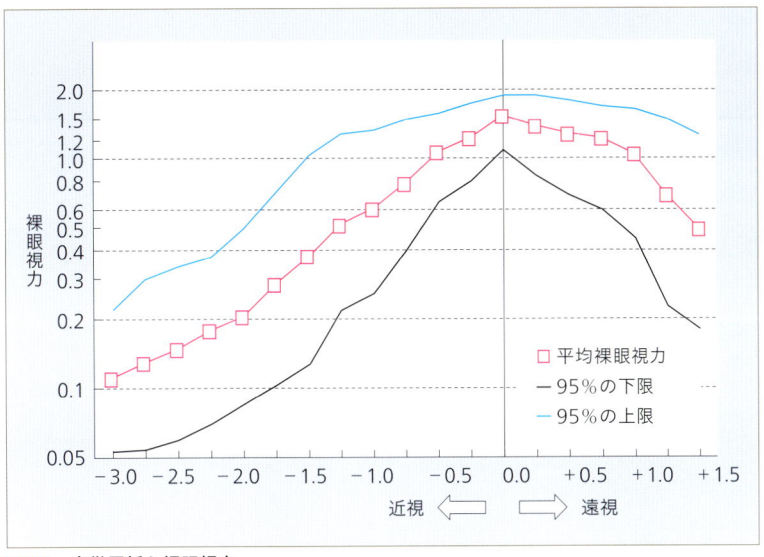

図14　自覚屈折と裸眼視力
当院の術前3,000眼を対象に自覚屈折と裸眼視力の平均カーブと95％信頼区間に入る視力の幅を示したもの．同じ自覚屈折でも0から離れるほど視力が低下して視力値に幅がある．つまり屈折異常と視力は緩い相関はあるが，厳密なものではないのが見て取れる．

【Q】白内障になったときに手術ができないと聞いたのですが
【A】 LASIK術後のIOL度数計算の難しさからそのような話が出てきたのだと思われます．IOL計算が難しいのは確かです．計算に必要な測定機器・データを有していない施設やLASIK後のIOL計算に慣れていない施設では，専門施設に相談や依頼をする必要がありますが手術自体は問題なく通常どおり施行できます．

【Q】1.5を狙ったのに1.2しか出ませんが失敗でしょうか
【A】 これはよく聞かれる質問です．身長から体重が，体重から身長が割り出せないように，屈折度と視力の関係も1：1ではないので，度数が狙いどおりでも術前の視力の数値が保障されるわけではありません．現在の手術の限界は，視力を狙ってレーザー照射することはできず，目標の屈折度数を狙うことにあります（図14）．

【Q】コンタクトレンズは術前いつまで使えますか
【A】 コンタクトレンズは角膜を圧迫して形状を変えます．特にハードコンタクトや乱視用ソフトコンタクトは変形が強い．施設によって基準が異なりますが，筆者らはソフトコンタクトは最終検査や手術1週間前から，乱視用ソフトレンズは2週間前から，ハードコンタクトレンズは1か月前から装用中止を指示しています．2週間〜1か月の装用中止が困難な場合には乱視のないソフトコンタクトレンズの処方を行うことがあります．

【Q】仕事はいつから復帰できますか
【A】 基本的には翌日の検査で問題なければ，翌日からオフィスワークなどの仕事復帰は可

能です．しかし，土や汚染された水など異物が目に入りやすい職業環境の患者は状況によって変わります．

【Q】手術後飛行機に乗っても大丈夫ですか
【A】硝子体手術やDSAEKで眼内にガスが入っているような症例では問題であることから派生する質問と思われますが，LASIK手術後安定すれば，乾燥に気をつけて頻回点眼を行えば搭乗可能です．

【Q】車で来院可能ですか
【A】検査時には散瞳を行うことがあり，手術日，翌日は見え方がまだ万全でなく，薄暮下・夜間では見え方の質の低下を伴う可能性があるため，公共交通機関を利用するか，付添いの方に運転を依頼する必要があります．

【Q】車やバイクの運転はできますか
【A】術後検査で視力に問題なければ運転可能です．夜間運転は見えにくくなる場合もあり，運転する前に暗い中での見え方をチェックしてからのほうがよいかと思われます．

【Q】食事制限はありますか
【A】特にありません．

【Q】飲酒制限はありますか
【A】筆者らはアルコールは術後2日目から可能としています．

【Q】入浴・シャワーはできますか
【A】手術当日は入浴・洗顔・洗髪不可．顔は眼の周りを避け，濡れたタオルで軽く拭く程度．首から下のシャワーは可能ですが，眼に水が入らないように注意．翌日検査で問題なければ入浴・洗顔・洗髪は可能です（公衆浴場，温泉，サウナ・プールなどは1か月不可）．

【Q】化粧はいつから可能ですか
【A】目の周り以外の化粧は術翌日検査で問題なければ翌日より可能．アイメイクは念のため術後1週間控えます．

【Q】スポーツはいつからしてよいですか
【A】術翌日から軽いウォーキング程度は開始可能．術後1週間後より軽い運動（ジョギングなど）程度なら可能ですが，激しいスポーツ（サッカー，野球）や土や水が眼に入る可能性のあるゴルフ，海やプールは1か月後からと指示しています．

【Q】健康保険，生命保険について
【A】LASIKは保険外診療（自費診療）分野であり，健康保険は適用されません．生命保険会

社の契約内容によっては，給付が受けられる場合があるので患者自身で生命保険会社に問い合わせをするように指示しています．

【Q】クリニックによって多くの治療メニューがあってどれを選んでよいかわからない
【A】1つの施設に複数種のフェムト秒レーザー，エキシマレーザーを有している場合はさらにバリエーションが増えて見えますが，基本的にレーザー屈折矯正手術は，表5のいずれかの組み合わせです．

【Q】感染症が心配です
【A】手術で感染症を起こさないようにするため，器具の滅菌，術者の手洗い，ガウン・手袋の装着など基本的な衛生管理を行います．PRKなどサーフェスアブレーションではフラップがないため，しばらくバリア機能を果たす上皮がなく，感染症のリスクがLASIKよりも高いといわれています．万一，感染などを起こした場合は点眼や内服，場合によってはフラップ切除なども行わなくてはならないこともあります．

【Q】度数の戻りが心配です
【A】度数の変化については手術の有無にかかわらず変化する自然の変化と，炎症や上皮の過形成による度数変化という面などがあります．しかし，それらが何割ずつ関与しているかなどを知ることは難しいため，現実的な対応策としては眼鏡やコンタクトレンズ処方もしくは再手術を行うことです．したがって，このような場合に再手術が必要になることがあるので，厚みに余裕をもたせて手術を行うことが必要です．

【Q】低矯正・過矯正が心配です
【A】LASIKは非常に精度の高い治療ですが，これは正確な検査データ，安定した手術環境，患者側の協力，安定した術者の手技，術後の適切なケアのすべてが揃ってはじめて精度が出るものです．視力検査時にコンタクトレンズ非装用の期間を偽っていたりすると，ずれが生じるかもしれません．手術室の温度・湿度が不安定でも照射効率が変わるし，香水などの揮発性のものを患者や手術室スタッフがつけていると照射効率が変化します．手術器具のメンテナンスも定期的に行う必要があります．患者の協力も必要で，フラップを持ち上げてからレーザー照射までの間に眼球運動が大きかったりすると角膜の乾燥が進行して同じレーザー照射数でもより深く削られてしまいます．逆に患者が協力的であっても慣れない術者がフラップを持ち上げてからレーザー照射するまでの時間が一定していないと安定した結果が得られないことになります．術後の炎症やドライアイも適切に対応しないと度数の戻りも起こる可能性が出てきます．このように術後の度数についてはさまざまな要素で微妙に変動するため，過矯正や低矯正が起こらないと保証できるものではありません．そういうことが起こっても術後に微調整ができるような角膜厚に余裕をもたせることが大切になります．

参考文献

1) http://www.nichigan.or.jp/member/guideline/excimer.pdf
2) Randleman JB, Trattler WB, Stulting RD, et al.：Validation of the Ectasia Risk Score System for preoperative laser in situ keratomileusis screening. Am J Ophthalmol 145：813-818, 2008
3) Seider MI, Ide T, Kymionis GD, et al.：Epithelial breakthrough during IntraLase flap creation for laser in situ keratomileusis. J Cataract Refract Surg 34：859-863, 2008
4) 井手　武：屈折矯正手術：フェムト秒レーザーによるフラップ作成時の注意点. あたらしい眼科 29：59-60, 2012
5) Song JS, Jung HR, Kim HM：Effects of topical tranilast on corneal haze after photorefractive keratectomy. J Cataract Refract Surg 31：1065-1073, 2005

〔井手　武〕

B サーフェスアブレーション

1 サーフェスアブレーション

　現在の屈折矯正手術の主流は LASIK であるが，エキシマレーザー屈折矯正手術の当初の方法はフラップを作製せず，角膜表層からレーザー照射を行うサーフェスアブレーション(surface ablation)であった．LASIK が実質面に切開を入れフラップを作製する手技であるのと比較して，上皮剥離のみを行ってから実質照射を行う方法である(図1)．サーフェスアブレーションは，上皮剥離を行う手技により，PRK(photorefractive keratectomy)，Epi-LASIK(epipolis LASIK)，LASEK(laser-assisted sub epithelial keratectomy)に分類される(表1)．

　サーフェスアブレーションは上皮剥離を広範囲に行う手技であるため，術後2〜3日間の疼痛および視力回復の遅延が必発であり，患者への十分な説明が必要である．LASIK が術翌日より日常生活に戻れるのと比較すると，社会生活への復帰の遅れについては欠点といわざるを得ない．屈折矯正手術初期のサーフェスアブレーションはヘイズ(haze)という角膜混濁を生じる症例が多く合併症として問題であったが，エキシマレーザーの進歩や混濁除去のためのマイトマイシン C(MMC)の使用によって，コントロールすることがで

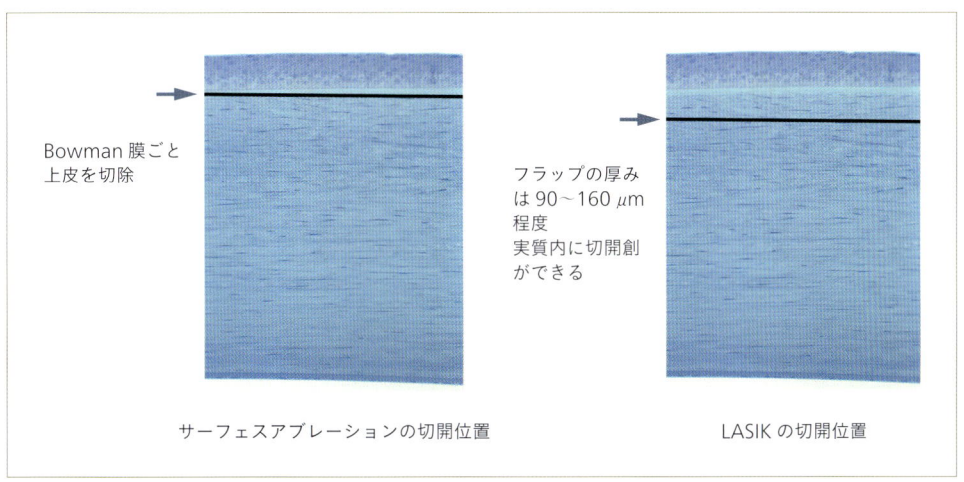

図1　サーフェスアブレーションと LASIK の切開位置の違い

表1　各術式の概要

種類	PRK			Epi-LASIK	LASEK
	マニュアル剥離	ブラシ剥離	transepithelial PRK		
必要な器具	スパーテル，ゴルフメス	ブラシ	なし	エピケラトーム（図4）	トレパン，コーン
特徴		ディスポ		刃はディスポ（金属，プラスティック）	エタノール使用
術後経過			一時的な遠視化		

きるようになってきた．また，長期的にみたときにLASIKで起こりうるフラップずれや上皮イングロースが起こらないこと，角膜拡張症の起こる危険性の低いことが利点としてあげられ，再び見直されつつある有効な術式である．

2　手術適応の決定

　基本的にはLASIKの項に示された「屈折矯正手術のガイドライン」における適応と同様である（⇒32頁参照）．通常，患者はLASIKを希望して来院することが多く，サーフェスアブレーションについての知識がない場合がほとんどである．したがって，適応決定としては可能であればまずLASIK適応とするが，生活習慣や検査結果でLASIKよりもサーフェスアブレーションが望ましいと判断される場合にのみサーフェスアブレーションの適応となる場合が多いと考えられる．

　痛みもそれほどなく，術後すぐから見えるLASIKのほうが患者には受け入れやすい術式であるため，サーフェスアブレーションの選択が必要な場合はインフォームドコンセントを十分行う必要がある．一般眼科においては，明らかにサーフェスアブレーションの適応という判断ができる場合以外は，通常のLASIKの適応検査が必要として専門医に紹介してもらうのでよい．費用もそれほど違いのない設定をしている施設が多い．LASIKとサーフェスアブレーションの判定基準の違いは，術後角膜剛性の違いから，① 残存角膜厚の基準が違うこと，② 角膜形状の基準が違うこと，③ スポーツなどの生活スタイルの基準が違うこと，として当院では適応決定を行っている．

I.　残存角膜厚の違い

　残存角膜厚とはエキシマレーザーで実質照射したあとに残せる角膜の厚みのことである．LASIKの項で解説されているように，おおよそ1Dにつき15 μmの切除が必要と仮定して残存角膜厚の計算をおおまかにすることができる（⇒34頁参照）．LASIKではフラップの厚みと残存角膜厚を合わせた角膜全体で400 μmを残す必要があるのに対して，サー

フェスアブレーションでは残存角膜厚と上皮の 50 µm を合わせた 350 µm を基準としている．フラップの厚みを 150 µm とすると，LASIK では残存角膜厚 250 µm．したがって，角膜厚が薄いため LASIK 不適応となった症例であってもサーフェスアブレーションであれば適応となる場合がある．

II. 角膜形状による判定の違い

　術前スクリーニング時に明らかな円錐角膜やペルーシド角膜変性症が発見されれば，角膜を薄くすることにより病状自体の悪化が起こるため，エキシマレーザーによる屈折矯正術の適応外となる．屈折矯正手術を行っていない施設では判断しかねる形状である場合は専門施設で判断をすることとなる．角膜形状についてはごく初期の円錐角膜などの可能性のある形状異常疑いの症例についての判断が大切になってくる．サーフェスアブレーション後は LASIK 後に比較して剛性が強いため，角膜拡張症を生じにくいことが報告されている．したがって，判定基準を変えている施設が多いのが現状であるが，角膜形状の判定機器としてプラチド式，スリットスキャン式，Scheimpflug 式の複数の検査機器が存在し，判定基準は各施設でばらつきがあると考えられる．今回は当院における判定基準について説明する．

1. TMS（トーメー社，プラチド式）

　ケラトコーヌススクリーニングシステムで異常と判断された場合は，フェイキック IOL など角膜を使用しない屈折矯正手術のみの適応とする．

2. オーブスキャン（ボシュロム社，スリットスキャン式）

　角膜後面エレベーションマップで 4 色以上の分布を示す症例はサーフェスアブレーションの適応とする（角膜後面の基準スケールを 20 µm とした場合）．

3. OPD スキャン（NIDEK 社，プラチド式）

　corneal navigator で KCS（円錐角膜疑い）に分類された場合はサーフェスアブレーションの適応とする．
　第一選択としてまず，TMS を施行し，TMS が正常判定であってもオーブスキャンまたは OPD スキャンで円錐疑いの判定が出る場合にサーフェスアブレーションの適応と判定している．

III. スポーツなど生活スタイルの違い

　LASIK の場合，術後の剛性はスラップ下の角膜のみによると考えられており，フラップ下の厚みの算定が重要になるが，サーフェスアブレーションの場合，上皮は一度脱落するものの再生するため強く残すことができる．強く残せることから衝撃の加わるようなスポーツを行う症例も適応とすることができる．衝撃が加わるスポーツであっても防御する

マスクなどをする場合はLASIKの適応とすることができる．

　LASIKのフラップ偏位は直接フラップエッジに衝撃が加わったときのみに生じるものであるため，スポーツ時の状況を判断して適応の決定を行っている．ごくまれではあるが，エアガンが当たること，サーフィン時の水中に入る瞬間，車のエアバッグ，イヌがかみついてきたなど外傷が原因で術後1年以降であってもフラップ偏位の起こったという報告もあり，LASIKの場合，注意が必要である．かなり強い外傷時の場合ではあるが，生活スタイルとして外傷の加わる可能性のあるときはサーフェスアブレーションの適応としたほうがよい場合もある．

> ▶一般眼科医のための　患者説明のポイント
>
> 　術前検査によってサーフェスアブレーションの適応を決定することがほとんどであるため，検査結果によってはLASIKではなく，サーフェスアブレーションになることもあると説明する．

3　手術の実際

　以下のいずれかの方法で上皮剥離を行い，その後エキシマレーザーによって実質照射を行う．実質照射についてはLASIKと同様，いくつかの照射法があり，矯正度数や眼の状態によって個人ごとの照射が決まってくる．術後の疼痛軽減および上皮再生補助のためにエキシマレーザー照射後にソフトコンタクトレンズの装着を行う．

I.　PRK

　当初行われた方法は，上皮を術者がスパーテルなどの器具を用いてマニュアル剥離する方法である．その後，上皮をエキシマレーザーによって剥離するtransepithelial PRKが登場した．上皮剥離法としては近年，Epithelial Scrubber®というブラシを用いて剥離する方法が用いられることもある(図2)．マニュアル操作やブラシを用いる場合は，広範囲の剥離が可能であるが，眼球圧迫を避ける必要がある．

　transepithelial PRKは通常，実施照射範囲より0.5 mmまたは1 mm広範囲に上皮照射を行い，その後実質照射を行う方法である．エキシマ機種により照射モードは設定が変えられるが，VISX社のエキシマレーザーではPTKモードで50 μm切除し，0.5 Dの近視矯正を追加して上皮照射としている．上皮の厚みはある程度個人差があるため，確実に上皮剥離が行われたかどうか確認できることが望ましい．

・手技の手順
　①上皮剥離

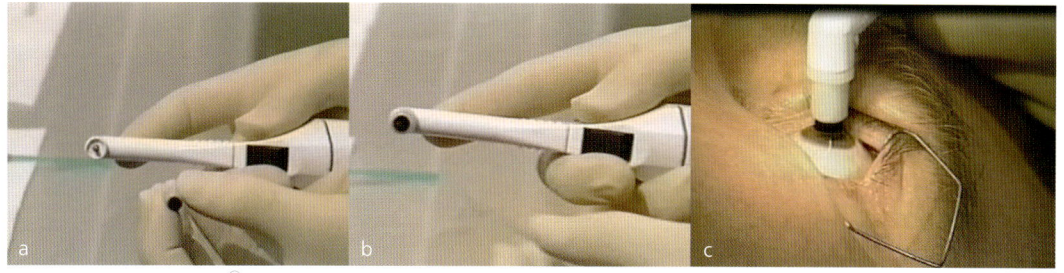

図2 Epithelial scrubber®
a：ディスポで滅菌ずみの先端部を器具に装着する．b：先端部が回転することによって上皮を剥離する．

販売元	Norwood Eyecare	Gebauer/VisiJet	MORIA	AMO
名称	Centurion SES	EpiLift	Epi-K	Amadeus II
刃	PMMA	ステンレス	ステンレス	プラスチック
ヒンジ位置	鼻側			

図3 各種エピケラトーム

② エキシマレーザーによる実質照射
③ ソフトコンタクトレンズ装着

II. Epi-LASIK

　エピケラトームという上皮剥離を行うための器具が必要である（図3）．LASIKのケラトームによるフラップ作製と手技的にはほぼ同様である．
・手技の手順
　① 吸引をかける．
　② 刃を進めて上皮のみ切除
　③ 刃を戻す．
　④ 上皮を翻転させ，エキシマレーザーによる実質照射
　⑤ 上皮フラップを元に戻す．
　⑥ ソフトコンタクトレンズ装着（図4）

　注意点は，術前から上皮下混濁を生じている場合や結膜侵入が起こっている部分に癒着などがあると，実質穿孔を生じることがあるので術前の確認が必要である．実質穿孔を生じた場合は，手術を延期する必要がある．当院では，術後の炎症抑制のために冷却した眼

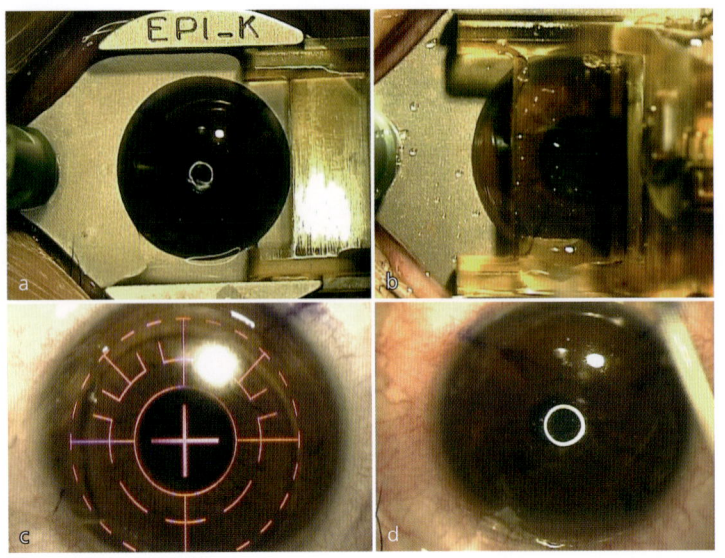

図4　Epi-LASIK の手技
上皮を除去する場合は，上皮フラップを MQA™ またはスパーテルにて除去し，実質照射を行う．
a：吸引を掛ける．b：刃を進めて上皮のみ切除．c：上皮を翻転させ，実質照射．d：上皮フラップを元に戻す．

灌流液を術中の洗浄に用いている．上皮フラップは Bowman 膜ごと剥離されているため生着すれば上皮再生が早い可能性があるが，生着せず脱落する症例も多く存在するのが現状である．実際には上皮フラップは取り除いている施設も多い．

III.　LASEK

　エタノールを用いて上皮剥離を行う方法である．
・手技の手順
　① 角膜上皮用トレパンを用いて上皮を円形に切開
　② アルコールコーンを角膜面上に押し当て，コーン内を 20％エタノールで 30 秒満たす．
　③ コーン内のエタノールを十分洗浄
　④ スポンジにて上皮剥離
　⑤ 上皮を翻転させ，エキシマレーザーによる実質照射
　⑥ 上皮フラップを元に戻す．
　⑦ ソフトコンタクトレンズ装着（図5）

　アルコールによる上皮毒性のため上皮障害が起こり，術後の上皮フラップは脱落する症例が多いため，上皮フラップを取り除いている施設も多い．

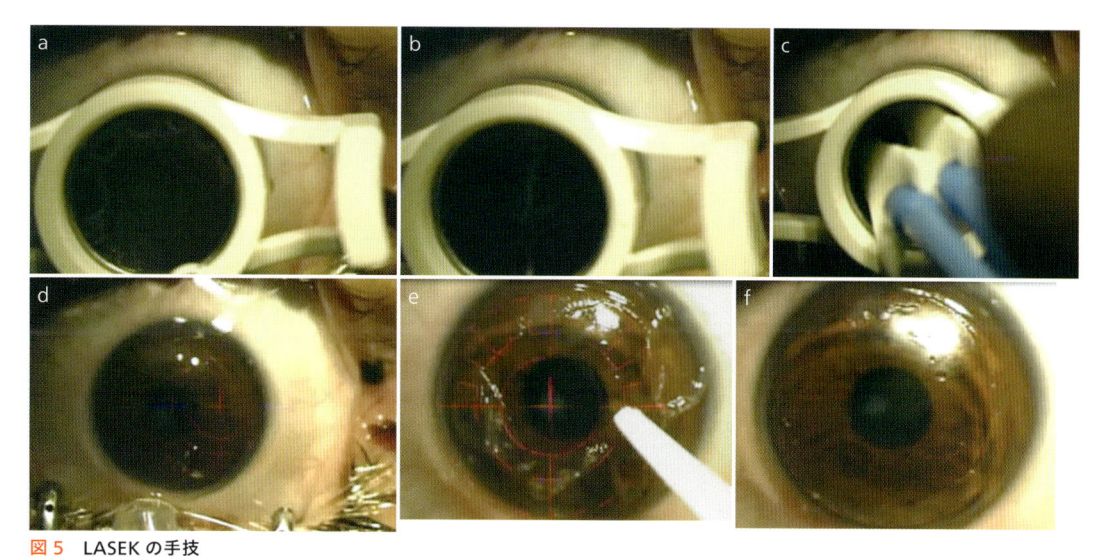

図5 LASEKの手技
この写真では上皮フラップは除去している．
a：コーンを装着．b：エタノールをコーン内に満たす．c：エタノールを除去．d：生理食塩水で洗浄．e：上皮剝離．
f：実質照射

4 術後の対応

I. 術直後

　LASIKでは手術当日の数時間の間，霧視，羞明，流涙の訴えがあるが，翌日には改善しており，日常生活に戻ることができる．LASIKと比較するとサーフェスアブレーションでは上皮剝離が起こるため，麻酔の効果がなくなってから術後2〜3日くらいまでの間疼痛が必発である．疼痛緩和のために鎮痛剤の内服を処方するが痛みはなくならないため，どうしてもがまんできない場合に使用するように説明のうえ点眼麻酔剤を処方する場合もある．点眼麻酔剤は上皮再生にとっては負の効果をもたらすため，患者には極力がまんするように説明することとなる．この疼痛の感じ方には個人差があるが，十分に説明しておかないとトラブルに発展する場合もあり，術前のインフォームドコンセントが必要である．

II. 診察間隔

　当院では，術後1日，3日，1週，1か月，2か月，3か月，4か月，6か月，1年，それ以降は6か月ごとで経過観察を行っている．上皮再生に時間がかかるため，LASIKよりも6か月までの来院回数は多くなる．

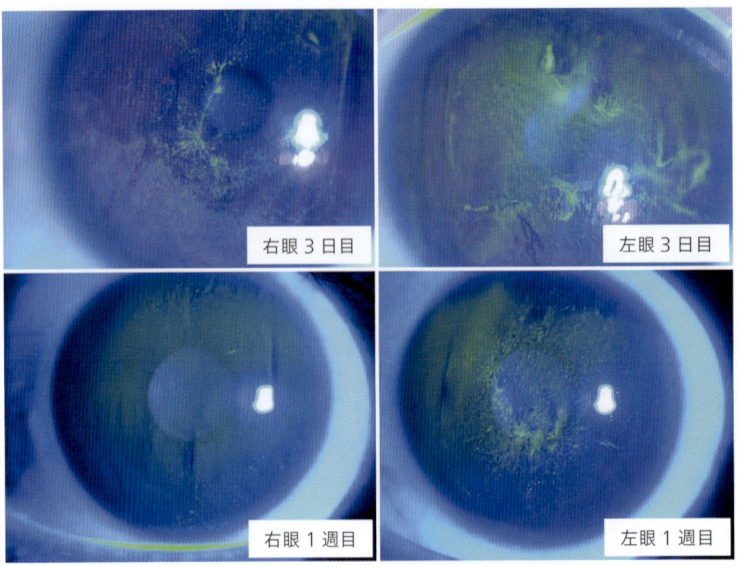

図6 Epi-LASIK術後．右眼は術後3日目には上皮が接着したため視力が良好であったが，左眼は上皮が接着していなかったため，上皮再生が遅延した．
左：上皮が接着した症例，右：上皮が接着しなかった症例

III. 処方

　当院では，術前から疼痛コントロールのため，ステロイド内服(ベタメタゾン，リンデロン® 1 mg・分1)，感染予防のため抗菌薬点眼(ベストロン®)を3日前から行っている．手術直後の疼痛緩和のために非ステロイド性消炎鎮痛薬の内服および防腐剤無添加の麻酔点眼薬(ミニムス®)も使用する場合もある．術後は抗菌薬(ガチフロ®)点眼1日4回，低濃度ステロイド(0.1%フルメトロン®)点眼1日4回，トラニラスト(リザベン®)点眼1日4回，人工涙液点眼1日4回を1か月まで使用し，その後1か月ごとに1回ずつ漸減していく．途中で上皮下混濁を生じた場合は，低濃度ステロイド(0.1%フルメトロン®)点眼1日4回，トラニラスト(リザベン®)点眼の回数を多くして様子をみることにしている．

IV. 検査，チェックポイント

　Epi-LASIKの場合，上皮がうまく生着した場合は術後の痛みが少なく日常生活に影響のない場合もあるが，上皮がうまく生着しない症例も多く存在する(図6)．上皮がうまく生着しない場合は，PRK，LASEKと同様上皮剝離による痛みが出る．上皮が生着した場合は術後3日でほぼ通常の角膜状態に戻るが，上皮剝離を起こした場合は術後1～2週で上皮再生が生じる例がほとんどである．上皮の再生には個人差があるが，ほとんどの症例で術後2週までには上皮再生が起こる．上皮が再生してくるまでの間は感染症を生じる可能性もありうるため，患者には清潔を保つこと，点眼を必ずするように説明する．上皮再生後もヘイズの生じる可能性があるため，少なくとも6か月間は紫外線を極力避けるように説明する．

1. 術後1日目

術中に装用したソフトコンタクトレンズが脱落していないかどうかを確認，上皮剝離部に感染傾向が生じていないかを確認する．

2. 術後3日目

上皮の状態を確認し，上皮の乱れがあっても上皮欠損がなくなっていればソフトコンタクトレンズをはずす．はずしたあとに上皮が弱い場合は抗菌薬の眼軟膏（タリビッド眼軟膏®）を眠前に点入するように指導する．上皮欠損がまだ残っている場合は再度ソフトコンタクトレンズを装着する．

3. 術後1週目

ほとんどの症例で上皮再生が起こっているが，まだ上皮重層化までには時間がかかることを説明し，強くこすったりしないように説明する．症例によっては1.0以上の視力がでるが個人差があるため，1.0未満の視力の症例に対してはまだ視力改善が起こることを説明し，了解してもらう．

4. 術後1か月目

transepithelial PRKで遠視化している症例を除き，視力がある程度安定してくる時期である（図7）．この頃からヘイズと呼ばれる角膜上皮下混濁を生じる症例があるため，点眼を忘れずにすることなどを再確認する．

5. 術後2か月目以降

視力経過，ヘイズの有無などに注意しながら経過観察を行う．ヘイズは1〜3か月の時期に生じる場合はほとんどであるため，6か月以降は診察間隔を延ばしてもよい．

> ▶一般眼科医のための 患者説明のポイント
> 術後の点眼および紫外線防止は視力がでてきて自覚症状がなくなっても必要であるので，忘れないように説明する．術後経過には個人差があるため，少なくとも術後半年までは経過観察が必要であることを説明する．

V. 異常所見とその対応

1. ヘイズ（角膜上皮下混濁）

ヘイズとは術後約1か月から生じる角膜上皮下混濁のことである（図8）．ヘイズは上皮

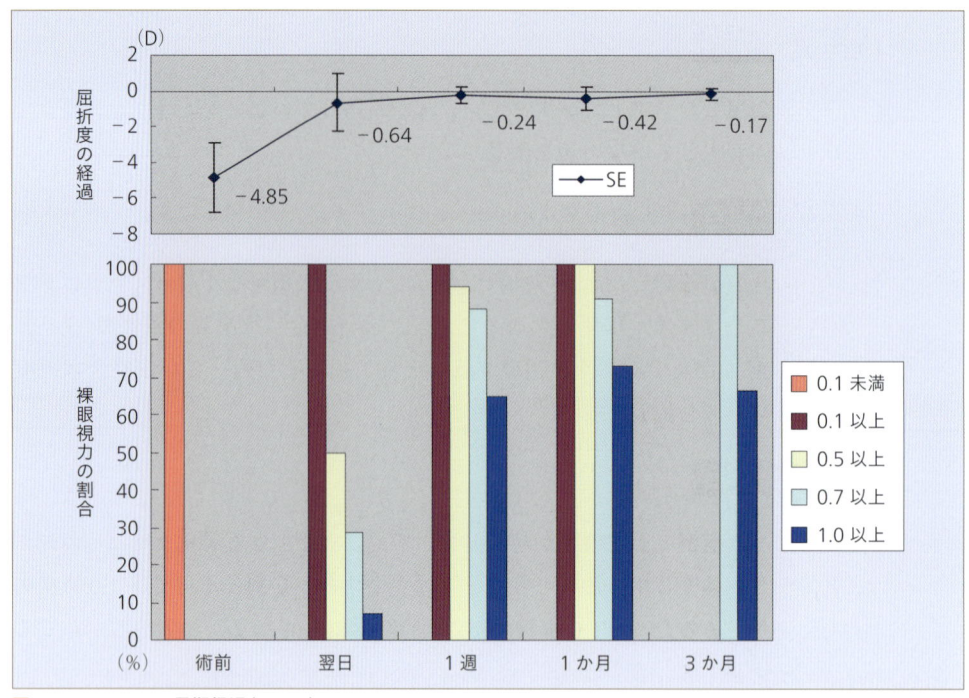

図7　Epi-LASIK の早期経過(n＝18)

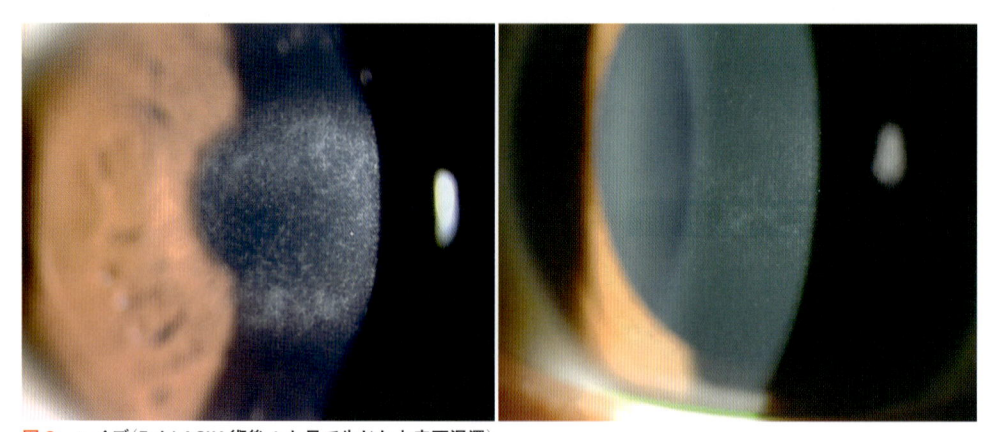

図8　ヘイズ(Epi-LASIK 術後1か月で生じた上皮下混濁)
左：強度の混濁，右：軽度の混濁

　創傷治癒過程での実質細胞の活性化によって起こると考えられており，術後1～3か月の時期に生じる可能性が高くなる．レーザーの改良や MMC の使用によってコントロール可能になってきた．術後のヘイズが起こりやすいと考えられる症例(−6.0 D 以上または75 μm 以上の切除深度の近視症例の場合，2.0 D 以上の遠視症例の場合，2.0 D 以上の乱視症例の場合)では MMC 使用を推奨する報告もある．当院では再手術の場合には全例 MMC を使用している．使用方法としては，エキシマレーザー照射後の実質表面に 0.02% MMC を浸漬したマイクロスポンジを乗せ，30～45秒放置する．その後生理食塩水 300 mL で十分に洗浄し，通常どおりソフトコンタクトレンズを装着する．
　術後に来院され，図8左のように細隙灯顕微鏡ではっきりわかる程度の混濁があれば

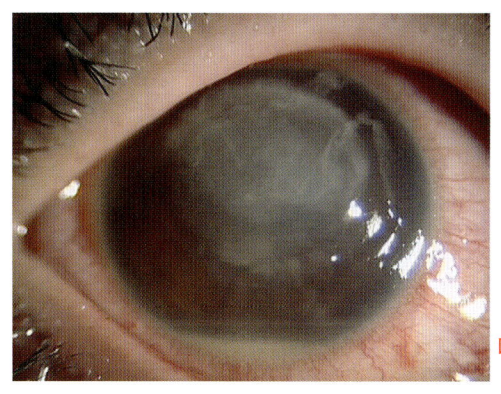

図9 Epi-LASIK術後3日に生じたMRSA（メチシリン耐性黄色ブドウ球菌）感染症

専門施設への紹介が必要である．視力が低下するようなヘイズが生じたときは再切除による混濁除去が必要になる場合もある．混濁がかなり薄いときは低濃度ステロイドの点眼を処方し1か月程度経過観察したのち，悪化傾向がなければしばらく経過観察で十分な場合もある．ヘイズはかなり混濁が強くならないと自覚症状の少ない場合も多く，注意深い観察が必要である．通常は6か月程度で軽快してくる症例が多い．患者自身でできる予防法としては，点眼を必ずすること，紫外線を避けるなどを指導する．

2. 感染症

かなりまれではあるが一度生じると重篤になるため，感染症を疑ったときはためらわずに専門施設へ紹介することが望ましい．サーフェスアブレーションの場合，広範な上皮剝離が生じるため，特に術後1週までが感染のリスクは上がると考えられる．感染症例のうち術後1週までが約70%で起因菌は黄色ブドウ球菌が最も多く（図9），術後2週以降は非定型抗酸菌が代表的である．黄色ブドウ球菌およびその耐性菌は患者自身が保菌していることが多く，特に医療従事者は健常者であっても耐性菌を保菌していることもあり，注意が必要である．予防としては術前抗菌薬の点眼や術野の消毒およびドレーピングを行うことであるが，耐性菌の場合は通常の消毒を行っていても感染が成立することもあり，術後の経過観察が大切である．非定型抗酸菌は汚染された器具や水より感染するものであり，手術器具の滅菌や手術室の清潔状態に問題がなければ感染を予防することができると考えられる．

5　術後長期経過

10年以上の経過のみられている報告で矯正視力は保たれており，適応を誤らなければ安全性は確立されている．裸眼視力の経過として10年経過後も－0.3～－1.0 D程度の屈折度を保っており，臨床的に十分に有効な屈折矯正法であることがわかってきている．

参考文献

1) Zhao LQ, Wei RL, Cheng JW, et al.：Meta-analysis：clinical outcomes of laser-assisted subepithelial keratectomy and photorefractive keratectomy in myopia. Ophthalmology 117：1912-1922, 2010
2) Kamiya K, Shimizu K, Ohmoto F：Comparison of the changes in corneal biomechanical properties after photorefractive keratectomy and laser in situ keratomileusis. Cornea 28：765-769, 2009
3) O'Brart DP：Excimer laser surface ablation：a review of recent literature. Clin Exp Optom 8：1-6, 2013
4) 中井義典, 稗田 牧：Epi-LASIK の術後成績と評価. あたらしい眼科 25：189-190, 2008
5) 稗田 牧：眼感染症 Now! まれな眼感染症も覚えておこう—エキシマレーザー屈折矯正手術に伴う感染性角膜炎について教えてください. あたらしい眼科 26（臨増）：109-111, 2010

〔稗田　牧，中村　葉〕

Topics

PTK の現況

　PTK(phototherapeutic keratectomy, 治療的レーザー角膜切除術)とは, 角膜表層をエキシマレーザーを使用して切除し, 表層混濁による視力低下を改善したり, 病的組織を除去する手術手技である. ちょうどかんなで表面を削ることと同じであるが, マニュアルで行うよりはきれいな切除面が得られるという利点がある.

　エキシマレーザーの臨床応用以前は, 帯状角膜変性による中心部混濁に対しては希塩酸やEDTAによる化学反応で混濁を溶かして視力向上を図る方法が多くとられていた. 本邦では1998年にAMO(VISX)とNIDEKの2社の器械が厚生省(現・厚生労働省)の認可を受け使用が開始された.

　その後, 2000年代初めにかけて全国で多数の報告がなされた. スリットスキャン照射方式やブロードビーム照射方式では, 当初PTK後の遠視化が問題であったが, 器械の進歩, プログラムの改善によりかなり問題は解決されつつある. フライングスポット照射方式の器械を用いると, 非球面切除プログラムにより術後の遠視化はほぼないが, 照射スピードが速いため, 電子顕微鏡レベルでは切除面がやや粗くなるとされている. フライングスポット照射方式の器械でPTK治療の厚生労働省認可を得たものはなく, 治療は自費診療となる.

　照射方式ごとの器械の特性を簡単にまとめる(表1).

表1　エキシマレーザー機種の比較

社名	NIDEK 社	AMO 社	ALCON 社	Carl Zeiss 社
製品名	Quest	VISX Star S4 IR	Allegretto Wave Eye-Q	MEL 80
発売時期	2010	2006	2004	2003
照射方式	スリットスキャン	ブロードビーム	フライングスポット	フライングスポット
形式・波長	ArF エキシマレーザー, 193 nm			
出力(mJ/cm^2)	140	160	195	150
OZ 照射範囲(mm)	0.7〜10.0	0.65〜6.5	2.0〜8.0	5.0〜8.0
照射スピード(Hz)	Max 50	5〜10(推奨), Max 20	240	250
アイトラッキングスピード(Hz)	1000	60	480	1050
トラッキングの認識しやすさ	◎	◎	△	◎
ビーム径(mm)	0.65〜6.5	0.9	1.0	0.7
6.0 mm 径・50 μm 切除にかかる時間	約 30 秒	約 20 秒	約 15 秒	約 10 秒
厚生労働省の認可	○	○	×	×
PRK, LASIK の認可	○	○	○	○
表面の平滑さ, 仕上がりのきれいさ	◎	○	○	○
スムージング照射の効果	◎	◎	△	?
100 μm 切除による屈折変化	＋0.75〜＋1.5 D	＋2.5〜＋3 D	−1〜−2 D	＋0.5〜＋1 D
総評	仕上がりがきれい	トラッキング能力高い	フライングスポット汎用機	サイズがコンパクト

表2 PTKの適応・非適応

適応
表層角膜混濁の除去：顆粒状（Avellino）角膜ジストロフィ，格子状角膜ジストロフィ，帯状角膜変性，角膜白斑
病的Bowman膜の除去：再発性角膜びらん
角膜感染症：アカントアメーバ，真菌

非適応
活動性のあるぶどう膜炎，重症ドライアイ，瘢痕性角結膜疾患，抗精神病薬服用患者

❶適応（表2）

顆粒状角膜ジストロフィで，中高年となり表層角膜混濁が増え，視力低下を来す症例，帯状角膜変性による視力低下，格子状角膜ジストロフィ進行に伴う上皮下混濁や再発性上皮びらんが手術適応の多くを占める．アカントアメーバや真菌性角膜炎など難治性角膜感染症の表層切除法としても用いられるようになった．

一方で，実質中層～深層の角膜混濁や活動性のあるぶどう膜炎などは非適応であり，適応には限界がある．

▶一般眼科医のための 患者説明のポイント
病的角膜に対して行うPTKは，LASIKや通常の白内障手術ほど術後結果を予測できる手術ではなく，術後に不正乱視や屈折変化が生じるリスクが常にある．病気に対する治療であって，屈折矯正手術ではないことを患者に理解させ，過度な期待をもたせないようにしておく必要がある．

❷初回来院時の検査と説明

1）必要な検査項目

以下に示す検査を行うことが望ましい．

視力，眼圧，屈折検査，スリット写真，角膜トポグラフィ，角膜厚測定，角膜内皮細胞密度，前眼部OCT

近年，スリットスキャン式光学検査装置や前眼部OCTなどにより詳細な病変描写が可能となり，必要な照射深度がより正確に把握できるようになった．

a. 視力・屈折

術後は遠視化することが多いが，混濁の減少により視力改善が得られる．

b. 角膜形状

円錐角膜を疑う場合は，PTKのメリットと角膜拡張症のリスクを検討して患者とよく相談する．

c. 角膜厚測定

通常は照射後に少なくとも300 μm以上角膜実質厚を残す必要がある（図1）．

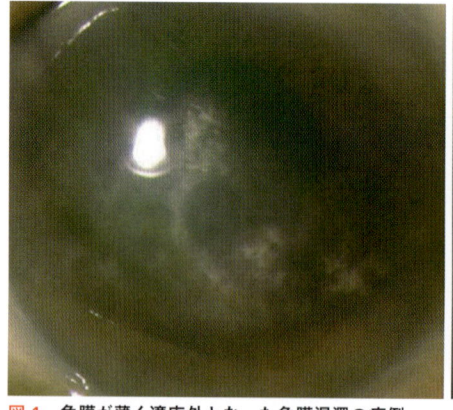

図1 角膜が薄く適応外となった角膜混濁の症例
左：細隙灯顕微鏡写真　右：角膜厚マップ
瞳孔領に掛かる混濁の深さが約150 μmあり，照射後に十分な角膜厚を残せないため適応外と判断した．この症例はのちにDALKを行い，視力改善が得られた．

d. 角膜内皮細胞密度

照射後に内皮細胞へ影響を与える可能性があり，1,000/mm² 以下の場合は PTK 自体を行わない．

2）費用

健康保険では治療的角膜切除術が該当し，角膜ジストロフィと帯状角膜変性に対しては 10000 点，それ以外の症例（再発性角膜びらんなど）に対しては 2650 点である．

> ▶一般眼科医のための 患者説明のポイント
>
> われわれは利点とともに欠点についても説明することが大切と考える．
>
> 利点は，少なくとも混濁が取れるため，霧視や羞明などの自覚症状が改善すること，視力が回復するケースが多いことである．
>
> 欠点として，術後 1 日は強い痛みが生じること，一時的な視力低下が起こりうること，視力回復に時間がかかることがあること，グレア，ハロー，不正乱視の生じるリスク，遠視化（近視化）による眼鏡の再処方が必要となること，病気によっては将来的に再発することなどがあげられる．
>
> 白内障を合併している症例では，PTK 後の白内障治療によって大きな視力回復が得られることが多い．

❸ 治療

1）表層角膜混濁

本邦における表層角膜混濁に対する治療成績は，特に顆粒状（Avellino）ジストロフィにおいて 68〜92％で 2 段階以上の視力改善が得られるという良好な結果である（図2）．

再発性角膜びらんにおいては，角膜上皮を鈍的に除去後，Bowman 膜に 5〜6 μm の照射を行うことで治療効果がある．

2）帯状角膜変性

帯状角膜変性に対する治療は，希塩酸や EDTA を用いた化学療法も非常に有用な手段であり，PTK を選択することに関して賛否両論がある．化学療法との比較を表3 にまとめる．

a. PTK の利点

手術時間が短く，術後の仕上がりがきれいで侵襲が少ない点である．一般的に上皮再生も早い．しかし，遠視化などの屈折変化が欠点となる．

帯状角膜変性に対する PTK の特徴として，瞳孔領付近の角膜表面の凹凸の有無で治療成績が異

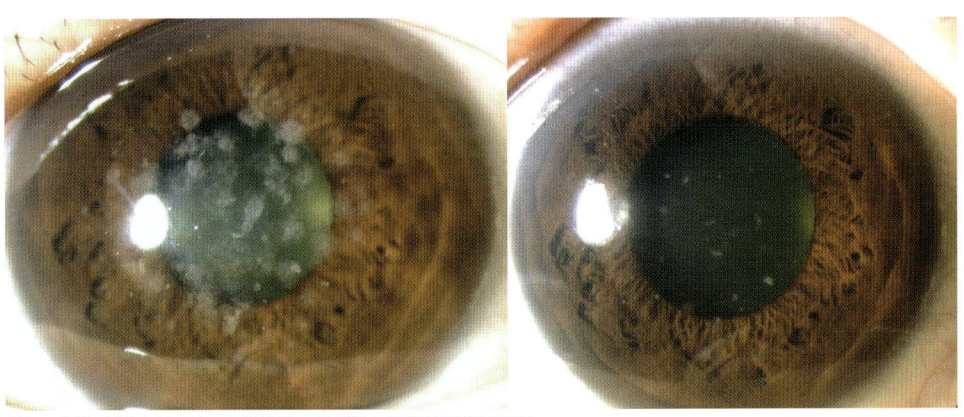

図 2 顆粒状ジストロフィの治療前・治療後の細隙灯顕微鏡写真
左：術前・視力：0.1(0.5)　右：術後 2 か月・視力：0.9(1.2)
写真のような角膜実質浅層の淡い混濁が PTK の良い適応である．

表3 帯状角膜変性に対する化学療法と PTK の比較

	希塩酸	EDTA	PTK
利点	ほぼ屈折変化がない EDTA より手術時間が短い	ほぼ屈折変化がない 塩酸より侵襲が少ない	仕上がりがきれい 侵襲が最も少ない
欠点	遷延上皮びらんを生じうる 化学腐食のリスクあり	手術時間が長い	遠視化が多い 不正乱視のリスクあり
自覚症状改善	100%	90%	85〜95%
視力回復	72%	35%（50%）	79〜88%（表面平滑）
視力悪化	なし	なし	10%
混濁消失までの時間	2.2 分	10.5 分	1〜2 分
術後疼痛	++	+	+
術後角膜浮腫	+	−	−
上皮再生	5〜14 日	5〜7 日	約 3 日
再発	不明	17 年で 17.8%	12 か月で 8%

筆者の施設では，薬液の濃度を EDTA は 0.05 M，希塩酸は 0.1 M（0.36%）として使用している．

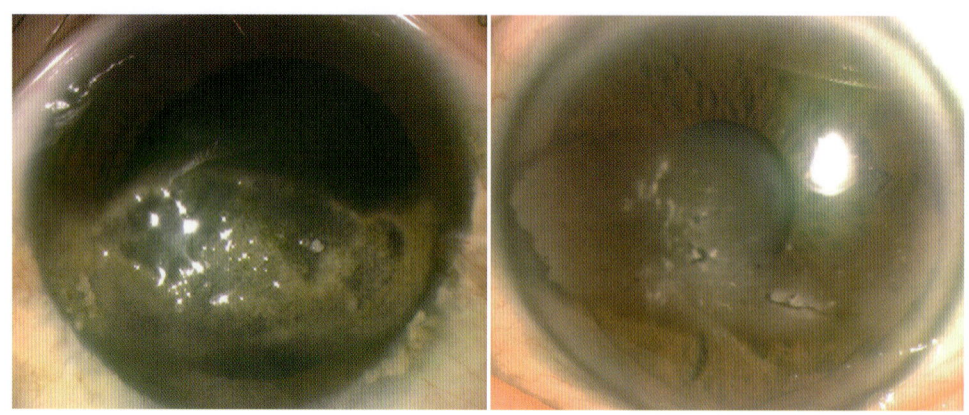

図3 帯状角膜変性の種類
左：表面凹凸あり　右：表面凹凸なし
左図のように表面不整が強い場合は，視力回復が乏しいことが多い．

なることがあげられる（図3）．

　表面が平滑で凹凸のない帯状角膜変性に対するPTKは，固視さえ良ければ，約9割で視力回復するという良好な結果である．

　一方，表面に凹凸がある帯状角膜変性の場合，ほとんどの例で視機能の不満は減少するものの，有意な視力回復は得られないことが多いと報告されている．機械的切除や後述のスムージング照射を組み合わせて行うことにより治療成績は多少改善する．

　病変が瞳孔領をすべて覆い隠すほど広範な場合は，良好な固視が得られないことが多い．このようなケースではアイトラッキングが掛かりづらいため，マイクロケラトームの吸引リングなどを用いることで眼球を固定する．

b. 化学療法の利点

　取り残しさえなければ屈折変化がないことである．

　EDTA の長期成績は，全体の 35% に，さらに術前視力 0.05〜0.4 の患者に限れば 50% に 2 段階以上の視力改善が得られると報告されている．一定割合で病変の再発がみられるが，PTK に比べて再発までの期間が長いことが示唆されている．

　術後に EDTA 点眼を行うと再発を抑えるとの報告もある．

　欠点としては，第一に，上皮の凹凸を機械的切除する際に取り残す危険があることである．実質を露出させた時点でいかに表面を平滑にできる

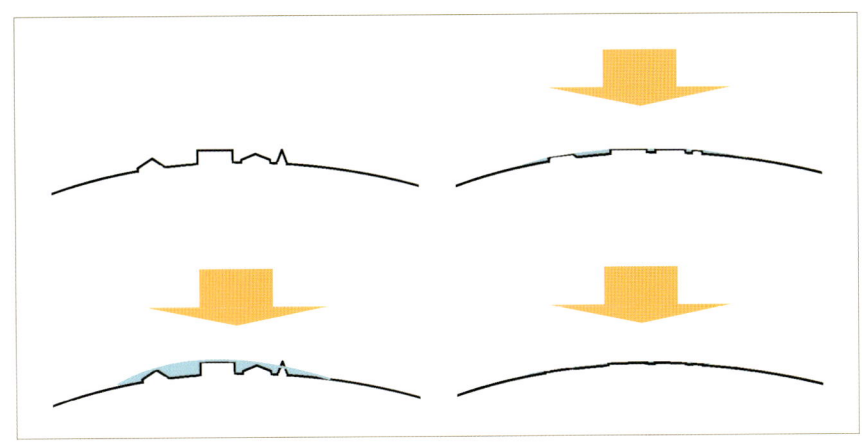

図4 スムージング照射
masking agent を用いて陥凹部分を保護しながらレーザー照射を行うことで，角膜表面の凹凸を少なくする方法．masking agent としては，1% hydroxypropylmethylcellulose（HPMC）や 0.3%ヒアルロン酸ナトリウムなどを用いる．点眼したのちにセルローススポンジで拭き取るか，鑷子に付けて拡げるように塗布し，角膜表面を少し湿らす程度に用いる．

かが術後不正乱視を抑える重要なポイントであるが，病的角膜では平滑に上皮を除去することが困難なこともあり，これを懸念して化学療法よりも PTK を好んで選択する術者もいる．

また PTK と比べ手術時間が長い．EDTA を使用する場合は病変の溶解に 15〜30 分以上かかることもあり，患者への負担や侵襲は PTK よりも大きい．

通常，薬物自体の内皮への影響は少ないが，強い機械的擦過により内皮細胞密度を減少させるリスクもある．

上皮再生は，通常はほぼ 1 週間以内に完了する．PTK 後のほうが EDTA 後と比べ，上皮再生が 2〜3 日ほど早い．

❹手術の実際

PTK では直径 5〜10 mm の範囲で，表面から 80〜150 μm の深さまで切除をする（図3）．

点眼麻酔を用い，患者に固視点を見つめさせ瞳孔領を中心としてレーザー照射を開始する．照射は上皮を含めてエキシマレーザーで蒸散させる方法がとられることが多い．

照射時間は照射径と照射スピードにより変わるが，通常 6.5 mm 径で 50 μm 切除当り 20〜30 秒程度である．

表4 レーザー照射深度の目安

帯状角膜変性：70〜110 μm
顆粒状角膜ジストロフィ：100〜150 μm
再発性角膜びらん：上皮剥離後，Bowman 膜上に 5〜10 μm

固視不良の場合には，マイクロケラトームのサクションリングで固定するとよい．

上皮不整が高度な場合（格子状角膜ジストロフィや感染性角膜潰瘍など）には，機械的にゴルフメスなどで表面の凹凸をできるだけ滑らかにし，masking agent（ヒアルロン酸点眼など）を用いて，スムージング照射を行う（**図4**）．

レーザー照射後は術後の上皮下混濁防止のため，0.02%マイトマイシンを 20〜60 秒塗布後，洗浄する．ライトファイバーによる徹照法で角膜混濁の残り具合を観察し，必要なら追加照射を行う．治療用 SCL を挿入して手術を終える．

疾患ごとの照射深度の目安は**表4**のとおりである．

❺術後管理と合併症

1）診察間隔

術後 1 日，1 週間，2 週間，1 か月，3 か月，6 か月，1 年というペースで適宜診察していく．特に最初の 3 か月程度は角膜上皮管理とドライアイや上皮下混濁に対するケアが必要である．

2）処方

筆者らは内服薬として鎮痛薬，点眼液として抗菌薬とステロイドを処方している．

上皮再生後2週間は低力価ステロイド点眼を行い，その後2か月間は非ステロイド性消炎鎮痛薬と人工涙液などで経過観察する．

3）合併症への対応

a. 術後疼痛

術後のアイシングと鎮痛薬で対応する．術翌日にはほとんどで痛みは自制内となる．

b. 上皮管理，ドライアイ

上皮再生を促し安定させるため，治療用ソフトコンタクトレンズ(SCL)を術後1週間使用する．上皮再生完了後は，術後ドライアイの治療としてヒアルロン酸製剤やジクアホスホナトリウム，レバピミドなどの点眼を3か月程度行う．

c. 上皮下混濁（ヘイズ）

術後3か月以内に一過性にヘイズが生じることがあるが，多くは1年以内に軽快する．

経過観察していてもヘイズが大きく残る場合は，再度PTKを行うことがある．

d. セントラルアイランド

術後早期にセントラルアイランドと呼ばれる不正乱視が生じることがある．

照射時に生じる噴煙などさまざまな要因が発症に関与すると考えられている．機種によっても発症率は異なり，報告は少ないがブロードビーム方式の機種では術後早期に70％程度(Jung, 2012)との報告もある．スリットスキャン方式の機種では比較的少なく，自験例では術後3か月で9％程度である．時間経過とともに改善するが，1年以上残る場合に照射径を絞ってPTKを追加することがある．

4）術後屈折変化

PTK後に多くは遠視化する．

近年はメーカーの遠視化防止プログラムにより100μm切除当り1～2D程度の遠視化にとどまることが多い．

フライングスポット照射方式では，100μmの切除に対して術後の屈折値がほぼ不変か-1～-2D程度近視化するものもある．

通常は術後3か月程度で角膜屈折曲率が安定し，眼鏡処方を行うことが可能となる．

必要であれば白内障手術を行い，追加の屈折矯正を図る．

5）病変の再発

帯状角膜変性の場合，重度の糖尿病や腎不全などカルシウム代謝異常を伴うもの，シリコーンオイル眼，活動性のあるぶどう膜炎眼などでは再発することが多い．

顆粒状角膜(Avellino)ジストロフィの場合，術後10数年たつうちに多くの例では再発がみられるが，再発の程度は比較的軽いことが多い．角膜厚が十分残っていれば追加のPTKが可能である．

6）術後診察において留意するポイント

感染，再発以外の合併症は自然経過で改善する．特に角膜表面の凹凸に起因する不正乱視は角膜上皮が再生・重層化するにつれて改善することが多い．PTK後の白内障手術は通常と比べ，レンズ度数ずれの生じるリスクが若干高い．

参考文献

1) Krachmer JH, Mannis MJ, Holland EJ : CORNEA third edition. pp1613-1623, Mosby, St. Louis, 2011
2) 沼慎一郎：角膜ジストロフィのレーザー角膜切除術（PTK）と白内障手術の視力向上への有効性の検討．山口医学 61：23-29, 2012
3) O'Brart DPS, Gartry DS, Lohmann CP, et al. : Treatment of band keratopathy by excimer laser phototherapeutic keratectomy : surgical techniques and long term follow up. Br J Ophthalmol 77：702-708, 1998
4) Najjar DM, Cohen EJ, Rapuano CJ, et al. : EDTA chelation for calcific band keratopathy : results and long-term follow-up. Am J Ophthalmol 137：1056-1064, 2004
5) 清水聡子，後藤 晋，他：帯状角膜変性に対する希塩酸とエチレンジアミン四酢酸ナトリウムの治療効果の比較．眼紀 47：1319-1322, 1996

（杉田征一郎）

Topics

touch up としての LASIK

近年,白内障手術をはじめとする前眼部手術は,単に中間透光体の混濁を除去するだけでなく,視機能改善が最終的なゴールとなっている.すなわち,光が眼底に届くようになったとしても,屈折の大きなずれのために裸眼視力が極端に悪かったり,不同視,不正乱視,あるいは高度乱視のために眼鏡矯正がうまくできない,という結果では,患者の quality of life が向上したとは言い切れず,手術を受けたことによる満足度も低いと考えられる.前眼部手術は,かつてよりその質が重要視される時代になったということである.

白内障手術における眼内レンズ度数計算は,最近では精度が向上してはいるものの,高度近視などの極端な屈折を有する眼や角膜屈折矯正術後などでは,正常眼に比較して矯正誤差が起こりやすい.矯正誤差に対する手術的矯正には,①眼内レンズの交換,②追加レンズ(piggy-back lens)挿入,③ LASIK による touch up があるが,①,②は再度の眼内手術が必要なことに加え,矯正精度も③に比較してやや劣るという報告もある.

本稿では,白内障手術後の屈折異常に対するLASIK についてその適応や効果について,自験例も含め解説する.

❶適応

白内障手術後の屈折異常に対する適応の目安を表1に示す.度数以外の適応選択は,ほぼ通常の LASIK と同様であり,角膜の厚みと形状のデータは大切である.

通常の LASIK 前に比較して,白内障術後の度

表1 白内障術後の touch up LASIK の目安

近視度数<−6 D
乱視度数<4 D
遠視度数<+2 D
術後の角膜厚の予測>400 μm
眼鏡矯正視力>1.0
屈折異常以外の疾患がない
医師の説明を理解できる

数ずれは一般的に高度な屈折異常となることは少ないため,度数による不適応は少ない.ただし,+2 D 以上の遠視側へのずれの場合は,高次収差の増加による視機能低下や矯正精度を考慮すると,IOL 交換のほうが適当と考えられる.一方,「このくらいなら治さなくてもいいのでは?」と思われる程度のわずかの屈折誤差であっても,特に多焦点眼内レンズの場合は遠方,近方ともに視力低下につながるため,touch up を施行したほうが高い満足度が得られる.

通常の LASIK では矯正視力の適応目安は 1.0 以上であるが,1.0 未満であっても屈折異常以外の他の疾患がなければ,希望により LASIK を施行する場合もある.白内障術後の高齢者では,さまざまな原因で眼鏡矯正視力が 1.0 未満であることがあり,touch up の適応を決めるうえで配慮が必要である.後発白内障,加齢黄斑変性,視野異常など,術前に必ずその有無を確認する必要がある.また,白内障術後の高齢者は角膜の非対称や不正乱視を伴うことも多く,屈折異常以外の疾患がなく,眼鏡矯正視力が 1.0 未満の場合は,トポガイドによるカスタム LASIK によって矯正視力が向上する場合もある.

❷ 手術における注意点

白内障手術から touch up までの期間は，切開部と屈折の安定という観点から最低 3 か月以上はあけている．

手術方法は通常の LASIK と同様であるが，対象が高齢者の場合が多いので，多少の注意が必要である．まず瞼裂が狭小であったり結膜弛緩が高度の場合は，フェムト秒レーザーの PI (patient interface) やマイクロケラトームのヘッドが吸着しにくいことがある．また，まれではあるが，老人環が高度であると，フェムト秒レーザーでの切開が不良になる可能性があるので，マイクロケラトームを選択するほうがよい．マイボーム腺機能不全や涙液クリアランス不良を伴うことも多いため，術後のドライアイにも注意を払う必要がある．

❸ 手術成績

当院で白内障術後に touch up LASIK を行った症例 81 眼（平均年齢 63.43±8.60 歳）の結果を紹介する．これらは白内障術前に屈折矯正術などの手術を行っていない対象である．

1）単焦点眼内レンズ挿入後の touch up

touch up 術前の屈折は球面等価で−0.48±0.98 D（絶対値：0.84±0.67 D）で，内訳は近視性乱視 3 眼（−1.29±0.52 D），遠視性乱視 4 眼（+0.59±0.06 D），混合乱視 11 眼（−0.65±0.94 D）である．

図 1 は術前後の遠方および近方視力である．touch up の目的である遠方裸眼視力は有意に改善している．一方，単焦点レンズであり，近視性乱視の矯正が多いため，平均近方視力は術後やや低下している．屈折の経過は，等価球面値（絶対値）で術前 0.84±0.67 D から術後 3 か月で 0.45±0.41 D と改善している．また，乱視は術後有意に改善している（図 2）．

2）多焦点眼内レンズ挿入後の touch up

touch up 術前の屈折は +0.05±0.80 D（絶対値：0.65±0.47 D）で，内訳は近視性乱視 16 眼（−0.86±0.44 D），遠視性乱視 22 眼（+0.94±0.34 D），混合乱視 25 眼（−0.15±0.35 D）である．術後，遠方視力は有意に改善し，近方視力も単焦点眼内レンズとは異なり術後に改善している（図 3）．屈折の経過は，等価球面値（絶対値）で術前 0.65±0.47 D から術後 3 か月で 0.40±0.36 D と改善している．単焦点眼内レンズと同様，乱視の矯正効果は良好である（図 4）．

LASIK は簡易で矯正精度も高いため，白内障術後の屈折誤差の微調整に有用である．冒頭にも述べたように，現在では白内障手術は屈折矯正術である．今後さらに高齢化していく社会において，

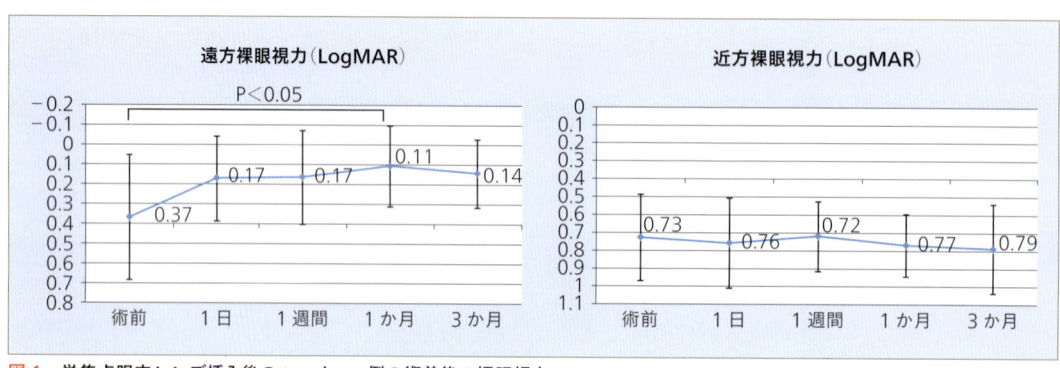

図 1 単焦点眼内レンズ挿入後の touch up 例の術前後の裸眼視力

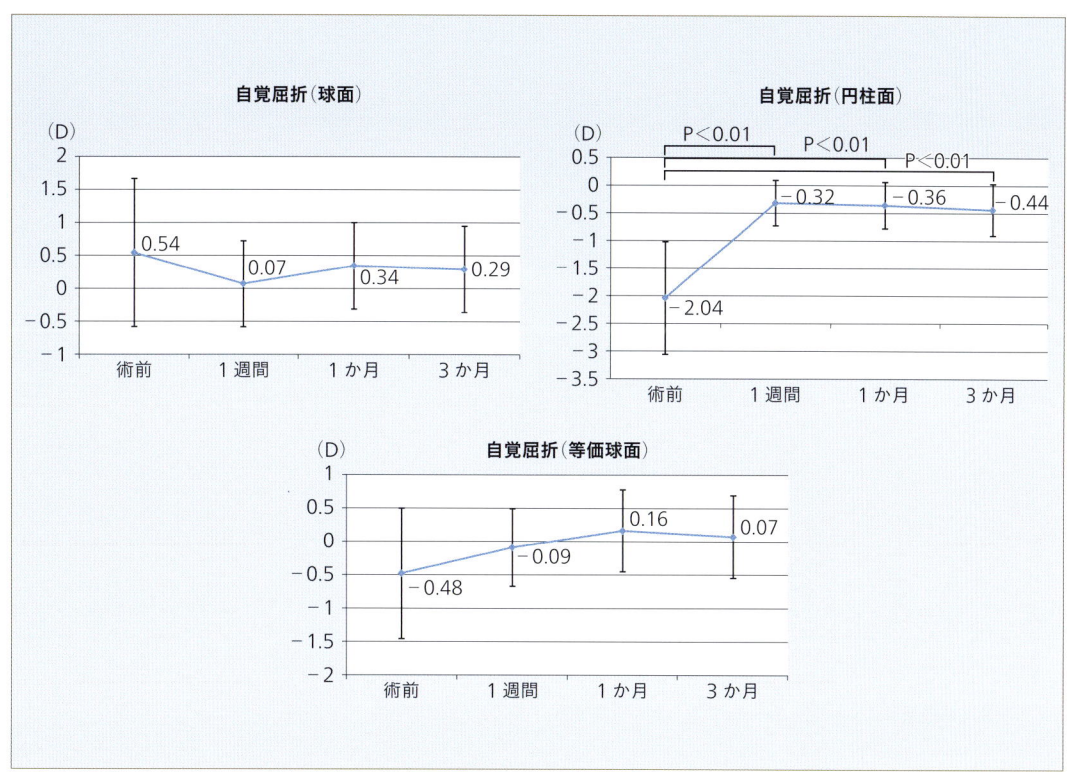

図2 単焦点眼内レンズ挿入後のtouch up例の術前後の屈折

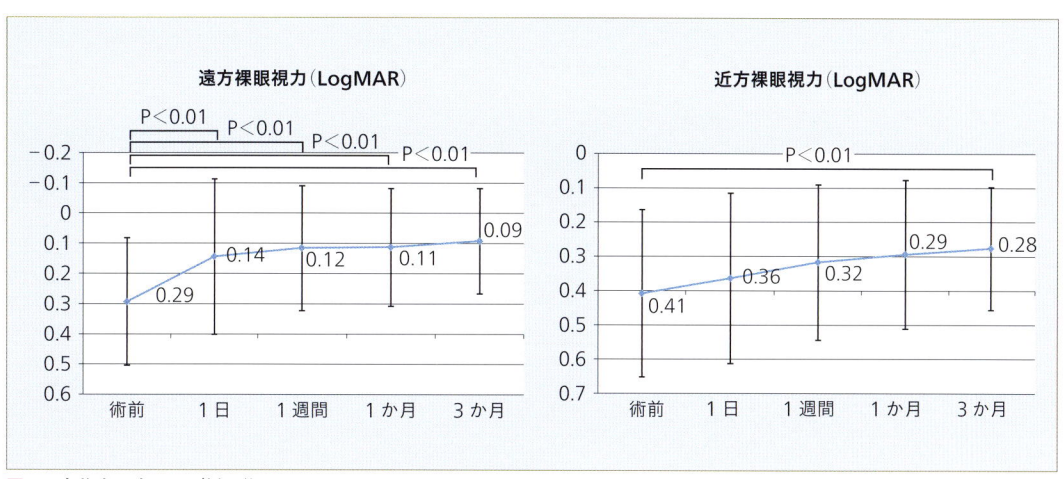

図3 多焦点眼内レンズ挿入後のtouch up例の術前後の裸眼視力

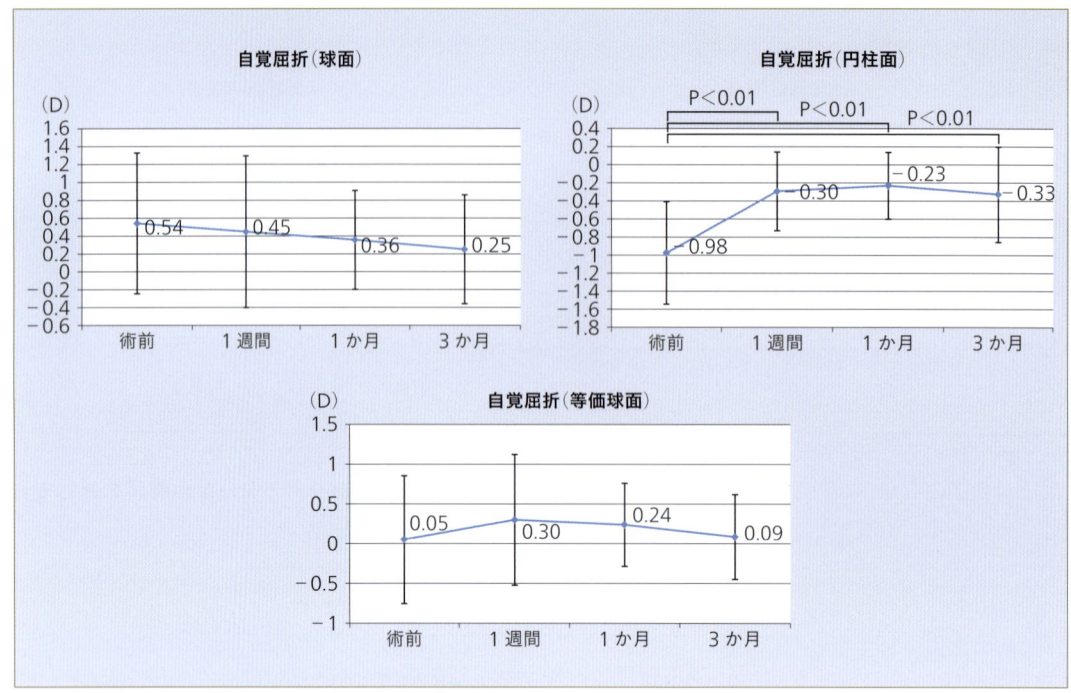

図4 多焦点眼内レンズ挿入後の touch up 例の術前後の屈折

アクティブな高齢者が増えていくなか，視力の質（quality of vision）への要求はさらに高まると思われる．LASIK の登場によって白内障術後に個々人のライフスタイルに合った「見え方」を容易に提供できるようになった．すべての施設で LASIK の施行は可能ではないが，術後の満足度向上のために touch up を選択肢の一つとして念頭に置くことは大切である．

参考文献

1) Savini G, Hoffer KJ, Carbonelli M, et al.：Intraocular lens power calculation after myopic excimer laser surgery：clinical comparison of published methods. J Cataract Refract Surg 36：1455-1465, 2010
2) Fernández-Buenaga R, Alió JL, Pérez Ardoy AL, et al.：Resolving refractive error after cataract surgery：IOL exchange, piggyback lens, or LASIK. J Refract Surg 29：676-683, 2013

（戸田郁子）

Topics

topo-linked LASIK による不正乱視治療

　LASIK（laser in situ keratomileusis）が開始された当初は低次の収差（球面と円柱面）の矯正（コンベンショナル LASIK）が可能であったが，高次収差（不正乱視）の矯正は不可能であった．しかし現在では，wavefront-guided LASIK と topo-linked LASIK の 2 種類のカスタム照射が可能になり，高次収差の矯正が可能となった．wavefront-guided LASIK は収差計で測定した眼の全収差の除去を，topo-linked LASIK は角膜形状解析装置によって測定した角膜に起因する収差（角膜不正乱視）の除去を行う．

❶適応

　topo-linked LASIK は角膜に起因する不正乱視を除去することにより視機能の改善が期待できる症例が良い適応になる．具体的には以下のような症例である．
1）角膜乱視の不正が大きい症例
2）角膜乱視の非対称性が大きい症例
3）LASIK などで偏心照射・狭い照射径・セントラルアイランドとなっている症例

　topo-linked LASIK は白内障術後眼においても良好な成績が報告されている．特に多焦点眼内レンズ挿入眼においては正確に波面収差を測定できない場合もあるが，topo-linked LASIK においてはそのような問題は生じない．筆者らは単焦点・多焦点眼内レンズ挿入眼に対してカスタム照射を施行する際は術後 1 か月以上経過し，屈折度数・角膜形状解析結果が安定していることを確認して topo-linked LASIK を施行している．

術後，さらに球面と円柱面の追加矯正が必要になる可能性もあり，十分残余角膜厚を残しておくことも重要である．極端な不正乱視においてシミュレーションが不可能な場合，複数回測定して再現性が悪い場合などは不適応となる．また，角膜収差と全収差のパターンが大きく異なると，角膜収差の除去により術後全収差が増加することもあり，術前のシミュレーションは重要である．

❷方法

　筆者は topo-linked LASIK 施行時，エキシマレーザーは NIDEK 社製 EC-5000CXII と Alcon 社製 Allegretto Wave® Eye-Q を使用している．両機種とも wavefront-guided LASIK と topo-linked LASIK の 2 種類のカスタム照射が可能である．

　術前検査はコンベンショナル LASIK 時と同様に施行しているが，角膜形状解析結果に基づいて照射するため，測定時には特に注意する必要がある．エキシマレーザー照射時は瞳孔中心を指標とするため，瞳孔中心と角膜頂点との位置関係がずれないように測定時しっかり固視灯を見てもらう．可能なかぎり大きく開瞼してもらい，眼瞼・睫毛・鼻などの影が映り込まないように撮影する（図1）．涙液層を安定させ，ドライアイにならないように何回か瞬目させすばやく撮影する．必要に応じて人工涙液を点眼後撮影している．

　角膜収差の変化が低次の収差（球面と円柱面）にも大きく影響する場合がある．例えば，中心部を多く削るパターンの場合は遠視化，周辺部を多く

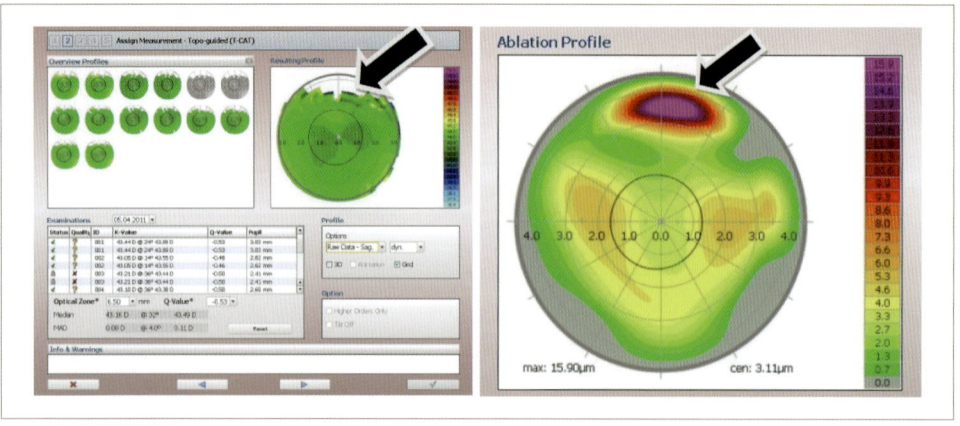

図1 角膜形状解析結果
➡で示した上方部分が眼瞼の影響で測定できていないのがわかる.

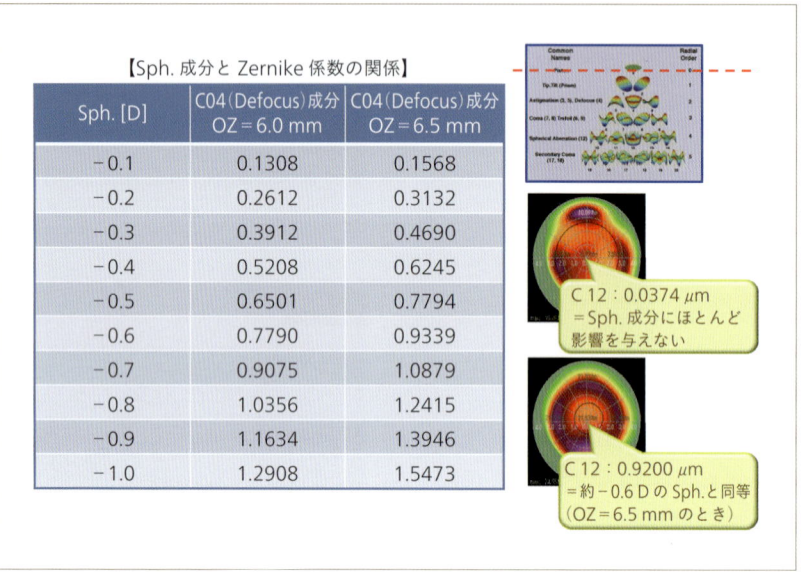

図2 球面度数矯正量の決定
C 12（球面収差）量と C 04（Defocus）が同等となるような球面度数を探し，もともと存在する球面度数矯正量に加えて，最終的な球面度数矯正量を決定する．この症例では S－0.6 D を自覚球面度数に追加して照射する．S－3.0 D 矯正する予定であれば，入力値は S－3.6 D となる．

削るパターンの場合は近視化する．そのため，2段階照射が精度の面で推奨される．
1) まず高次収差成分のみ照射を施行し，角膜不正成分を除去する．
2) 数か月以降，角膜形状，視力が安定しているのを確認して残余の低次の収差（球面と円柱面）を矯正する．

という流れとなるが，時間的な問題などで1回での照射となる場合がある．

Allegretto Wave® Eye-Q（Alcon 社製）では，
1) 照射による球面に与える影響を加味して照射する（図2）．
2) 角膜形状解析装置で測定した角膜乱視軸と自覚乱視軸の軸角度の差が 15°未満の場合は，角膜乱視軸を軸角度として使用し，乱視度数の小さいほうの値を矯正量とする．差が 15°以上ある場合は，乱視度数＝0 D として照射する．

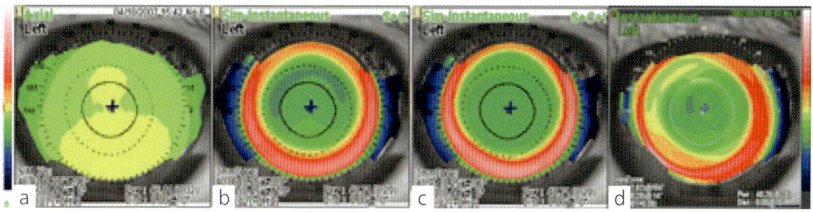

図3 【症例1】
a：術前の角膜形状解析マップ
b：コンベンショナル LASIK 術後シミュレーションマップ
c：topo-linked LASIK 術後シミュレーションマップ
d：実際の topo-linked LASIK 術後角膜形状解析マップ
（戸田郁子：トポガイドレーシックによる不正乱視の治療―屈折矯正セミナー．あたらしい眼科 24：1195-1196, 2007 より）

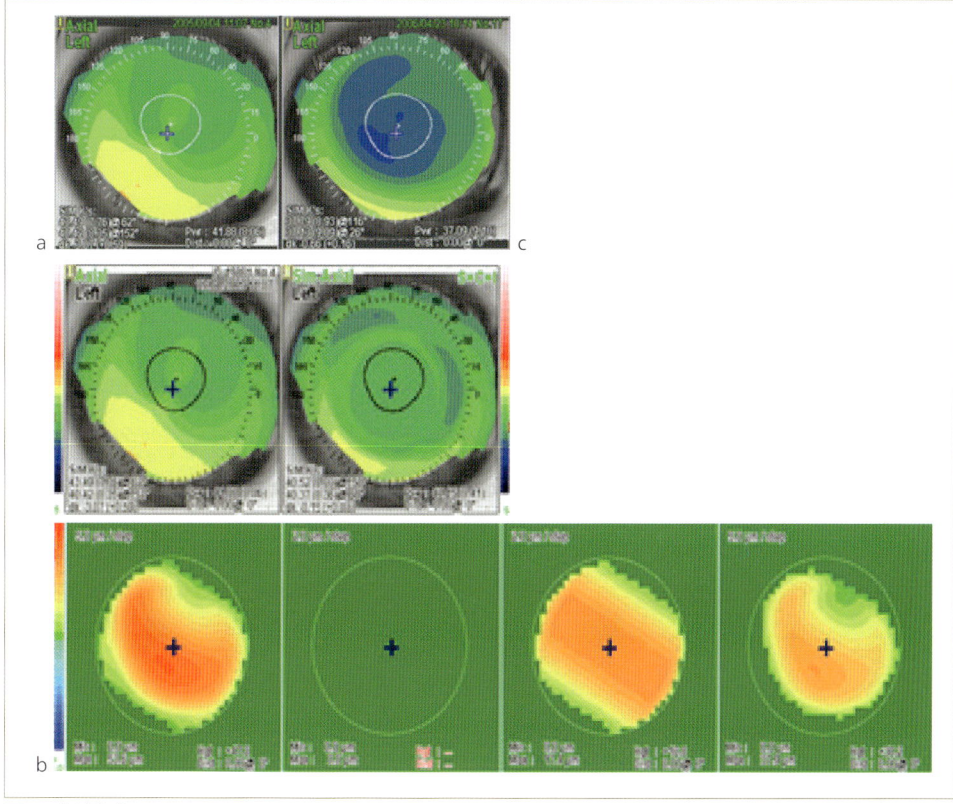

図4 【症例2】
a：術前の角膜形状解析マップ
b：FinalFit®による topo-linked LASIK のシミュレーション．左上 preOpe は術前の角膜形状解析マップ，中央上 target は topo-linked LASIK 術後シミュレーションマップを表している．
c：実際の topo-linked LASIK 術後角膜形状解析マップ
（戸田郁子：トポガイドレーシックによる不正乱視の治療―屈折矯正セミナー．あたらしい眼科 24：1195-1196, 2007 より）

❸ 実際の照射例

1）角膜非対称乱視症例

　症例1は，LASIK 希望で当院初診となった角膜手術の既往歴のない患者で，非対称性乱視を認めた（図3a）．コンベンショナル LASIK では角膜の非対称性はそのまま残ると予想される（図3b）．そのため，術後の矯正効果不良や角膜乱視の発生の可能性を軽減する目的でカスタム照射，特に topo-linked LASIK が推奨される．こういった症例にトポガイドによる照射を行うと非対称性が改

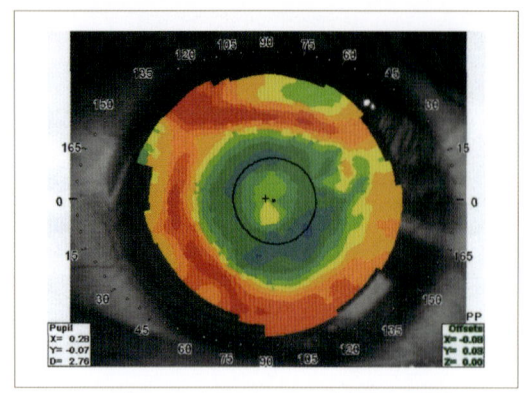

図5 LASIK後にセントラルアイランドを認めた症例

善され，術後の視力の質が良好となる（図3 c, d）．

2）LASIK後偏心照射となっている症例

　症例2は，他院でのLASIK術後でだぶりと夜間の光のにじみを主訴に当院初診となった患者である．左眼の角膜形状解析マップ（TMS-Ⅲ，トーメー社製）で耳上側に偏心照射が認められ（図4 a），視力は0.1（1.0×S−2.5 D＝C−3.0 D　A×150）であった．このような症例では，wavefront-guided LASIKではあまり改善されない可能性もあり，注意が必要である．

　この症例においては角膜形状解析データをFinalFit®（NIDEK社製）を用いて照射パターンのシミュレーションを行い（図4 b），照射域を中央に戻せる照射パターンが得られた（右上のマップ）．この結果に基づいて追加topo-linked LASIKを施行した．術後照射中心はほぼ中央に移動し（図4 c），視力は1.2 p（1.2 p×S＋1.0 D＝C−1.0 D　A×70）と改善し，自覚症状も大幅に改善した．

　またセントラルアイランドを認める症例（図5）においても，wavefront-guided LASIKよりもtopo-linked LASIKがより有効であると考えられる．

　topo-linked LASIKは角膜に起因する不正乱視を除去することにより，視機能の改善が期待できる症例において有効であると考えられる．多焦点眼内レンズ挿入眼の増加とともに需要は増加するであろう．さらに今後，測定機器，エキシマレーザーの技術革新により，精度の高いtopo-linked LASIKが施行できるようになると期待される．

参考文献

1) Kohnen T, Bühren J, Kühne C, et al.：Wavefront-guided LASIK with the Zyoptix 3.1 system for the correction of myopia and compound myopic astigmatism with 1-year follow-up：clinical outcome and change in higher order aberrations. Ophthalmology 11：2175-2185, 2004
2) Alessio G, Boscia F, La Tegola MG, et al.：Topography-driven excimer laser for the retreatment of decentralized myopic photorefractive keratectomy. Ophthalmology 108：1695-1703, 2001
3) 根岸一乃：眼内レンズ挿入眼での追加矯正（多焦点を含む）．あたらしい眼科 28（臨増）：145-147, 2011
4) Toda I, Yamamoto T, Ito M, et al.：Topography-guided ablation for treatment of patients with irregular astigmatism. J Refract Surg 23：118-125, 2007
5) 戸田郁子：トポガイドレーシックによる不正乱視の治療―屈折矯正セミナー．あたらしい眼科：24：1195-1196, 2007

（福本光樹）

II フェムト秒レーザー手術

A FLEx

　フェムト秒レーザーは，近年最も進化を成し遂げたレーザーテクノロジーの一つであり，任意の深さや方向で自由自在に角膜組織をアレンジできることから，眼科領域にも広く応用されている．従来，LASIKにおけるフラップ作製に使用されてきたが，現在ではさまざまな角膜移植，角膜内リング，老視矯正から白内障手術にまで適応が拡大しつつある．屈折矯正手術分野においては，エキシマレーザーを使用せず角膜の一部をレンチクルとして抜去する屈折矯正手術（refractive lenticule extraction；ReLEx）が開発されている．ReLExは，femtosecond lenticule extraction（FLEx）およびその亜型である small incision lenticule extraction（SMILE）の総称として用いられており，いずれもフェムトセカンドレーザーVisuMax（Carl Zeiss Meditec社）を使用して行う（図1）．従来の手術では，エキシマレーザーを用いて角膜組織を切除していたが，本手術では，高精度のフェムト秒レーザーを用いて

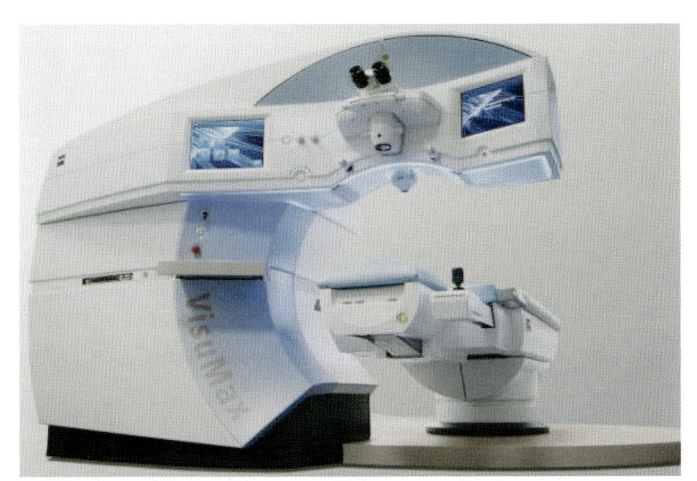

図1　VisuMax（Carl Zeiss Meditec社）の外観

シート状の角膜組織を除去する．両者の手術方法は，角膜の一部をレンチクルとして抜去する手技は共通であり，フラップを作製するか否かのアプローチ方法に違いがある．本稿では，フェムト秒レーザーによる新たな屈折矯正手術 FLEx の手術適応，手術の実際，術後の対応とその臨床成績について概説する．

1 手術適応の決定

　手術適応は，LASIK に代表される角膜屈折矯正手術と基本的に同じである．通常残存ベッド厚 250 μm 以上，総角膜厚が 400 μm 以上残るようにする．ただし，ある一定以上のレンチクルの厚みがないと創間剝離が困難となるので，0.75 D 以上の近視が適応となる．費用に関しても，保険外診療であり施設によって異なるが，LASIK と同額かわずかに高額に設定されることが多い．従来の LASIK と異なり，①エキシマレーザーを必要とせず患者の移動が不要，②手術室の室内環境に影響を受けにくい，③レーザー照射による角膜創傷治癒反応の個体差や含水率変化の影響を受けにくい，④本来角膜が有する優れた生理的形状(prolate shape)の変化が少なく，眼球高次収差(特に球面収差)への影響が少ない，⑤しかもその変化が矯正量に依存しない，ことが本術式のメリットとして考えられる．

▶一般眼科医のための 患者説明のポイント
　眼鏡やコンタクトレンズが装用困難であったり，職業上の制限や美容的理由により眼鏡やコンタクトレンズ装用から解放されたいと希望する症例が前提となる．LASIK と同様に，軽度から中等度近視・近視性乱視であれば，まず問題なく手術は可能である．術前検査で円錐角膜が見つかったり，角膜が非常に薄い症例では，ごくまれに手術ができないことがある．最新のフェムト秒レーザーを用いて角膜をシート状に加工したのちにそれを抜き取る手術であり，LASIK と比較して，長期予測性や安定性に優れた術式の一つと考えられる．

2 手術の実際

　FLEx の手術手技のシェーマを図2に示す．まず，アプラネーションコーンを眼球に密着させたのち(図3)，フェムト秒レーザーを用いてフラップとレンチクル作製のベースとなる角膜切開を行う(図4)．次に，intra LASIK と同様にして，フラップ辺縁からスパーテルを用いてフラップを鈍的に剝離する(図5)．その後，レンチクル後面も同様にして剝離し(図6)，鑷子によりレンチクルを引き剝がす(図7)．最後に，洗浄を行いフラップの接着を確認して手術を終了する．

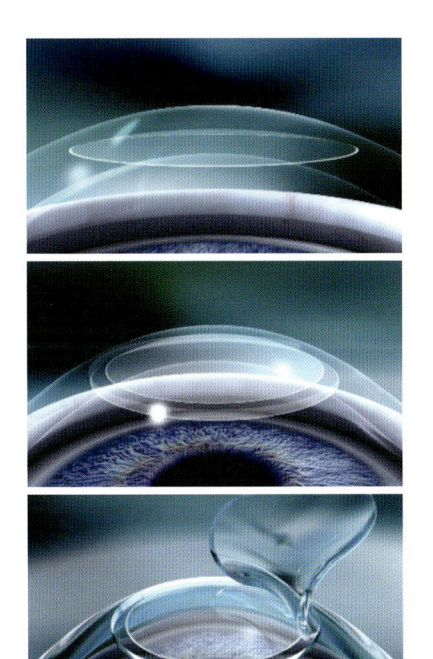

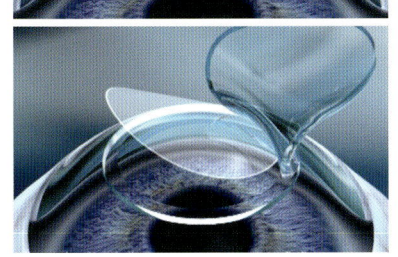

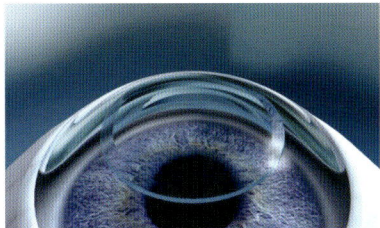

図2 FLEx のシェーマ
まず，フェムト秒レーザーを用いてフラップとレンチクル作製のベースとなる角膜切開を行う．次に，フラップ辺縁からスパーテルを用いてフラップを鈍的に剥離する．その後，レンチクル後面も鈍的に剥離し，鑷子によりレンチクルを引き剥がす．

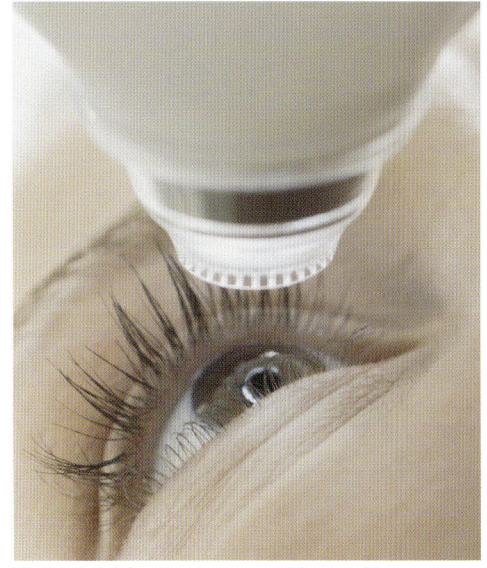

図3 アプラネーションコーンのドッキング
角膜上にアプラネーションコーンを密着させたのち，フェムト秒レーザーを照射する．

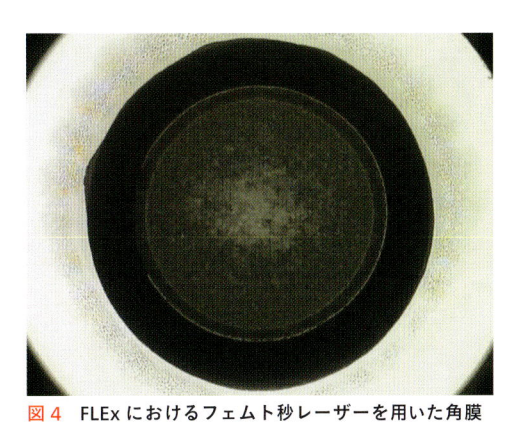

図4 FLEx におけるフェムト秒レーザーを用いた角膜切開
フェムト秒レーザーを用いて，フラップとレンチクル作製のベースとなる角膜切開を行う．

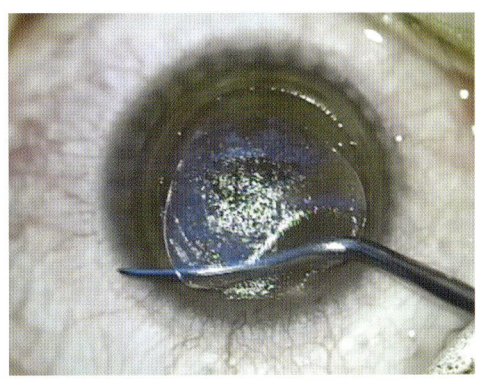

図5 FLEx におけるフラップの作製
フラップ辺縁からフラップを鈍的に剥離する．

II フェムト秒レーザー手術

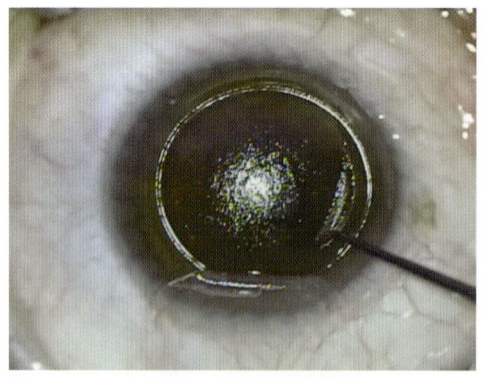

図6 FLExにおけるレンチクルの辺縁剥離
レンチクル後面の辺縁を鈍的に剥離する．

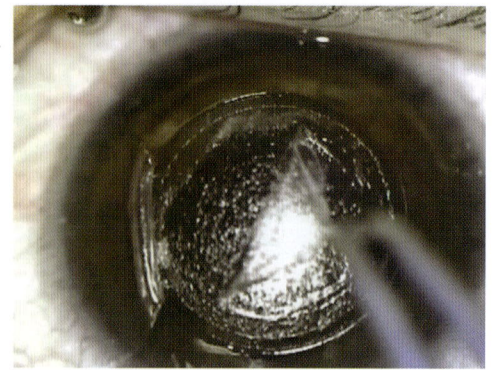

図7 FLExにおけるレンチクルの抜去
鑷子によりレンチクルを引き剥がす．

3 術後の対応

　術後の診察間隔は，原則として術後翌日，1週間，1，3，6，12か月，その後は1年ごとの定期検査を推奨しており，LASIKと同様である．ただし，術後処方としては，術直後にフルオロメトロン点眼でなく，リン酸ベタメタゾンナトリウム点眼を使用し，症例によってはステロイドの内服も考慮に入れる．術後検査におけるポイントもLASIKに準ずるが，本術式の特徴として，術後1週〜1か月頃に一過性に層間混濁（transient interface haze）を生じることがある（図8）．その際は，ステロイドは漸減中止せず，軽快するまで継続する．その他の合併症としては，残余屈折異常（低・過矯正，再近視化），ドライアイ，フラップ異常，上皮迷入，DLK（diffuse lamellar keratitis），感染症など考えられるが，いずれもLASIKに準じた治療を行う．

> ▶一般眼科医のための 患者説明のポイント
>
> 　通常の診療のように，視力，屈折，細隙灯顕微鏡，眼底検査が必要となる．可能であれば，角膜形状解析，波面収差解析，コントラスト感度検査も適宜行う．細隙灯顕微鏡で見るポイントとしては，フラップの位置や皺，ドライアイ，上皮迷入，DLK以外にも特に術後早期に発症する層間混濁（図8）に注意する必要がある．ステロイド治療に反応するが，明らかな視力低下や屈折変化を認めた場合は，速やかに専門施設に紹介すべきであろう．明らかな視力低下を認めなくても，患者が見え方の不具合を訴えている場合，単なる不定愁訴ではなく，高次収差や散乱による影響も否定できず，検査可能な専門施設の受診を勧めたい．

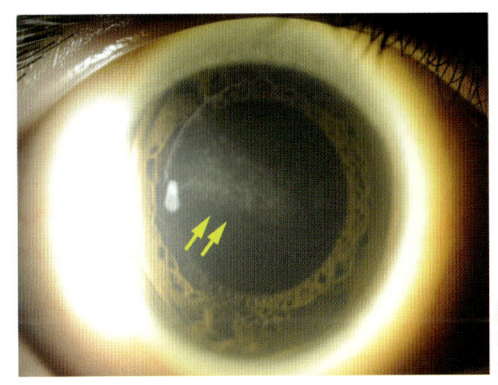

図8 一過性層間混濁
ReLEx 特有の合併症の一つとして，一過性に層間混濁を生じることがある．

4　FLEx の臨床成績

　2006 年に Blum や Sekundo らのグループにより，最初の ReLEx の臨床試験は弱視眼を対象として開始された．その後 2008 年に Sekundo らは，近視および近視性乱視（術前等価球面度数-4.73 ± 1.48 D）を有する 10 例 10 眼を対象として，術後 6 か月までの初期臨床成績を報告している．その結果，達成矯正度数が予測矯正度数の± 0.5 D 以内が 40％，± 1.0 D 以内が 90％であり，2 段階以上の視力低下を認めた症例はなかったと報告している．注目したいのは，角膜形状と眼球高次収差の変化である．通常，LASIK に代表されるエキシマレーザー屈折矯正手術は，矯正量に依存して角膜が prolate から oblate 形状へと変化し，高次収差が増加することが知られているが，FLEx では高次収差については，瞳孔径 5 mm における全収差が0.18 ± 0.07 μm～0.21 ± 0.09 μm へ，コマ収差が0.09 ± 0.05 μm～0.14 ± 0.09 μm へ，球面収差が0.08 ± 0.08 μm～0.06 ± 0.08 μm へといずれも有意な変化を認めず，矯正量にも依存しないとしている．2010 年 Blum らは，近視および近視性乱視（術前等価球面度数-4.59 ± 1.3 D）を有する 56 例 107 眼を対象として，達成矯正度数が予測矯正度数の± 0.5 D 以内が 74.8％，± 1.0 D 以内が 98.1％，屈折安定性も良好であり，97.1％の患者満足度が得られたと報告している．術後合併症としては，一過性層間混濁（術後 1 週以内）が 20.3％に，diffuse lamellar keratitis（DLK）が 0.9％に，周辺部におけるマイクロストリエ（microstriae）が 15.7％に，それぞれ認められたものの，全例軽快したとしている．さらに Blum らは，近視性乱視 31 例 62 眼を対象として，術後 1 年の臨床成績も報告しており，平均裸眼視力が術前 0.12～術後 1.10 へと改善し，術後 6 か月以降の屈折安定性も良好であった．いずれの結果もノモグラムを使用せずに得られたものである．北里大学病院においても倫理委員会の承認を得て，国内初となる FLEx を 2010 年 10 月から開始しており，優れた初期臨床成績が得られている．近視・近視性乱視に対して FLEx を施行した 20 例 38 眼を対象に，術後 6 か月の時点における平均裸眼視力 1.38，矯正視力 1.62，全例矯正視力 1.2 以上であり（図 9），裸眼視力 0.5，1.0 以上の割合は，それぞれ 100，87％であった（図 10）．全例とも目標矯正度数に対して± 0.5 D 以内（図 11），術後 1 週からの屈折度数変化は，0.02 ± 0.28 D（図 12）であった．パワーベクトル解析で

II　フェムト秒レーザー手術

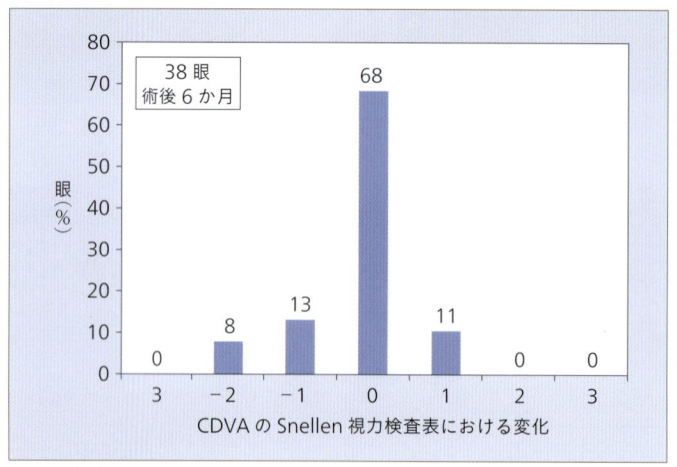

図9 矯正視力の変化
FLEx術後の矯正視力改善11％, 不変68％, 悪化23％であり, 全例矯正視力1.2以上であった.
(Kamiya K, Ishii R, Sato N, et al.: Early clinical outcomes, including efficacy and endothelial cell loss, of refractive lenticule extraction using a 500 kHz femtosecond Laser to correct myopia. J Cataract Refract Surg 38：1996-2002, 2012 より引用・改変)

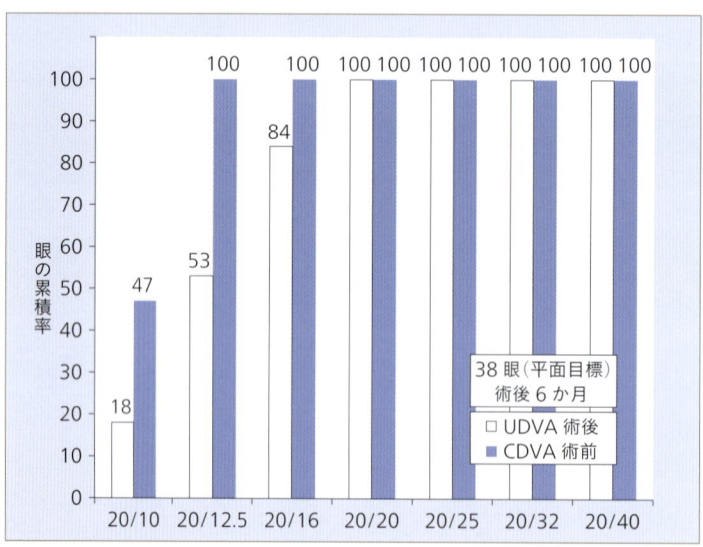

図10 裸眼視力の変化
FLEx術後1, 3, 6か月における裸眼視力1.0以上の割合は, それぞれ66, 82, 87％であった.
(Kamiya K, Ishii R, Sato N, et al.: Early clinical outcomes, including efficacy and endothelial cell loss, of refractive lenticule extraction using a 500 kHz femtosecond Laser to correct myopia. J Cataract Refract Surg 38：1996-2002, 2012 より引用・改変)

は, J0, J45成分における±0.5 D以内の割合がそれぞれ100, 97％と良好な乱視矯正効果が得られた. 角膜内皮細胞減少率は平均1.7％であり, 一過性層間混濁(図8)が8眼に生じたが, いずれも重篤な視機能障害を認めなかった. さらに, 現在の標準術式の一つであるwavefront-guided LASIKを施行した19例34眼と, FLExを施行した23例43眼に

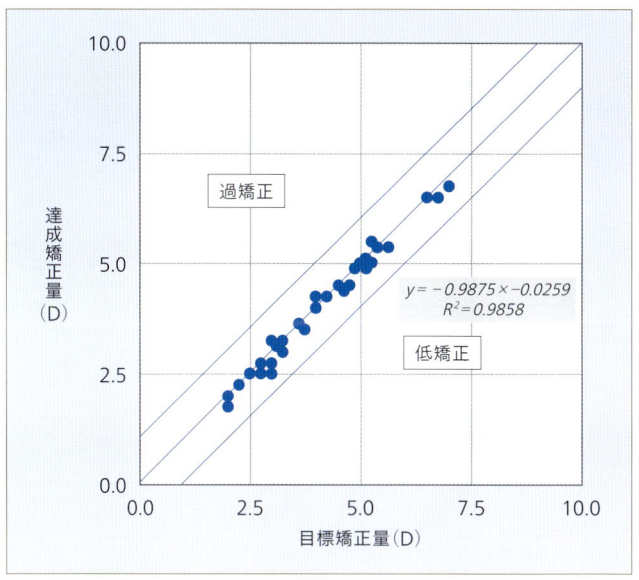

図 11　FLEx 術後 6 か月における予測性
目標矯正度数に対して全例 ± 0.5 D 以内であった．（Kamiya K, Ishii R, Sato N, et al.：Early clinical outcomes, including efficacy and endothelial cell loss, of refractive lenticule extraction using a 500 kHz femtosecond laser to correct myopia. J Cataract Refract Surg 38：1996-2002, 2012 より引用・改変）

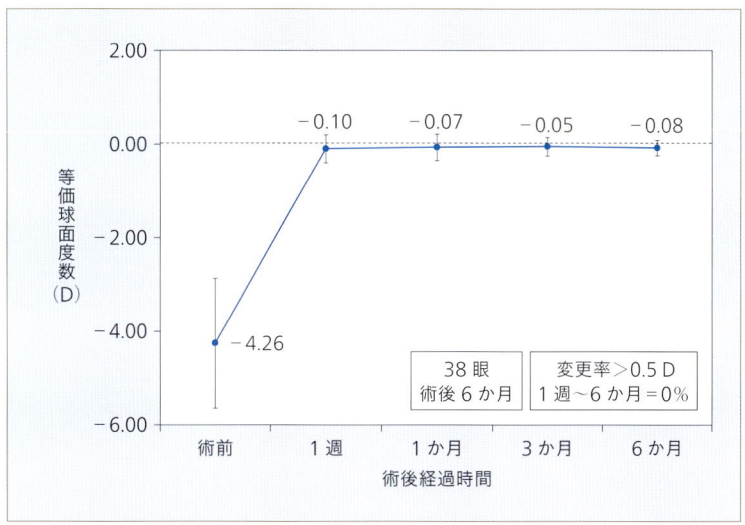

図 12　等価球面度数の経時変化
術後 1 週から 6 か月における屈折変化は 0.02 ± 0.28 D であり，明らかな regression（度数の戻り）は認めなかった．
（Kamiya K, Ishii R, Sato N, et al.：Early clinical outcomes, including efficacy and endothelial cell loss, of refractive lenticule extraction using a 500 kHz femtosecond laser to correct myopia. J Cataract Refract Surg 38：1996-2002, 2012 より引用・改変）

ついて年齢・矯正量をマッチングさせて比較したところ，瞳孔径 4，6 mm いずれも四次収差（特に球面収差）の増加が有意に少なく（図 13），角膜の oblate 化も有意に少ない（図 14）ことや LASIK と異なり，高次収差の増加が矯正量に依存しないことが明らかとなった（図

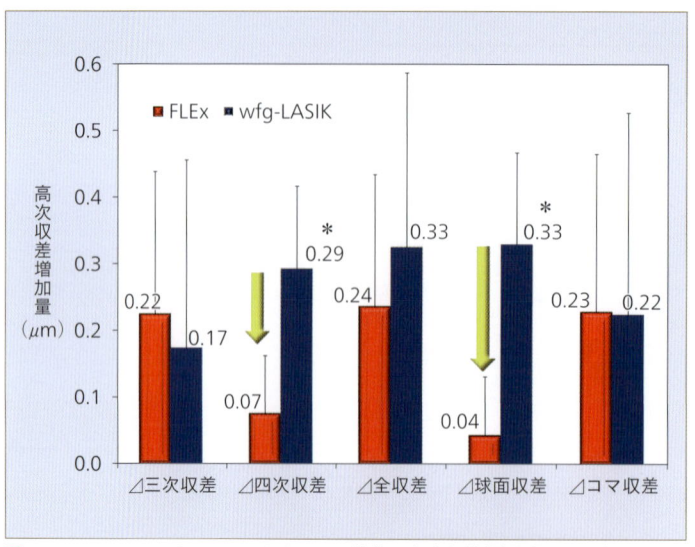

図 13　FLEx・wavefront-guided LASIK 術後の高次収差（瞳孔径 6 mm）
LASIK 術後に比較して，FLEx 術後は四次収差（特に球面収差）の増加が有意に少ない．
（Kamiya K, Shimizu K, Igarashi A, et al.：Comparison of visual acuity, higher-order aberrations and corneal asphericity after refractive lenticule extraction and wavefront-guided laser-assisted in situ keratomileusis for myopia. Br J Ophthalmol 97：968-975, 2013 より引用・改変）

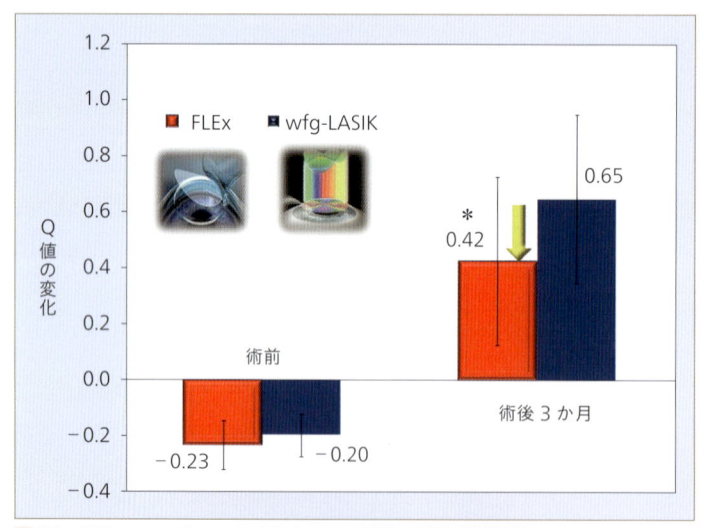

図 14　FLEx・wavefront-guided LASIK 術後の角膜非球面性
LASIK 術後に比較して，FLEx 術後は角膜の oblate 化が有意に少ない．
（Kamiya K, Shimizu K, Igarashi A, et al.：Comparison of visual acuity, higher-order aberrations and corneal asphericity after refractive lenticule extraction and wavefront-guided laser-assisted in situ keratomileusis for myopia. Br J Ophthalmol 97：968-975, 2013 より引用・改変）

15）．高次収差の観点からは，矯正量が 4 D 未満では wavefront-guided LASIK，4 D 以上では FLEx が適している可能性が示唆された．LASIK では，アイトラッキングを用いても微細な眼球運動による照射ずれやエキシマレーザーによる周辺切除効率の低下が避けら

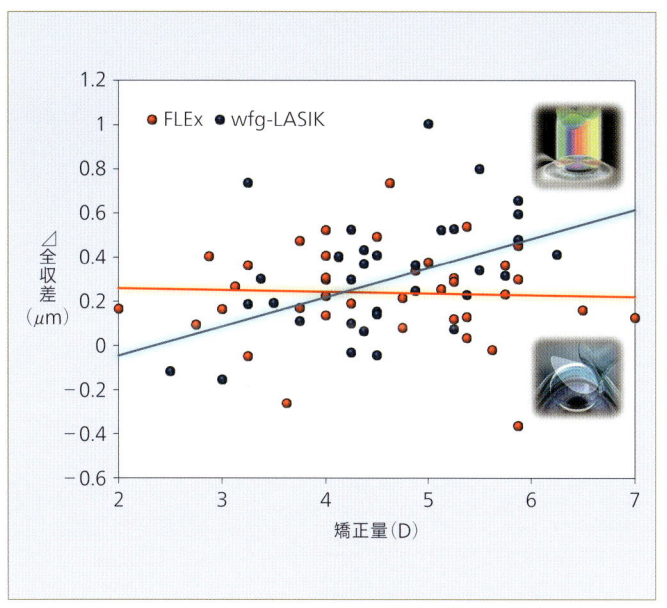

図15　FLEx・wavefront-guided LASIK 術後の高次収差と矯正量
LASIK 術後は矯正量に依存して高次収差が増加する一方，FLEx 術後は有意な相関を認めなかった．
（Kamiya K, Shimizu K, Igarashi A, et al.：Comparison of visual acuity, higher-order aberrations and corneal asphericity after refractive lenticule extraction and wavefront-guided laser-assisted in situ keratomileusis for myopia. Br J Ophthalmol 97：968–975, 2013 より引用・改変）

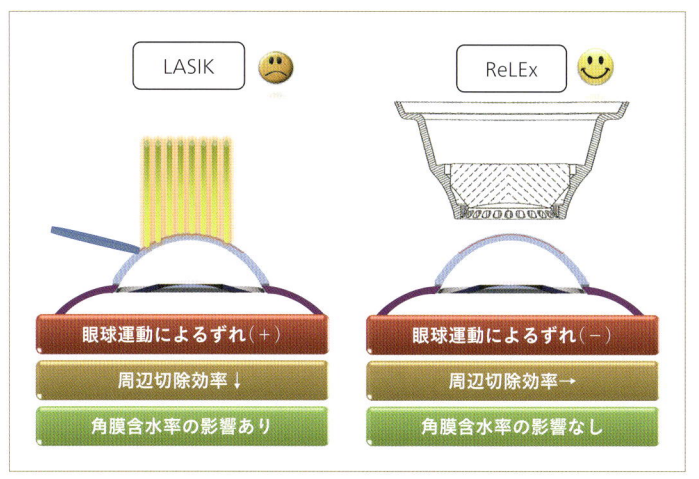

図16　LASIK との術式の違い
LASIK と異なり，ReLEx では眼球運動による照射ずれ，周辺切除効率の低下，角膜含水率の低下が認められない．

れず，フラップ作製後に角膜含水率が変化し続けるが，その一方，ReLEx では，角膜組織をアプラネーションコーンにより固定するため，眼球運動による照射ずれがなく，周辺切除効率の低下も生じず，レーザー切除を行う際に角膜含水率は一定のままであることが本質的な違いとして考えられる（図16）．

さらに，Optical Quality Analysis System（Visiometrics 社）を用いて，point spread function

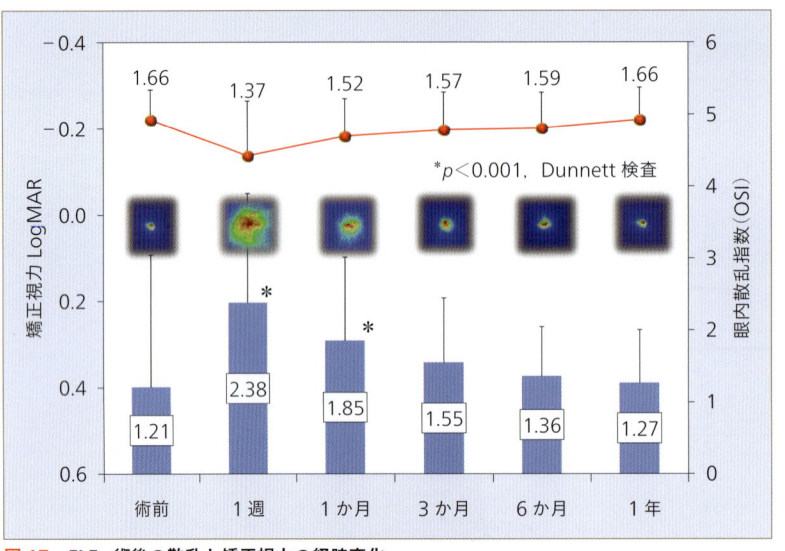

図17 FLEx術後の散乱と矯正視力の経時変化
術後1週,1か月の時点で前方散乱が一過性に増加し,その後回復する.
(Kamiya K, Shimizu K, Igarashi A, et al.：Time course of optical quality and intraocular scattering after refractive lenticule extraction. PLoS One 8：e76738, 2013 より引用・改変)

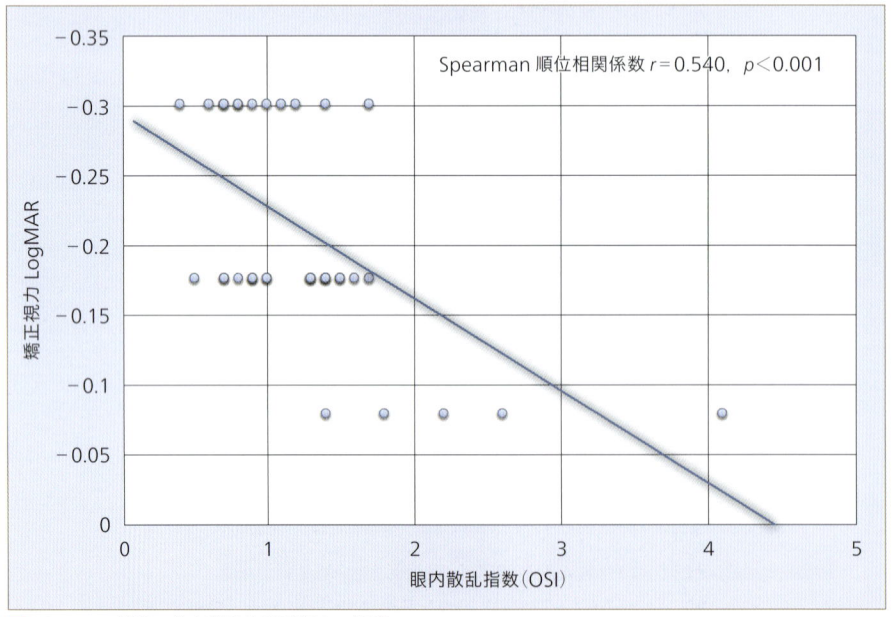

図18 FLEx術後の前方散乱と矯正視力の相関
FLEx術後の前方散乱(眼内散乱指数, objective scattering index)が増加するほど,矯正視力が有意に低下する.

(PSF)やmodulation transfer function(MTF)といった眼球光学特性の経時変化を検討したところ,術後1週や1か月の時点で一過性に空間周波数特性やStrehl比が低下し,前方散乱が増加するが,時間経過とともに改善すること(図17)や前方散乱が矯正視力に有意な相関を示すことがわかった(図18).代表的なPSF像やMTF曲線を図19, 20にそれぞれ示す.一部の症例において術後早期の裸眼視力や矯正視力の回復がやや遅い傾向がみられ

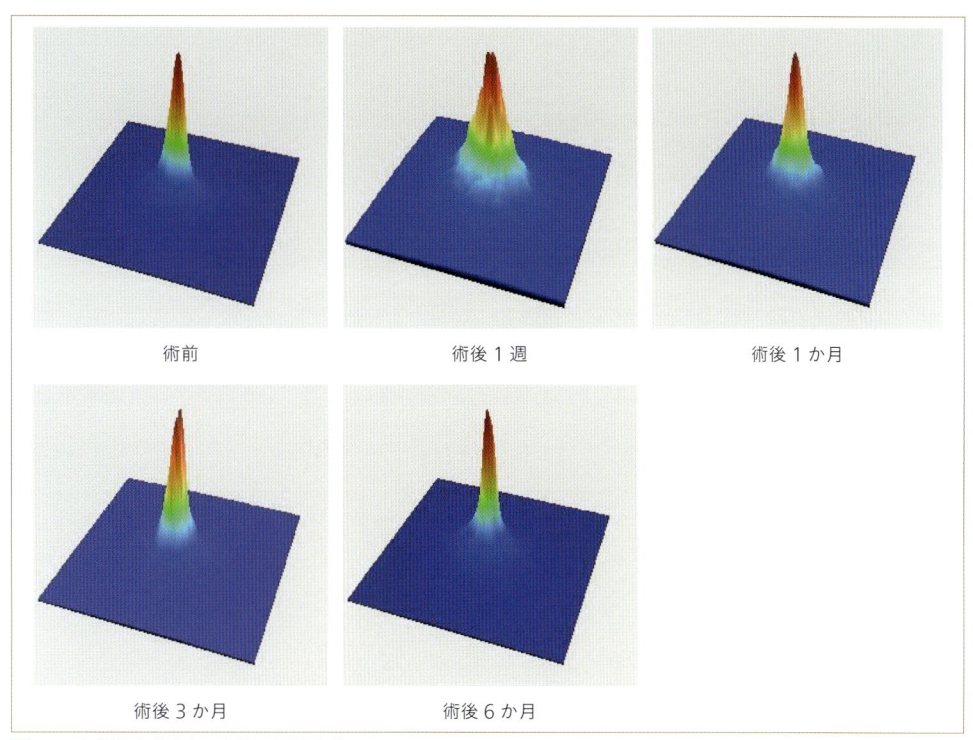

図19 点像強度分布（PSF）像の経時変化
術後1週，1か月の時点でPSF像が一過性に乱れるが，その後回復する．
(Kamiya K, Shimizu K, Igarashi A, et al.：Time course of optical quality and intraocular scattering after refractive lenticule extraction. PLoS One 8：e76738, 2013 より引用・改変)

るが，この原因として前方散乱による影響が示唆された．現在ではエネルギー設定や術後ステロイドの投薬見直しを行って，早期回復が得られている．フラップを作製するFLExとフラップを作製しないSMILEの同一個体内比較による視力・屈折経過についても検討を行っているが，その詳細については他稿を参照していただきたい．

　マイクロケラトームを用いた角膜実質除去による近視矯正手術は，Barraquerらにより開発されたが，十分な予測性や再現性が得られず，広く臨床応用されるに至らなかった．フェムト秒レーザーの登場によって，任意の深さや方向で自由自在に角膜組織を整えることができるようになり，これまで術者の経験や技量に負うところが大きかった眼科手術が少なからず変貌を遂げようとしている．ReLExという屈折矯正手術もその流れのなかの一つであり，新たなコンセプトの手術手技である．自験例による検討では，FLEx，SMILEともに長期予測性や安定性に優れており，LASIKに認められる遠視化(overshoot)や再近視化(regression)が起こりにくい印象を受ける．さらに多施設・多数例での長期データの検証が必要であるが，術式の理論的背景から考えてもポテンシャルが高いことが予想され，今後の発展が期待されるテクノロジーであろう．

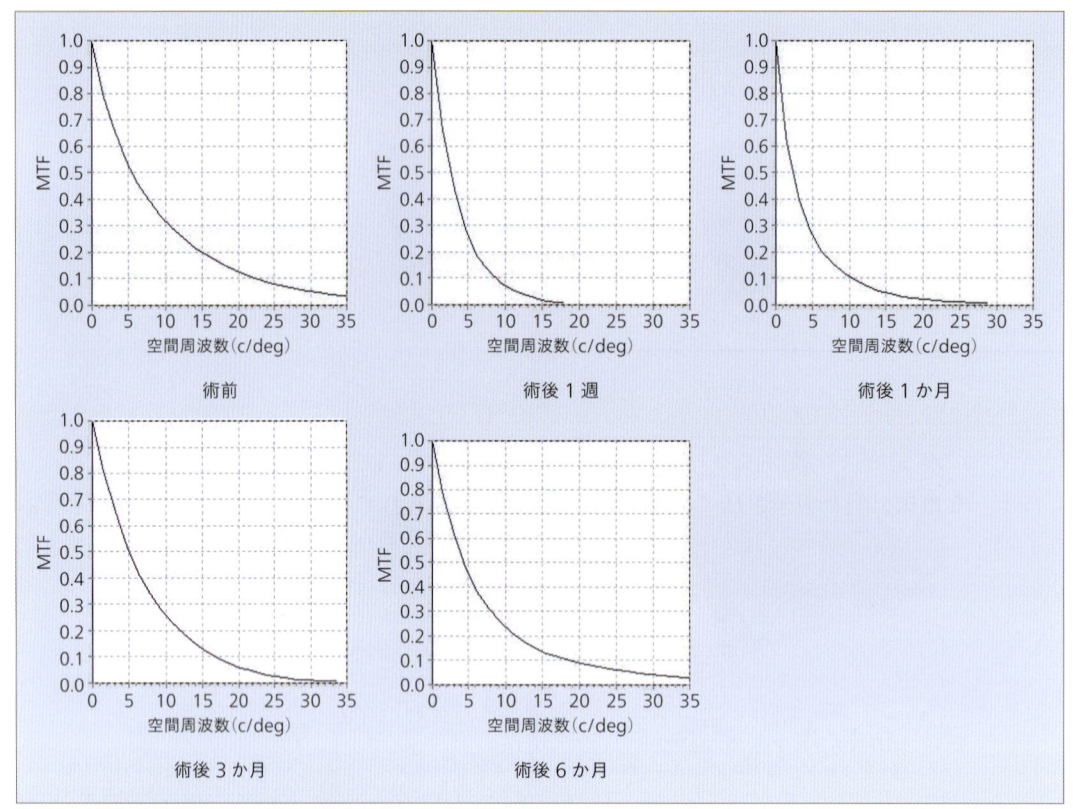

図20 空間周波数特性（MTF）曲線の経時変化
術後1週，1か月の時点でMTFが一過性に低下するが，その後回復する．
(Kamiya K, Shimizu K, Igarashi A, et al.：Time course of optical quality and intraocular scattering after refractive lenticule extraction. PLoS One 8：e76738, 2013より引用・改変)

参考文献

1) Sekundo W, Kunert K, Russmann C, et al.：First efficacy and safety study of femtosecond lenticule extraction for the correction of myopia：six-month results. J Cataract Refract Surg 34：1513-1520, 2008
2) Kamiya K, Ishii R, Sato N, et al.：Early clinical outcomes, including efficacy and endothelial cell loss, of refractive lenticule extraction using a 500-kHz femtosecond laser to correct myopia. J Cataract Refract Surg 38：1996-2002, 2012
3) Kamiya K, Shimizu K, Igarashi A, et al.：Comparison of visual acuity, higher-order aberrations and corneal asphericity after refractive lenticule extraction and wavefront-guided laser-assisted in situ keratomileusis for myopia. Br J Ophthalmol 97：968-975, 2013
4) Kamiya K, Shimizu K, Igarashi A, et al.：Time course of optical quality and intraocular scattering after refractive lenticule extraction. PLoS One 8：e76738, 2013
5) Kamiya K, Shimizu K, Igarashi A, et al.：Visual and refractive outcomes of femtosecond lenticule extraction and small incision lenticule extraction for myopia. Am J Ophthalmol 157：128-134, 2014

〈神谷和孝〉

B SMILE

　現在，国内の屈折矯正手術の主流である laser *in situ* keratomileusis（LASIK）は多くの良好な臨床成績が報告され，その高い安全性が広く知られているところである．しかし，regression（度数の戻り）による裸眼視力の低下や球面収差増加によるコントラスト感度低下といった視機能に対する限界のほか，外傷によるフラップトラブルや遷延するドライアイ，知覚異常といった長期的にも継続しうる合併症が問題とされている．これらの合併症は主にフラップ作製に起因するとされており，術者にとって対応が難しく患者にとっては大きな不満原因となりうる．そこで近年，フラップを作製しない新たな角膜屈折矯正手術である small incision lenticule extraction（SMILE）が登場し，当院でも 2011 年 12 月より国内初の試みとして導入している．SMILE は LASIK と異なり次世代フェムト秒レーザーのみを使用し，角膜実質内にレンチクルを作製し除去することによって角膜形状を変化させる手術である．LASIK のように角膜表面にフラップは作製せず，3〜4 mm の小切開のみを作製することから，より角膜に対する侵襲が少なく，良好なオキュラーサーフェスを獲得することが期待されている（図 1）．本稿では，当院における SMILE 手術の経験からの手術適応，手術方法，術後の対応について概説する．

1 手術適応の決定

I. SMILE の手術適応

　基本的には「屈折矯正手術のガイドライン」に従い適応を決定している．現在のところ，SMILE において遠視矯正は不可能なため，近視および近視性乱視が適応となる．SMILE 手術適応のポイントとしてはフラップを作製せず，角膜内部のレンチクルを除去する手術のため，矯正度数に比例して摘出するレンチクルの厚みは厚くなる．そのため，−1 D 未満の弱い矯正では非常にレンチクルが薄くなり，摘出の際レンチクルが不完全になるリスクがあるため，それらの症例では慎重を要する．また，現在の SMILE には LASIK のようなカスタム照射はないため，強度乱視や不正乱視例は除外している．以下に当院における主な SMILE の適応基準を示す．

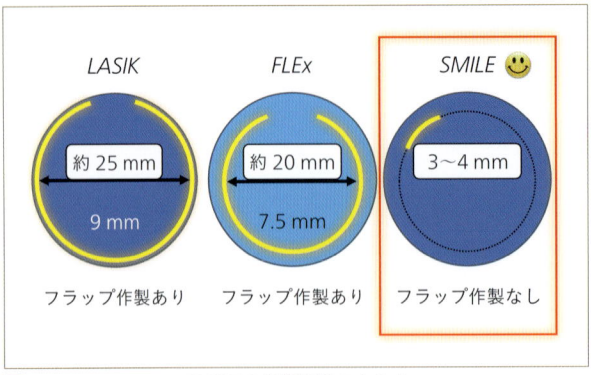

図1 LASIK, FLEx, SMILE の角膜切開の大きさ
LASIK, FLEx とも角膜にフラップを作製する手術に比べ，SMILE ではフラップを作製せず 3〜4 mm ほどの小切開のみを作製する．

表1 FLEx と SMILE の違い

	FLEx	SMILE
フラップ作製の有無	あり	なし
角膜表面切開の長さ	約 20 mm（フラップ径 7.5 mm）	約 3〜4 mm
手術の難易度	やさしい	やや習熟が必要
角膜三叉神経への侵襲	大きい	小さい
外傷による強度	弱い	強い
術後の生活（洗顔，洗髪，メークなど）	術後 1 週間は禁止	術後 3 日は禁止

・18〜45 歳
・屈折異常以外に眼科的疾患がないこと
・近視および近視性乱視
・−1〜−6 D 未満の軽度〜中等度近視
・自覚乱視度数 3 D 未満の正乱視
・予想残存ベッド厚 250 μm 以上

II. SMILE 手術を勧める際の注意点

　SMILE は新しい術式のため，一般的に SMILE を理解して受診する人は少ない．SMILE の一番のアドバンテージはフラップを作製せず，小切開のみで手術が可能なところなので，そのメリットを十分説明することが重要となる．当院では LASIK は 2008 年以降施行していないため，同じようにフラップを作製する FLEx（femtosecond lenticule extraction）と比較して説明している．両者の主な違いについて表1に示す．フラップを作製しない利点としては，ドライアイが起こりにくいことと外傷などによるフラップトラブルがないことが大きな点であるが，小切開のため，上皮の改善が速く洗顔やメークといった社会復帰が早い点も喜ばれる利点といえる．一方で，ReLEx（FLEx, SMILE）特有の欠点も存在する．ReLEx は LASIK と異なり，フェムト秒レーザーで角膜を切り取る手術であり，術後はまれに一過性の層間混濁を生じることがある．そのため，LASIK と比較して術後

視力の回復がやや緩やかであり，ステロイド点眼の継続もやや長めとなる．患者としては術翌日からすっきり見えることを期待するため，緩やかに視力が改善していく点は事前に十分説明しなくてはならない．

III. 術前検査の注意点

　基本的には通常の屈折矯正手術の術前検査に準じて行い，SMILE特有の検査項目はない．しかし，術前の細隙灯顕微鏡検査は重要である．通常，フェムト秒レーザーは混濁部位は切除効率が低下するため，角膜照射部位に混濁がないかは事前に必ずチェックすべきである．また，SMILEにおける切開位置や切開幅は任意に設定できるため，血管侵入や混濁位置を評価しておけばその部分を避けて切開線をおくことが可能となり，手術をやりやすくする助けとなりうる．その他，手術時には専用のアイコーンを瞳孔中心を目標にして角膜へ接触させるため，瞳孔偏位がないか，開瞼幅は十分取れるか，結膜弛緩症がないかは事前に評価しておいたほうがよいだろう．瞼裂幅が狭い場合や結膜弛緩症がある場合はサクションブレイクのリスクが高まるため，注意が必要となる．

▶一般眼科医のための　患者説明のポイント

　SMILEは基本的にはLASIKと同じ角膜屈折矯正手術であるため，角膜切除量が大きくなる強度近視には不適であることなど一般的な適応は類似している．最も異なる点はフラップレスであることであり，そのアドバンテージは差別させる意味でも重要なので説明すべきである．現状におけるSMILEのLASIKと比較した利点としては，① ドライアイを含めた眼不快感が少ない，② 外傷に強い，③ 術直後の痛みが少ない，④ 矯正精度が高い(特別なノモグラムが不要)，⑤ 術後のoblate化が少ない(球面収差の増加が少ない)，⑥ 術後の社会復帰が早い，などがあげられる．しかし，欠点としては長期的なデータがないことがあげられる．以上のような利点，欠点を説明したうえで，患者が希望したときは手術適応と考える．

2　手術の実際

I. 手術直前の注意点

　SMILEはLASIK同様点眼麻酔にて行い，フェムト秒レーザーによる切開が最も重要となるため，術中の眼球運動や強い閉瞼はサクションブレイクの原因となりうるので，緊張が強い場合は事前にジアゼパムなどの抗不安薬を内服するのが望ましい．また，SMILEを行うフェムトセカンドレーザー VisuMax(Carl Zeiss Meditec社)は他のフェムト秒レーザーと異なる点が2つある．1つはサクションリングがなく，角膜表面にアイコーンを直

接接触させ吸引固定する方式であるという点である．そのため，センタリングには患者の固視が非常に重要となる．事前に固視灯となる点滅をしっかり見てもらうよう説明するが，術前の屈折度数によっては固視灯が二重・三重に見える患者もいるので，その場合はどこか固視する場所を決めてもらい点滅を追わないよう説明するのがよい．固視が良好であればセンタリングをとることは難しくない．VisuMaxのもう1つの特徴としては，術中の吸引圧が他のフェムト秒レーザーに比べ低いことである．これにより吸引固定中も患者はブラックアウトしないため，レーザーで切除した際に「曇ったように見える」現象が生じる．患者が術中に不安にならないようこのことも事前に説明しておかなくてはならないだろう．

II. 手術方法

当院におけるSMILEの手術手技を解説する．

1) 通常の内眼手術と同様に消毒を行ったのちに，ドレーピング，1%キシロカインの点眼麻酔を行う．
2) 矯正量，レーザーの設定の確認を行う．
   - SMILEでは切除計画に必要な情報は自覚屈折度数，角膜曲率半径，角膜厚のみでCap径（LASIKのフラップ径に相当），レンチクル径，切開位置・幅は任意に設定可能である．
   - レーザー設定は主にパワー，スポットサイズ，スポット間隔の3つで決定される．パワーが強く，スポット間隔が広いほどレーザー時間は短縮されるが，切除面は粗くレンチクル摘出が難しくなる傾向にある．
3) 専用のアイコーンを瞳孔中心を目標にして角膜表面に接触させ吸引固定する．
4) レーザー照射を行う（図2）．
5) 専用のスパーテルを用いてレンチクルの前面（上皮側）を鈍的に剥離する（図3）．

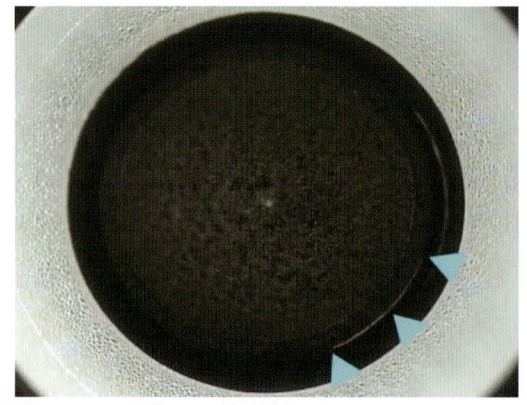

図2　SMILE手術：レーザー照射
専用のアイコーンに角膜表面を接触させレーザー照射を行う．内側の円がレンチクルの切開で，外側の円は3〜4mmのサイドカット（三角矢印）のみ行う．

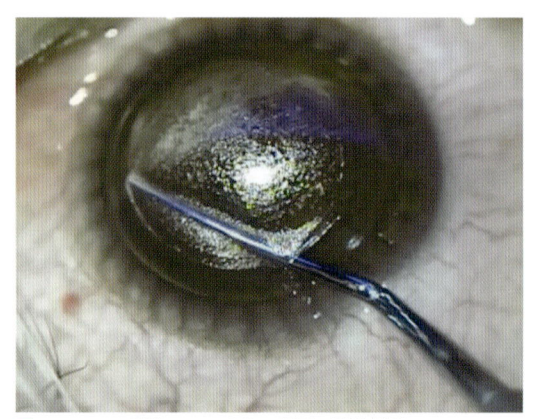

図3　SMILE手術：レンチクル前面の鈍的剥離
フェムト秒レーザーによる切開面はミシン目状に癒着しているため，専用のスパーテルを用いて鈍的に剥離を行う．初めにレンチクル前面の剥離を行う．

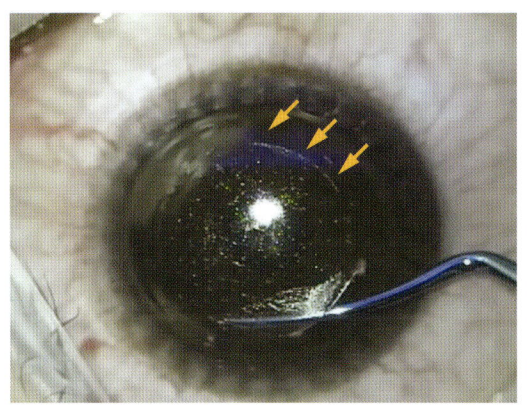

図4　SMILE手術：レンチクル後面の鈍的剥離
レンチクル前面の剥離を行ったのち，レンチクル後面の剥離を行う．前面に比べ深層にある後面はより癒着が強く抵抗を感じる．後面をうまく剥離し終えると，レンチクルが円状に浮かび上がる（三角矢印）．

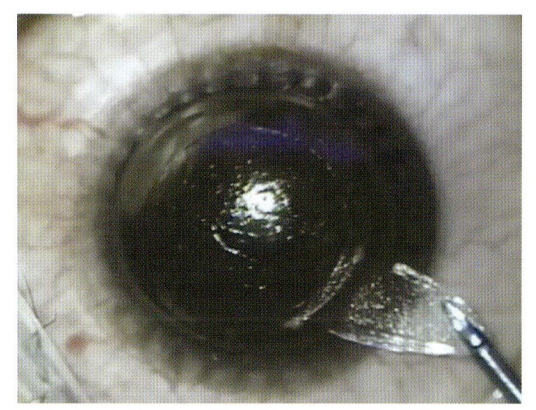

図5　SMILE手術：レンチクル除去
レンチクルの剥離を終えたのち，専用の鑷子にレンチクルを除去する．

6）同様にレンチクルの後面（内皮側）を鈍的に剥離する（図4）．
・レンチクル剥離は内皮側のほうが深層のため抵抗があり，完全に剥離ができるとレンチクル周辺の円形のラインが視認できるようになる．
7）剥離したレンチクルを専用の鑷子にて除去する（図5）．
8）層間を洗浄して終了．
・フラップがないため，LASIKのように乾燥させる必要はない．

3　術後の対応

I.　術直後の対応

　SMILE術直後の前眼部写真を示す（図6）．SMILEはフラップ作製を行わないため，術直後の診察においてフラップ位置のずれや皺といった問題は生じない．前眼部は非常にきれいで層間にわずかな混濁を生じていることがあるが，通常時間経過とともに減少していく．術当日の疼痛はLASIKやFLExといったフラップを作製する手術に比べ軽度であるが，視力の改善は緩やかに回復するため，当日の視力はあまり良くない．そのため事前に車で来院することは禁止するよう伝えなければならない．

II.　診察間隔

　通常の屈折矯正手術後の診察間隔でよい．当院では術翌日，1週間，1か月，3か月，6か月，1年，1年以降は1年に1回の定期受診を勧めている．

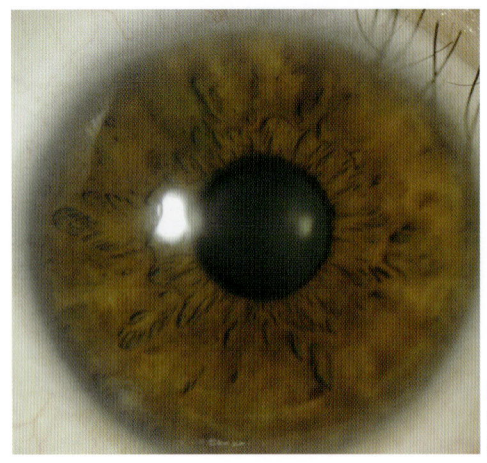

図6 SMILE 術直後の前眼部写真
SMILE 術直後の角膜はフラップ作製をしていないため，皺などは認めない．

III. 処方

　ReLEx（FLEx, SMILE）は前述のとおり，術後初期に一過性の層間混濁を来しやすく，そのため視力の回復が緩やかである傾向がある．この層間混濁は時間経過とともに自然に減少するが，ステロイド投与により早く改善させることが可能なため，LASIK の術後処方と比べるとステロイド投与がポイントとなる．ReLEx 術後の処方例を示す（**表 2**）．

表2 SMILE 術後の当院の処方例

術後 1 週間まで
・レボフロキサシン点眼（クラビット 1.5％®）　4×
・セフメノキシム点眼（ベストロン 0.5％®）　4×
・ベタメタゾン点眼（リンデロン®）　4×
・ブロムフェナクナトリウム点眼（ブロナック®）　2×（術後 3 日間）
・プレドニゾロン（プレドニン®）20 mg（術後 3 日間）
術後 1 週～3 か月
・フルオロメトロン点眼（フルメトロン 0.1％®）　4×

IV. 検査，チェックポイント

　術後検査においても通常の角膜屈折矯術後の検査と同様でよい．角膜形状検査を定期的に行うことはもちろんのこと，ステロイド点眼による眼圧上昇がないかは注意すべきである．ReLEx は術後層間混濁の程度によって視力の回復の速さに影響が出るため，層間混濁の程度や散乱を測定できる検査機器があるとより術後の視機能評価を客観的に行うことができる．当院では眼球光学特性の評価として術前後に Optical Quality Analysis System（OQAS, Visiometrics 社）を用いているが，その前方散乱の指標となる OSI（objective scattering index）は術後の視力と有意に相関することがわかった．それによると術後1週でOSIは一過性に悪化するものの，その後改善傾向を示し，術後6か月で術前のOSIと同レベルまで改善している．

V. 異常所見とその対応

1. 結膜下出血

SMILEは専用のアイコーンを眼表面に接触させ吸引にて眼球固定するため，結膜下出血が生じることがある．対象患者は若い人が多いため，見た目や，仕事に影響が出る可能性もあるため，術前にその可能性は説明しておいたほうがよい．しかし，多くの場合問題になることはない．

2. サクションブレイク

レーザー照射時に急に眼球が動いたり，アイコーンの接触面に睫毛や結膜が挟まり，アイコーンと角膜面がはずれてしまうとサクションブレイクを生じる．SMILEはレンチクル後面，レンチクルサイドカット，レンチクル前面，キャップサイドカットという順にレーザー照射が行われ，レーザー照射時間は約30～35秒間である．レンチクル後面が完全に切除し終えたのち，サクションブレイクが生じた場合は，再度続きから残りの切除を行うことが可能である．レンチクル後面が不完全となった場合は続きからの照射は困難となるため，後日FLExやLASIK，PRKといった手術に変更するのが望ましい．あらかじめ緊張が強い患者の場合は抗不安薬を内服させるほか，レーザーの設定にてパワーを強くしてスポット間隔を広げることで照射時間が10秒ほど短縮できるため，照射条件を変更させることも良い対策となる．しかし，上記設定では通常設定に比べ，照射後の組織の癒着がやや強く残るため，サクションブレイクを防ぐための設定といえる．

3. 一過性の層間混濁

SMILEを含めReLExではフェムト秒レーザーにて角膜実質を面状に切開するため，術後まれにびまん性の層間混濁を生じる（図7）．この層間混濁は一過性で，ほとんどの症例は術後1週～1か月で細隙灯顕微鏡所見上はほぼ消失するが，まれに遷延する例もある．ステロイド点眼に反応し改善するため，遷延する例では低濃度ステロイド点眼を継続する．また前述のとおり，この一過性の層間混濁は前方散乱に影響し，術後視力の改善の妨げとなりうる．そのためLASIKと異なり，術後の視力回復は緩やかであるため，事前にその旨を説明しておくことは重要である．

4. DLK（diffuse lamellar keratitis）

一般的にLASIK後のDLKの頻度は約0.5％前後とされており，SMILEにおいても同様に軽度のものを含めると臨床的に時に遭遇しうる合併症である（図8）．多くは術後早期にフラップ間のびまん性の粒状浸潤を認め，その程度によって以下の4つのステージに

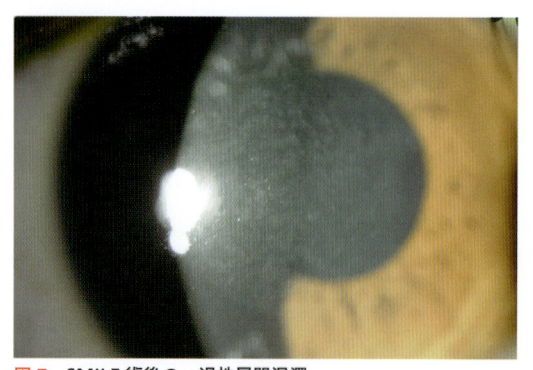

図7 SMILE術後の一過性層間混濁
SMILE術直後にびまん性の層間混濁を認めるが，経時的に改善していく．

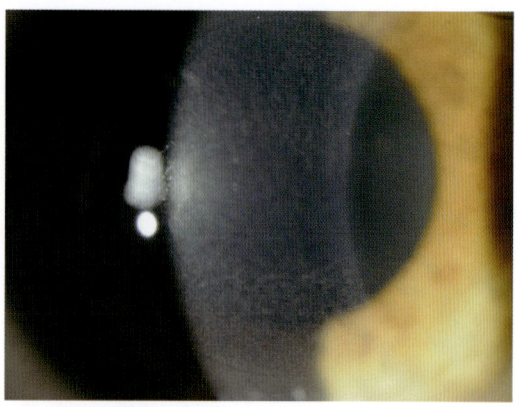

図8 SMILE術後のDLK
SMILE術後のDLKは層間混濁と鑑別が難しい．DLKのほうがやや粒状の浸潤を来す．

分けられる．SMILEにおいては術後一過性に層間混濁を生じ，DLKとの鑑別がやや困難な場合があるが，両者ともステロイドに反応するため，治療は同様となる．DLKの治療戦略に関しては以下のようにLASIK後のDLK治療に準じて行う．

　　ステージ1：部分的浸潤で，周辺部に限局し瞳孔領は含まれない．
　　ステージ2：軽度～中等度の全体に及ぶ浸潤
　　ステージ3：全体に及ぶ濃い浸潤
　　ステージ4：全体に及ぶ濃い浸潤で前房内炎症，毛様充血，視力低下を伴う．

ステージ1，2ではステロイドの頻回点眼で症状改善を望めるが，ステージ3，4ではフラップ下の洗浄を早急に行う必要がある．現在のところ当院では，SMILE術後にステージ3，4の症例は経験していない．

5. 追加矯正

SMILE後の追加矯正に関しては，現状ではエキシマレーザーによるPRKが推奨されている．その理由として，専用アイコーンの接触面のカーブパターンが1種類しかないことがあげられる．SMILE術後は角膜形状はフラット化するため，アイコーンのカーブ形状と角膜形状が合わない場合，サクションブレイクのリスクが高まるとされている．現在，アイコーンを含めた追加矯正用のプログラムが開発中であり，将来的にはSMILEによる追加矯正が可能となるかもしれない．

VI. SMILEの臨床成績

当院におけるFLExおよびSMILE術後6か月の成績を述べる．対象は26名52眼で片眼にFLEx，僚眼にSMILEを施行している．術前背景および術後成績を**表3**に示す．SMILE術後6か月の成績にて矯正視力が1段階の上昇例が8%，不変例が77%，1段階の低下を認めたものが15%，2段階以上低下した例は0%であった．裸眼視力は小数視力にて0.5以上を100%，1.0以上を96%に認め，自覚等価球面度数が0.5 D以内に100%

表3 FLEx と SMILE の術後6か月の臨床成績

	FLEx	SMILE
術前の等価球面度数	−4.18±1.72 D	−4.21±1.63 D
術前の自覚乱視度数	−0.64±0.76 D	−0.54±0.74 D
安全性：矯正視力の変化 （不変，1段階以上の改善）	85%	85%
有効性：裸眼視力の割合 （1.0以上の割合）	100%	96%
矯正精度：±0.5 D 以内（%）	96%	100%
安定性：術後1週〜6か月の 屈折値変化	−0.02±0.39 D	0.00±0.30 D

と良好であった．術後1週間から6か月の自覚等価球面度数変化は 0.00±0.30 D であり，全体として良好な臨床成績であるが FLEx と差はなかった．一般的に ReLEx 術後は LASIK と比較して球面収差の増加が少なく，矯正量に依存した高次収差の増加を認めないとされており，SMILE においても同様の傾向を認める．

VII. フラップレス手術のアドバンテージ

　SMILE において FLEx，LASIK と最も異なる点はフラップを作製しない点である．フラップレスであることは角膜への侵襲が少なくなり，術後のオキュラーサーフェスや角膜強度という点で特にアドバンテージを得られるのではないかと期待されている．一般に角膜内の三叉神経は Bowman 膜付近に subbasal nerve plexus と呼ばれる密な神経叢を形成しており，角膜フラップを作製する手術では一部ヒンジを残しほぼ全周この神経叢を障害することになる．そのため，LASIK 術後にはドライアイが必発し，時間経過とともに改善はするものの，症状が遷延する例も存在する．SMILE では3〜4 mm 程度の小切開のみのため神経に対する侵襲は少なく，自験例においても術後の神経線維密度は比較的温存される傾向を認める（図9）．Vestergaard らの報告によるとフラップを作製する FLEx と SMILE のオキュラーサーフェスへの影響を比較したところ，術後6か月において SMILE 群では有意に角膜知覚低下が少なく，神経線維数・密度ともに少ない減少だったが，Schirmer 試験や BUT 検査には有意な差はなかったとしている．われわれの施設においては FLEx 群と比較して SMILE 群では BUT 検査，神経線維数において良好な成績を得ており，今後中・長期的に自覚症状を含めどの程度オキュラーサーフェスに影響を与えるか評価していかなければいけないだろう．また，角膜強度に関して Agca らは ORA（Ocular Response Analyzer®，Reichert 社）を用いて SMILE 群と LASIK 群の生体力学特性を比較したところ，有意な差は認めなかったとしている．臨床的に角膜強度の測定は難しく客観的な評価は困難であるが，外傷に対する強度という点では明らかに優位性があり，長期的にフラップトラブルの危険性はなく，格闘技やボクシングを行う患者にとっては新たな選択肢となりうるであろう．

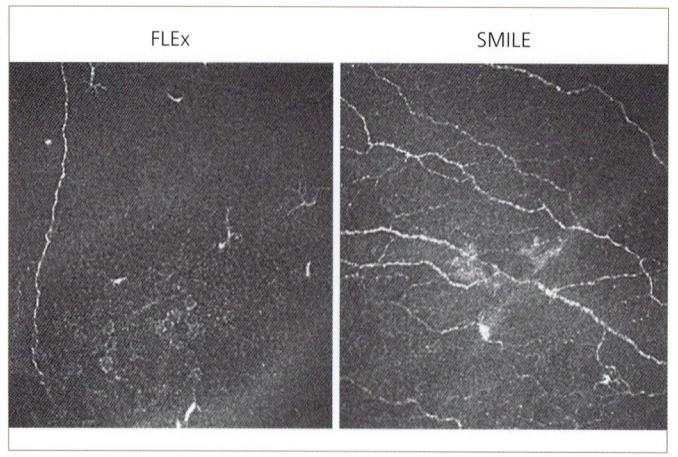

図9 FLEx，SMILE術後6か月のsubbasal nerve plexus（共焦点顕微鏡）
同一患者の片眼にFLEx，僚眼にSMILEを施行した術後6か月の三叉神経を示す．フラップを作製するFLEx眼では著明な神経線維の減少を認めるが，SMILE眼では神経線維が温存されている．

　SMILEは従来のLASIKを小切開にしたような新しい角膜屈折矯正手術である．フラップを作製しないことで，よりオキュラーサーフェスに優しい手術と考えられるがまだその歴史は浅い．「角膜を切除するLASIK」と異なり，「角膜を切り取るSMILE」では角膜の創傷治癒などにも違いがあると考えられ，より長期的に注意深い経過観察が必要であると考える．

参考文献

1) Kamiya K, Shimizu K, Igarashi A, et al.：Time course of optical quality and intraocular scattering after refractive lenticule extraction. PLoS One 8：e76738, 2013
2) Kamiya K, Shimizu K, Igarashi A, et al.：Visual and refractive outcomes of femtosecond lenticule extraction and small-incision lenticule extraction for myopia. Am J Ophthalmol 157：128-134, 2014［Epub 2013 Oct 7.］
3) Kamiya K, Shimizu K, Igarashi A, et al.：Comparison of visual acuity, higher-order aberrations and corneal asphericity after refractive lenticule extraction and wavefront-guided laser-assisted in situ keratomileusis for myopia. Br J Ophthalmol 97：968-975, 2013
4) Vestergaard AH, Grønbech KT, Grauslund J, et al.：Subbasal nerve morphology, corneal sensation, and tear film evaluation after refractive femtosecond laser lenticule extraction. Graefes Arch Clin Exp Ophthalmol 251：2591-2600, 2013.
5) Agca A, Ozgurhan EB, Demirok A, et al.：Comparison of corneal hysteresis and corneal resistance factor after small incision lenticule extraction and femtosecond laser-assisted LASIK：A prospective fellow eye study. Cont Lens Anterior Eye 37：77-80, 2014［Epub 2013 Jul 4.］

〈清水公也〉

III 角膜切開術

A LRI

1 LRI をめぐる現況と課題

　LRI(limbal relaxing incision)は，角膜に切開を行って強主経線の彎曲を弱くして乱視を矯正する手術手技である．日本では，まだ AK(astigmatic keratotomy)と混同されていることも多く，諸外国ほど広く普及していない．また，トーリック眼内レンズの普及に伴って LRI はもう必要ないかのように思われている場合もある．LRI は乱視矯正の手技の一つとして大変有用であるのに残念なことである．

　LRI の実際の手術手技を説明する前に，まず AK と LRI の歴史と両者の違い，そして今後の LRI の展望について解説したい．

I. LRI の歴史：AK から LRI へ

　乱視矯正角膜切開(astigmatic keratotomy：AK)の効果は約 150 年前に von Graefe により，また，1869 年に Lans と Snellen により記載されている．その後 straight transverse keratotomy と呼ばれる直線状の AK のノモグラムが多く発表され，ARC-T と呼ばれる円弧状の AK のノモグラムへと変化した(図 1)．いずれのノモグラムでも，より長い切開，より深い切開，より小さい光学領域であるほど乱視矯正効果が大きいとされた．

　1970 年代になると AK は白内障手術を受ける患者の術前からある乱視を矯正するために用いられるようになり，CRIs(corneal relaxing incisions)とも呼ばれるようになった．AK を行うと角膜乱視を減少させることはできるが，軸ずれや不正乱視を起こしやすい，乱視の矯正精度が低い，術後の乱視矯正効果が安定するのに時間がかかる，少ない度数の乱視に行うと過矯正を起こすなどの欠点があり，患者の年齢や性別の違い，角膜の強度によっ

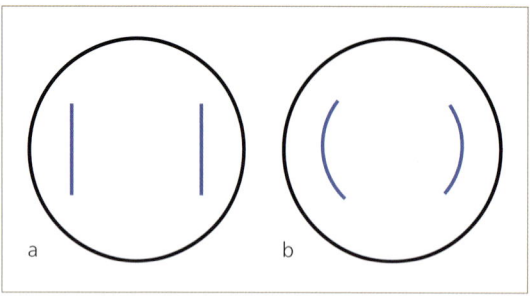

図1 a：直線状のAK　b：円弧状のAK

ても乱視矯正の予測精度が低下した．

　これらの欠点を減少させる術式として，1994年にStephen HollisがAKよりも切開部位が角膜周辺部に近いノモグラムを発表し，1996年に角膜輪部減張切開術（limbal relaxing incision；LRI）がJames P. Gillsによって提唱されたことによって普及していった．2本で一対のLRIはLRIs（limbal relaxing incisions）とも表現される．本稿では，日本の通常の呼称にならって，「AK」，「LRI」と表記する．

II. AKとLRIの違い

1. 切開の場所とノモグラム

　AKは，広義では乱視を矯正するために行う角膜切開のことであり，この意味ではLRIもAKの術式の一部である．狭義のAKは，透明角膜に視軸を中心として光学領域の直径を5〜9 mmとする円の円弧状もしくはその円の接線となる直線状の切開を行う（図1）術式のことであり，CRIsとも呼ばれる．直線状に切開する場合は，乱視の度数に応じた直線の長さ（mm）で，円弧状に切開する場合は，乱視の度数に応じた中心角（°）でノモグラムが表される．

　LRIは，CRIsと対比してPCRIs（peripheral corneal relaxing incisions）とも呼ばれ，角膜輪部またはpalisades of Vogt直前の角膜に角膜縁に沿った円弧状の切開を行う．したがって，視軸から切開部位までの距離は，鼻側は短く耳側は長い非対称であり，視軸から2本の切開線までの距離が等間隔であるCRIsとは異なる（図2）．

　Gillsのノモグラムでは，LRIの切開の深さは通常600 μm，長さは角膜乱視の程度に応じて弦の長さ（mm）で決められ，2Dの乱視矯正には6 mmの切開を2本，4Dの乱視矯正には10 mmの切開を2本などと表記される．しかし，個々の角膜の大きさは直径10〜14 mmと個人差があるため，弦の長さによるノモグラムでは術後成績が安定せず，小さな角膜では過矯正，大きな角膜では低矯正になりやすい（図3, 表1）．これを修正するため，1999年に福山は，切開の長さを角膜乱視の程度に応じて，切開する円周の角度（°）で表し，角膜の厚さや年齢も考慮に入れた倒乱視用と直乱視用に分けたLRIのノモグラムを発表した．その数年後，Nichaminにより同様に切開の長さを角度で表したノモグラムが発表され，さらに数年後にrefractive lens exchangeの場合，さらに精確な乱視矯正が必要であ

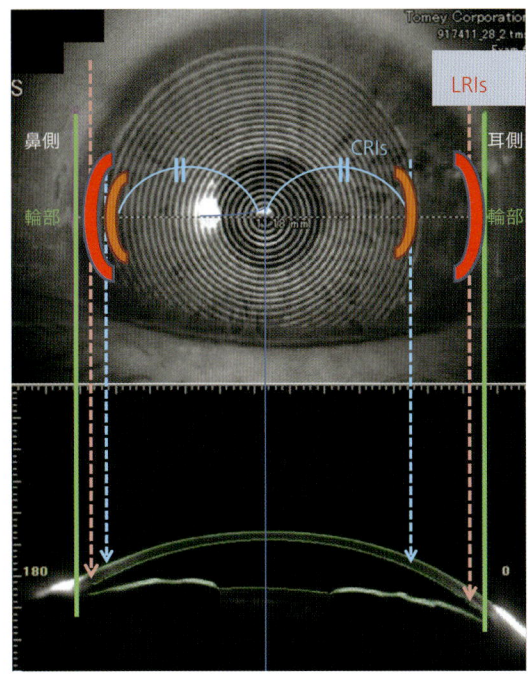

図2 LRIとAKの切開位置の違い
CRIs(corneal relaxing incisions)は狭義のAKであり，視軸を中心とした円の直径で表される光学領域を5〜9 mmに設定して透明角膜に円弧状もしくは直線状の切開を行う．LRIs(limbal relaxing incisions)は，角膜輪部またはpalisades of Vogt直前の角膜に角膜縁に沿った円弧状の切開を行う．

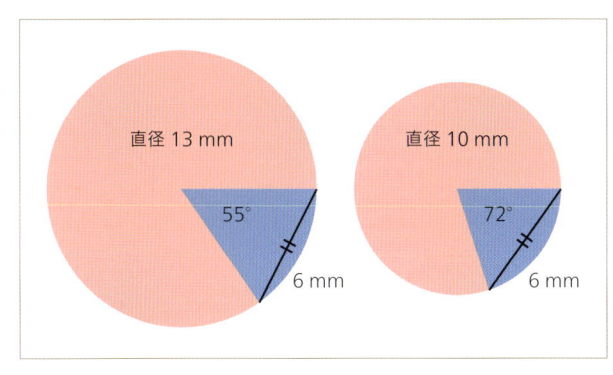

図3 直径10 mmと13 mmの円における同じ長さの弦に対する中心角の違い
同じ6 mmの弦でも直径13 mmの円では中心角は55°，直径10 mmの円では中心角は72°である

表1 直径10 mmと13 mmの円における同じ中心角に対する弦の長さの比較

中心角	30°	40°	50°	60°	70°
直径10 mmの円の弦(mm)	2.6	3.4	4.2	5.0	5.7
直径13 mmの円の弦(mm)	3.4	4.5	5.5	6.5	7.5

同じ中心角でも弦の長さが異なる．

るとして患者の年齢も考慮に入れた倒乱視用と直乱視用に分けたノモグラムがNichaminやWallaceにより追加された．

2. 合併症

AKとLRIの合併症には，角膜穿孔，角膜上皮剝離，軸ずれ，不正乱視，低矯正，過矯正，感染などがある．LRIのほうがAKよりも角膜輪部に近く切開の長さも長いために過矯正や軸ずれを起こしにくく，角膜形状が安定するのも早い．また，より不整のない球面に近い角膜形状を得ることができる(図4, 5)．

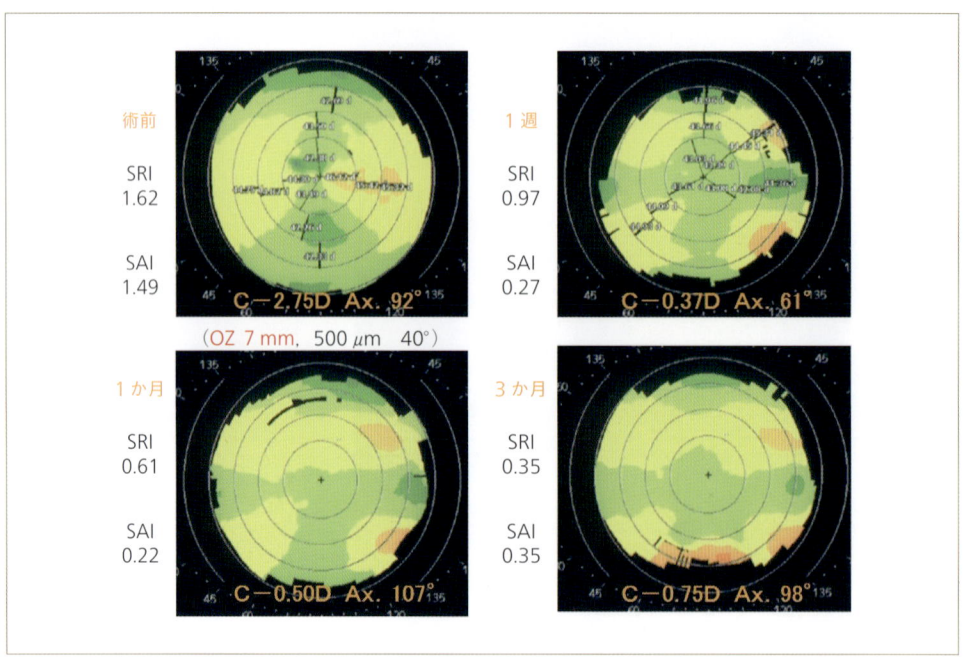

図4 AKの術後角膜形状変化

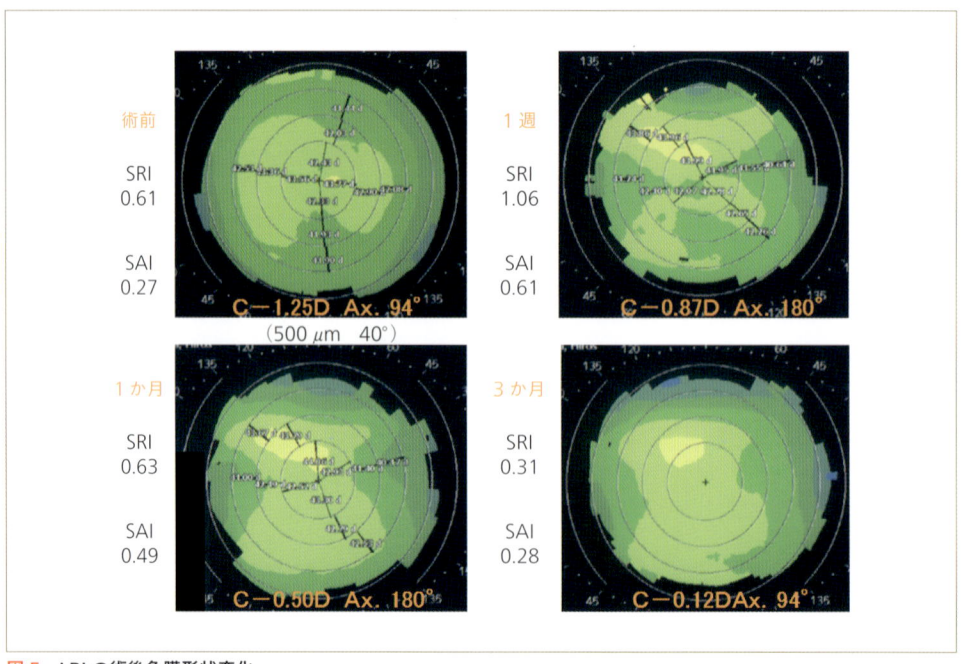

図5 LRIの術後角膜形状変化

III. トーリック眼内レンズ，フェムト秒レーザーによるAKの出現によるLRIの今後

　トーリック眼内レンズの進歩により，トーリック眼内レンズの適応度数1〜4Dの乱視のある眼に対する水晶体再建術と同時の乱視矯正を行う場合は，LRIを行うのはトーリッ

ク眼内レンズが使用できない，Zinn小帯や水晶体嚢が弱いなどの症例に限定されつつある．これは術後の屈折値，球面度数や乱視度数が安定するのに要する期間がトーリック眼内レンズでは矯正度数に関係なく1週間程度なのに対して，LRIでは矯正度数に応じて2週間から3か月を要するからである．しかし，トーリック眼内レンズでは矯正がうまくできない1D前後の乱視や弱主経線を中心として非対称な乱視を矯正する場合にはLRIのほうが優れている．さらに，トーリック眼内レンズ単独では矯正できないほど強い乱視の場合に，トーリック眼内レンズ使用に加えてLRIを行うこともある．LRIは，その適応範囲は以前より減少したとしても，角膜乱視を減少させるために必要な手技である．

また，近年フェムト秒レーザーによるAKが行われるようになりつつある．これは，軸ずれを起こしにくく，正確な切開深度，切開長を得ることができるのが利点であるが，術式としては，LRIの前の世代のCRIsの術式に近く，まだ発展途上である．乱視矯正の予測性や精度がさらに向上し，合併症が減少してくることを期待したい．

IV. 費用

LRIは水晶体再建術と同時に行った場合には，現在その費用を保険請求することは認められていない．単独で行った場合には保険請求できるが，各都道府県によって対応が異なるため，各医療機関によって料金が異なる．LRIのために他院へ患者を紹介する際に紹介元の医療機関で先に料金を知る必要があれば，紹介先の医療機関へ問い合わせたほうがよい．

2 手術適応の決定

LRIの対象となる乱視は，0.5〜3Dぐらいまでの正乱視である．4D以上の正乱視の場合はLRIに加えてAK(CRIs)を行うこともある．不正乱視を手術で矯正するにはエキシマレーザーのほうが適しているが，角膜の厚さが薄い，瞼裂幅が小さいなどの理由でエキシマレーザーによる手術が行えない場合には，乱視の一部を軽減させる目的でLRIを行う場合もある．さらに，トーリック眼内レンズ単独では矯正できないほど強い乱視の場合に，トーリック眼内レンズ使用に加えてLRIが行われる場合もある．

また，水晶体再建術と同時に行うLRIと水晶体再建術後に行うLRIでは手術適応が違うので，以下に分けて説明する．

I. 水晶体再建術と同時に行うLRI

1. 水晶体再建術時の乱視矯正法

水晶体再建術の際に乱視を減少させる方法としては，強主経線上切開，LRI，トーリッ

ク眼内レンズ，手術後数か月経過してから行うエキシマレーザーやフェムト秒レーザーによる屈折矯正手術がある．乱視度数が強い場合にはこれらを組み合わせて行うこともある．それぞれに利点，欠点があるが，LRIは水晶体再建術時の乱視矯正方法として有用であり，水晶体再建術を行う術者には習得しておきたい手技である．

2. 水晶体再建術前の乱視の種類と度数の分布

まず，水晶体再建術を行う眼にどのような乱視があるのか，そしてどの程度乱視を矯正すべきなのかについて解説する．福山眼科にて2000(平成12)年4月～2005(平成17)年3月までに水晶体再建術を受けた眼のうち，他の眼疾患のあるものを除外した2,057眼(男性752眼女性1,305眼，平均年齢73.1±9.1歳)の術前の乱視の種類と度数の分布を**表2**, **図6, 7**に示す．乱視の種類は以下の4つに分類した．乱視が0.50 D以内のものは計測するごとに乱視軸の度数が変わることが多いため，「乱視なし」のグループとした．0.62 D以上の乱視があるものを3つのグループに分け，乱視の軸が60～120°のものを「倒乱視」，乱視の軸が0～30°および150～180°のものを「直乱視」，それ以外のものを「斜乱視」とした．これによれば，倒乱視が最も多く52.0％，以下直乱視25.0％，乱視なし12.0％，斜乱視11.0％であった．また，乱視が2.00 Dを超える割合はわずかに9.8％であるが，乱視が1.00 Dを超える割合は41.1％，乱視が0.50 Dを超える割合では73.5％であることがわかった．Lindstromは1.00～2.00 Dの乱視があれば，裸眼視力は20/30～20/50に低下すると述べている．これらによれば，白内障手術後の裸眼視力を0.7以上にするためには約40％の眼が水晶体再建術時に乱視矯正を同時に要することになる．また，近年の多焦点眼内レンズや調節眼内レンズ挿入後のような良好な裸眼視力を必要とする眼では乱視は0.5 D以下が望ましいといわれており，この場合は約70％の眼が水晶体再建術と同時に乱視矯正も必要である．

表2 水晶体再建術前の角膜乱視度数の分布

乱視度数（D）	数（眼）	割合（％）
0.00 以上 0.50 以下	545	26.5
0.62 以上 1.00 以下	666	32.4
1.12 以上 1.50 以下	439	21.3
1.62 以上 2.00 以下	205	10.0
2.12 以上 2.50 以下	109	5.3
2.62 以上 3.00 以下	49	2.4
3.12 以上 3.50 以下	24	1.2
3.62 以上 4.00 以下	3	0.1
4.12 以上 4.50 以下	7	0.3
4.62 以上 5.00 以下	7	0.3
5.12 以上 5.50 以下	3	0.1
5.62 以上	0	0.0
合計	2,057	100.0

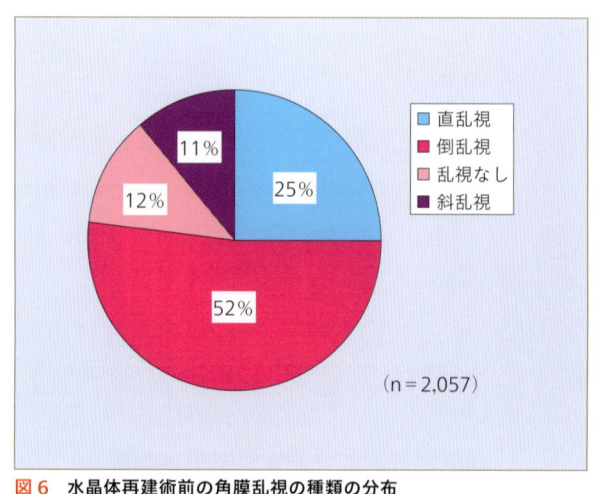

図6 水晶体再建術前の角膜乱視の種類の分布
約半数が倒乱視，1/4が直乱視，1/8が斜乱視で，計測するごとに乱視の軸が変わる乱視度数0.5 D以下の群である．

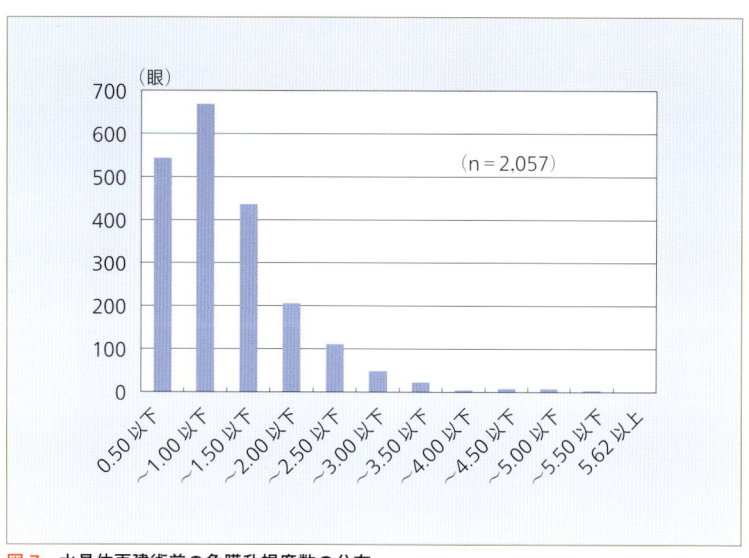

図7 水晶体再建術前の角膜乱視度数の分布

3. トーリック IOL と LRI のどちらを選択するか

　術後角膜形状が安定し，球面度数や乱視度数などの屈折値が安定するのに要する期間は，トーリック IOL が1週間程度であるのに比べて，LRI では2週間から3か月を要する．このため，より早い視機能回復のためにはトーリック IOL で矯正できる範囲の乱視度数であれば，トーリック IOL で矯正するほうが望ましい．しかし，非対称な乱視や Zinn 小帯や水晶体嚢が脆弱，後嚢破損の場合には，トーリック IOL は不適であるので，LRI の適応となる．また，1 D 前後の乱視の矯正はトーリック IOL よりも LRI のほうがより精確に乱視矯正を行うことができる．さらにトーリック IOL の矯正可能範囲よりも大きい乱視の場合，トーリック IOL を挿入したのちに，残存した乱視に対して LRI を行うこともある．

4. 禁忌

　円錐角膜，種々の角膜変性症など角膜切開に対する角膜形状変化が予測できない症例や，重度のドライアイや眼瞼の変形，高度の睫毛乱生などがあるために角膜形状が安定せず，計測するたびに乱視の度数や軸が変動する眼には LRI は行うべきでない．

II. 水晶体再建術後に行う LRI

　水晶体再建術前の眼に矯正すべき必要のある乱視があれば，水晶体再建手術と同時に乱視も矯正すべきである．これは，乱視矯正を水晶体再建術の数か月後に単独で行うことを選択すると，2回の手術が必要になる，術後屈折値が安定するまでに長期間を要する，水晶体再建術後に作製した眼鏡のレンズを乱視矯正後に再度交換する必要がある，などの理由による．

しかし，水晶体再建術による惹起乱視が術前に予測できない場合やすでに水晶体再建術が終了している場合で矯正が必要な乱視がある症例では，水晶体再建術後数か月たって角膜形状が安定してからLRIを行うことがある．この場合の乱視矯正効果の予測性は水晶体再建術と同時のLRIの場合よりも悪く，低矯正や過矯正を起こす可能性が高くなる．通常，水晶体再建術を行った眼では，角膜の変形性が高いために過矯正を起こしやすい．また，水晶体再建術後の場合，直すべき乱視が不正乱視であったり，等価球面度数の矯正をも必要としたりすることが多くあり，適応があれば，エキシマレーザーでの矯正が望ましい．また，近年，トーリックIOLを挿入済のIOLの上にもう1枚挿入する手術（ピギーバック）も行われているが，この場合，内眼手術を再度行うことになるので，術後眼内炎に注意する必要があり，使用するIOLのタイプによっては挿入が難しいものもある．

水晶体再建術後に行う乱視矯正は，水晶体再建術と同時の場合よりも，手術に適した術式とノモグラムの選択が難しい．水晶体再建術後で乱視矯正が必要と考えられる場合，エキシマレーザーでの手術を含めて乱視矯正の手術方法を複数もつ施設に紹介することが望ましい．

▶ 一般眼科医のための 患者説明のポイント

一般眼科医が，LRIを行っている医療機関に患者を紹介するのは，ここまで解説してきた現状を考えると，水晶体再建術後，もしくは眼の手術後に矯正する必要のある角膜乱視が残存するケースがほとんどであると予想される．代表例は水晶体囊外摘出術後の強い倒乱視や多焦点眼内レンズ挿入術後の残存乱視であろう．当然角膜乱視だけでなく，球面度数も矯正する必要がある症例も含まれると思われる．このような症例を他院に紹介する際の注意点をいくつか紹介する．

まず，紹介先の医療機関は，LRIのみならず，エキシマレーザーもしくはフェムト秒レーザーによる屈折矯正手術やピギーバッグ専用レンズ（Add-On lens）の手術ができる施設を選択することが望ましい．まず，紹介先の医療機関の医師に紹介予定患者の眼の状態や病歴を説明してどのような矯正が適しているかを相談する．必要な料金も紹介先の医療機関に大まかな金額を尋ねておく．その後に紹介元の医療機関で患者に対して，乱視矯正もしくは屈折矯正が必要な理由と，予想される術式・合併症について説明する．その際，紹介先の医療機関での検査・診察のあとに術式が変更になるかもしれないこと，完全な矯正は難しいかもしれないこと，術後視力や見え方が安定するのに数か月かかることもあること，予想される料金などについて説明する．このようにすれば，紹介先の医療機関でも患者への説明や術式決定がスムーズになる．

3 手術の実際

I. LRI に必要な検査

1）屈折検査（他覚および自覚）
2）角膜曲率半径（ケラトメータ）
3）角膜形状解析（トポグラフィ）
4）角膜厚（パキメータ）

　屈折や角膜形状の計測を行う場合には，顔が傾いていると，軸ずれの原因となるので留意する．このためには，計測前に顎台に顎を載せ，額を額当てにつけたのち，検査機器を左右に動かして，モニター画面の中央に左右眼の瞳孔中心がくることを確認する．また，各検査機器で値に差がある場合には計測ミスの可能性があるので，納得いくまで再検査を行う．

　また，検査時の顔の傾きのチェック法の一つとして，乱視軸を左右眼で比べてみる方法がある．通常，左右の角膜の乱視軸は垂線に対して対称である．つまり右眼の強主経線の軸が70°であれば，左眼の強主経線の軸は線対称の110°になることが多い．左右眼の強主経線がともに70°であれば，それは顔が20°傾いている可能性を示している．また，BUTが短縮している眼では，角膜形状や角膜曲率の計測時に計測結果が不安定になる場合があるので，計測前にヒアルロン酸点眼液を点眼するなど涙液層を滑らかにしてから計測することも行ってみたほうがよい．

　LRI の矯正精度は，術前にいかに正確に角膜乱視の度数と軸を見極めるかにかかっているので，検査は結果を検証しながら納得いくまで行う．

II. LRI に必要な器具（図8）

1）ケラトリング
2）LRI 用角膜マーカー
3）角度リング
4）マーキングペン
5）眼球固定リング：開放部が 120°のものが切開しやすい．
6）LRI 用ナイフ：刃の長さが変更できる細身のダイアモンドナイフがよい．10 μm 刻みで刃の長さを調節できるものと 50 μm 刻みの3ステップのものがある．より精確な乱視矯正を行うには前者を使用することが望ましいが，後者のほうが刃がやや太く厚いため，破損の確率は少ない（図9）．金属製の使い捨てのナイフもあるが，ダイアモンドナイフ用に作られたノモグラムはできない．
7）LRI 用ナイフの刃の長さを確認するゲージ：10 μm 刻みのナイフに必要
8）洗浄針：創内を BSS や生理食塩水で洗浄する．
9）ゴルフ刀などの角膜輪部に細い線をマークすることができるもの

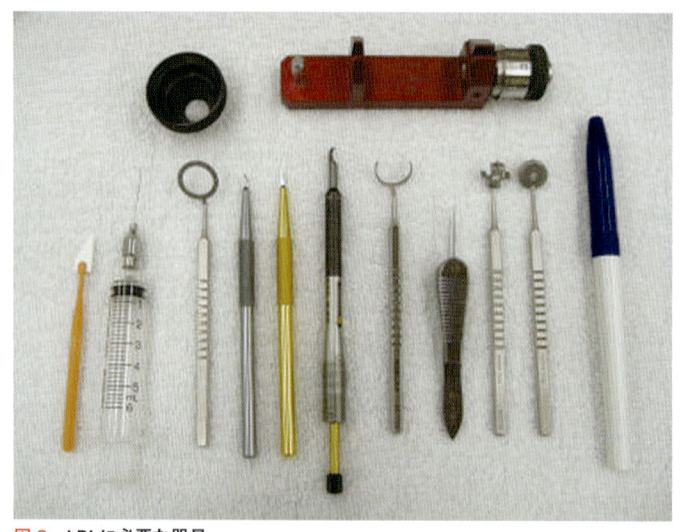

図8 LRI に必要な器具
写真中の LRI 用ダイアモンドナイフはゲージ付きで，10 μm ごとに刃の長さを変更できる．

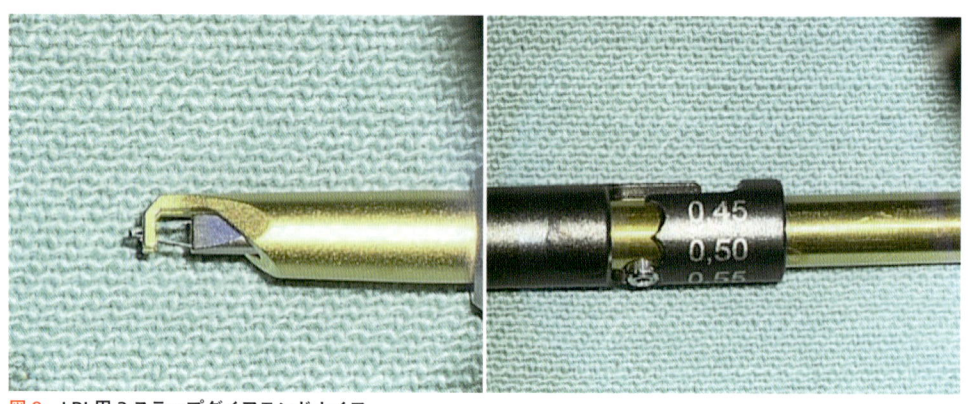

図9 LRI 用 3 ステップダイアモンドナイフ
刃の長さ：450 μm，500 μm，550 μm

10）ヒアルロン酸点眼薬：LRI 用ナイフのフットプレートで角膜上皮剝離を起こさないように，手術開始時に角膜上に点眼する．
11）Nevyas Operative Keratometer/360°Fixation Light™（Varitronics 社）：手術用顕微鏡に取り付けて赤いランプの反射で角膜の形状を確認できる．中心に患者用の固視灯も出すことができる．

III. LRI のデザインの決め方

1. 矯正目標乱視度数

　水晶体再建術前のケラトメータや角膜形状解析装置による角膜乱視度数，これから行う

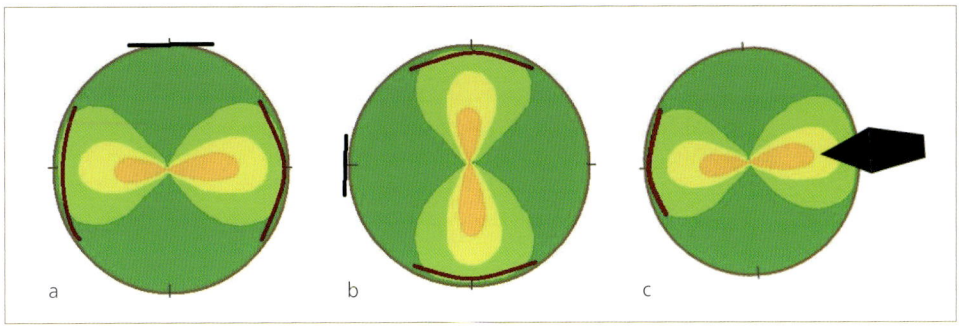

図 10　水晶体再建術と同時の LRI のデザイン図
a（倒乱視）：12 時部の水晶体再建術の切開創と 2 本一対の LRI．b：直乱視に対する耳側の水晶体再建術の切開創と 2 本一対の LRI．c：倒乱視に対する耳側切開の水晶体再建術の切開創と鼻側 1 本の LRI

　水晶体再建術によって起こると予測される惹起乱視を基本データ，オートレフラクトメータによる乱視度数を参考データとして矯正目標乱視度数および軸を決定する．高度乱視の場合には，乱視矯正眼内レンズとの組み合わせやエキシマレーザーによる屈折矯正手術との組み合わせも検討する．また，高度乱視では，角膜瘢痕や円錐角膜，角膜変性症などにも留意する必要がある．

2. 角膜切開の位置

　LRI 用ダイアモンドナイフのフットプレートを周辺部角膜で角膜輪部に沿って，瞼膜に乗り上げない位置に置く．切開は強主経線を中心とする．まず，2 本一対行う方法について述べる．水晶体再建術の切開創と重なると過矯正を起こすため，倒乱視の症例では，耳側と鼻側に LRI を一対行い，12 時部に水晶体再建術の切開創を作製する．直乱視の症例では，上方と下方に LRI を一対行い，耳側に水晶体再建術の切開創を作製する（図 10）．
　しかし，水晶体再建術の切開創の位置を固定している術者も少なくない．上方切開で手術を行う術者の直乱視のケースや耳側切開で手術を行う術者の倒乱視のケースでは，切開創の対側に LRI を行い，切開創を長めに作製するか，LRI を角膜輪部より 1 mm 程度角膜中心寄りの場所に行い，強角膜切開にて白内障手術を行う．白内障手術の切開創の横に LRI の切開を行うなどの工夫を必要とする．LRI の切開創の中で創口中の角膜の上 1/3 の位置から水晶体再建術の切開創を作製するという方法も報告されているが，過矯正を起こしやすい．非対称性の乱視の場合は，角膜形状解析の結果により調整する．
　次に，切開創の対側に 1 本切開を行う LRI について述べる．水晶体再建術時に矯正する乱視度数が 0.5〜1 D の場合，強主経線上の一方に LRI を行い，他方に創口を作製する（図 10）．

3. LRI の切開の深さと長さ

　切開の深さは，通常，角膜中心厚の 90％ とし，70 歳代では 85％，80 歳代では 80％ としている．当院で角膜乱視度数を調べた前述の 2,057 眼の角膜中心厚の平均値は 554.0±35.9 μm で，この平均値の 90％ が 498.6 μm，80％ が 443.2 μm である．したがって，こ

表3　2本一対のLRIのノモグラム

矯正目標量（D）	切開長（倒乱視）	切開長（直乱視）
0.75	30°	50°
1.00	40°	60°
1.50	60°	90°
2.00	80°	120°
3.00	120°	120°（深さ100％）
4.00	120°（深さ100％）	

年齢	切開の深さ
70歳未満	角膜中心厚の90％
70歳代	角膜中心厚の85％
80歳以上	角膜中心厚の80％

の平均値を用いた切開の深さは70歳未満の場合，約500 μm，80歳以上では約450 μmとなる．角膜中心厚の標準偏差1σが35.9 μmであるので，平均値を用いて決めた深さで角膜を切開した場合，過矯正や低矯正が起こることも予想される．角膜厚を計測し，その値に応じて切開深度を決めることは乱視矯正効果を高めるうえで重要である．ただし，0.5～1.0 Dの乱視矯正を行う1本のLRIの場合は矯正量が少ないので，問題になるほどの過矯正や低矯正を起こさないため，70歳代以上の患者では，角膜中心厚が590 μmまでは450 μmの深さ，600 μmを超える場合には500 μmの深さで切開する．

切開の長さは，2本一対のLRIの場合，目標矯正乱視度数に応じて**表3**に示したノモグラムを用いて決定する．対側1本のLRIの場合，0.75 Dを矯正するときは60°の切開，1 Dを矯正するときには80°の切開としている．

ただし，ノモグラムは普遍的に適応するわけではない．米国で一般的に使用されているNichaminのノモグラムは，福山のノモグラムのあとに発表されたもので切開する角度はほぼ近い値であるが，切開の深さが600 μmまたは550 μmと深い．これは西洋人が日本人よりも角膜径が大きいことだけが原因ではなく，切開する場所がNichaminのノモグラムでは輪部直前の周辺部角膜であるのに比べて，福山のノモグラムではLRI用のダイアモンドナイフのフットプレートの幅500 μmだけ輪部よりも内側の角膜を切開していることにも起因する．また，同じ切開の深さと長さで切開したとしても，ダイアモンドナイフの刃の形状や，角膜に刺入する刃の角度，ダイアモンドナイフを角膜に押す力などによって矯正効果量が違う場合がある．各術者は，ノモグラムはあくまでも手術を始める際の目安にとどめて，自分の術後成績に，よりノモグラムを最適化していく必要がある．

IV. LRIの手技

1）臥位では座位時に比べて眼球が数度回旋することが多いので，座位にて細隙灯顕微鏡下で，9時の角膜輪部に目印を付ける（**図11**）．その際，顔が傾いていないか確認するために，細隙灯顕微鏡のスリットランプを細い水平の光にして左右に動かし，患者の左右眼の角膜の3時9時の位置を通るかを確認する（**図12**）．左右眼で光が通る

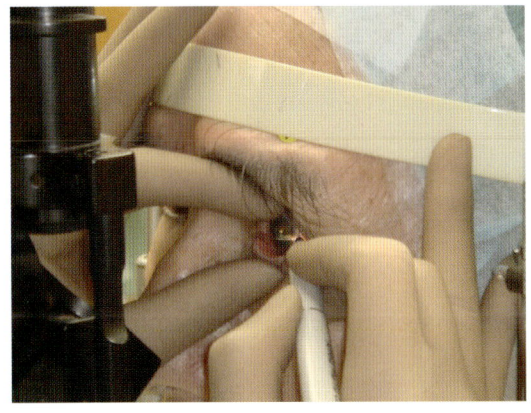

図11 細隙灯顕微鏡を用いてのマーキング

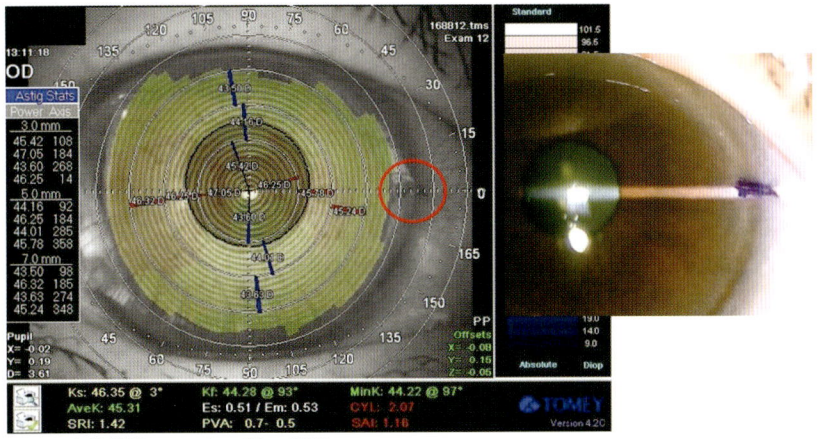

図12 角膜輪部のマークのずれの確認
細隙灯顕微鏡で9時部の角膜輪部にマークした眼を，透過画像の取れる角膜形状解析装置にて撮影して両者の軸にどのくらいのずれがあるかを確認した．

　　位置がずれていれば顔が傾いているので，位置を修正する．顔の傾きがなくなったことを確認して，9時の輪部に細い水平方向の印を付ける．
2) 通常の水晶体再建術と同様に洗眼，ドレーピング，開瞼する．
3) 患者にNevyas Operative Keratometer（Varitronics社）もしくは手術用顕微鏡の中心を固視してもらい，ケラトリングにて乱視の軸と度数を確認する．
4) ヒアルロン酸点眼薬を点眼する．これはダイアモンドナイフのフットプレートと角膜上皮の摩擦を減少させ，角膜上皮剝離の発生を防ぐためである．
5) LRIマーカーで，術前に付けた印を利用して角膜にマーキングする．
6) 固定リングで眼球を固定して，LRI用ナイフで角膜をゆっくり確実に切開する．角膜を直線状でなく円弧状に切開するには，ナイフの柄をダーツの矢を持つように親指と人差し指とで把持し，2本の指の間でナイフの柄を回転させながらナイフを進めるとよい．ナイフは切開面の角膜に垂直になるようにする．ナイフが角膜に対して斜めであると矯正効果が弱くなる．右手と左手でのナイフの角膜との角度やナイフを角膜に押す力が違うと非対称な乱視矯正となるので，特に利き手ではないほうの手での切開時には注意を要する．また，切開の始点と終点が浅くなりやすいことにも

III　角膜切開術

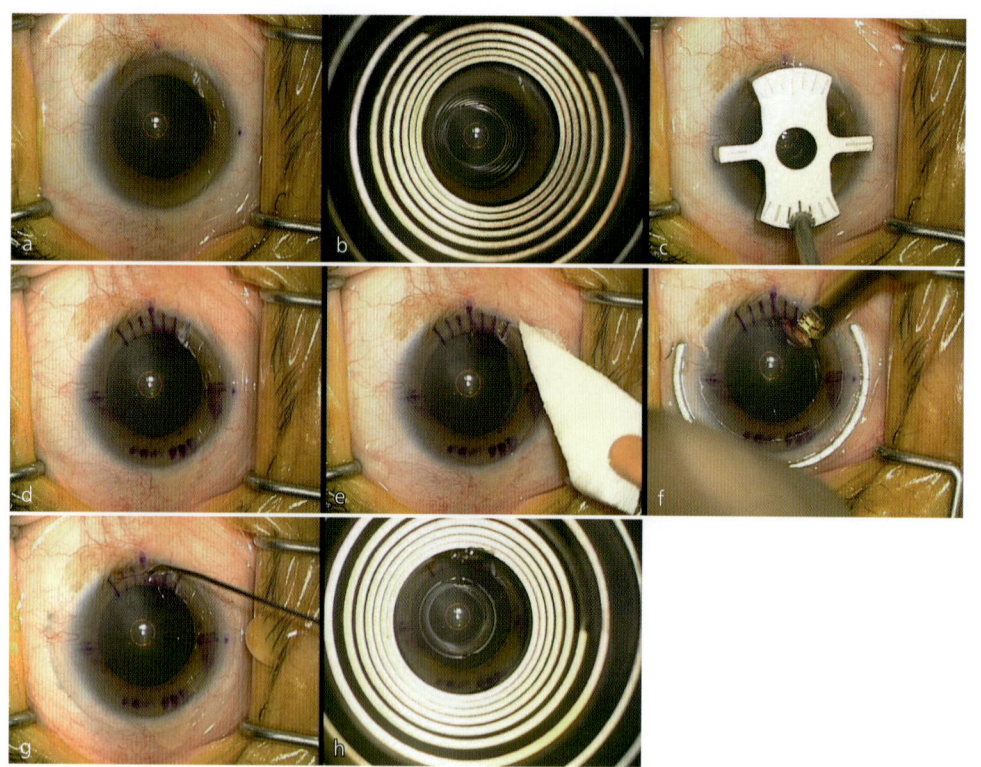

図13　LRI の手術手技
a：角膜輪部に付いた印を確認．b：ケラトリングで乱視の度数と軸を確認．c：LRI マーカーで 10°刻みの印を付ける．d：角膜上に付いた印．e：吸水スポンジで切開部位周囲の水分を拭き取る．f：固定リングで眼球を固定し，LRI ナイフにて切開を行う．g：切開創の中を洗浄し，均一な深さで切開できているかを確認する．h：ケラトリングで乱視の変化を確認する．

　　留意し，ナイフの刺入部は切開予定の部位より 5°ほど手前，ナイフを角膜から抜く部分は切開の予定部位より 5°ほど行き過ぎてからにしたほうがよい．
7) 切開創内を洗浄して創内の上皮を除去するとともに切開の深さが均一になっていることを確認する．
8) ケラトリングにて角膜乱視を確認し，必要であれば切開を深くしたり延長したりする（図13）．
9) 水晶体再建手術と同時に行う場合には，LRI を最初に行う．

4　術後の対応

I.　診察間隔

　　術後1日，1週間，2週間，1・2・3・6か月，1年で経過を診察する．屈折値，角膜乱

視度数，角膜形状，裸眼および矯正視力などの測定，細隙灯顕微鏡による角膜の状態の観察を行う．

> ▶ 一般眼科医のための 患者説明のポイント
>
> LRIは図5に示すように，手術後角膜形状が安定するのに0.75Dの矯正で2週間前後，1Dの矯正で1か月前後，2Dの矯正で2～3か月を要する．初めは過矯正気味となって時間の経過とともに狙った矯正量に落ち着いてくる．この間は，「視力は良くなったけれどなんとなく見づらい」とか「不自然な見え方をする」と訴える患者もある．このような場合，「3か月ほどすると角膜の形が落ち着いて徐々に見やすくなってくるので様子をみましょう」と説明する．このため，なるべく3か月間は手術をした医療機関で術後診察を行うことが望ましいが，遠方からの通院である場合は紹介元の医院や患者の自宅近くの眼科に術後診察をお願いすることがある．その場合，まず注意するのは術後創感染症や角膜上皮剥離の遷延化であるが，これは非常にまれである．次は，角膜形状の変化に気をつけることである．まれではあるが，眼を強く押したりこすったりすると徐々に過矯正になってくる症例があるので，そのような場合には眼を押さないよう指導する．逆に矯正効果が早めに減弱し始める場合には抗菌薬とともにステロイドを術後1か月まで使用し，強すぎないくらいに眼球マッサージを行うと若干乱視矯正効果が改善することがある．軸ずれや低矯正，過矯正などで不安があれば手術をした医療機関に紹介するようにする．

II. 処方

水晶体再建術と同時に行う場合には，水晶体再建術の術後の処方薬と同様である．LRIを単独で行った場合には，角膜上皮や結膜の状態が安定するまで抗菌薬の点眼を行う．ステロイドは通常1週間くらい使用するが，角膜がまだ形状変化の途中である期間は，低矯正気味なら長めに使用し，過矯正気味なら早めに中止する．

III. 異常所見とその対応

1. 角膜上皮剥離

通常数日で治癒する．ヒアルロン酸点眼薬を使用しても改善しない場合は血清点眼を検討する．

2. 角膜穿孔

ナイフの刃の長さが予定よりも長いと起こす場合がある．創を縫合する．

3. 軸ずれ

切開を新たにできた強主経線の方向に延長する．

4. 低矯正

切開を深くするか延長する．

5. 過矯正

術後1～2か月経過しても視力に影響していて改善が必要な過矯正が残存する場合には創内をよく洗浄し，上皮プラグを除去したのちに創を縫合する．LRI後，角膜の切開創には創周囲から上皮細胞が伸展し，2～3日のうちに創内に楔状に充満する（上皮プラグ，epithelial plug）ので，この上皮プラグを除去せずに縫合しても過矯正を改善することはできない．

6. 角膜切開創の感染症

創に感染症を起こした場合には創内を洗浄し，抗菌薬点眼，局所注射，内服，点滴静注を症状に応じて行う．

5　手術データ・症例提示

倒乱視および直乱視に対する水晶体再建術と同時のLRIの結果を図14，15に示す．いずれの症例もLRIを行った部位では角膜の形状に応じた乱視矯正ができている．これは角膜形状解析マップのうちのpower difference mapを見るとわかりやすい．また，power difference mapでは惹起乱視の度数と軸も表記され，症例1では2.17 DAx 1°の直乱視化，症例2では2.35 DAx 70°の倒乱視化である．惹起乱視の計算方法としては，ベクトル解析法であるHolladay法やCravy法が有名であり，筆者もこの解析方法を用いて矯正効果量を計算してきた．しかしこれらの方法では，実際の惹起乱視と計算式で出てくる値との間にずれがある場合も少なくなかった．power difference mapで表される惹起乱視の度数と軸は，実際の乱視変化をよく反映していて有用である．また，Fourier解析を行うとよりいっそう手術前後の角膜形状の変化がよくわかる．Fourier indexでは数値として表現される（表4）ので，手術前後の変化を定量しやすい．球面成分を見ると，術後，症例1では0.36 Dの遠視化，症例2では0.40 Dの遠視化が起こっていることがわかり，LRIを同時に行う眼内レンズ挿入術を行う際の眼内レンズ度数決定のときには矯正乱視度数の約1/6くらい遠視化することを考慮して眼内レンズ度数を選択すればよいと推察される．正乱視成分を見ると乱視がどのくらい減少したか，軸ずれを起こしていないかがわかりやすい．非対称成分は通常はやや減少する．高次不正成分を見ると，LRI後の角膜では，従来のAKほどではないが角膜周辺部の高次不正成分が増加し，白内障手術の切開創

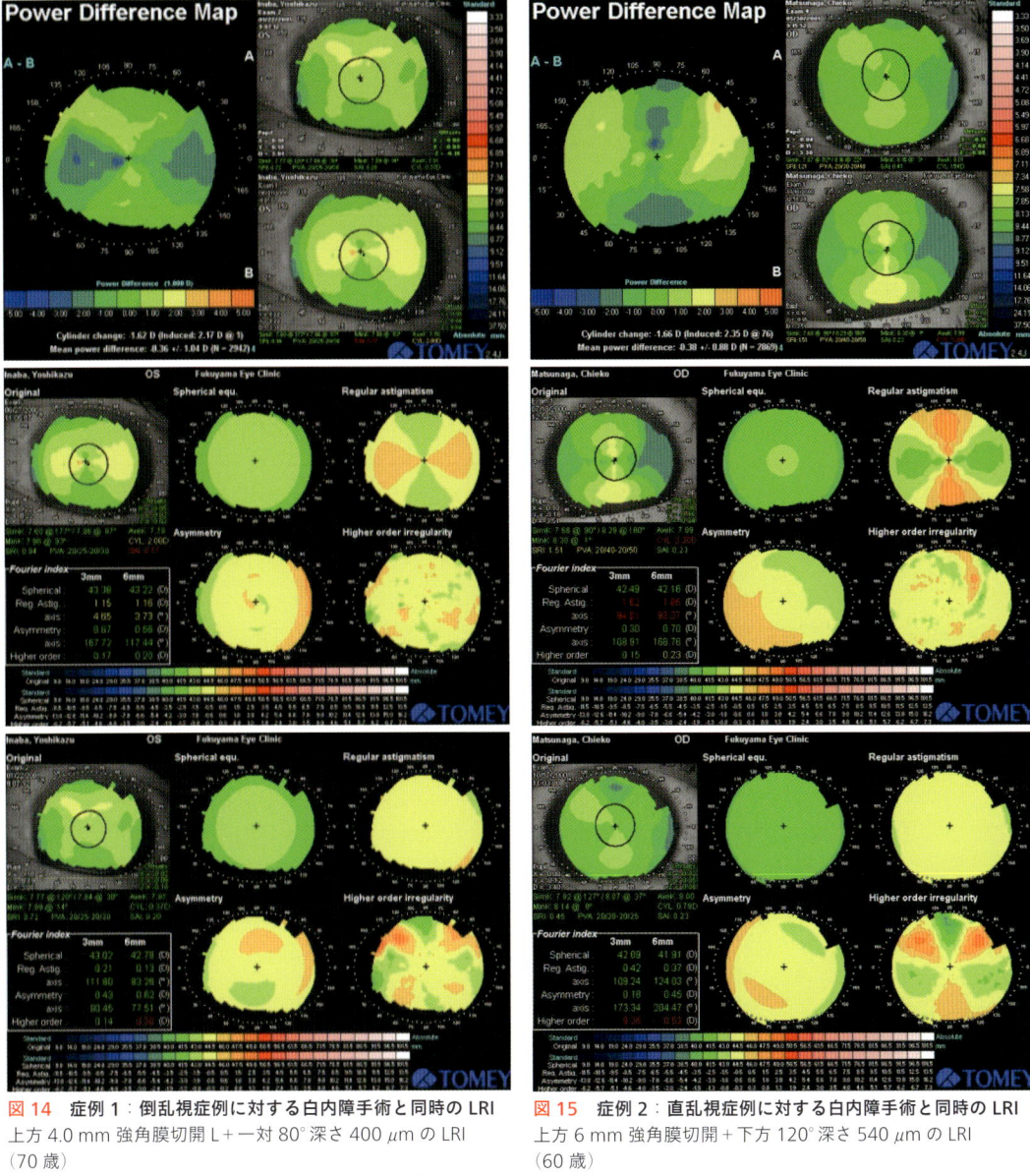

図14 症例1：倒乱視症例に対する白内障手術と同時のLRI
上方 4.0 mm 強角膜切開L＋一対 80°深さ 400 μm の LRI
（70歳）
術前：LV＝0.5（0.8×S＋2.25 D＝C－2.25 DAx 90°）
術後5か月：LV＝1.2（1.2×C－0.25 DAx 90°）
角膜乱視：前－2.00 DAx93°→後－0.37 DAx 14°
惹起乱視：2.17 DAx 1°（power difference map による）
　　　　　：2.37 D（直乱視化，Cravy法）
球面成分（3 mm）：前 43.38 D→後 43.02 D（0.36 D 減少）

図15 症例2：直乱視症例に対する白内障手術と同時のLRI
上方 6 mm 強角膜切開＋下方 120°深さ 540 μm の LRI
（60歳）
術前：左眼　0.02（1.0×－10.0 D＝C－2.75 DAx 180°）
術後3か月：左眼　1.2（1.5×C－0.50 DAx 180°）
角膜乱視：前－3.20 DAx 1°→後－1.54 DAx 8°
惹起乱視：2.35 DAx 70°（power difference map による）
　　　　　：1.83 D（倒乱視化，Cravy法による）
球面成分（3 mm）：前 42.49 D→後 42.09 D（0.40 D 減少）

の両端はわずかに角膜が steep 化していることがわかる．

　LRIによる乱視矯正効果量は，使用するダイアモンドナイフや術者の手技によって変わるので，術後に実際の乱視矯正効果量を確認し，ノモグラムを最適化していくことが大切である．

　LDIは，患者の裸眼視力や視機能向上に有用な乱視矯正手技である．

表4 手術前後の角膜形状解析データ Fourier index と SRI, SAI

症例1（倒乱視）	術前		術後		症例2（直乱視）	術前		術後	
Fourier index	3 mm	6 mm	3 mm	6 mm	Fourier index	3 mm	6 mm	3 mm	6 mm
spherical	43.38	43.22	43.02	42.78	spherical	42.49	42.16	42.09	41.91
reg astig	1.15	1.16	0.21	0.13	reg astig	1.62	1.85	0.42	0.37
axis	4.85	3.73	111.8	83.26	axis	94.81	93.37	109.24	124.03
asymmetry	0.67	0.56	0.43	0.62	asymmetry	0.3	0.7	0.18	0.45
axis			80.45	77.51	axis	108.91	168.76	173.34	204.47
higher order	0.17	0.20	0.14	0.30	higher order	0.15	0.23	0.26	0.52
SRI	0.94		0.72		SRI	1.51		1.21	
SAI	0.77		0.20		SAI	0.23		0.52	

SRI：surface regularity index
SAI：surface asymmetry index

参考文献

1) 天野史郎, 三澤暁子, 清水公也, 他：白内障術後乱視に対する乱視矯正角膜切開術の術後長期経過の検討. 臨眼 46：1087-1090, 1992
2) Oshika T, Shimazaki J, Yoshitomi F, et al.：Arcuate keratometry to treat corneal astigmatism after cataract surgery：a prospective evaluation of predictability and effectiveness. Ophthalmology 105：2012-2016, 1998
3) Gills JP, Karr VDK, Cherchio MC：Combined toric intraocular lens implantation and relaxing incisions to reduce high preexisting astigmatism. J Cataract Refract Surg 28：1585-1588, 2002
4) 福山会里子：白内障手術における乱視矯正. IOL & RS 21：485-491, 2007
5) Gills JP, Wallace RB III, Miller K, et al.：Reducing pre-existing astigmatism with limbal relaxing incisions. In Gills JP（ed）：A Complete Surgical Guide for Correcting ASTIGMATISM, pp55-71, SLACK, Thorofare, 2011

〈福山会里子〉

Topics

フェムト秒レーザーを用いた AK

　角膜切開乱視矯正術(astigmatic keratotomy；AK)は，角膜輪部減張切開術(limbal relaxing incision；LRI)と同様に，角膜の強主経線位置を切開し，乱視を軽減する術式である．一般的には，切開部位の径が 8 mm 以下のものを AK，9 mm 以上のものを LRI として区別されている．AK，LRI は，白内障術後眼に生じた角膜乱視に有効であり，手術手技が簡便であるという利点があるが，用手的に行われていたため精度が高くないという問題点があった．

　近年開発されたフェムト秒レーザー(femtosecond laser；FSL)は，超極短時間のレーザーを集光する技術である．FSL では，集光スポットをコンピュータで制御することにより，角膜組織を正確に切除することが可能となった．現在，FSL は LASIK(laser in situ keratomileusis)の角膜フラップ作製，角膜移植術の角膜片切除，角膜内リングのトンネル作製などに用いられている．乱視矯正手術においては，角膜移植後眼に対する FSL を用いた AK で，従来の用手的な方法に比べ，良好な乱視矯正効果が得られたと報告されている．本稿では，FSL を用いた AK について述べる．

❶適応と術式

　AK では，カップリング効果により術後に等価球面度数が軽度遠視化する．また正乱視成分は矯正可能であるが，不正乱視成分は矯正できない．このため適応症例を選択する際には，角膜形状解析装置を用いて乱視成分を検討することが望ましい(図1)．当院における FSL を用いた AK の適応

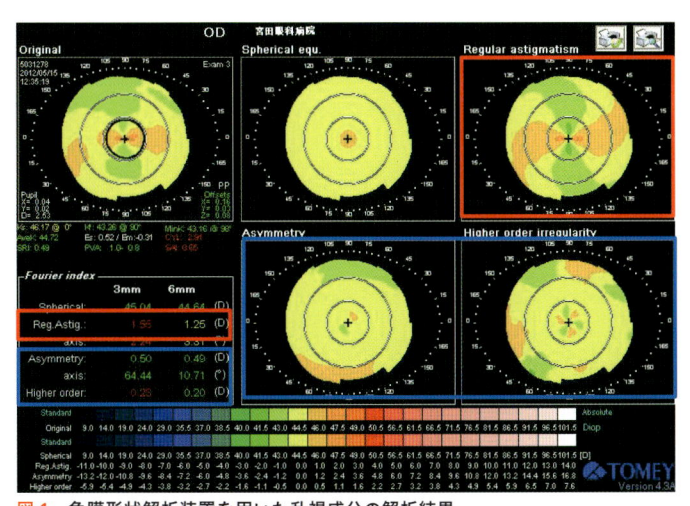

図1　角膜形状解析装置を用いた乱視成分の解析結果
正乱視成分(赤枠)が強く，不正乱視成分(青枠)が少ない症例が良い適応となる．

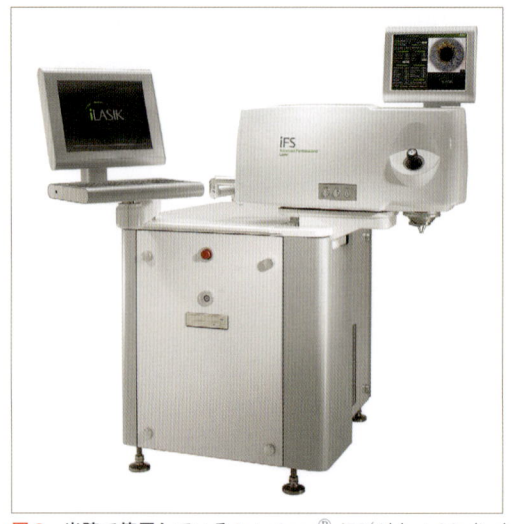

図2 当院で使用している IntraLase® iFS（Abbot Medical Optics 社）
コンピュータで制御された超極短時間のレーザーを集光し，角膜組織を正確に切除することが可能である．

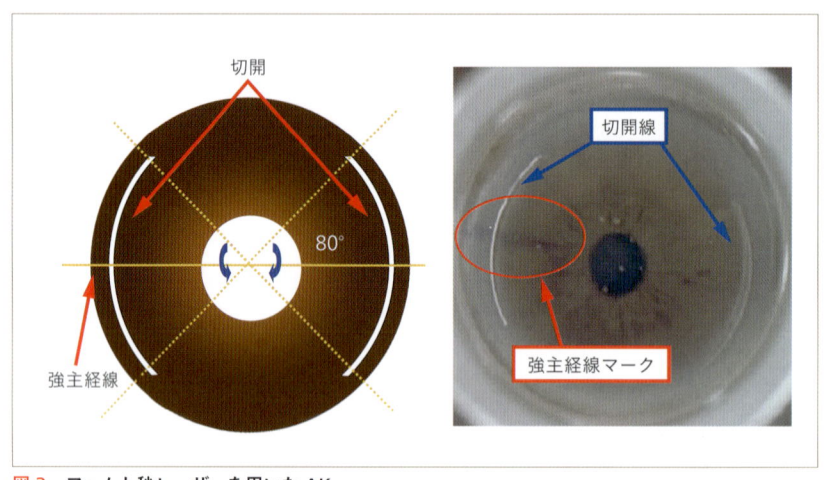

図3 フェムト秒レーザーを用いた AK
左図のシェーマのように，強主経線を中心として，径 8.5 mm，80°の一対の形に切開を置く．右図は実際の切開の様子．

は，裸眼視力が 0.7 未満の眼内レンズ挿入眼で，2.0 D 以上の倒乱視があり，等価球面度数が正視〜軽度近視で，正乱視成分が強い症例としている．

FSL による AK を行う際の注意点として，サクションリングの装着が可能であるかということがあげられる．当院で使用している FSL は IntraLase® iFS（Abbot Medical Optics 社）であり，使用時には約 19 mm 径のサクションリングを装着する必要がある（**図2**）．日本の高齢者では瞼裂幅が小さい症例が多い．術前にサクションリングの装着を試み，狭い瞼裂幅のために装着が不可能な場合は適応外となる．

術式は，強主経線を中心として，径 8.5 mm，80°の一対の形に切開を置く（**図3**）．FSL のエネルギーは 1.50 μJ，スポット間隔は 2 μm で行っている．切開深度は，300〜350 μm と中心角膜厚の 70％以下とし，レーザー照射後，スパーテ

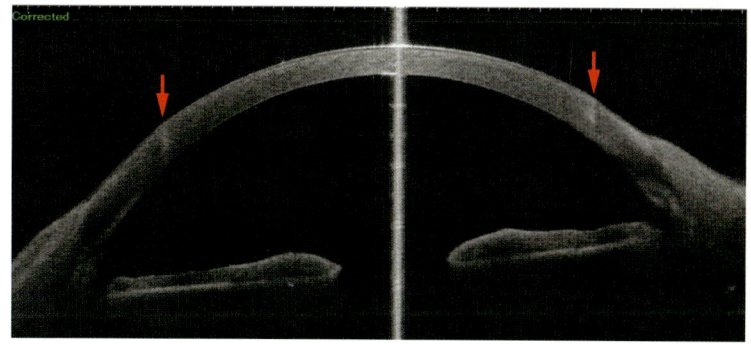

図4 術後の前眼部光干渉断層像
切開位置の位置と深さが確認できる．

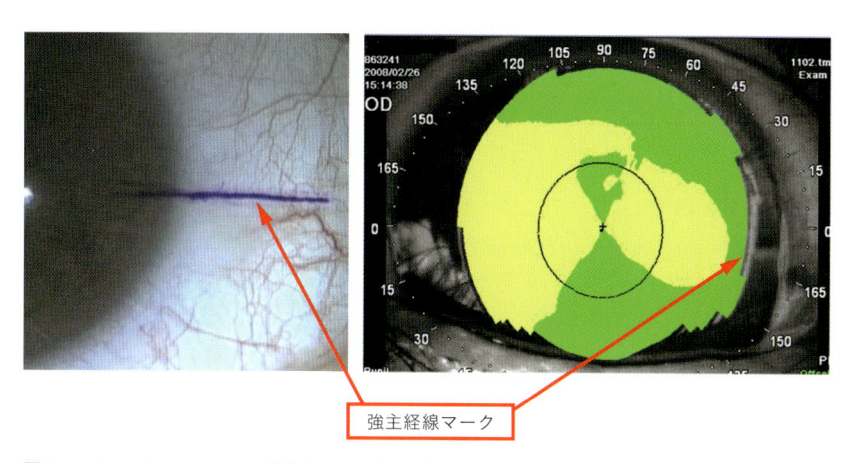

強主経線マーク

図5 axis registration での基準点のマーキング
マーキングは角膜から結膜にかけて行う．手術時は，角膜上皮の圧痕を目印に軸を決定する．

ルで切開創の確認を行い，手術を終了する（図4）．

❷乱視軸の決定

　AKを含む乱視矯正手術では，乱視軸が10°ずれると矯正効果は30％低下するため，乱視軸を正確に決定することは重要である．乱視軸を正確に決定するため，当院では角膜形状解析装置を用いた axis registration を導入している．方法は，術前に座位で角結膜に専用マーカー（ピオクタニンブルー）を用いて基準点をマーキングする（図5）．その直後に角膜形状解析装置で結膜上の基準点と強主経線の角度を計測し，基準点と強主経線位置の差を確認する．手術時には結膜上のマーキングは薄くなっているため，角膜上皮の圧痕を基準点とする．切開時には，角膜の基準点（角膜上皮の厚痕）に角度付き固定リングを合わせ，角膜形状解析装置で確認した強主経線の位置にマーキングする（図6）．axis registration を用いることで，強主経線位置に正確なマーキングをすることが可能となり，軸ずれを最小限にすることができる．

　FSLを用いたAKの症例はまだ少なく，設定も報告によりさまざまである．角膜移植後の乱視眼に対する報告では，過矯正となる傾向があったとされており，同様の過矯正傾向は当院でも経験している．その要因として，用手法に比べ，実効面が大きく均一な切開面になることや，photodisruptionによる組織切除の創傷治癒がナイフと異なるなどの可能性が考えられる．今後はFSLを用いたAKにおいて，新たなノモグラムを設定する必要があると考えられる．

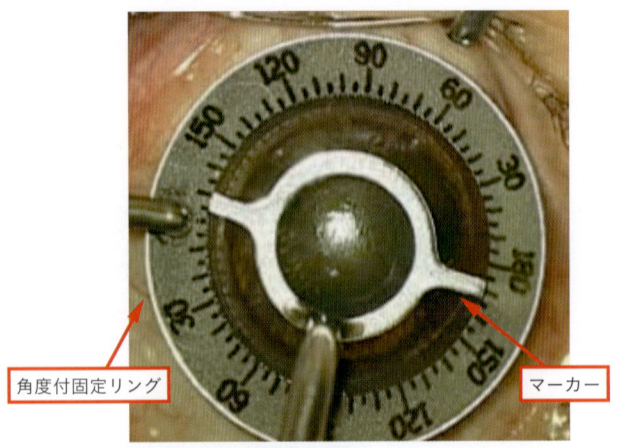

図6 axis registration での乱視軸の決定
角膜上皮の厚痕に角度付き固定リングを合わせ，角膜トポグラフィで確認した強主経線の位置にマーキングする．

参考文献

1) Krachmer JH, Mannis MJ, Holland EJ：Incisional keratotomy. Cornea, 3rd ed. pp1899-1908, Mosby, 2011
2) Bahar I, Levinger E, Rootman DS, et al.：IntraLase-enabled astigmatic keratotomy for postkeratoplasty astigmatism. Am J Ophthalmol 146：897-904, 2008
3) Nubile M, Carpineto P, Matropasqua L, et al.：Femtosecond laser arcuate keratotomy for the correction of high astigmatism after keratoplasty. Ophthalmol 116：1083-1092, 2009
4) Hoffart L, Proust H, Ridings B, et al.：Correction of postkeratoplasty astigmatism by femtosecond laser compared with mechanized astigmatic keratotomy. Am J Ophthalmol 147：779-787, 2009
5) Miyata K, Miyai T, Minami K, et al.：Limbal relaxing incisions using a reference point and corneal topography for intraoperative identification of the steepest meridian. J Refract Surg 27：339-344, 2011

〈子島良平〉

IV 角膜形成術

A 円錐角膜への角膜クロスリンキング

1 角膜クロスリンキングの歴史と原理

　角膜クロスリンキングは円錐角膜，角膜拡張症の進行を停止させる治療であり，2003年にWollensakらにより初めてヒト円錐角膜眼，角膜拡張症眼への臨床成績が報告された．最初の報告以来約10年間が経過したが，現在では複数の国や施設から多数の研究報告が行われ，その有効性と安全性については一定の評価が得られている．それと同時に，初期の方法を改変したさまざまな方法も考案されるようになってきている．

　生体のコラーゲンは，隣り合う線維間に架橋結合を有している．この架橋結合は加齢に伴って増加する．架橋結合が増加すると，コラーゲンを含む組織は堅くなる．例えば，小児の角膜や水晶体前嚢は柔らかいのに対し，高齢者のものは堅く弾力が失われていることは，手術の際などに多くの眼科医が実感しているであろう．角膜クロスリンキングは，角膜実質内の架橋を一気に数百年分増加させるに等しい処置であるといわれている．

　角膜クロスリンキングが円錐角膜眼の進行を停止させる機序は，以下のように説明されている．リボフラビンがコラーゲンを架橋する原理には，紫外線A波（UVA）で励起されたリボフラビン自体がコラーゲンなどの基質とエネルギーと電子の変換を行い，架橋結合を増加させる反応（I型反応）と，UVAで励起されたリボフラビンが局所の酸素分子と衝突することでエネルギーと電子の変換が起こり，それにより発生した一重項酸素の作用により角膜実質のコラーゲン線維間で架橋を増加させる反応（II型反応）の2種類があることが近年提唱された．しかし，I型反応は弱く，また酸素分圧が低い環境で起こるとされており，通常の角膜クロスリンキングではII型反応が主体と考えられている（図1）．架橋結合が増えた角膜実質は剛性が高まり，眼内圧に押されて前方突出するのが防止されると考えられている．

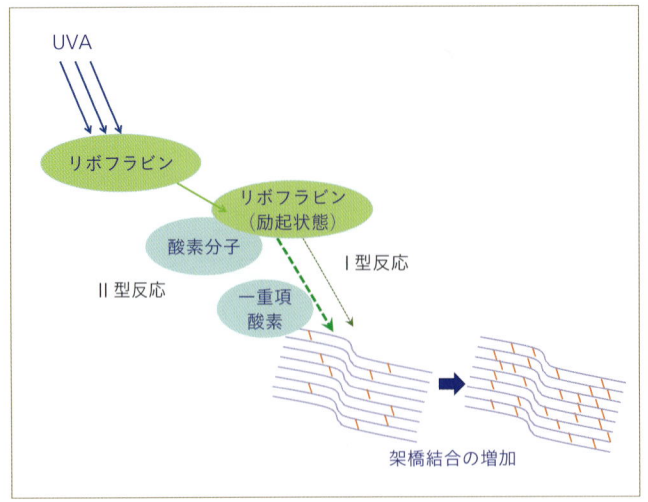

図1 リボフラビンとUVAを用いた角膜クロスリンキングの原理
UVAを照射するとリボフラビンが励起され，その直接的な作用（I型反応）と励起されたリボフラビンと酸素分子が衝突することで発生する一重項酸素の作用（II型反応）により，コラーゲン線維間の架橋結合が増加すると考えられている．

2　手術適応の決定

I.　進行中の円錐角膜・角膜拡張症

　角膜クロスリンキングは，円錐角膜や角膜拡張症眼の進行を停止させるために行う術式である．したがって，すでに進行が停止している症例に行うのは意味がない．円錐角膜眼・角膜拡張症眼が進行中であることを見極めて行う必要がある．

　円錐角膜が進行しているかどうかを判断するのは簡単ではない．決定的な方法があるわけではないが，筆者らは何か月か間を空けて複数回受診してもらい，視力検査や角膜形状解析検査を繰り返し，近視や乱視度数が増加したり，角膜形状の突出が強くなったりするものを進行と判断している．基準を**表1**に示す．

　角膜クロスリンキングは，角膜形状を矯正する効果はほとんどないため，屈折矯正効果は期待できない．角膜クロスリンキングを行うことは，円錐角膜の進行を停止させ，現在

表1　円錐角膜・角膜拡張症の適応条件

1. 円錐角膜・角膜拡張症の進行がみられるもの
   ① 自覚的当価球面度数が1.0 D以上増加するもの
   ② 自覚的乱視度数が1.0 D以上増加するもの
   ③ 角膜形状解析検査での強主経線上角膜屈折力が1.0 D以上増加するもの
   ④ ハードコンタクトレンズのベースカーブが1.0 mm以上減少するもの
   直前の24か月以内に上記のどれか1項目以上を満たすものを進行とする．
2. UVA照射時の角膜実質厚が400 μm以上確保できるもの

のコンタクトレンズでの生活をできるだけ長期間維持し，角膜移植が必要となる状態に進行させない目的で行うものであることを十分に説明し，理解を得てから手術に踏み切ることが必要である．

▶**一般眼科医のための 患者説明のポイント**

　角膜クロスリンキングは，眼鏡矯正視力が著しく低下する前，コンタクトレンズでまだ十分な視力が得られる軽度の円錐角膜眼に行うほうがよい．眼鏡矯正視力が著しく低下してしまったり，ハードコンタクトレンズが装用できないほど進行してからでは，角膜厚が薄くなり，施術ができなくなる可能性のあることも説明し，「この先できるだけ長期間コンタクトレンズで生活できる状態を保つために行う治療である」ことを説明する必要がある．

▶**一般眼科医のための 患者説明のポイント**

　ハードコンタクトレンズによる角膜の変形は，一般に考えられている以上に大きな影響がある．角膜屈折力で 1.0～2.0 D 程度の平坦化も簡単に起こるために，ハードコンタクトレンズを装用して来院した患者の角膜屈折力や角膜形状のデータはあてにならないといってよい．

　可能であれば，受診の 1 週間前にはハードコンタクトレンズの装用を中止し，なるべく自然な角膜形状・屈折度数を測定することが望ましい．この時，装用時間を短くしてくることで対処しようという患者がいるが，たとえ 1 時間でも装用した場合には，その日のデータはすべて後日取り直しが必要になってしまう．

　患者のなかには，ハードコンタクトレンズを使用しないと生活に支障が出るものも少なからず存在するため，ハードコンタクトレンズの影響を排除して検査することの必要性を説明し，両眼同時に装用を中止することが難しい場合には，片眼ずつはずして来院してもらうなどの工夫をする．

II. 角膜厚

　角膜クロスリンキングでは，UVA による細胞障害を考慮する必要がある．紫外線の影響で内皮細胞障害が生じた場合には，水疱性角膜症になる可能性もあるので注意が必要である．角膜表面に照射された UVA は，実質浅層付近に多く吸収され，深層にいくにつれ到達する強度が弱くなる．したがって，角膜表面から内皮細胞層までの距離がある程度確保できれば，内皮細胞障害は起こりにくい．現在，世界的にコンセンサスが得られているのは，UVA 照射の段階で角膜表面から内皮細胞までの距離を 400 μm 以上確保するというものである．実際には，手術の際に上皮を除去するため，上皮層の厚みを差し引いて考える必要があり，術前の全角膜厚が 450 μm 程度以上であることが望ましい(図 2)．

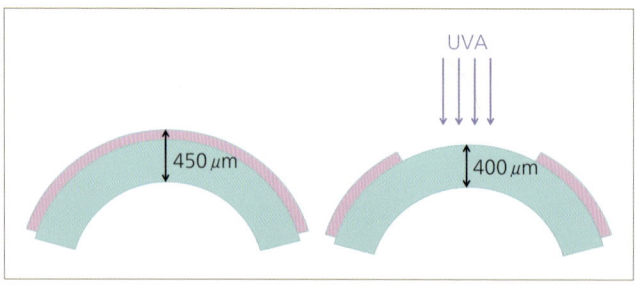

図2　角膜クロスリンキングに必要な角膜厚
角膜クロスリンキングでは，角膜実質を除去した状態でUVAを照射する．UVAによる内皮細胞障害を防ぐためには，UVA照射時の角膜実質厚が400 μm以上であることが必要である．そのため，術前の角膜厚測定では，最薄部の角膜厚が450 μm以上であることが望ましい．

III. 考慮すべき条件

　Kollerらによれば，角膜クロスリンキングを行った症例の約7.6％に術後に円錐角膜の進行が確認された無効例があったということである．しかし，これら無効例の発生頻度は，強主経線上の角膜屈折力が58.0 D以下のものに限ると2.8％に低下する．このことから，強主経線上の角膜屈折力が58.0 D以上の進行した円錐角膜では，角膜クロスリンキングの効果は弱い可能性がある．

　また，後述の合併症の危険性もあり，矯正視力が一時的に低下することも考えられるので，筆者らは眼鏡矯正視力1.2以上の症例には施術は見合わせている．

3　手術の実際

I. 角膜クロスリンキングの標準法（ドレスデン法）

　ドレスデン法は，角膜クロスリンキングが初めて発表された際に，開発チームであるドレスデン工科大学で行われていた方法で，角膜クロスリンキングの標準法である．2003年から行われており，これまでに長期予後なども多く報告され，最も実績のある方法である．手術は，大きく分けて①上皮を除去する，②リボフラビンを点眼する，③UVAを照射する，の3段階からなる．以下に手術の手順について解説する．

1. 消毒

　消毒は通常の屈折矯正手術と同様に行う．開瞼器をかけ，ドレーピングをする．

2. 上皮除去

　角膜上皮には隣接する表層の細胞間にタイトジャンクションがあるために，分子量の大

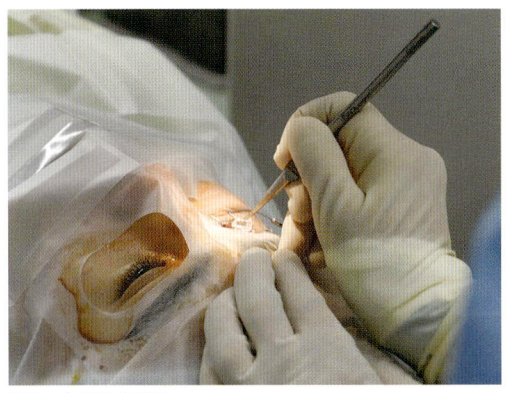

図3　角膜上皮除去
角膜上皮を専用器具（EpiClear®）を用いて除去している．上皮除去には，スパーテルやゴルフ刀，エキシマレーザーなどを用いてもよい．

図4　リボフラビン点眼
上皮を除去したのち，0.1％リボフラビン等浸透圧液を2分ごとに20～30分間点眼する．開瞼器ははずして，自然瞬目のもとでの点眼が望ましい．

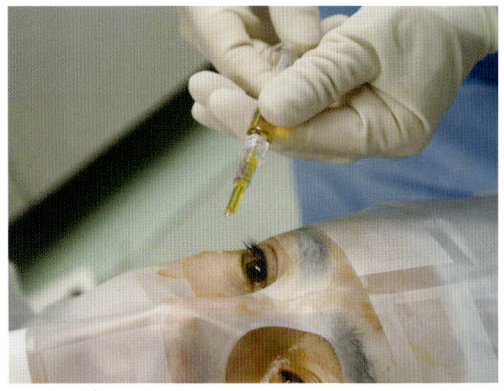

きな物質は透過しない．リボフラビンは分子量が376と大きく，正常な状態では上皮層は透過できないためにUVA照射を行おうとする範囲の角膜上皮を除去する必要がある．

　角膜中央部の上皮層を7～8 mm径で除去する．ゴルフ刀やスパーテルなどを用いて機械的に掻爬してもよいし，PRK用のブラシやその他の専用器具を用いてもよい（図3）．また，LASIKに準じて20％エタノールを用いてもよい．エキシマレーザーがある施設であれば，エキシマレーザーで除去してもよい．

3. リボフラビン点眼

　上皮を除去したらいったん開瞼器をはずし，0.1％リボフラビン等浸透圧液を2分ごとに20～30分間点眼する．開瞼器をはずすのは，上皮層を除去しているために露出した実質表面からの水分が蒸発するのを極力少なくするためである．できるだけ自然の瞬目のもとに点眼を行う（図4）．

　点眼が終了したら，リボフラビンが確実に角膜実質全層に浸透していることを確認する．細隙灯顕微鏡のブルーフィルターを用いて観察し，黄色のリボフラビンが前房内に漏出しているか，あるいは上皮除去を行った縁から1 mm以上外側に浸透していれば，全層に達したと判断する（図5）．通常であれば，20分の点眼でリボフラビンは前房に達する．しかし，万一リボフラビンの到達が確認できない場合には，上記の基準をクリアするまで点眼を継続する．

　リボフラビン等浸透圧液の多くは，溶媒としてデキストランを含んでおり，その影響で点眼中に角膜厚が菲薄化する傾向がある．20～30分間の点眼で，数十～100 μm程度菲薄化することがあるため，点眼終了後には必ず角膜厚を確認する．

　予定時間の点眼が終了したら再度角膜厚を測定し，400 μm以上である場合にはUVA照射に移る．角膜厚が400 μm未満である場合には，リボフラビン低浸透圧液を点眼し実質を膨張させる．リボフラビン低浸透圧液を数秒ごとに点眼し，数分ごとに角膜厚測定を繰り返す．400 μm以上になったらUVA照射に移る．

IV　角膜形成術　135

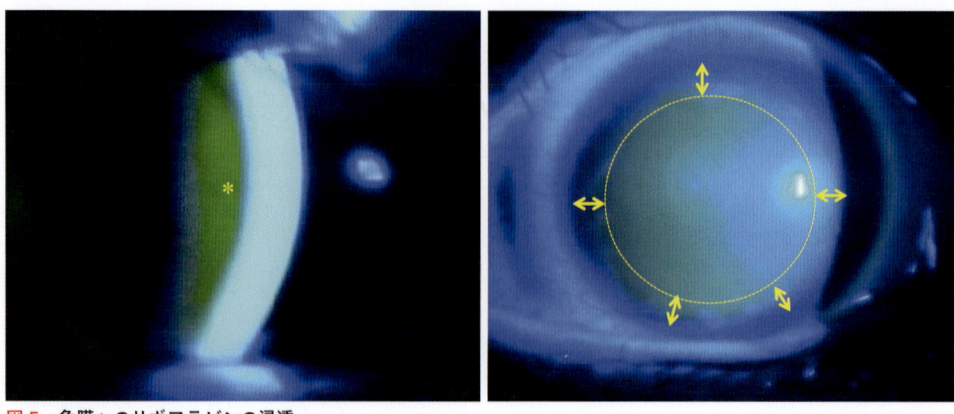

図5 角膜へのリボフラビンの浸透
リボフラビン点眼が終了したら，細隙灯顕微鏡のブルーフィルターを用いて角膜への浸透を確認する．黄色いリボフラビンが前房内に漏れ出している（左）か，上皮搔爬縁より1 mm幅で輪部側に染み出していることをもって全層に到達したと判断する．

4. UVA照射

専用装置（図6）を用いて，UVAを3.0 mW/cm^2の強度で30分間照射する（図7）．照射中もリボフラビンの点眼は継続する．近年，照射強度と照射時間を変更する方法が提唱されている．

5. 術後処置

UVA照射が終了したら，治療用ソフトコンタクトレンズを装用させ，ベタメタゾン，抗菌薬を処方する．ステロイド点眼は，筆者らの経験ではフルメトロン®では術後炎症の制御に不十分であるため，ベタメタゾン点眼が望ましい．

4　術後の対応

I. 術後診察

術翌日，3～4日目，1週間後，1・3・6か月後，1年後に行い，以後は少なくとも年1回の診察を行うことが望ましい．以下に術後の各時期における診察のポイントを示す．

1. 術翌日

術翌日では，手術時に除去した上皮はほとんどまだ再生していない．ソフトコンタクトレンズのフィッティングと，感染や炎症の徴候がないかを診察する．万一ソフトコンタクトレンズが脱落した場合には，強い痛みがあるので，コンタクトレンズを再挿入する．
通常，クロスリンキング術後にはあまり炎症はない．明らかに上皮欠損があること以上の痛みを訴えたり，毛様充血や前房内細胞微塵がみられたりする症例では投薬の変更を考

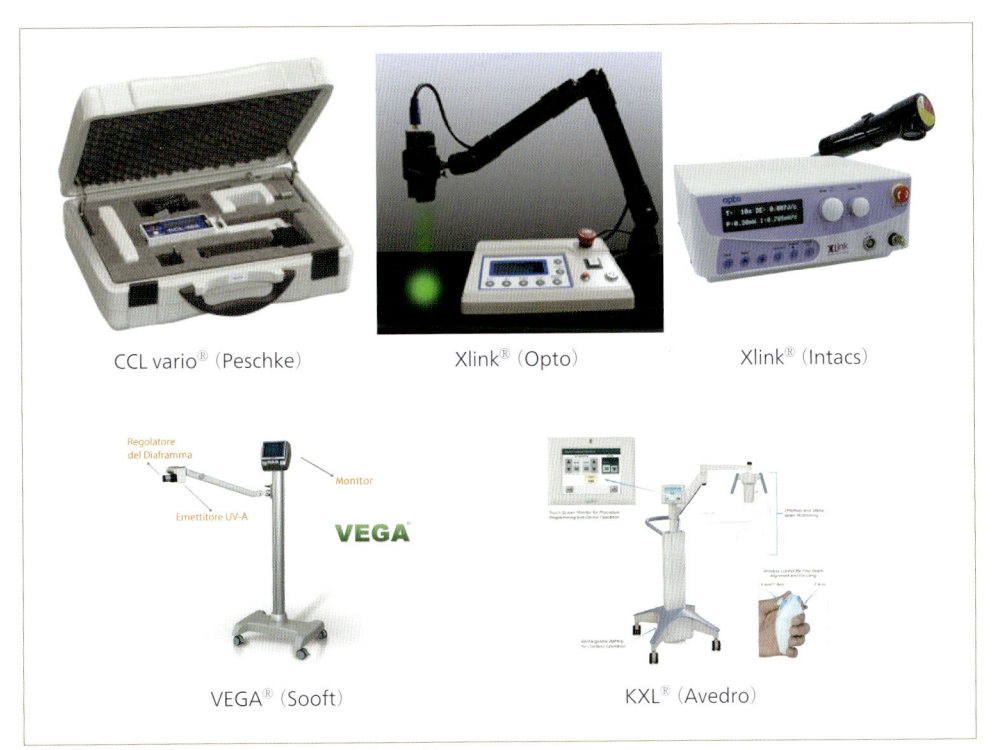

図6 各社から市販されているUVA照射装置の例
いずれの会社の装置も，角膜クロスリンキング専用に370 nm波長のUVAが照射できるように設計されている．近年では，UVA強度と照射時間が変えられるものが多い．

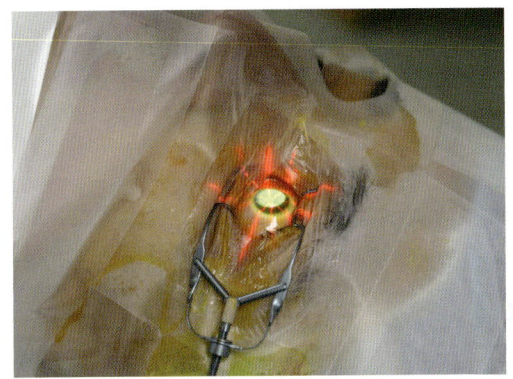

図7 UVA照射
角膜中央部に7～8 mm径でUVAを照射する．角膜輪部は照射されないように注意する．

慮する必要がある．角膜への細胞浸潤がみられる場合には，感染性か非感染性かの見極めが重要である．

2. 3～4日後

翌日と同様，感染や炎症の発生と上皮の再生状態を確認する．上皮欠損が修復されていれば，治療用コンタクトレンズの装用は終了とする．

3. 1週間後

視力，屈折，眼圧を確認する．抗菌薬点眼は使い切り，中止とする．術後のステロイド

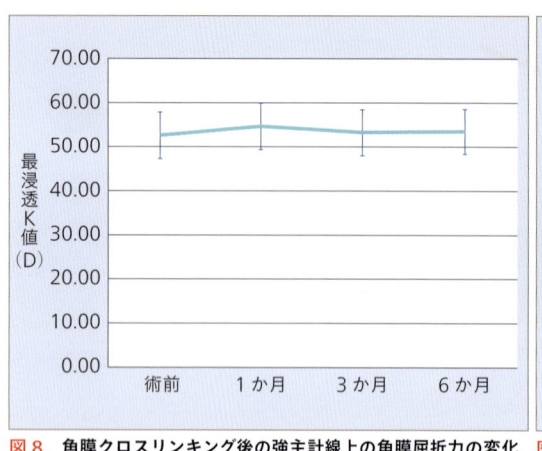

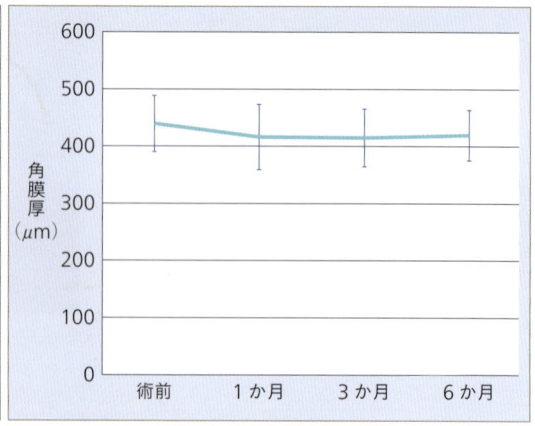

図8 角膜クロスリンキング後の強主計線上の角膜屈折力の変化
術後1か月時点で角膜は若干急峻になり，3か月時点ではほぼ術前値に戻る．その後，急峻化はみられない．変化が小さいため，統計的には有意差はみられない．

図9 角膜クロスリンキング後の角膜厚の変化
角膜クロスリンキング後は，角膜厚は5〜10％程度薄くなる（自験例では統計的な有意差はみられない）．

点眼は継続するが，フルオロメトロンなどの低濃度ステロイド点眼を処方し，術直後に処方したベタメタゾン終了後に開始するよう指導する．問題がなければ，フルオロメトロンは1か月前後で漸減中止とする．

4. 1か月以降

視力，屈折，眼圧，角膜形状解析検査，内皮細胞数測定，角膜厚測定などを確認する．筆者らは，術後1〜3か月時点で一度散瞳し，水晶体や眼底に問題が生じていないことを確認している．

II. 術後の角膜形状の変化

術後の角膜形状は，術後1週間から1か月では術前より若干増悪する（突出する）ことが多いが，術後3か月頃には術直前とほぼ同じ状態に戻り，その後はごくゆっくり平坦化する症例が多い（図8）．またそれに伴い，角膜厚も術前に比べて数十μm菲薄化することが多い（図9）．これは，角膜クロスリンキングにより角膜実質のコラーゲン線維間の架橋結合が増え，線維間の距離が短縮するためと考えられている．この平坦化は術後1年以上継続することがある．

III. 異常所見とその対応

角膜クロスリンキングの術後合併症は少ないが，以下のようなものが報告されている．

1. 感染症

術後早期は，上皮が再生するまでの間は感染症に注意する．

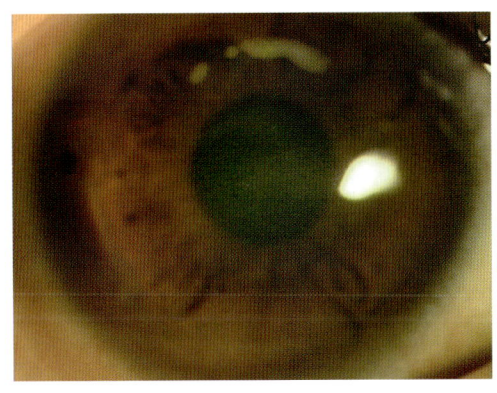

図10 角膜クロスリンキングの数日後にみられた非感染性角膜浸潤
上方のUVA照射縁に沿うように，白色の上皮下細胞浸潤の集積がみられる．中央部の角膜実質にも淡い細胞浸潤が認められる．

2. 遷延性上皮欠損

　角膜クロスリンキングの適応症例の多くは10〜30代の健康な青少年であることが多いため，遷延性上皮欠損に悩まされることはあまりない．しかし，万一上皮欠損が1週間以上遷延するような場合には，涙点プラグや治療用コンタクトレンズの装用を検討する．

3. 非感染性角膜浸潤

　角膜クロスリンキングの合併症として，7.8％に非感染性の角膜浸潤が発生したと報告されている．術後数日でUVA照射を行った部位の角膜実質に白色の細胞浸潤が観察される．UVA照射縁に炎症細胞の集積がみられることもある（図10）．炎症が強い症例では，毛様充血や前房内の細胞微塵を伴うこともある．

　この角膜浸潤の発生機序はいまだ解明されていない．治療は，ステロイドの増量が有効なことが報告されている．ベタメタゾンを頻回点眼に増やすか，それでも不十分な場合は内服での全身投与を試みる．感染との鑑別が重要である．

4. びまん性角膜混濁

　角膜クロスリンキング後1〜6か月頃にかけて，多くの症例で角膜表層から300〜350μm程度の深層の実質にかけて，びまん性の淡い混濁がみられる．混濁は，UVA照射を行った範囲全体にみられることが多いが，ほとんどの症例では視機能に影響を与えることはない．術後6か月を過ぎると自然に消退する．また，多くの症例でびまん性角膜混濁の最も深層の透明部位との境界部に，淡い境界線が見えるとされている．これは，架橋された角膜実質と架橋されていない実質との境界であるといわれているが，その実態は明らかではない．この境界線の多くも，びまん性混濁と同様に数か月で自然に消退することが多い．

5. 遅発性実質深層混濁

　角膜クロスリンキング後2〜3か月経過してから，上記のびまん性混濁とは明らかに異なる角膜実質深層の強い混濁が現れる症例がある（図11）．この深層混濁の出現頻度は

IV　角膜形成術　139

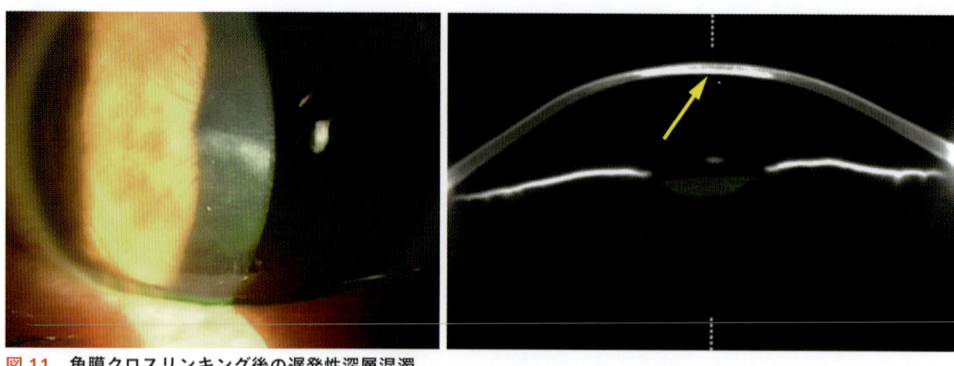

図 11　角膜クロスリンキング後の遅発性深層混濁
角膜の突出の頂点付近の実質深層に強い混濁がみられる．混濁は，Scheimpflug 像（右）では実質の 70〜80％の深さの部分に広がっている．

2.7％程度と報告されている．遅発性実質深層混濁の発生機序についてもいまだに明らかにはされていない．自験例では，術後半年をピークにその後は若干混濁が軽快する傾向がみられるが，長期予後については不明である．実質深層混濁は，万一視軸上に発生すると術後視力の大幅な低下を生じる可能性が高い．しかし，視軸からはずれた部位であれば，むしろ混濁の生じた部位は平坦化するために，屈折度数や対称性が改善することもある．

6. 無効例

角膜クロスリンキングを行ったにもかかわらず，術後も継続して円錐角膜が進行してしまう症例がある．術後 1.0 D 以上の進行がみられる症例は，クロスリンキング無効例と定義される．無効例は，術前の角膜屈折度数が 58 D 以上の症例で有意に多いとされている．

筆者らの経験では，円錐角膜が発症して間もなく，進行の勢いが非常に強い 10 代の症例では，術後も円錐角膜の進行がみられることがある．

> ▶一般眼科医のための　患者説明のポイント
>
> 　角膜クロスリンキングは非常に安全性の高い手術に分類されるが，合併症がまったくないわけではない．そのため，ごく初期の円錐角膜眼にはあまり行われていない．円錐角膜がある程度進行し，眼鏡矯正視力が 1.0 を下回り始めるが，ハードコンタクトレンズの装用が問題なくできる時期が最適と考える．

5　近未来の角膜クロスリンキング

前項で述べたように，角膜クロスリンキングのなかで標準法といえるのはドレスデン法のみであるが，ドレスデン法の大きな欠点は，手術時間が長いことと上皮を剥がなくては

ならないことである．これらの欠点を補う方法として，新世代クロスリンキングが開発され始めている．

I. 短時間型角膜クロスリンキング

　UVAエネルギー量は照射強度と照射時間の積で表される．そこで，UVA照射強度を強めることにより，それに反比例して照射時間を短縮しようというものである．標準法では，$3.0\ mW/cm^2$強度で30分間の照射を行うのに対し，短時間型では，$9.0\ mW/cm^2$で10分，$18\ mW/cm^2$で5分，$30\ mW/cm^2$で3分などの照射時間が提唱されている．

　しかし，2013年には，あまり照射時間が短いものでは十分な架橋効果が得られないとする説が提唱され始めている．筆者らは2013年より臨床研究として$18\ mW/cm^2$で5分の方法での施術を行っているが，術後早期のデータを見る限りは，有効性，安全性ともにドレスデン法と遜色ない印象を受けている．しかし，長期的な予後については，今後の研究成果を待つ必要がある．

II. 上皮剝離をしない角膜クロスリンキング

　ドレスデン法では上皮除去は必須であるが，上皮搔爬に伴う痛みは避けられず，また遷延性上皮欠損や感染の危険性が伴う．そのために，上皮剝離をしない角膜クロスリンキング（epi-on法）が考案されている．

　epi-on法では，リボフラビン点眼液に上皮のタイトジャンクションを壊す成分を添加したり，角膜に電流をかけることで強制的に実質内にリボフラビンを浸透させる．その後，上皮を通して角膜にUVAを照射する．この方法では，照射されたUVAの多くは上皮に吸収されると考えられる．実際に，術後症例の検討では，UVAエネルギーが実質の浅い層までしか到達していないことを示唆する所見が報告されている．したがって，epi-on法では標準法に比べて角膜実質を架橋する効果は弱く，進行速度の遅い軽い円錐角膜のみが適応になっていく可能性が考えられる．

6　角膜クロスリンキングに関するQ&A

【Q】コンタクトレンズはいつからできますか
【A】ハードコンタクトレンズは角膜クロスリンキング後上皮が安定したら装用できます．上皮欠損は通常は4～6日ほどで直りますが，その後安定するのにしばらく時間がかかります．術後2週間程たってからのほうがよいでしょう．

【Q】見え方は良くなりますか
【A】角膜クロスリンキングは見え方を良くする効果はありません．むしろ術後は一時的に

見え方が悪くなります．安定してからも術前と比べて明らかに改善することはありません．しかし，角膜クロスリンキングを行うことで将来円錐角膜が進行し，ハードコンタクトレンズも装用できなくなったり，角膜移植が必要な状態になることを予防できます．

【Q】全員に同じように効果がありますか
【A】10代で非常に早く進行している症例には，若干効果が弱い可能性があります．また，重症のアトピー性皮膚炎があり，眼瞼結膜に強い炎症があるような症例では効きにくいのではないかとする意見があります．しかし，これらの症例に本当に効果が出にくいのかを検証した研究報告はありません．

【Q】長期的な安全性についてはわかりますか
【A】ドレスデン法については，開発されてから10年の歴史があります．しかし，架橋効果がその後何年続くのかについてはまだデータがありません．ドレスデン法以外の新しい方法（短時間型やepi-on法）に関しては，まだごく短期のデータしかありません．

【Q】角膜クロスリンキングをしても円錐角膜が進んだ場合，再手術はできますか
【A】これについては，まだ何もわかっていない状態です．一度の角膜クロスリンキングで角膜実質のコラーゲンは自然に生活していた場合の数百年分の架橋が起こるといわれています．その状態で再手術をすることがどの程度の効果を生むのかは不明です．

【Q】角膜クロスリンキング後に角膜内リングやLASIKはできますか
【A】角膜内リングはできます．LASIKは原則として行われていません．角膜クロスリンキング後に表層の50 μm以内なら，PRKで不正乱視矯正をしてもよいという人もいますが，効果や安全性についての検討まだ十分には行われていません．

【Q】角膜クロスリンキングの効果はどのくらいもちますか
【A】角膜実質のコラーゲンのターンオーバーに何年かかっているのかなど，まだわかっていないことがたくさんあるので，一生効果が持続するのか，何年かたつと元に戻るのかなどはわかっていません．ただ，2013年現在，5～10年程度は効果が持続することは確認されています．

【Q】価格はいくらぐらいかかりますか
【A】厚生労働省の承認を受けておらず，保険に収載されていない治療ですので，価格は病院によりさまざまです．現在，大学病院では臨床研究という形で無料か，非常に安い価格で行っているところがあります．その他の施設では，自費の値段設定をしています．

【Q】保険適用になることはありますか
【A】円錐角膜は若年者の社会生活に大きな影響を与える疾患なので，保険適用になれば患者さんにとってのメリットは大きいと考えられます．しかし，残念ながら現時点ではまだ

保険適用になる予定はありません．

【Q】角膜クロスリンキング後に眼圧はどうなりますか
【A】角膜の剛性が上がるため，眼圧も上がるのではないかと当初は推測されていましたが，実際には術前値と比べて特に上昇しません．

参考文献

1) Wollensak G, Spoerl E, Seiler T：Riboflavin/ultraviolet-a-induced collagen crosslinking for the treatment of keratoconus. Am J Ophthalmol 135：620-627, 2003
2) Kamaev P, Friedman MD, Sherr E, et al.：Photochemical kinetics of corneal cross-linking with riboflavin. Invest Ophthalmol Vis Sci 53：2360-2367, 2012
3) Wollensak G, Spöerl E, Reber F, et al.：Corneal endothelial cytotoxicity of riboflavin/UVA treatment in vitro. Ophthalmic Res 35：324-328, 2003
4) Koller T, Mrochen M, Seiler T：Complication and failure rates after corneal crosslinking. J Cataract Refract Surg 35：1358-1362, 2009
5) Kato N, Konomi K, Saiki M, et al.：Deep stromal opacity after corneal cross-linking. Cornea 32：895-898, 2013

〔加藤直子〕

Topics

円錐角膜以外の角膜クロスリンキング

　角膜クロスリンキングは円錐角膜以外にも屈折矯正手術後の角膜拡張症(keratectasia)，ペルーシド角膜変性症などその他の角膜変形疾患の進行を止める治療法としても用いられている．また，リボフラビン(ビタミンB_2)を点眼しながら，紫外線(UVA)を照射し，活性酸素を発生させコラーゲンを架橋するという本来の作用機序とは別の側面に注目して，角膜変形疾患以外にも水疱性角膜症や角膜感染症などに対する使用の報告もみられるようになってきている．なお，現時点では角膜変形疾患以外の使用方法は，本来の製品の目的とは異なる適応外使用になることに十分に留意する必要がある．

❶ 円錐角膜以外の角膜変形疾患に対する角膜クロスリンキング

1）屈折矯正手術後の角膜拡張症に対する角膜クロスリンキング

　屈折矯正手術後の角膜拡張症は，主としてLASIK術後に多くみられ，角膜が不可逆性に前方に突出し，強度の不正乱視を呈する合併症である．LASIK術後の角膜拡張症は1998年にSeilerによって進行性の角膜前方突出，屈折変化を伴う視力低下，角膜実質の非薄化を伴う症例として初めて報告されている．一般的には術後比較的早期に発症し，その発症率は0.04〜0.6％程度とされている．治療は，軽度の場合ハードコンタクトレンズによる不正乱視の矯正，角膜内リングなどが行われ，重症化した場合は深層前部角膜移植術や全層角膜移植術などの角膜移植手術が必要となる．近年，突出の進行を止める新しい治療の選択肢として，角膜クロスリンキングが行われるようになってきた．円錐角膜と比較すると症例数は少ないものの，その効果，成績についての報告もみられるようになってきている(表1)．角膜拡張症に対する角膜クロスリンキングは過去の報告の多くで1年以上の経過観察が行われ，logMAR視力にして平均0.07〜0.13程度の改善が，角膜屈折力も多くの報告で改善傾向が示されている．ただし，Hershらの報告では，円錐角膜と角膜拡張症のsubgroupにおいて，円錐角膜では2Dの改善がみられるところ，角膜拡張症は1年で約1D

表1　屈折矯正手術後角膜拡張症に対する角膜クロスリンキング

報告	症例数・眼数	経過観察期間	角膜屈折力変化	矯正視力
Hafeziら(2007)	LASIK後10眼	12〜25か月	Kmax全例改善 (−0.2〜−4.5D)	9眼改善，1眼不変
Vinciguerraら(2010)	9例13眼 LASIK後10眼 PRK後3眼	12か月	SimK 2.02Dの改善	LogMAR視力0.1の改善
Salgadoら(2011)	LASIK後15例22眼	12か月	強主経線0.31Dの悪化	LogMAR視力0.1の改善
Hershら(2011)	LASIK後22例22眼	12か月	Kmax 1.0Dの改善	LogMAR視力0.07の改善
Liら(2012)	LASIK後11例20眼	12か月	強主経線2Dの改善	LogMAR視力0.13の改善

しか改善がみられず，角膜拡張症に対する角膜クロスリンキングは円錐角膜に対するものほど屈折の改善効果がみられない可能性が示唆されている．

2）ペルーシド角膜変性症に対する角膜クロスリンキング

ペルーシド角膜変性症に対する角膜クロスリンキングの報告は，円錐角膜や屈折矯正術後の角膜拡張症に比べて少なく，現時点では症例報告が散見されるにとどまっている．Spade による下方に偏位させた UVA 照射を行い，良好な成績が得られた 1 例報告や，Kymionis らによる角膜クロスリンキングと photorefractive keratectomy（PRK）を同時施行し，術後 12 か月時点での裸眼視力，矯正視力，角膜形状の改善がみられた 1 例報告，角膜内リング挿入後に角膜クロスリンキングを行い，同日 PRK を行って裸眼・矯正視力・角膜屈折力の改善が得られた 1 例報告など，円錐角膜や屈折矯正手術後の角膜拡張症と違い，突出位置が周辺に偏位しているため，一工夫された治療方法が報告されている．

❷角膜変形疾患以外の用途の角膜クロスリンキング

1）水疱性角膜症に対する角膜クロスリンキング

Wollensak らは豚眼に対する角膜クロスリンキングの実験を行い，クロスリンキングされている領域の角膜実質は，されていない部分に比べて膨張しにくくなることを報告し，角膜実質の浮腫を軽減させる目的での水疱性角膜症に対する角膜クロスリンキング使用の臨床報告が 2008 年頃より行われるようになった（表 2）．これらの報告では，症例選択や，治療プロトコールもさまざまであり，スタンダードプロトコール（0.1％リボフラビン点眼後，3 mW/cm^2・30 分間の UVA 照射）で行われるものが多いものの，施術前に角膜浮腫を減らす目的で UVA 照射前処置として，40％グルコースや 20％デキストラン含有の高張リボフラビン，70％グリセロール点眼を行う報告がみられる．また，変わった方法として Kruger らはフェムト秒レーザーで角膜実質内ポケットを 350 μm および 150 μm の深度に 2 か所作製し，0.1％リボフラビンを実質内に投与後 15 mW/cm^2 7 分間の UVA 照射を順次（350 μm → 150 μm）行うという方法を行っている．経過観察期間は長くて 8 か月までで，短期的には視力・角膜厚・疼痛の改善を示す報告が多いが，疼痛は改善するものの視力・角膜厚については改善しないとする報告もあり，その効果については症例の選び方・治療プロトコールの違いなどにより異なる可能性がある．また，数か月で治療効果がなくなるとされるものが多い．

Bottos らは角膜移植予定の水疱性角膜症患者に対し角膜クロスリンキングを行い，7 日～3 か月後の角膜移植時に得られた角膜の組織学的変化について検討し，コントロール眼に比べコラーゲン線維配列の増加がみられるものの，3 か月たつとその効果の減弱がみられること，ケラトサイトの核の断片化がみられることを報告している．

水疱性角膜症に対する角膜クロスリンキングは，現時点では，短期的に疼痛除去目的で行う治療としては有効だが，角膜移植などのように長期に視力を改善させる治療の代替療法までには至らないようである．

2）角膜感染症に対する角膜クロスリンキング

紫外線照射を受けたリボフラビンによる活性酸素の発生により，起因菌に対するダメージを期待しての使用法である．

細菌については，ブドウ球菌や MRSA，緑膿菌に対してリボフラビン＋UVA によるクロスリンキングを in vitro で行い，効果がみられるとの報告がある．また，臨床使用においては比較的良好な結果が示されているものの，そのほとんどが抗菌薬との併用療法で用いられている．角膜クロスリンキング自体の細菌に対する効果を調べるために，Makhdoomi らは臨床的に軽度の細菌性角膜炎と診断された 16 例に対して，抗菌薬を使用せずに角膜クロスリンキングを行い，追加治療が

表 2　水疱性角膜症に対する角膜クロスリンキング

報告	症例数・眼数	治療プロトコール	経過観察期間	自覚症状・所見・効果
Krueger ら (2008)	1 例 1 眼	フェムト秒レーザーで角膜実質内ポケットを 350 μm および 150 μm の深度に 2 か所作製し，0.1％リボフラビンを角膜実質内に投与後 15 mW/cm² 7 分間の UVA 照射を順次（350 μm → 150 μm）行う	6 か月	疼痛の改善，角膜厚減少，角膜透明度スコア改善，矯正視力の改善，角膜移植時期の延期
Ehlers ら (2008)	11 例 11 眼（うち 4 眼は 2 回治療）	スタンダードプロトコール（0.1％リボフラビン点眼後，3 mW/cm²・30 分間の UVA 照射）	3 か月以上	角膜厚の減少（10 眼），視力の改善（7 眼），効果は数週〜数か月持続
Wollensak ら (2009)	3 例 3 眼	40％グルコースで 1 日脱水後，スタンダードプロトコール	8 か月	疼痛・不快感の改善，水疱性変化の改善，角膜厚減少（8 か月持続），視力改善（瘢痕のない症例）
Gadelha ら (2009)	疼痛のある 12 例 12 眼	スタンダードプロトコール	2 か月	疼痛スコアの有意な改善　視力，角膜厚は有意差なし
Gahanem ら (2010)	14 例 14 眼	20％デキストラン含有 0.1％リボフラビン点眼後，スタンダードプロトコール	6 か月	術後 1 か月で有意な疼痛の減少，角膜透明度向上，角膜厚減少　術後 6 か月で角膜厚の有意な減少続くも，透明度，疼痛に関する効果は術前と有意差がなくなる
Barbosa ら (2010)	罹病期間 4 か月以上の 25 例 25 眼	20％デキストラン含有 0.1％リボフラビン点眼 30 分後，スタンダードプロトコール	6 か月	1，3 か月目で角膜厚の減少，6 か月目で効果切れる．3 か月目で 56％に水疱が再発
Hafezi ら (2010)	2 例 3 眼	角膜厚が 370〜430 μm になるまで 70％グリセロール点眼後，スタンダードプロトコール	3 か月	早期の Fuchs 角膜ジストロフィに対して，角膜浮腫および視力変動の改善
Bottos ら (2010)	角膜移植予定の 6 例 7 眼	20％デキストラン含有 0.1％リボフラビン点眼後，スタンダードプロトコール	7 日〜3 か月	コラーゲン線維配列増加，3 か月目で効果減弱，ケラトサイト核の断片化
Gharaee ら (2011)	20 例 20 眼	スタンダードプロトコール	6 か月	疼痛，不快感は改善，視力，角膜透明度，角膜厚に関しては有意差なし

必要であったのは 2 例との報告を行っている．これらの報告からは，細菌性角膜炎に対しては角膜クロスリンキングによる治療効果はある程度認められるようである．

真菌に対しては，*in vitro* でカンジダに対して効果がなかったとの報告やカンジダおよびフサリウムに対して抗真菌効果がみられなかったとする報告もあるが，ウサギを用いた動物実験でフサリウムに対して効果がみられるとする報告やアムフォテリシン B 単独群と角膜クロスリンキング併用群を比較したスタディで，コントロール群に比べてカンジダ，アスペルギルス，フサリウムにおいて阻止円の径を小さくすることができたとの報告もみられる．それらの報告によって治療効果については意見の分かれるところである．臨床使用においては単独使用の報告は現時点ではなく，抗真菌薬との併用において治癒が得られた症例が報告されている．

アカントアメーバについては，*in vitro* でのリボフラビン/UVA クロスリンキングは栄養体にも無効とする報告や，ウサギを用いた動物実験においても効果がみられないという報告もあり，効かないとされることが多い．ただし，慢性期には無効だが初期にみられる表層部位に限局する感染巣には有効ではないかとの反論や，増殖を止めることはできないものの，UVA 無照射の場合に比べて，UVA 照射による増殖抑制効果が軽度みられるとする報告はある．また，クロルヘキシジンやポリヘキサメチルビグアナイドなどビグアナイド系消毒薬と併用して治療を行った臨床症例報告は

あるものの，現時点では角膜クロスリンキングのみの単独治療の報告はみられていない．

また，感染性角膜炎全般に対する角膜クロスリンキングについてのAlioらのメタアナリシスによると，全104眼のプール解析において，85％の症例で（95％信頼区間0.77～0.91）角膜融解を防ぐことについては有用との結果は得られている（表3）．

角膜感染症に対する角膜クロスリンキングは，細菌である程度の効果はみられるものの，現段階では抗菌薬・抗真菌薬・抗原虫薬や消毒薬に取って代わり単独で行うべきものではなく，あくまで角膜融解を防ぐための補助療法として用いるべきもののようである．

3）角膜クロスリンキングと屈折矯正手術

LASIK術後の"角膜拡張症予防"目的でLASIKと同時に角膜クロスリンキングを行う手法も報告されているが，短期の安全性については言及されているものの，どのような症例がこの同時治療を本当に必要とするのか適応の決定について議論のみられるところである．

遠視に対するLASIKはregression（度数の戻り）が多いことで知られているが，regressionを抑える目的で遠視のLASIKと同時に角膜クロスリンキングを行った少数例のコホート研究では，コントロール群に比べて屈折の安定化が示されている．

また角膜クロスリンキング自体に角膜を平坦化させ，屈折を軽度遠視化させる効果があるため，角膜クロスリンキングのみを用いて軽度の近視を治療する方法も提案されている．

4）強膜クロスリンキング

主に進行性の強度近視の進行を止めることを目的として，リボフラビンとUVAだけでなく，リボフラビンと青色光，グリセルアルデヒドやグルタールアルデヒド，ゲニピンを用いた強膜クロスリンキングが主に動物実験レベルで研究されている段階である．実験レベルでは強膜の強度を上

表3 感染性角膜炎に対する角膜クロスリンキングの奏功割合に関するメタアナリシス

報告	改善症例/治療症例	95％信頼区間
Makhdoomiら（2010）	6/7	0.85（0.48～0.97）
Makhdoomi（2012）	15/16	0.93（0.7～0.98）
Moren（2010）	1/1	1（0.2～1）
Iseliら（2008）	4/5	0.8（0.37～0.96）
Micelli Ferrariら（2009）	1/1	1（0.2～1）
Khanら（2011）	3/3	1（0.43～1）
Anwarら（2011）	1/2	0.5（0.09～0.9）
Priceら（2012）	34/40	0.85（0.7～0.92）
Pandaら（2012）	7/7	1（0.6～1）
Sorkhabiら（2013）	8/10	0.8（0.49～0.94）
Mullerら（2012）	4/6	0.6（0.3～0.9）
Skaatら（2011）	5/6	0.8（0.43～0.96）
合計	89/104	0.85（0.77～0.91）

（Alio JL, Abbouda A, Valle DD, et al.：Corneal cross linking and infectious keratitis：a systematic review with a meta-analysis of reported cases. J Ohpthalmic Inflamm Infect 3：47, 2013より一部改変）

げることはできているものの，薬剤の細胞毒性，強膜血管や脈絡膜など血管が豊富な部位の近くをクロスリンクしなければならないこと，適応の問題，合併症が起こったときのバックアップの治療法（角膜の場合における角膜移植など）など臨床応用に向けては越えなければならない課題が少なくない状況である．

参考文献

1) Cheema AS, Mozayan A, Channa P：Corneal collagen crosslinking in refractive surgery. Curr Opin Ophthalmol 23：251-256, 2012
2) Suri K, Hammersmith KM, Nagra PK：Corneal collagen cross-linking：ectasia and beyond 23：280-287, 2012
3) Alio JL, Abbouda A, Valle DD, et al.：Corneal cross linking and infectious keratitis：a systematic review with a meta-analysis of reported cases. J Ophthalmic Inflamm Infect 3：47, 2013
4) Park S, Chuck RS：Corneal cross-linking for correction of low myopia? Curr Opin Ophthalmol 24：273-274, 2013
5) Elshikh A, Phillips JR：Is scleral cross-linking a feasible treatment for myopia control? Ophthalmic Physiol Opt 33：385-389, 2013

（宮井尊史）

B conductive keratoplasty

　角膜になんらかの方法で熱を与え，その形状および屈折力を変化させる手術は角膜熱形成術と呼ばれ，100年以上前から多くの方法が提唱されてきた．1997年にMendezらによって開発されたconductive keratoplasty(CK)は，電流により生じた熱作用によるスポットを角膜周辺部にリング状に作製するとベルトを縮めるような効果が生じ，角膜中央部をスティープ化させる(図1a, b, c)．この変化によって角膜の凸レンズとしての働きがより強くなり，老眼や遠視が矯正される．

　2002年4月に遠視矯正への適応が，2004年3月にはモノビジョンによる老眼矯正への適応が，それぞれ米国のFDAにより認可され施行されている．

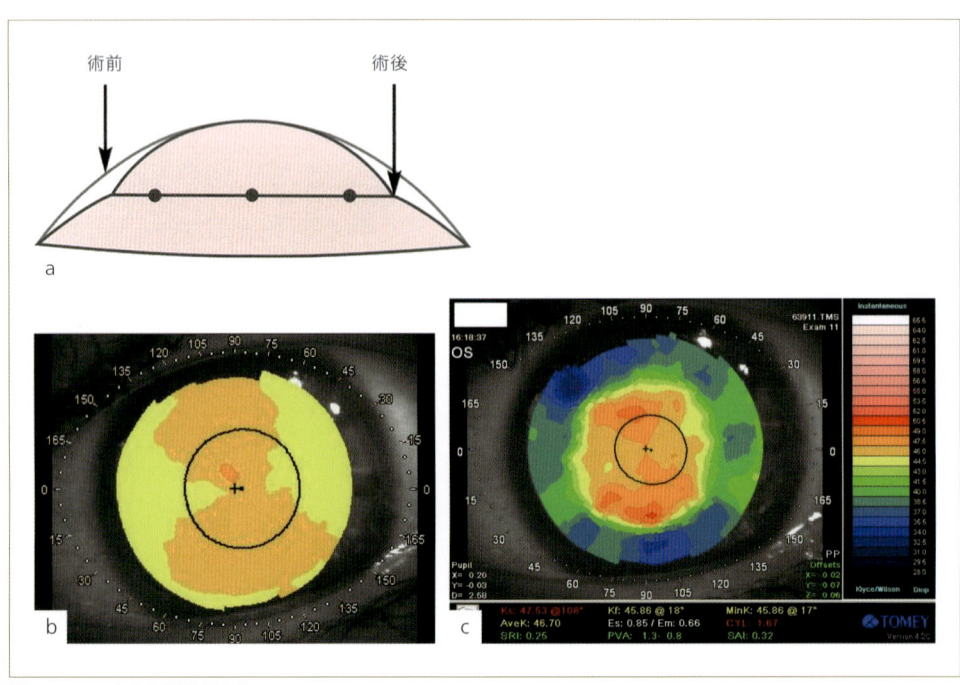

図1　CKによる角膜形状変化
a：CKによる角膜変化イメージ，b：CK前角膜形状解析結果，c：CK1か月後角膜形状解析結果

1 手術適応の決定

　手術適応と禁忌を示す(**表1, 2**)．術前のコンサルテーションやシミュレーションはたいへん重要ある．シミュレーションは検査時だけではなく，術後目標屈折度数下で実際の生活を体験してもらうほうがよい．特にモノビジョンの場合は，可能であればコンタクトレンズ装用下で1〜4週間生活してもらう．そのことにより，加入度数の決定が実生活に合ったものとなりやすい．納得を得られない見え方の場合は手術不適応としている．当院では現在，片眼11万円で施行している．

表1 適応

	未手術眼		LASIK または PRK 後	
	遠視治療	老視治療	遠視治療	老視治療
年齢45歳以上	○	○	○	○
角膜が透明	○	○	○	○
6 mm 直径での角膜厚が 560 μm 以上	○	○	○	○
3 D 以下の遠視	○	○	○	○
乱視が 0.75 D 以下	○	○	○	○
手術眼の利き眼の等価球面度数が＋2.5 D 以下，他眼は＋1.0 D 以下		○		○
手術前の両眼の度数の差が 1.5 D 以内		○		○
モノビジョンに適応できること		○		○
良好な両眼視機能を有していること		○		○
LASIK または PRK 後 6 か月を経過し，屈折が安定していること			○	○
医師の説明を理解していること	○	○	○	○

表2 禁忌

心臓ペースメーカなどの医療器具を体内に埋め込んでいる人
眼の病気(円錐角膜，感染，傷，ヘルペス，眼振など)がある．
全身の病気(角膜の創傷治癒に影響を与える疾患)がある．
手術後斜視になる可能性がある．
隅角が狭い眼
妊娠中，授乳中
医師の説明が理解できない人
屈折矯正手術が許されない特殊職業

▶**一般眼科医のための 患者説明のポイント**

　術前のシミュレーションが一番重要と考えている．短時間の見え方がいくら良くても実生活では支障を来すこともありうる．その点をしっかり理解してもらい，シミュレーションする．

2　手術方法

　角膜熱形成術に関する過去の研究から，十分な手術の効果を得るためのポイントは，コラーゲンが収縮しつつ融解しない最適な温度(58～76℃)と，十分な組織深達度を得ることとされている．ViewPoint® CK System(Refractec社)を使用して(図2)，高周波・低エネルギーのラジオ波(radio frequency)350 kHz・60％を，角膜実質に刺入した長さ450 μm，直径90 μmのプローブの先端チップ(keratoplast tip)から0.6秒間流す(図3)．プローブから流れる電流が角膜実質中を電導する際に生じる抵抗が熱に変換され，角膜実質のコラーゲン線維が収縮する．刺入部位は白く混濁するが，経過とともに褪色していく(図4)．実際の手術は片眼数分程度で終了する．

　治療のパターンは4種類あり，＋1.00 D，＋1.75 D，＋2.50 D，＋3.50 Dの矯正度数から選択する(図5)．乱視矯正の方法はまだ確立されてないが，乱視軸に応じたスポットの配置により可能であると考えられている．

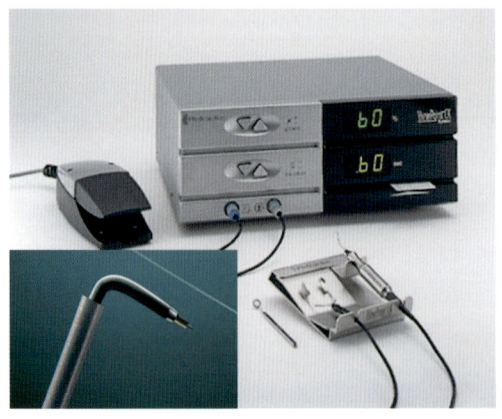

図2　ViewPoint® CK System

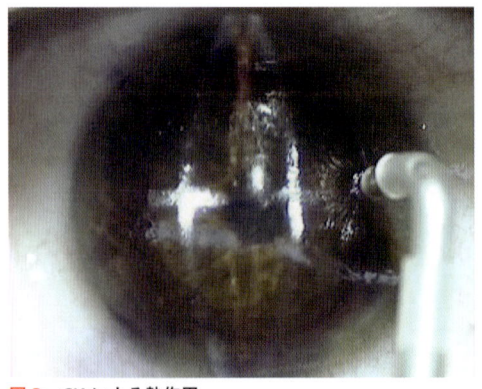

図3　CKによる熱作用
CKのプローブ先端部周囲のコラーゲン線維が収縮する．

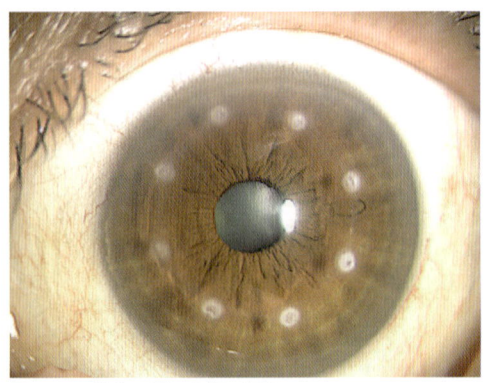

図4　CK術後1日の角膜の写真
白斑は治療スポットを示し，術後早期には顕著であるものの，術後1か月頃にかけて退色していく．

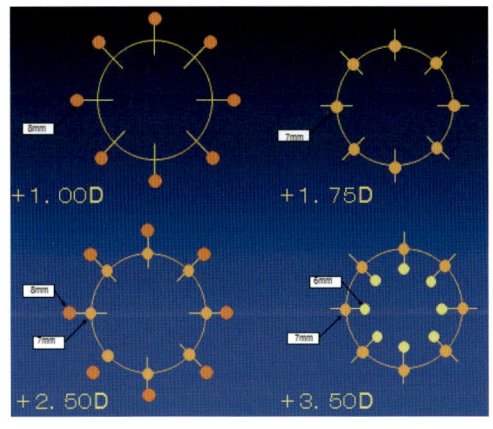

図5 ノモグラム
目標矯正度数に応じて6・7・8 mmの部位を8か所または16か所凝固する．

3　術式の変遷

　CKが開発された当初はconventional pressure法（図6a）が用いられたが，その後先端チップを角膜に穿刺したのち少し戻すlight touch法（図6b），そしてテンプレートを使用することにより，均一な効果が期待できるOptiPoint™ Corneal Template（図7）が主流となっている．

4　手術成績

　当院で施行した28例37眼，平均年齢54.8±6.57歳の結果を示す（図8〜13）．目標屈折矯正度数は平均等価球面度数−0.99±0.71 D（−2.75〜0 D）であった．角膜K値の変化に対応して自覚屈折等価球面度数が推移している．術後1か月は過矯正になるが，3か月でほぼ目標屈折度数に近い結果となっていて，その後もregression（度数の戻り）を認めている．自覚屈折乱視度数はCKによる惹起乱視のため術後1か月の時点で増加しているが，6か月には術前の値に戻っている．遠方裸眼視力，近方裸眼視も角膜K値と同様の推移を示している．満足度（0：とても満足〜4：かなり不満）は経過中ほとんど変化を認めなかった．

　術後合併症として，角膜上皮障害，感染，炎症，そして惹起乱視やハロー・グレア症状などが考えられるが，自験例としては生じても軽度で経過とともに改善しており，問題となる症例は認めていない．

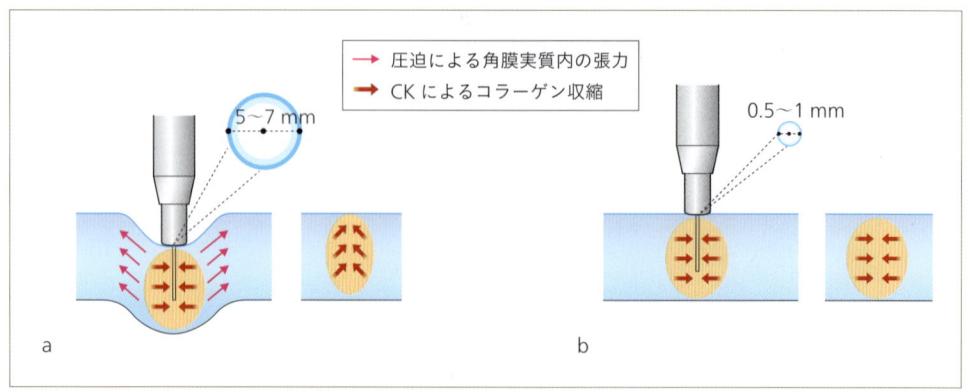

図6 conventional pressure 法（a）と light touch 法（b）
light touch 法のほうがより小さなスポットで広いオプティカルゾーンを得ること，均一な効果が出るという利点がある．

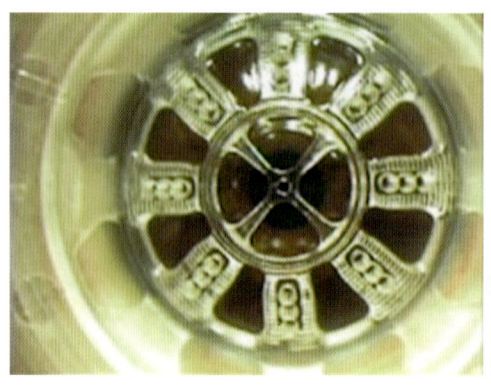

図7 OptiPoint™ Corneal Template
センタリングを確認してテンプレートを眼球に吸着させ，ノモグラムに従ってホールにプローブを挿入し，穿刺凝固する．

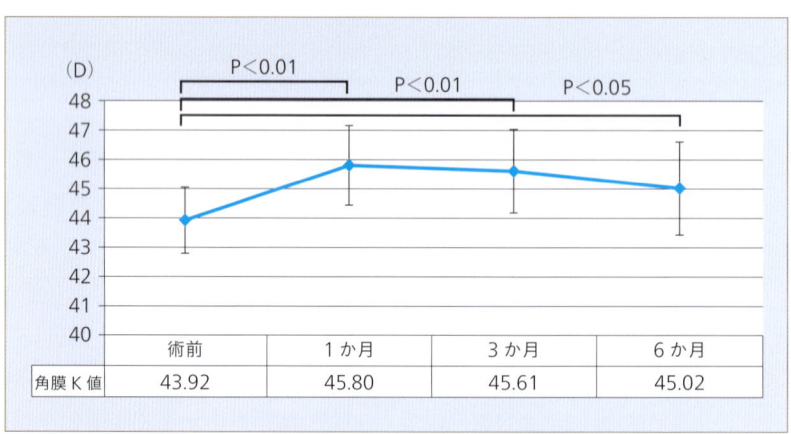

図8 角膜 K 値推移

	術前	1か月	3か月	6か月
角膜 K 値	43.92	45.80	45.61	45.02

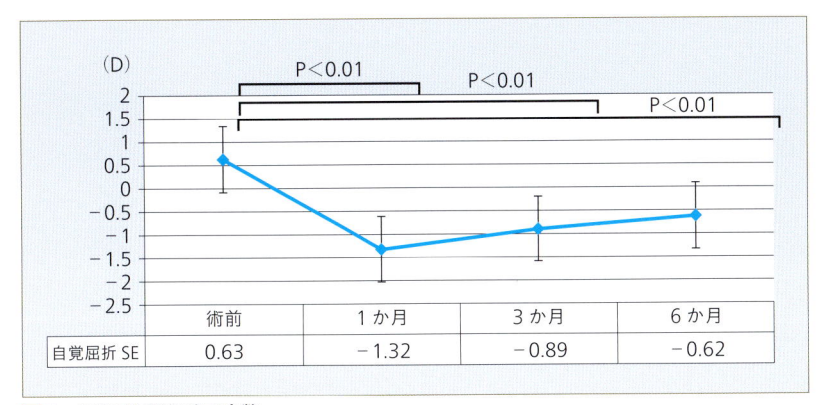

図9 自覚屈折等価球面度数

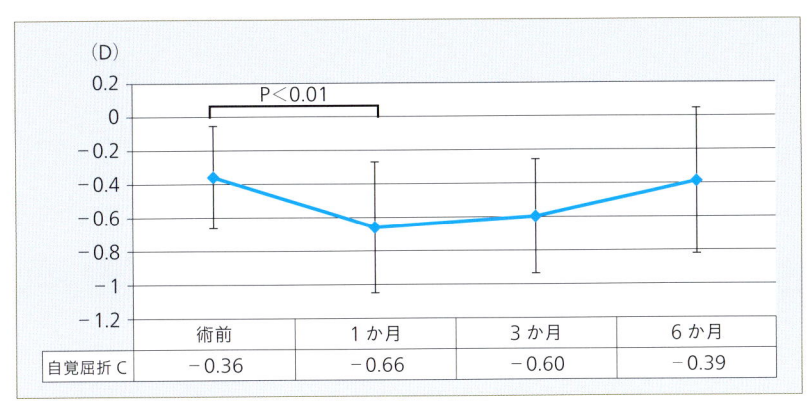

図10 自覚屈折乱視度数

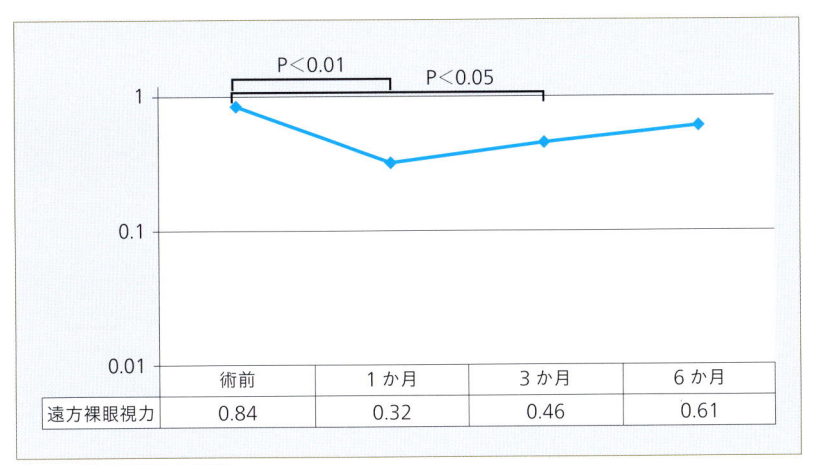

図11 遠方裸眼視力推移

IV 角膜形成術

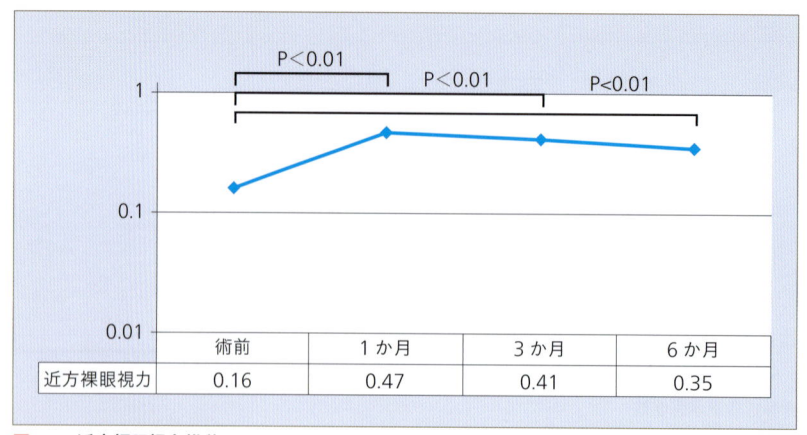

図12　近方裸眼視力推移

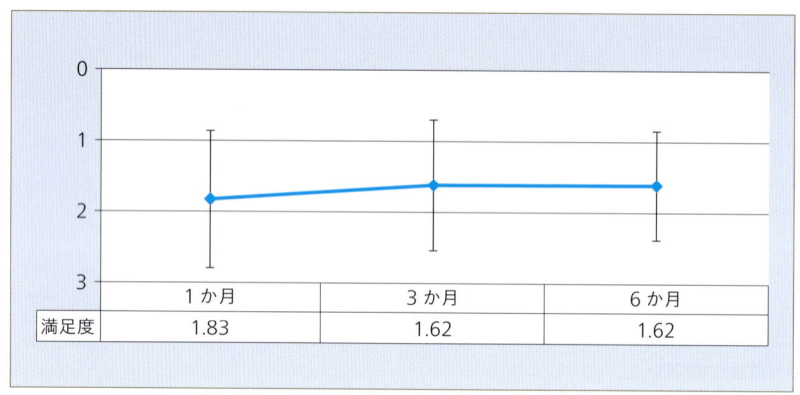

図13　満足度推移

5　conductive keratoplasty（CK）の利点・欠点

I.　利点

　LASIKなどと比較した場合，フラップを作らずまた角膜中心部に侵襲を加えないため，安全性が高い．角膜のprolate形状を維持し，視力の質が損なわれにくいという特徴がある．LASIK，白内障術後などに老眼や遠視の矯正を必要とする場合も可能であり，追加CKも容易である．

II.　欠点

　術後の屈折度数，視力が安定するまでに時間がかかること，そして予測性に劣る．regressionが起こりやすいため術後早期は過矯正になり，長期経過後に屈折の戻りのため，追加治療が必要になる可能性がある．筆者も経過をみながら追加CK，LASIKなど適宜施行している．

▶**一般眼科医のための 患者説明のポイント**

　術直後は遠方裸眼視力低下が避けられない．自動車運転(特に夜間)に支障を来す可能性があり，眼鏡・コンタクトレンズ装用が必要になる可能性をきちんと説明しておく．

　regression はほぼ必発であるが，症状に合わせて追加 CK などが可能である旨を伝えておく．

　CK は予測性が劣る，regression が起こりやすいという問題があるが，手術侵襲も少なくまた合併症も生じにくい安全性の高い手術と考えられる．円錐角膜に対して CK を施行し，効果を持続させることを期待して角膜クロスリンキング(CXL)を併用するなどの新たな方法も報告されている．今後 CXL の長期安全性が確認されれば，CK+CXL という手術方法も確立される可能性がある．CK は遠視治療，老眼治療というカテゴリーのなかだけでなく，角膜形状を変化させる手術(角膜形成術)の選択肢の一つとしてなりうると考えられる．

参考文献

1) McDonald MB, Davidorf J, Maloney RK, et al.：Conductive keratoplasty for the correction of low to moderate hyperopia：1-year results on the first 54 eyes. Ophthalmology 109：637-649, 2002
2) Ardjomand N, Wohlfart C, McAlister JC, et al.：Conductive keratoplasty for asymmetric corneal astigmatism. J Cataract Refract Surg 34：874-875, 2008
3) Kato N, Toda I, Kawakita T, et al.：Topography-guided conductive keratoplasty：treatment for advanced keratoconus. Am J Ophthalmol 150：481-489, 2010

〔福本光樹〕

V 角膜インレイ

A 角膜内リング

1　角膜内リング

　角膜内リングは角膜形状の改善のために用いられるPMMA（ポリメチルメタクリレート）製の円弧状のリングで，現在では円錐角膜，ペルーシド角膜変性症，keratectasia（角膜矯正術後の角膜拡張症）などの角膜変形疾患に対して用いられている（図1）．

I. 角膜内リングの歴史

　角膜内リングはもともと軽度近視に対する治療方法として開発されており，1996年にはヨーロッパで軽度近視に対してCEマークを取得（−1〜−4.5 D），1999年には米国FDAにより軽度近視（−1〜−3 D）に対して承認を受けた治療だったが，角膜内リングを角膜内に挿入するためのトンネルのマニュアルでの作製に関して手術手技が煩雑であるというこ

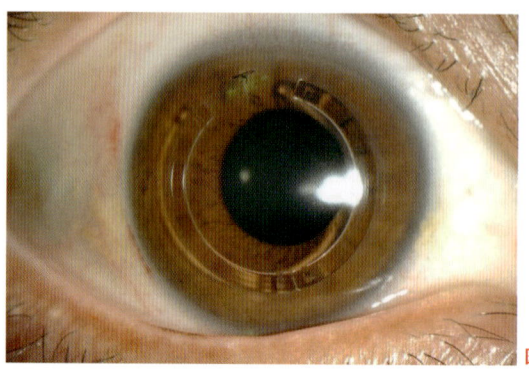

図1　角膜内リング挿入後3か月の前眼部写真

と，また屈折矯正精度が他の屈折矯正手術に比べて劣るためにあまり行われてはいなかった．

　1997年にColinによって，これまでの軽度近視に対してではなく，円錐角膜眼の形状改善として角膜内リングの使用が報告されたが，トンネル作製時の手技の煩雑さは変わらず普及はあまりしなかった．2003年にヨーロッパで円錐角膜に対してもCEマーク取得され，2004年にも米国FDAで円錐角膜に対して承認され，またフェムト秒レーザーの出現で，角膜内リングを挿入するトンネルの作製がフェムト秒レーザーによって行うことができるようになったため，手術の煩雑さが改善され，近年，円錐角膜に対する角膜内リング治療は徐々に増加してきている．

II. 角膜内リングの種類

　種類としては，Intacs™(Addition Technology社)とKeraring(Mediphacos社)に加えて，2006年に進行性の円錐角膜とエクタジアに対して使用するためにIntacs™ SK(Addition Technology社)が開発された．

　Intacs™とIntacs™ SKはともにリングの直径は0.65 mmであり，リングの角度としても150°と共通しているが，大きく異なる点もある(表1)．Intacs™では八角形だった断面形状がIntacs™ SKでは楕円形になっており，またIntacs™で6.8 mmであったリング内の周径が，Intacs™ SKでは6.0 mmと小さくなり，そのためIntacs™ SKではIntacs™よりもより強い角膜の扁平化が期待されている．これら2種類のセグメントの選択に加え，それぞれのセグメントに0.25〜0.45 mmまでの厚さがあり，また同サイズで2つのリングを挿入するか(symmetric)，異なるサイズで挿入するか(asymmetric)という選択も必要となる．これらの選択に関しては，後述するがAddition Technology社にアドバイスしてもらうことができる．

　Keraringは円錐角膜に対する治療を専門に開発された角膜内リングであり，その矯正効果もIntacs™やIntacs™ SKに比べて強い．内径の角度は90°，120°，150°，160°，210°からなり，内周径としては5〜6 mmの種類がある．断面形状は三角形であり，これはリング挿入部での入射光がプリズム効果(prismatic effect)によって瞳孔外方向に散乱することを目的で設計されている．

　角膜内リングは半円弧状のPMMA(ポリメチルメタクリレート)製のリングであり，もともとは1つの円形リングを挿入していたが，現在では2つの円形リングを挿入している．

表1　Intacs™とIntacs™ SKの規格

	Intacs™	Intacs™ SK
材質	PMMA	PMMA
リング内径の角度	150°	150°
断面形状	八角形	楕円
リング外周径	8.1 mm	7.3 mm
リング内周径	6.8 mm	6.0 mm
リング直径	0.65 mm	0.65 mm

角膜強度を上げることで，円錐角膜や屈折矯正手術後の角膜拡張症などに対して不正乱視の軽減だけではなく，進行抑制も意図されている．

当院では角膜内リングの内周径が瞳孔径よりも大きく，FDA にて認可を受けているという点から Intacs™ もしくは Intacs™ SK を使用している．

2　手術適応の決定

以下に，筆者らの施設での角膜内リング挿入手術までの流れを示す．角膜内リング挿入となる症例に関して大きく 2 パターンある．1 つは円錐角膜が診断されているケースであり，具体的には「円錐角膜で通院していて通院施設からの紹介，もしくは患者本人の治療希望で当院に来院する」という症例である．もう一方が円錐角膜が診断されていないケースであり，「LASIK などの屈折矯正手術希望で来院され，角膜形状検査を施行したところ角膜形状に異常があり，LASIK などの屈折矯正手術が施行できないが，裸眼視力の向上の希望がある」という症例である．次からこの 2 つのケースに分けて説明する．なお，クリニックによって同じ角膜内リング挿入手術でも適応基準にバリエーションがあるので，一例と考えていただきたい．

I.　円錐角膜が診断されているケース

円錐角膜で通院していて通院施設からの紹介，もしくは患者本人の治療希望で当院に来院するケース．

1. 予約時

角膜内リング挿入術希望者から連絡があった場合は，専門外来の日程を予約してもらい，当日は検査・診察ならびに説明のために 2〜3 時間程度かかることを説明する．手術までに初回検査・術前検査と最低 2 回は来院し検査を行って，手術を予定するということを伝える．現在通院している場合は現状の紹介状も持って来るよう説明する．

初回に散瞳検査を行う場合もあるため，できるだけ車，バイク，自転車などを避けて公共交通機関で来院するように伝える．コンタクトレンズを使用している場合は初回検査の時点で，可能であればソフトコンタクトレンズならば 2 週間，ハードコンタクトレンズならば 3 週間使用せずに来院するように伝える．

2. 初回来院時

眼科の一般的な検査である視力（裸眼/矯正，遠方/近方），細隙灯顕微鏡検査，眼底検査，眼圧検査に加え，眼位検査，角膜形状解析検査（TMS，Orbscan），角膜厚検査（超音波），角膜内皮検査，コントラスト感度検査，瞳孔径測定を行う．円錐角膜の程度，裸眼/矯正視力，患者の希望とライフスタイルや手術時の年齢に合わせて治療法を選択する．

角膜内リング挿入術を行うことで，裸眼視力の向上，ハードコンタクトレンズ装用や眼鏡装用での矯正視力の向上が期待できる．また，コンタクトレンズ不耐症のように，ハードコンタクトレンズを長時間装用できない状態では，角膜内リングを挿入することで角膜形状が改善してハードコンタクトレンズの装用時間が延長したり，ソフトコンタクトレンズの装用が可能になる場合がある．また，裸眼視力が向上するためにコンタクトレンズ装用なしに普段の生活を送ることができる症例も多い．さらに希望があれば術後6か月以上経過して有水晶体眼内レンズ（フェイキックIOL）を追加手術することで，その時の矯正視力程度まで裸眼視力を向上させることもできる．また，診察時の年齢に応じて円錐角膜進行抑制のために角膜クロスリンキング治療のオプションも考慮する．医師からそれぞれの治療について説明を行う．

II. 円錐角膜が診断されていないケース

　LASIKなどの屈折矯正手術希望で来院し，角膜形状検査を施行したところ角膜形状に異常があり，LASIKなどの屈折矯正手術が施行できないが，裸眼視力の向上の希望があるケース．

1. 初回来院時

　LASIKなどの屈折矯正目的で来院されるため，当院の屈折矯正手術の初回検査が行われる．眼科の一般的な検査である視力（裸眼/矯正，遠方/近方），細隙灯顕微鏡検査，眼底検査，眼圧検査，眼位検査，角膜形状解析検査（TMS），角膜厚検査（超音波），瞳孔径測定が行われて，TMS®（トーメー社製）のkeratoconus screening，角膜後面形状検査（Pentacamなど），角膜内皮検査が行われる．角膜形状解析検査で円錐角膜もしくは円錐角膜疑いの患者に対しては，LASIKなどの屈折矯正手術が行えないことを伝える．その場合でも裸眼視力の改善の希望がある際は，円錐角膜疑い症例では有水晶体眼内レンズ，円錐角膜の症例では角膜内リング挿入術＋有水晶体眼内レンズという選択肢があることを伝える．角膜内リング挿入術＋有水晶体眼内レンズの場合は，まず角膜内リング挿入術を行って6か月程度経過観察したのちに，その際の矯正視力の程度まで有水晶体眼内レンズを追加手術することで裸眼視力の向上が期待できるということを伝える．また，診察時の年齢に応じて円錐角膜進行抑制のために角膜クロスリンキング治療のオプションも考慮する．医師からそれぞれの治療について説明を行う．

　初回来院で行うことを簡単にまとめると，
　① 眼疾患がないかの検索，現在の眼の状態の説明
　② 種々の検査
　③ 患者の希望と期待の確認
　④ 既往歴の確認：現在の全身状態，内服，妊娠，授乳の確認
　⑤ 手術説明（手術の長所・短所，手術オプション）
　の5点である．
　次に種々の検査で注意すべきことを述べる．

1）視力検査

通常の一般診療での視力検査と同じである．角膜形状検査と合わせて現在の円錐角膜の重症度を判定する．角膜内リング治療を行う症例は老視年齢の症例も多いため，近見視力の測定も行う．

2）年齢

「屈折矯正手術のガイドライン」で示されている屈折矯正手術ではないが，屈折矯正手術のガイドラインに合わせて手術施行年齢は18歳以上としている．未成年の場合に保護者の同意を得ることは必要である．

3）角膜形状検査

当院ではTMS，Orbscan，Pentacam，OPD，前眼部OCTといった5種類の検査にて角膜形状の判定を行っている．角膜形状の測定方式としてはスリットスキャン式，Scheimpflug式，OCTと施設により設備の差があるが可能なかぎり複数の機器でかつ複数の方式で測定するのが望ましいと考える．

4）角膜厚

これに関しても当院では超音波，前眼部解析装置（Orbscan，Pentacam，前眼部OCT），スペキュラマイクロスコープにて測定を行っている．角膜形状検査と同様だが，可能なかぎり複数の機器でかつ複数の方式で測定するのが望ましいと考える．具体的には角膜内リングの挿入部位の角膜厚は450 μm以上であることが望ましい．角膜内リング挿入後にDescemet膜剝離を来したとの報告もあり，周辺角膜の厚みの評価は大変重要である．

5）暗所瞳孔径

暗所瞳孔径が大きい症例の場合は注意が必要である．術後のグレア，ハローが出やすい可能性を伝える必要がある．

2. 術前検査時

術前検査以降は円錐角膜が診断されている・診断されていないケースともに共通である．

まず，術前検査前の連絡として術前検査では散瞳検査を行うため，車，バイク，自転車などを避けて公共交通機関にて来院してもらうようにする．コンタクトレンズを使用している場合はソフトコンタクトレンズならば2週間，ハードコンタクトレンズならば3週間使用せずに来院してもらう．

初回検査と同様に，視力（裸眼/矯正，遠方/近方），細隙灯顕微鏡検査，眼底検査，眼圧検査，眼位検査を再度行い，精密検査として角膜形状解析検査（Pentacam，OPD，前眼部OCT），収差測定，眼軸長検査を行う．

初回検査と各種検査に相違がないかをチェックして，手術決定となればAddition

表2　当院の角膜内リング手術説明・同意書の内容

1. エキシマレーザーが不適切な軽度近視と円錐角膜など角膜の変形が強い疾患に，角膜内にリングを挿入する．挿入手術は準備を含めて約30分で終了し，日帰り手術が可能である．
2. 点眼麻酔で手術を行う．
3. フェムト秒レーザーでリングを入れるトンネルを角膜内に作る．
4. サクションリングで眼を吸引，固定してレーザーを照射する．
5. レーザー照射が終われば手術顕微鏡下に移動し，リングを2本もしくは1本挿入し，縫合する．
6. 保護のため，術後数日間ソフトコンタクトレンズを装用する．
7. 裸眼視力はある程度改善するが，必ず1.0以上になるというものではない．特に円錐角膜の場合，術後の屈折異常は眼鏡，コンタクトレンズ，有水晶体眼内レンズなどの方法で矯正する必要がある．
8. コンタクトは3か月後から合わせるが，視力は6か月の間変動する可能性がある．
9. 術後薄暗い所の見え方が変わる．慣れるのに時間がかかる．
10. 術後早期の合併症として，異物感，感染症などが起こりうるが，頻度は非常に少ないものと考えられる．
11. 術後長期的な合併症として，感染症，角膜混濁などが起こることがある．もし，これらの合併症が起こった場合には，リングを取り出すことも含めて適切に対処する．
12. 円錐角膜の場合，この治療で完全に進行が止まらない場合もある．さらに進行すれば角膜移植などの他の治療法が必要になる．

Technology社に角膜内リング(Intacs™)を注文する．角膜内リングの選択に関しては，屈折度や乱視度数，前後面角膜形状などの角膜の各データをAddition Technology社に送ると適切なセグメントを挿入方向とともにアドバイスしてもらうことができる．

また，再度手術内容の説明を行って同意書を渡し，手術当日までに記入のうえ持参してもらう．コメディカルから手術当日の来院時間，手術費用，術前点眼と内服に関して説明を行う．

術前点眼・内服としては手術3日前から抗菌薬(セフメノキシム塩酸塩)を1日4回点眼，フロモックス®を毎食後に各1錠内服してもらう．

角膜内リング手術説明・同意書としては**表2**の12点を説明している．

III. どのような症例に勧めるか

筆者らの施設で角膜内リング挿入術を勧める症例としては，① 裸眼視力の向上を希望する症例，② コンタクトレンズ不耐症でコンタクトレンズ装用ができない症例，の2つがあげられる．① に関しては，角膜内リング挿入術を行うと裸眼視力は有意に向上するが，矯正視力は少し向上するが有意差は認められていないという筆者らの施設での研究結果による．② に関しては，コンタクトレンズ不耐症の多くはハードコンタクトレンズの異物感が耐えられないということによるものだが，角膜内リング挿入術を行うと角膜形状の改善がみられてソフトコンタクトレンズの装用でも矯正視力が出ることが多いためである．

▶**一般眼科医のための　患者説明のポイント**

角膜内リング治療を満足度の高いものにするためには症例選択がたいへん大切である．矯正視力の向上を希望する患者に対しては，角膜内リング治療により矯正視力が向上する患者もいるが，視力が変わらない患者もいて必ずしも希望を叶えることができないことを十分説

明する必要がある．併せて矯正視力が良好でコンタクトレンズが使用できている患者には適応のない手術だと考えている．

　裸眼視力の向上やコンタクトレンズ不耐症でコンタクトレンズを装用したいといった希望は叶えることができ，手術の満足度も高い．

IV. 費用

　角膜内リング治療は保険外診療（自由診療）分野であるので，クリニックによって自由に価格設定が可能である．それぞれの施設が経費と利益に応じて決定しているため，施設間で1眼当たりでも2倍以上の費用の差が認められる施設もある．

　当院では1眼当たり，26万5000円（両眼行う場合は両眼で50万円）で手術を行っている．

3 手術の実際

I. 最終診察

　手術当日に最終診察と最終意思の確認を行う．術前検査時と眼所見が変わらないことの確認が主であり，角膜上皮障害や炎症所見がある場合は手術の延期を考慮する．また，緊張の程度やフェムト秒レーザーのサクションリングの挿入に関して開瞼が十分にできるかもチェックする．

II. 手術直前

　手術2時間前から絶飲食してもらい，手術控室にて術前点眼を始めていく．手術までにベノキシール®点眼を術眼に5回，ガチフロキサシン水和物点眼を数回点眼する．併せて患者氏名・手術眼と同意書の確認を行う．

III. 手術

1. トンネル作製

　角膜内リングを挿入するトンネルは，従来は専用の器具を用いて，マニュアル操作で作製していた．そのため，操作に熟練していない術者では角膜障害やデセントレーションなどの合併症が多くみられていた．

　現在ではフェムト秒レーザーにて角膜前面からの切除の深さやトンネルの形を設定でき

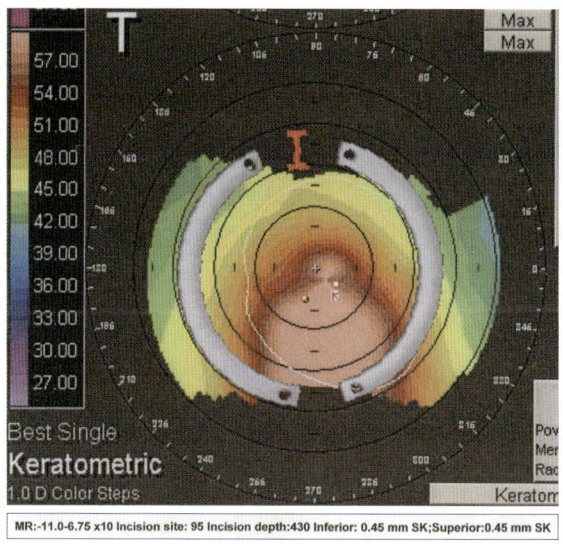

図2 Addition Technology社によるIntacs™の挿入アドバイス結果

るので，トンネル作製時における角膜穿孔などの合併症は非常に少なくなっている．

具体的にはIntacs™の場合，トンネル作製のフェムト秒レーザー照射部位をAddition Technology社によるIntacs™の挿入アドバイス結果(図2)に合わせて設定する．挿入位置を調整して内径直径6.6 mm，外径直径7.4 mm，深さを角膜厚の約80％，エントリーカットを長さ1.2 mmで設定する．角膜内リングの挿入部位の角膜厚は450 μm以上であることが望ましい．

フェムト秒レーザーのセッティングについては，LASIK時のフラップ作製とまったく同じである．角膜リングの中心は瞳孔中心に合わせなければならないが，角膜変形疾患では角膜輝点と瞳孔中心が大きくはずれていることが多いので，コーンで圧平する前に瞳孔中心にマークしておくとよい．フェムト秒レーザーの照射時間としては12秒程度である．フェムト秒レーザーの種類としては，当院にて使用しているiFS（AMO社）の場合，瞳孔を直視しながらセンタリングが行える点でデセントレーションも起こしにくい．

レーザー照射が終わってトンネルが作製されたあとは，眼内手術も可能な手術用顕微鏡下に移動して角膜内リング挿入を行う．

2. 角膜内リング挿入

手術用顕微鏡下に移動して行う．内眼手術と同様の消毒とドレーピングをしてリング挿入を行う．

まず，Y型のスパチュラを使用してエントリーカットを両方向に押し開げ，角膜内リングが角膜内に挿入しやすくする．次に角膜内リングをパッケージから取り出し，角膜内リング保持専用の鑷子にて角膜内リングを保持する．角膜内リングの保持を誤ると容易に角膜内リングが術野から不潔部位に飛んでしまうので，注意が必要である．予備の角膜内リングを取り寄せるとその分余計に費用がかかるため，多くの施設では予備の角膜内リング

を取り寄せていないと考えられるので，角膜内リングの保持には細心の注意を払うことが必要である．

　角膜内リングを保持したらリングを垂直に立てるようにして，トンネルの底に押しつけながら，トンネルに沿って水平方向に挿入していく．最初は Y 型のスパチュラで押し広げていることもあってスムーズに挿入できるが，挿入が進むにつれて抵抗が掛かってくるので，角膜に皺ができないように注意深く進めていく．この際に過度な力を加えるとトンネルをはずれて角膜穿孔を起こす可能性があるため，過度な力を加えずトンネルに沿ってリングを挿入するようにする．

　角膜内にリングが挿入されたら角膜内リングを完全に押し入れるために，シンスキーフックを利用して角膜内リングの断面を押し進めて，エントリーカットの刺入部から 1 mm 離れた部分で固定する．

　もう一方の角膜内リングも同様の操作を行って刺入部から 1 mm 離した位置まで挿入したのち，刺入部は 10-0 ナイロンにて 1 糸縫合をする．この糸は術後 3 か月の時点で抜糸を行う．

　最後に，保護用のシリコンハイドロゲルコンタクトレンズを載せて手術を終了する．

IV.　術後経過の実際

　当院にて円錐角膜眼に対して角膜内リングとして Intacs™ および Intacs™ SK を用いて，フェムトセカンドレーザー FS 60 もしくは iFS を使用して角膜内リング挿入を行い，術後 1 年半以上経過観察をした 7 例 12 眼の術後経過を示す．症例の内訳としては男性 3 例 5 眼，女性 4 例 7 眼であり，平均年齢は 38.4±11.2 歳（24～56 歳）である．角膜内リングとしては Intacs™ を 3 例 6 眼，Intacs™ SK を 4 例 6 眼に挿入した．

　平均裸眼視力は術前 0.07 から術後 1 年半で 0.28 へと有意な上昇がみられた（$P<0.05$）．また，矯正視力に関しては，術前 0.69 から術後 1 年半で 0.84 と視力の上昇がみられた（図3）．自覚的屈折度に関しては，球面屈折度は術前 −3.42±2.72 D から術後 1 年半で −1.50 ±1.51 D へと有意な改善（$P<0.01$）がみられ，円柱屈折度も術前 −3.52±2.24 D から術後 1 年半で −1.63±1.68 D と有意な改善（$P<0.05$）がみられた．等価球面度数では術前 −5.18

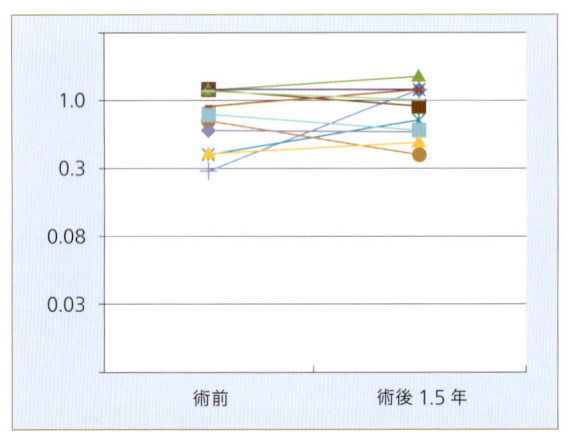

図 3　矯正視力

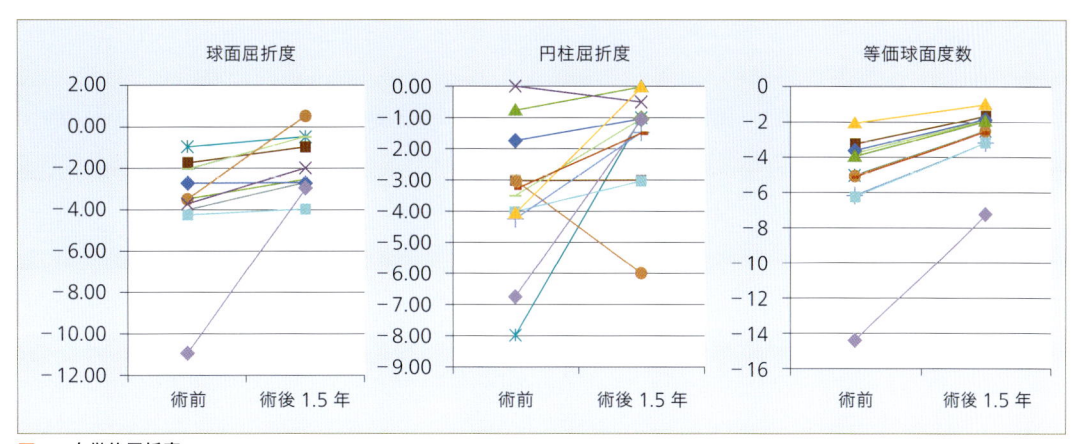

図4 自覚的屈折度

±3.14 D から術後 1 年半で−2.59±1.57 D へと有意な改善（P＜0.05）がみられ（図4），約 2.5 D の矯正効果が認められた．

　これら術後 1 年半経過観察をした 7 例に手術満足度を手術結果に「大変満足」「ほぼ満足」「あまり満足していない」「まったく満足していない」という 4 段階評価にてアンケートを行った．アンケートの結果としては手術結果に大変満足している症例は 2 例，ほぼ満足としている症例は 3 例，あまり満足していないとする症例は 2 例，まったく満足していない症例は 0 例であり，半数以上では満足されていたがあまり満足されていない症例もみられた．手術に関して満足されている症例の理由としては，裸眼視力の改善やハードコンタクトレンズ装用での視力の改善があげられた．一方，手術結果に満足されていない症例の理由としては，裸眼視力は改善したが，コンタクトレンズや眼鏡が必要であるということだった．

　角膜内リング治療は術後もコンタクトレンズや眼鏡の装用が必要という点で手術満足度を下げる可能性があり，角膜内リング治療を行う際には術後もコンタクトレンズや眼鏡が必要なことを十分に患者に理解してもらう必要があると考えられている．筆者らが考える角膜内リング治療の最良の適応としては眼鏡やコンタクトレンズができなかったり，ハードコンタクトレンズでの矯正視力の低下がみられる症例であり，かつ理解力がある角膜変形疾患の患者と考えている．

4　術後の対応

I.　診察間隔

　筆者らの施設では術後 1 日，3 日，1 週間，1 か月，3 か月，6 か月，1 年，以降 6 か月ごとの定期診察を基本としている．術後診察は可能なかぎり当院に来院してもらうようにしている．

II. 処方

　筆者らの施設では，術後に抗菌薬(ガチフロキサシン水和物)と低濃度ステロイド(0.1%フルオロメトロン)を処方している．術後1か月までは1日に4回，術後3か月までは1日に2回の点眼を行うようにしている．術後3か月以降は特に点眼処方をしていない．

III. 検査

　術後1週間以降の診察では，視力検査(裸眼/矯正，遠方/近方)，細隙灯顕微鏡検査，フルオレセイン染色による角膜・結膜観察，眼底検査，眼圧検査に加えて角膜形状解析検査(TMS，Pentacam)，収差測定，コントラスト感度検査，眼軸長検査を行う．術後1か月以降はさらに角膜形状解析検査(Orbscan，OPD，前眼部OCT)も併せて行う．術後1か月，ならびに1年，以降1年ごとには散瞳下で眼底検査も行う．

IV. 異常所見とその対応法

　角膜リング挿入術後も角膜以外の観察については術前となんら変わりはない．したがって，角膜のリング挿入部分を中心に角膜の所見や結膜の異常所見に関して診察を行う．

1. 結膜下出血

　フェムト秒レーザーのサクションリングの吸引によりみられるが，時間とともに消退するので経過観察とする．

2. 異物感・違和感

　角膜内リング翌日に異物感や違和感を訴える患者がいる．多くは術後1週間程度で異物感や違和感は改善されるため経過観察を行う．

3. 角膜内リングの移動・露出

　術後日数の経過とともに角膜内リングが移動する所見がみられることがある(図5)．手術終了時に角膜内リングはエントリーカット部分からそれぞれ1mm離れた部分に固定されているが，それが短くなっていたり長くなっているという所見としてみられる．角膜内リングがエントリーカット方向に移動して角膜内から出てきた状態を露出といい，こうなる前にリングの位置補正が必要である．
　角膜内リングの露出はリングが浅い位置に挿入されていたり，切開位置に挿入が近い際に起こりやすいとされている．

4. 脂肪沈着

　脂肪沈着は角膜内リング周辺にできる沈着であり，術後経過とともに沈着が増えてほぼ1年程度まで続くとされている．太いリングほど沈着が多く，この沈着はケラトサイトの

術翌日　　　　　　　　　　　　　　　　　術後1週間

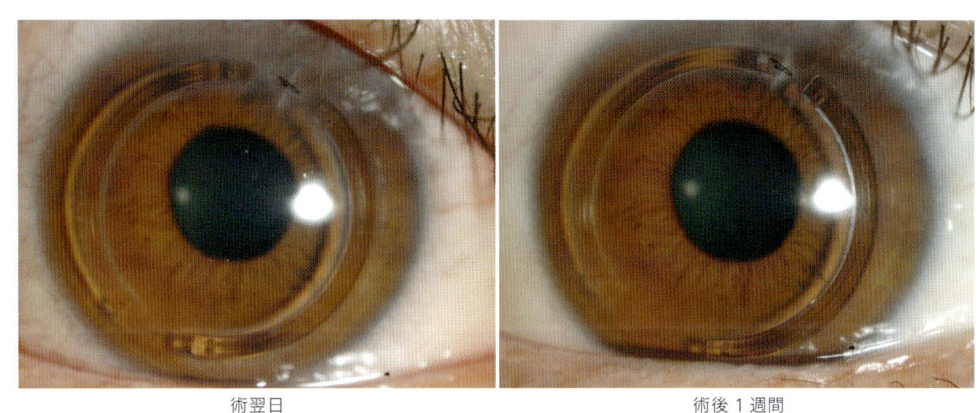

図5　角膜内リングの移動
上方の角膜内リングが切開部分に移動している．

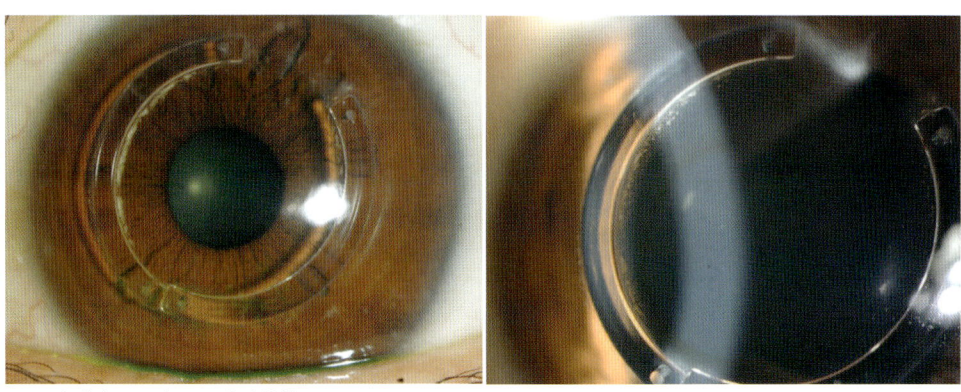

図6　角膜内リング周辺の脂肪沈着

ストレス反応とされている．当院の症例でも1年半以上経過観察した12例中5例でこの脂肪沈着が観察された（図6）．

5. 角膜融解

　角膜内リングと生体の反応として角膜融解が起こる場合がある．その場合は原因となっているリングを抜去する．

5　角膜内リングに対するQ&A

　以下，患者からよく尋ねられる質問についてQ&A形式でまとめておく．

【Q】術後にコンタクトレンズは使えますか．
【A】コンタクトレンズの使用は術後3か月から可能です．角膜形状が変化していて，術前ではハードコンタクトでないと視力が出なかった人もソフトコンタクトが使用できるよ

うになったり，長時間ハードコンタクトが使用できなかった人も長い時間コンタクトを装用できるようになったりします．

【Q】仕事はいつからできますか．いつから休む必要がありますか．
【A】術翌日の診察で問題なければ仕事をしてもらうことはできます．ただし，点眼は忘れずにしてください．職場が埃っぽい環境だったり，清潔でない環境だったりする場合はすぐには仕事復帰ができません．眼の状態によって復帰可能な時期をお話しします．
　手術の前に休む必要はなく，前日も働いて大丈夫です．ただし，この場合も術前点眼と内服は忘れないようにしてください．

【Q】コンタクトレンズは手術の前にいつまで使えますか．
【A】コンタクトレンズはまず術前検査までに，ソフトコンタクトレンズの場合は2週間，ハードコンタクトレンズの場合は3週間はずしてもらいます．それから手術までの期間もはずしていることが一番理想的ですが，どうしてもコンタクトを使用したい場合もソフトコンタクトでは手術の2週間前まで，ハードコンタクトレンズでは手術の3週間前までにしてください．

【Q】裸眼でよく見えるようになりますか．
【A】角膜内リング挿入を行うと多くの人で裸眼視力は今より良くなりますが，限度があります．矯正視力が良いのであれば，術後6か月以降にフェイキックIOL手術を追加で行うことでその時の矯正視力程度まで裸眼で見えるようになります．

【Q】車の運転はいつからできますか．
【A】術後に視力検査をすることで視力に問題がなければ車の運転は可能です．眼鏡の度数が変わるので，現在の眼鏡で見えにくいようだったら眼鏡を変更する必要があります．ただ，術後3〜6か月までは眼鏡の度数が変化する可能性があるので，眼鏡を再度作り変えることが必要となることがあります．

【Q】シャワーや入浴はいつからできますか．
【A】手術当日は入浴，洗顔，洗髪はできません．首から下のシャワーは問題ありませんが，首から上の，特に眼の周りに水がかからないようにしてください．翌日の診察で問題なければ入浴，洗顔，洗髪は可能です．

【Q】食事や飲酒制限はありますか．
【A】食事制限はありません．飲酒に関しても翌日の診察で問題なければ可能です．

参考文献

1) Colin J, Cochener B, Savary G, et al.：Correcting keratoconus with intracorneal rings. J Cataract Refract Surg 26：1117-1122, 2000

2) Siganos CS, Kymionis GD, Kartakis N, et al.:Management of keratoconus with Intacs. Am J Ophthalmol 135:64-70, 2003
3) Kubaloglu A, Sari ES, Cinar Y, et al.:Comparison of mechanical and femtosecond laser tunnel creation for intrastromal corneal ring segment implantation in keratoconus:prospective randomized clinical trial. J Cataract Refract Surg 36:1556-1560, 2010
4) Ghajarnia M, Moshirfar M, Mifflin MD:Descemet detachment after femtosecond-laser-assisted placement of intrastromal ring segments in pellucid marginal degeneration. J Cataract Refract Surg 34:2174-2176, 2008
5) Ruckhofer J, Twa MD, Schanzlin DJ:Clinical characteristics of lamellar channel deposits after implantation of intacs. J Cataract Refract Surg 26:1473-1479, 2000

〔加藤浩晃,稗田　牧〕

B 老視用角膜インレイ

1　老眼治療という新しいカテゴリー

　エキシマレーザーによる LASIK(laser in situ keratomileusis)が広く認知され，近視・遠視・乱視といった屈折異常に対しての治療が行われるようになった．老視のメカニズムは屈折異常とは異なり，現在でもすべてが解明されているわけではない．「見えていたものが見えなくなる」という不便さと，老化現象という嫌悪感から，老視治療に対する期待感は大きい．

　本稿で紹介する老視用角膜インレイを始め，モノビジョン LASIK・多焦点眼内レンズなど，いわゆる「老眼治療」は新しいカテゴリーを作りつつある．今後，技術の進歩とニーズの拡大により，眼科手術のなかでのウエイトも大きくなってくると思われる．

> ▶一般眼科医のための 患者説明のポイント
> 　老眼も手術で治せるという期待をもって受診する患者は増えてくると思われる．現時点では，若いときのように調節力が元に戻せる方法はない．まず，その点を理解してもらい「日常生活の 80～90％では眼鏡なしで過ごせるようにするのが現在の老眼手術」であることを説明する．そして老眼手術にも何種類かあり，眼の状態により適切な術式が異なることを説明し，希望であれば専門の施設に紹介するという方法がよいと思われる．

2　老視用角膜インレイの種類

　現在，世界的に臨床応用されている老視用角膜インレイは 3 種類であり，KAMRA®(AcuFocus 社製)，RainDrop®(ReVision Optics 社製)，Flexivue Microlens®(Presbia Cooperatif 社製)が主に欧州を中心として発売されている．

　KAMRA®はピンホール効果を利用しており，RainDrop®は角膜の多焦点性を作り出す

設計であり，Flexivue Microlens®は度数をもつインレイである．筆者は前2者を使用しているので，それぞれについて詳述する．術後経過観察のポイントと術後合併症対策に関しては，共通点も多いので同一項にて述べる．

3　KAMRA®

　老視用角膜インレイという分野を開拓したのがKAMRA®である．外観と細隙灯顕微鏡写真を図1, 2に示す．ピンホール効果によって，焦点深度を拡大し，遠方視力を低下させることなく近方視力を確保するという原理である．ピンホールという古典的な概念と，角膜内に黒色のリングを留置するという印象的なアイデアにより，屈折矯正分野では広く認知されるようになった．中・長期での臨床経過が多く報告されている．

　KAMRA®の材質はpolyvinylidene difluorideであり，カーボンを含有しているため黒色である．外径は3.8 mmであり内径は1.6 mmのドーナツ形状である．レンズとしての度数はない．インレイ全体に5〜11 μmの小孔が約8,400個存在しており，水分や栄養成分の実質内移動を妨げないように工夫されている．

I.　適応

　正確なシミュレーションはできないため，ピンホールテスト，縮瞳テストまたは擬似的なコンタクトレンズにより効果が得られるかどうかを判断する(図3)．暗所時のグレアを訴える症例が多いため，夜間運転を日常的に行う場合には手術適応としないことが多い．屈折異常がある場合には，LASIKにて矯正したのちにKAMRA®を留置する．KAMRA®の欠点は，術前検査において術後視力の予想が困難なことにある．ピンホール効果は確かに得られるものの，希望するレベルに達するかどうかは予測できない．もちろん，抜去により形態的には元に戻るが，期待感からの失望も大きいため，適応は慎重にならざるを得

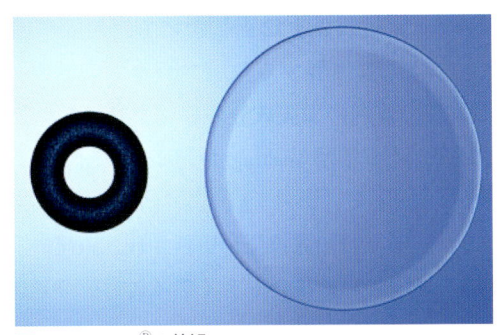

図1　KAMRA®の外観
通常のソフトコンタクトレンズ(右)と比較するとわかりやすい．
(AcuFocus社のホームページより)

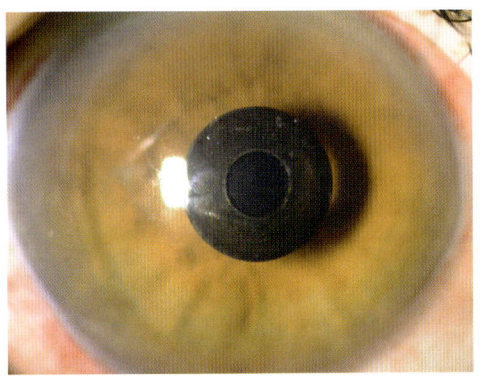

図2　KAMRA®の細隙灯顕微鏡写真
無数の小孔から虹彩が透見できることがわかる．

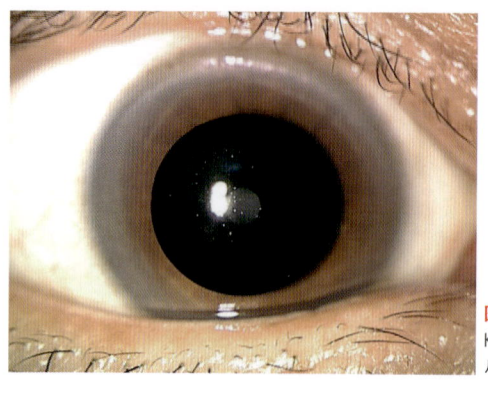

図3 シミュレーション用コンタクトレンズ
KAMRA®の適応決定のために特注にて作製したピンホールコンタクトレンズである．

ない．当院での費用設定は，KAMRA®の挿入のみで30万円，LASIKとの同時手術で37万円である（KAMRA®は片眼手術である）．

II. 手術の実際

1. ポケット法

　約200 μmの深さにフェムト秒レーザーを用いてポケットを作製し，KAMRA®を留置する．次項に述べるフラップ法と比較し，術後のドライアイを予防しやすいため，最近ではこのポケット法で行うことが多い（図4）．

　ポケットはLASIKの角膜フラップと交差しないように，角膜輪部に近い部分に挿入口を作製する．専用の鑷子を用いてKAMRA®を挿入し，目的とする瞳孔中心に留置する．非常にタイトな空間での操作となるため，鑷子を引き抜く際にKAMRA®も偏位してしまい，うまく予定した位置に固定できるようになるには習熟が必要である．固定位置を決定するためにAcuTarget®（AcuFocus社製）という専用の機器も販売されており，視軸に近い位置を術中にオーバーレイにて確認できる．

2. フラップ法

　術前に屈折異常がある場合，LASIKにて屈折誤差を矯正したのち，角膜ベッド面にKAMRA®を載置して手術を終了する．この際に作製する角膜フラップの厚さは150〜160 μmが必要である（図5）．これは，角膜実質内の栄養成分の移動を妨げないためであり，角膜浅層にインレイを留置すると角膜上皮の溶解（melting）が起こる可能性があるからである．

　角膜フラップを厚く作製することにより，多くの知覚神経が切断され，術後のドライアイが発症する可能性がある．手術を円滑に終了し，術後のドライアイに対して適切なフォローが必要となるため，現在は先述したポケット法が主流である．

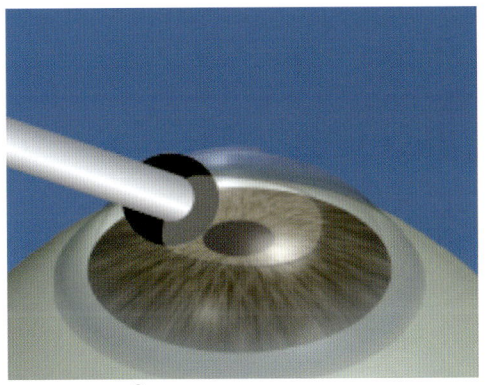

図4 KAMRA®のポケット法の概念図
フェムト秒レーザーにより，約200 μmの深さにポケットを作製し，KAMRA®を挿入する．

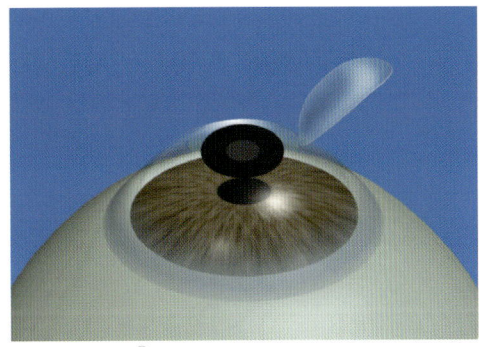

図5 KAMRA®のフラップ法の概念図
LASIKにて屈折誤差を矯正し，同時にKAMRA®を留置する．作製する角膜フラップの厚さは150〜160 μmである．

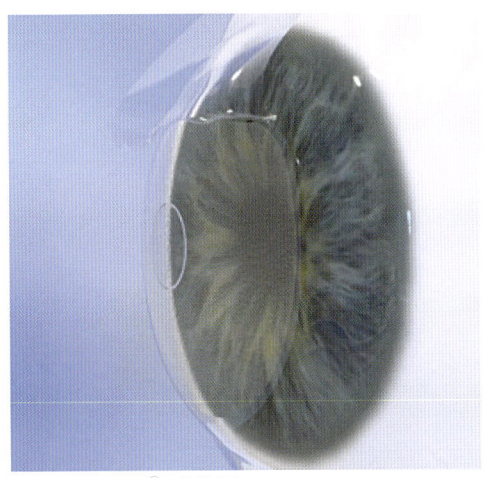

図6 RainDrop®の概念図
角膜フラップの中央部にRainDrop®を留置する．角膜フラップの厚さはKAMRA®のフラップ法と同様に150〜160 μmである．

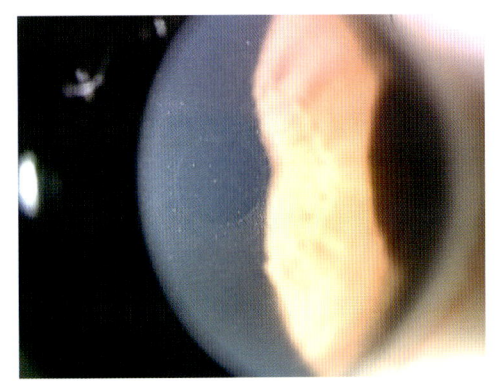

図7 RainDrop®の細隙灯顕微鏡写真
意図的にRainDrop®の反射がわかるように撮影したもの．通常の観察では存在を感じさせないほど，透明である．

4 RainDrop®

　KAMRA®がピンホール効果によって近方視力を確保する原理であるのに対して，RainDrop®は角膜形状を多焦点性に変化させることにより近方視力を獲得しようとするインレイである．

　材質はhydrogelであり，含水率は77％である．直径は2 mm，厚さは中央部が32 μmで周辺部は10 μmである．概念図および細隙灯顕微鏡写真を**図6, 7**に示す．RainDrop®の屈折率は1.371であり，角膜の屈折率1.376とほぼ同じであるため，RainDrop®を挿入してもこれ自身は光を屈折させるレンズとしての役割はない．したがって，角膜フラップ下にRainDrop®を挿入することによって，中心角膜厚が厚くなり，中心の屈折力が3.5 D増加し，中間視力および近方視力が改善する．グルコース拡散係数は$1.034×10^{-6}±2.90×$

10^{-8} cm^2/sec(メーカー公表値)となっており，角膜内のグルコースの移動を障害しないような材質である．術後経過も報告され始めている．

I. 適応

　角膜形状を中心部が近用，周辺部が遠用となるように変化させる原理であることから，同様の同時視をもたらす遠近両用コンタクトレンズによるシミュレーションが可能である．国内にて入手可能なのは，メダリストマルチフォーカルおよびメダリストプレミアマルチフォーカル(ともにボシュロム・ジャパン社製)，プロクリア®ワンデーマルチフォーカル(クーパービジョン・ジャパン社製)などがある．コンタクトレンズによるシミュレーションにも限界はあり，これのみにて適応を判断することはないが，KAMRA®と比較すると判断材料があるという点では優れているといえよう．

　角膜フラップは150～160 μmの厚さが必要であるため，すでに通常のフラップ厚にてLASIKを施行されている場合には適応がない．この点はポケット法にて挿入が可能なKAMRA®に優位性がある．

　当院での費用はRainDrop®の挿入のみで30万円，LASIKとの併用にて37万円である．

> ▶一般眼科医のための 患者説明のポイント
> 　実際に手術を行っている施設でも角膜インレイの手術適応は難しい．先述したように，老眼手術には数種類があり，眼の状態により術式が異なる．角膜インレイを希望されていても，もっと適した手術があるかもしれないので，専門の施設で適応検査を受けるようにアドバイスする方向でよいであろう．実際に筆者の施設でも，角膜インレイを希望して紹介にて来院されたが，モノビジョンLASIKや多焦点眼内レンズの適応があり，術式を変更して手術を行い，良好な結果であった症例は多い．

II. 手術の実際

　KAMRA®と同様に片眼手術であり，原則的には非優位眼に行う．屈折異常がある場合には，同時にLASIKを行う．RainDrop®挿入を予定している眼の角膜フラップは150～160 μmの設定とする．LASIKを併施する場合には，目標とする術後屈折度数は+0.75 Dとして矯正を行う．

　角膜ベッド上に専用のインサーターからRainDrop®を慎重に取り出して載せる．材質は薄くもろいため，破損しやすいので丁寧な操作が必要である．角膜フラップを整復したあとにはフラップ下を洗浄できないため，整復は位置を十分に見定めて一気に戻す．角膜フラップを整復したあとには，RainDrop®を顕微鏡下で確認することは非常に困難であるため，整復により位置ずれが起こらないように慎重に行う．

5 術後経過観察とポイント

　両インレイとも，術後の観察スケジュールは同様である．LASIK と同様に，術翌日，1週間，1か月，3か月，6か月，1年，以降1年ごとに定期検査を行う．当院における定期検査の内容を**図8, 9**に示す．また術後処方のプロトコールを**図10**に示す．
　術後の裸眼視力の経緯を**図11, 12**に示す．両眼視での視力が安定し感覚的に慣れるま

KAMRA 検査項目

		術前	最終検査	1日	1週	1か月	3か月	6か月	1, 2, 3, 5, 10年
問診票		●		●	●	●	●	●	●
TMS		両眼	術眼		術眼	術眼	術眼	術眼	両眼
ペンタカム		両眼			術眼	術眼	術眼	術眼	両眼
ウェーブスキャン		両眼	△						
OPD		両眼	△				術眼		両眼
屈折検査	通常	両眼	術眼	術眼	術眼	術眼	術眼	両眼	両眼
	薬剤	両眼							
眼圧検査		両眼			両眼	両眼	両眼	両眼	両眼
視力検査	遠方裸眼	両眼	術眼	術眼	術眼	術眼	術眼	両眼	両眼
	遠方矯正	両眼	術眼			術眼	術眼	両眼	両眼
	近方裸眼	両眼	術眼	術眼	術眼	術眼	術眼	両眼	両眼
	遠方矯正時近方	両眼	術眼					両眼	両眼
	近方矯正	両眼	術眼					両眼	両眼
	両眼開放近方裸眼		●		●	●	●	●	●
	両眼開放遠方裸眼		●		●	●	●	●	●
	両眼開放遠方矯正		●			●	●	●	●
コントラスト感度			両眼						両眼
利き眼(Hole in card)		●							
角膜径(TMS)		●							
モノビジョンシミュレーション (両眼遠方視力，両眼近方視力を含む)		*	●						
角膜知覚			両眼				両眼	両眼	両眼
シルマーテスト			両眼			△	両眼	両眼	両眼
細隙灯顕微鏡	無染色	両眼	両眼	術眼	術眼	術眼	術眼	術眼	両眼
	フルオレセイン染色	両眼	両眼		術眼	術眼	術眼	術眼	両眼
	BUT	両眼	両眼		術眼	術眼	術眼	術眼	両眼
瞳孔径(暗)(OPD)		●							●
内皮スペキュラー		●					△		●
角膜厚測定		両眼						術眼	両眼
眼軸長測定		●							
眼底検査		●				△			●
視野検査		△							△

●：必須項目
△：必要に応じて

図8　KAMRA®の術後検査項目
術後診察のスケジュールに応じて検査内容が決められている．

RainDrop 検査項目

	術前	1日	1週	1か月	2か月	3か月	6か月	9か月	12か月
問診	○			○		○	○	○	○
眼優位性	○								
モノビジョン耐性	○								
角膜形状解析	○	○	○	○		○	○	○	○
レフ・角膜曲率半径	○	○	○	○		○	○	○	○
眼圧	○		○	○	○	○	○	○	○
単眼 遠方裸眼視力	○	○	○	○		○	○	○	○
単眼 遠方矯正視力	○			○		○	○	○	○
単眼 中間裸眼視力(1 m)	○	○	○	○		○	○	○	○
単眼 近方裸眼視力(40 cm)	○	○	○	○		○	○	○	○
単眼 近方矯正視力(40 cm)	○			○		○	○	○	○
単眼 遠方矯正下近方視力(40 cm)	○			○		○	○	○	○
両眼 遠方裸眼視力	○	○	○	○		○	○	○	○
両眼 中間裸眼視力(1 m)	○	○	○	○		○	○	○	○
両眼 近方裸眼視力(40 cm)	○	○	○	○		○	○	○	○
自覚屈折	○		○	○		○	○	○	○
単眼および両眼コントラスト感度	○					○			
収差	○					○			
瞳孔径(薄暮時，明所時)	○								
角膜厚	○					○			
角膜内皮細胞	○					○	○		○
細隙灯顕微鏡検査	○	○	○	○	○	○	○	○	○
調節麻痺下屈折	○								
散瞳眼底	○								
合併症および有害事象		○	○	○	○	○	○	○	○

注意：術前検査はすべて，両眼行う．

図9　RainDrop®の術後検査
KAMRA®と同様，術後検診のスケジュールにより検査項目が決められている．

	インレイ挿入眼	LASIKのみ眼
当日〜1週間	クラビット リンベタ PF　　　×5回 0.3％ヒアレインミニ	インレイ挿入眼と同じ
〜2週間	クラビット リンベタ PF　　　×3回 0.3％ヒアレインミニ　×5回	インレイ挿入眼と同じ
〜3週間	クラビット リンベタ PF　　　×2回 0.3％ヒアレインミニ　×5回	クラビット リンベタ PF　中止 0.3％ヒアレインミニ　×5回
〜4週間	クラビット リンベタ PF　　　×1回 0.3％ヒアレインミニ　×5回	0.3％ヒアレインミニ　×5回
1〜2か月	クラビット　　　　　中止 0.1％フルメトロン　×2回 ヒアレインは指示のとおり	必要に応じて指示
2〜3か月	0.1％フルメトロン　×2回 ヒアレインは指示のとおり	必要に応じて指示

図10　インレイ術後点眼スケジュール
両インレイともほぼ同様の点眼内容である．ステロイド点眼を比較的長期に使用するのは，ヘイズ予防のためである．

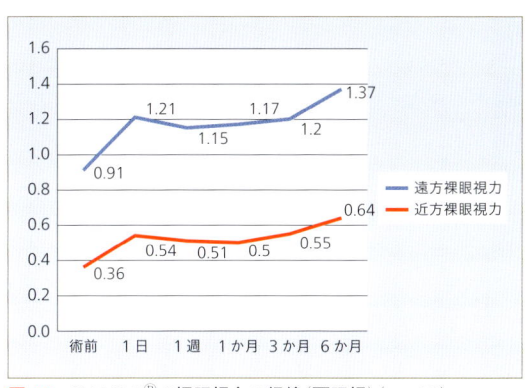

図11　KAMRA®の裸眼視力の経緯（両眼視）（n＝13）
術後3か月から視力が安定して得られている．

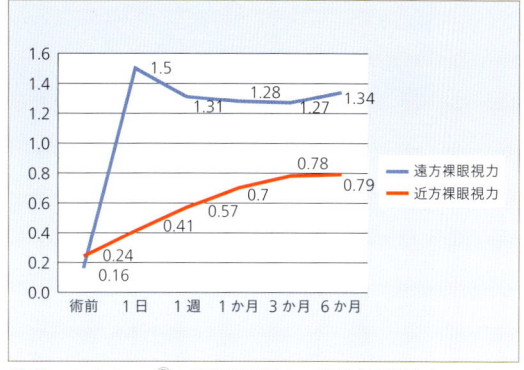

図12　RainDrop®の術後裸眼視力の経緯（両眼視）（n＝7）
KAMRA®と同様に術後3か月から安定した視力が得られている．

でには，両インレイとも約3か月は必要と思われる．LASIKのように術翌日から期待された見え方とは異なるため，術前に十分な説明が必要であり，術後早期における診療では結果を焦らずに待つことが大切である．

　器質的な観察ポイントとしては，ドライアイとヘイズに注意して観察する．次項にて詳しく解説するが，術後早期においてはドライアイによって目標視力を得られていないことも多く，マネジメントが重要である．術後3か月以降では，ヘイズの発生に注意する．インレイ自体は角膜内における異物であり，角膜実質の層間反応が起こる可能性は常に存在する．治療に抵抗し，混濁が継続するようであれば，抜去も含めての対応が必要になるであろう．

　機能的な観察ポイントとしては，羞明，ハロー，グレア，ゴーストなどがあげられる．これらが発生する要因としては，術後早期には，上記に述べたドライアイ，ヘイズを除けば，角膜上皮の浮腫によるものが多い．通常では視力障害にならない程度のものであっても，インレイを通しての光学系には影響が出る場合がある．術後早期であるので，焦らずに時間をかけて症状が軽減するのを待つとよいであろう．術後中期以降であれば，インレイのセンタリング不良が多い．両インレイとも理想的には視軸に合わせて留置するべきものであるが，擬似的には瞳孔領の中心付近にセンタリングさせる．センタリング不良により，上記に述べたさまざまな症状が出現する可能性がある．

6　術後合併症とその対策

　対応が必要な主な術後合併症は，ドライアイ，ヘイズ，視力不良などがある．それぞれについて対応を述べる．

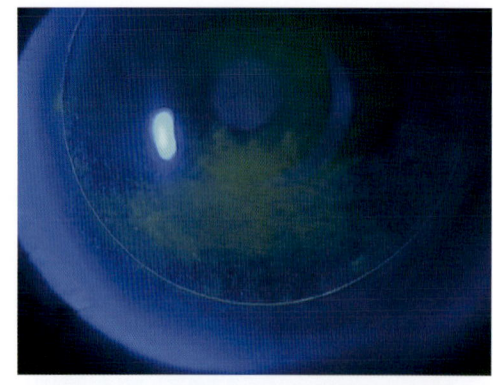

図 13　KAMRA®挿入眼のドライアイ
術後1週間のフルオレセイン染色写真．中央から下方にかけて強く染色されていることがわかる．

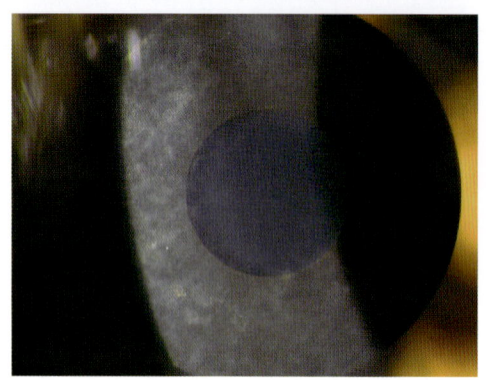

図 14　KAMRA®のヘイズ
術後6か月にて発症．インレイ上の角膜実質および内側のピンホール内にも混濁が発生していることがわかる．ステロイド点眼で約2週間にて消失した．

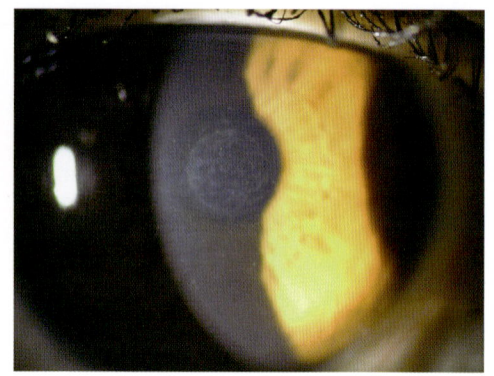

図 15　RainDrop®のヘイズ
RainDrop®のほぼ全面に淡い混濁が発生しているのがわかる．術後9か月にて発生した．ステロイド点眼で約1週間にて消退した．

I.　ドライアイ

　通常のドライアイに対するケアを行う．点眼回数の増加および種類の追加，吸収型コラーゲン剤による涙点の閉鎖，涙点プラグ，血清点眼などを順次行う．それぞれの治療に対する反応は約2週間程度にて判断し，効果が弱ければ迅速に次のステップに移行する．基本的には経過とともに回復するが，早期の視力回復を図り，不安な期間を短縮させることが大切である（図 13）．

II.　ヘイズ

　両インレイとも，角膜実質の異物反応を起こす可能性は存在する．炎症反応には個体差が大きく影響するが，常に念頭に置いて観察しなければならない（図 14, 15）．先述した術後点眼薬において，中～長期にわたりステロイド点眼を継続しているのは，このヘイズを予防するためである．経過中にヘイズの所見を認めた場合には，ステロイド点眼の力価を強いものに変更し，点眼回数を増やす．場合により内服でのステロイド投与が必要になる場合がある．通常はこうした治療にてヘイズは軽減・消失するが，再発を繰り返す際には

抜去も考慮する．

III. 視力不良

　裸眼視力および矯正視力が不良な場合とグレア，ハローによる視力障害に分けられる．どちらの視力不良にしても，上述したドライアイ，ヘイズなどが発症していないか観察し，どちらも否定的な場合には，インレイのセンタリングに着目する．見えにくさやグレアの発生に一定の方向性がある場合には，センタリング不良を疑う．KAMRA®の場合には瞳孔中心との位置関係を観察する．
　RainDrop®の場合には細隙灯顕微鏡での観察以外にも，角膜形状解析装置でも確認できる．原理上，RainDrop®はKAMRA®ほどセンタリングにはシビアではない．センタリング不良が疑われる場合には，再度，手術室にて位置修正を行う．半年を経過しても視力不良の原因が特定できず，生活に支障を来している場合には，滞りなくインレイを抜去する．抜去後，角膜中央部が完全に透明性を回復するには3～6か月を要する．したがって，視力不良の訴えがあるにもかかわらず，無作為に抜去の時期を延ばすべきではないと考える．

▶**一般眼科医のための 患者説明のポイント**

　角膜インレイの術後処置は，あくまでも手術を行った施設でケアすることが基本である．見え方に不満を感じている場合，たとえドライアイであっても，その治療を行って状態が改善しても，不満が解消されるとはかぎらない．角膜インレイの位置修正や抜去などは，手技的には難しくはないが，手術施設にて行うことが望ましい．見え方の不満を何度か手術施設にて訴えているにもかかわらず，放置されている場合には，紹介状や時には電話などにて対応を迫る必要があるであろう．「特殊な手術なので，手術施設に行って状態を確認してもらったほうがよい」という説明でよいと思われる．

7　老視矯正手術における角膜インレイの立ち位置

　IOL挿入眼を除けば，将来的には白内障により視力低下が起こる可能性がある以上，生涯にわたる老視矯正方法とはなり得ない．したがって，40～50歳代に対する一時的な老視矯正方法として存在価値はあるであろう．当院での老視矯正手術の内訳を図16に示す．老視用角膜インレイは，老視矯正手術の1つのオプションとして存在し，他の手術の補完的な役割を担うものと思われる．内眼手術ではないという優位性があり，術後視力の予測性が向上すれば大きなリスクのない老視治療として発展すると思われる．

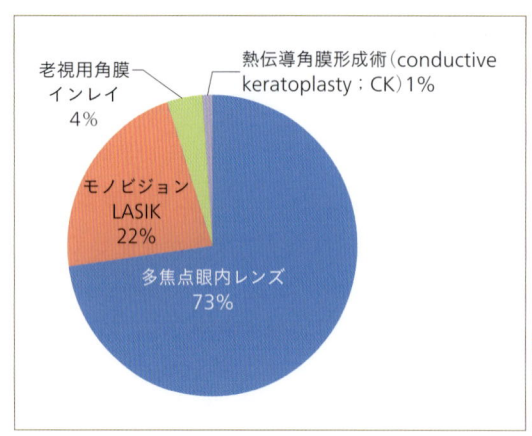

図 16 老視矯正手術希望者に対する施行手術の割合
筆者の施設にて 2013 年に行った老視手術の割合．主流は多焦点眼内レンズであり，老視用角膜インレイの割合は少なかった．

参考文献

1) Yilmaz OF, Bayraktar S, Agca A, et al.：Intracorneal inlay for the surgical correction of presbyopia. J Cataract Refract Surg 34：1921-1927, 2008
2) Lindstorm RL, Macrae SM, Pepose JS, et al.：Corneal inlays for presbyopia correction. Curr Opin Ophthalmol 24：281-287, 2013
3) Limnopoulou AN, Bouzoukis DI, Kymoinis GD, et al.：Visual outcomes and safety of a refractive corneal inlay for presbyopia using femtosecond laser. J Refract Surg 29：12-18, 2013
4) Seyeddain O, Hohensinn M, Riha W, et al.：Refractive surgical correction of presbyopia with the AcuFocus small aperture corneal inlay：two-year follow-up. J Refract Surg 26：707-715, 2010
5) Garza EB, Gomez S, Chayet A, et al.：One-year safety and efficacy results of a hydrogel inlay to improve near vision in patients with emmetropic presbyopia. J Refract Surg 29 166-172, 2013

（荒井宏幸）

第3章

有水晶体眼内レンズ手術

I 後房型有水晶体眼内レンズ

　近年の屈折矯正手術の主流はエキシマレーザーによる角膜屈折矯正手術であり，そのなかでも角膜への侵襲がより少なく視力の回復の早い laser in situ keratomileusis（LASIK）が優れた方法として多く行われている．より安全に，より精度が高く発展してきたものの，昨今は，LASIK に対する風評被害が蔓延し，以前に比べその数は大幅に減ってきている．またそれに伴い，LASIK を手掛ける眼科医のモチベーションも下がり，屈折矯正手術の「斜陽化」は否めない状況にあるが，有水晶体眼内レンズ（フェイキック IOL）を必要とする患者は一定数あり，筆者の施設でもその施行数は LASIK とは逆に徐々に増えてきている．今回，屈折矯正手術を行っていない先生にその内容をご理解いただくとともに，それを必要とする患者への良きアドバイスに役立てていただけたらと思う．

1 後房型有水晶体眼内レンズ ICL

　最近，LASIK をはじめとするレーザーによる角膜屈折矯正手術についての問題点や限界が指摘されるようになってきた．角膜知覚神経の切断によるドライアイ，角膜の中心すなわち光学領域を直接切除し矯正するため，術後の視機能，特に夜間における視機能の低下や regression（度数の戻り）による矯正精度の問題，切除により角膜強度が減弱し医原性の円錐角膜である角膜拡張症（keratectasia）という合併症を来す可能性など，切除量や矯正量の限界が示されている．現在のところ術前の角膜厚にもよるが，−8 D くらいが LASIK の限界ではないかといわれている．また，近視が軽度であっても，角膜の脆弱性が懸念される円錐角膜様の変化が角膜形状解析装置にて少しでも認められる症例に対しては，LASIK を行うべきではない．

　そのため，高度近視や乱視，角膜形状に異常を認める症例に対しては角膜での矯正ではなく，水晶体を残したまま眼内レンズを挿入する有水晶体眼内レンズが注目されてきた．その得失について表1に示す．その中で後房型のレンズである ICL（Implantable Collamer Lens，STAAR Surgical 社）（図1）が 2010 年 2 月に，乱視も同時に矯正可能なトーリック ICL

表1　有水晶体眼内レンズの得失

利点
① 角膜の光学領域を切除せず角膜本来の形状を維持することができるため，光学的な損失が少ない．
② 角膜を含め眼球強度にほとんど影響を与えず，安定した結果を得ることができる．
③ 強度の屈折異常にも対応できる．
④ 水晶体を温存するため調節力が保たれる．
⑤ 手技が可逆的であり，問題が生じた場合は取り出し，元に戻すことができる．
⑥ 高額な設備投資をすることなく導入することが可能

欠点
① 角膜内皮細胞や水晶体に対する影響が懸念される．
② 内眼手術であり，重篤な合併症を引き起こす可能性がある．
③ レンズにいまだ改良の余地がある．

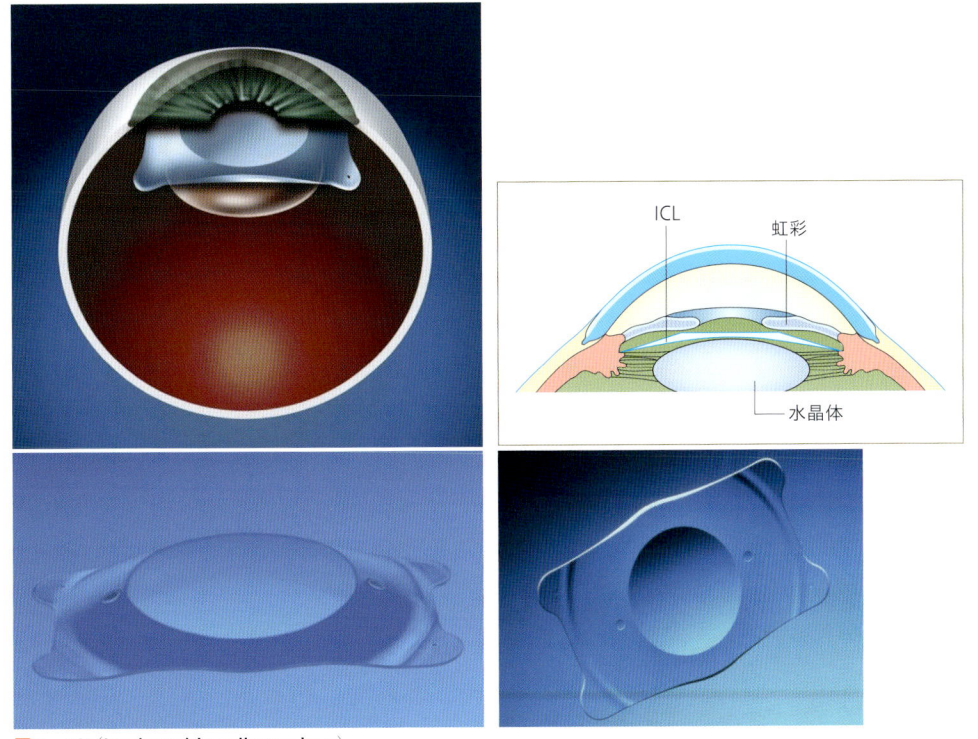

図1　ICL（implantable collamer lens）
後房型の有水晶体眼内レンズで，虹彩の裏面，水晶体の前面の位置で，毛様溝に固定される．コラーゲンとHEMAの共重合体であるcollamerと呼ばれる生体適合性に優れた素材でできている．

　も2011年12月に本邦でも認可されたことから，それを導入する施設が増えてきた．特に白内障手術を多く施行している術者にとっては，手技そのものが白内障手術に準ずるものであり，また，特別な設備投資も不要なことから，導入に対するハードルは低いと考えられる．

　ICLはコラーゲンとhydroxyethyl methacrylate（HEMA）の共重合体であるcollamerと呼ばれる生体適合性に優れた素材でできており，虹彩など眼内組織への刺激がほとんどないことが特長である（図1）．毛様溝に固定され，サイズは0.5 mm刻みで11.5～13.0 mmまで4種類ある．光学径はレンズの球面度数によって異なり4.65～5.50 mmである．また

I　後房型有水晶体眼内レンズ　　183

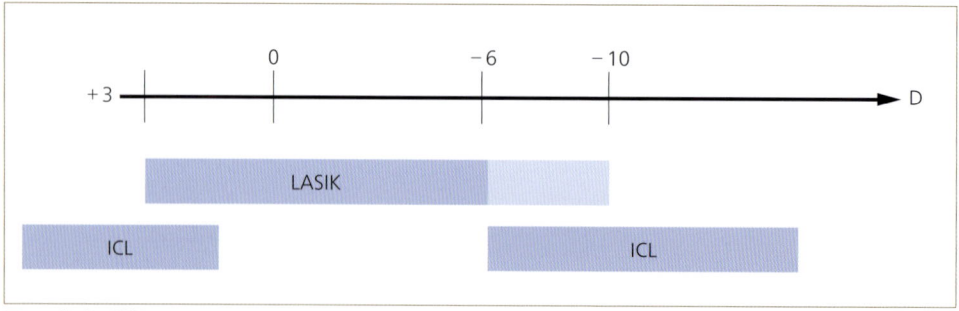

図2　術式の選択
屈折度数によって，適切な術式を選択する．

　レンズ球面度数は−3.0〜−23.0 D までの 0.5 D 刻みで注文可能で，実際の近視矯正可能量は−1.75〜−19.0 D と広い範囲をカバーしている．乱視矯正が可能なトーリック ICL での乱視度数は＋1.0〜＋6.0 D までの 0.5 D 刻みで注文可能で，実際の乱視矯正可能量は−0.75〜−5.0 D となっている．

　この矯正幅をもとに，筆者の施設での，屈折度数による術式の選択について図2に示す．球面度数においては−6〜−8 D が LASIK と ICL の選択の切り替えといえるであろう．

> ▶一般眼科医のための　患者説明のポイント
>
> 　ICL か LASIK か尋ねられたとき，その屈折度数から大まかに答えてもらえばよい．また，その得失については，上記を参考に簡単な説明をし，その他についてはわれわれ専門機関で角膜形状解析をし，さらに詳細な情報を提供することにより，最終的に患者自身が意思決定をすることが望まれる．

2　ICL を行うためには

　まず，日本眼科学会が行う屈折矯正手術講習会を受講する必要がある．その後，STAAR Surgical 社認定講習会に参加し，ICL 全般の知識とともに豚眼によるウェットラボ，レンズの装着法を学ぶ．さらに，インストラクターのもと，3眼の実際の手術を行い試験に合格したのち，認定医資格が与えられる．

3　手術適応の決定

I.　適応決定のための検査

　初回来院時から，術前の虹彩切開術までの術前準備の流れについて示す(図3)．健康な眼に対する手術であることを十分留意したうえで，「屈折矯正手術のガイドライン」(表2)に基づいて慎重に手術を行う必要がある．

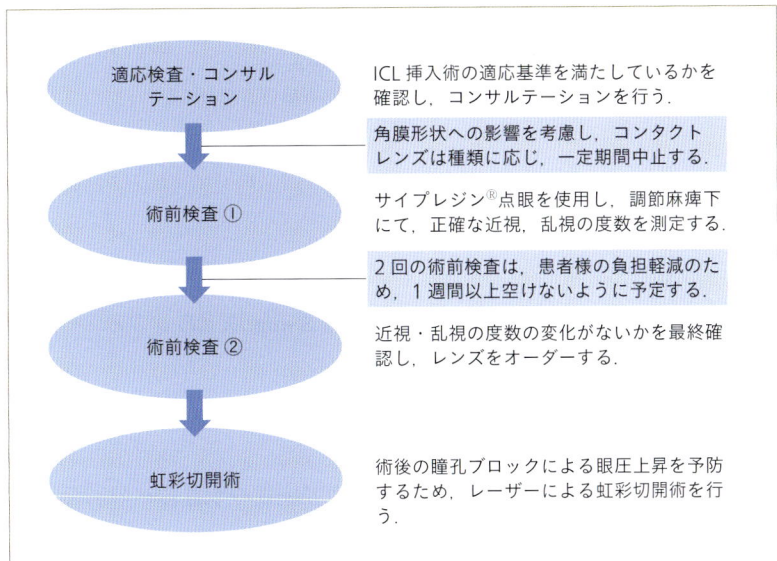

適応検査・コンサルテーション：ICL挿入術の適応基準を満たしているかを確認し，コンサルテーションを行う．

角膜形状への影響を考慮し，コンタクトレンズは種類に応じ，一定期間中止する．

術前検査①：サイプレジン®点眼を使用し，調節麻痺下にて，正確な近視，乱視の度数を測定する．

2回の術前検査は，患者様の負担軽減のため，1週間以上空けないように予定する．

術前検査②：近視・乱視の度数の変化がないかを最終確認し，レンズをオーダーする．

虹彩切開術：術後の瞳孔ブロックによる眼圧上昇を予防するため，レーザーによる虹彩切開術を行う．

図3　手術までの流れ

表2　屈折矯正手術のガイドライン2010（第六次答申）

適応

① 6Dを超える近視とし，15Dを超える強度近視には慎重に対応する．ここでの屈折矯正量は等価球面度数での表現を意味する．
② 患者本人の十分な判断と同意を求める趣旨と，late onset myopia を考慮に入れ，18歳以上とする．なお，未成年者は親権者の同意を必要とする．水晶体の加齢変化を十分に考慮し，老視年齢の患者には慎重に施術する．

適応外

① 円錐角膜
② 活動性の外眼部炎症
③ 白内障（核性近視）
④ ぶどう膜炎や強膜炎に伴う活動性の内眼部炎症
⑤ 重症の糖尿病や重症のアトピー性疾患など，創傷治癒に影響を与える可能性の高い全身性あるいは免疫不全疾患
⑥ 妊娠中または授乳中の女性
⑦ 浅前房および角膜内皮障害

慎重実施

① 緑内障
② 全身性の結合組織疾患
③ ドライアイ
④ 円錐角膜疑い症例

（屈折矯正手術のガイドライン—日本眼科学会屈折矯正手術に関する委員会答申．日眼会誌 114：692-694，2010より一部改変）

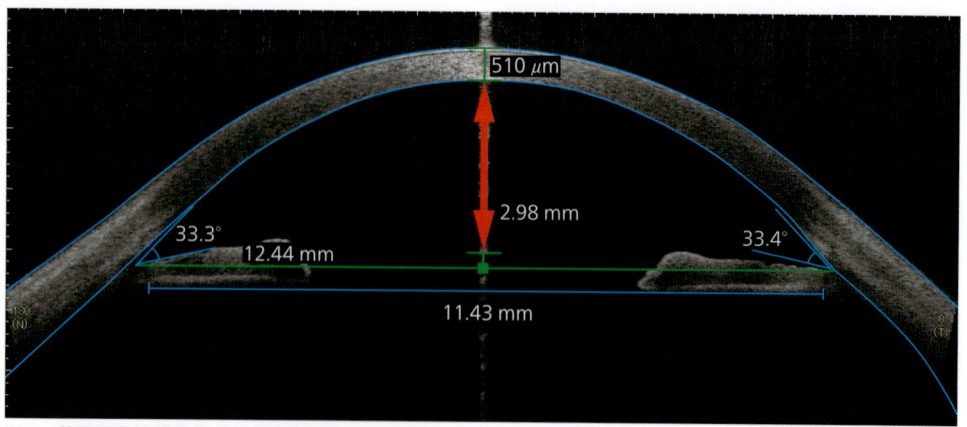

図4 前房深度（角膜内皮から水晶体前面までの距離）
ICL の適応は 2.8 mm 以上あることである．2.8 mm 未満の場合，眼内での操作スペースが少ないため，水晶体接触および内皮接触のリスクが高くなることが懸念される．この図は前眼部 OCT での測定であるが，Orbscan IIz の値が推奨されている．

　筆者の施設での適応は原則として，
① 18 歳以上 45 歳以下で屈折が安定していること
② 前房深度（角膜裏面から水晶体前面までの距離）が 2.8 mm 以上あること
③ 散瞳剤にて 8 mm 以上散瞳すること
④ 白内障，その他の眼疾患がないこと
⑤ 角膜内皮細胞密度が 2,000/mm² 以上あること

と考える．特に前房深度は浅くなると手術による角膜内皮や水晶体への影響が懸念されるので，その安全性から最も重要な項目と考える（図4）．
　前房深度の測定は多くの検査機器で行うことができるが，STAAR Surgical 社のオンライン ICL 度数計算ソフトウェアは，Orbscan IIz（ボシュロム社）を用いた値で開発されており，その使用が推奨されている．しかし，超音波 AL-2000（TOMEY 社），Pentacam（OCULUS 社）で測定した前房深度もほぼ同じ値が得られると報告されており，いずれの値を用いても問題ないと考えられる．

▶**一般眼科医のための 患者説明のポイント**
　ICL の対象となる高度近視の場合，その多くは前房深度が深く適応となるが，時に浅い症例も認められる．年齢に関しては，術後の近方視の問題や，また白内障のリスクも高まるため，45 歳以下が望ましい．ただし，これらを十分説明したのち同意した場合は，手術をすることもある．

II. レンズ選択のための検査

　ICLは前述のように，適切なレンズの度数とサイズを選択する必要がある．これは，施設認定後にSTAAR Surgical社から提供されるICL度数計算ソフトウェアにて決定されるが，以下にその入力のために必要な検査について述べる．

1. レンズ度数決定のための検査項目

1) 屈折値（屈折検査）

　筆者の施設では，他覚的屈折検査にはオートレフラクトメータおよび収差測定器を用い，これらの検査結果をもとに自覚的屈折検査を行っている．この時，調節の介入を極力避けるように心掛け，近視の過矯正，遠視の低矯正に注意する．

2) 角膜屈折力（角膜曲率半径計測）

　オートケラトメータで測定した弱主経線と強主経線の屈折力を用いる．calculation formではレンズの乱視度数を決める際に，自覚的屈折検査の乱視度数に角膜乱視を考慮した度数が選択される．

　中心角膜厚は，16 μmにつき0.01 D程度ではあるが術後屈折度数への影響がある．当院では，スペキュラーマイクロスコープSP-2000P（TOPCON社）で測定した中心角膜厚の値を用いているが，Orbscan IIzでの値を用いてもよい．

▶一般眼科医のための　患者説明のポイント

　ICL希望患者の多くはコンタクトレンズを使用している．正確な屈折検査をするためには，術前検査の前に十分なコンタクトレンズ使用中止期間を取ることが望まれるが，高度近視ゆえ眼鏡での生活に不自由することが多い．ハードコンタクトレンズを使用している場合は，いったんソフトコンタクトレンズへ変更し，その中止期間を短くする方法もある．

---

2. レンズサイズ決定のための検査項目

　ICL手術が成功するか否かは，レンズのサイズ，つまり術後のレンズと水晶体との距離（vault）にかかっているといっても過言ではない．最適なvaultは角膜の中心厚（0.5 mm）くらいで，その前後±0.25 mmがよいといわれている（図5）．high vaultとは角膜厚の1.5倍以上ある状態を指し，挿入したレンズが毛様溝間距離（sulcus to sulcus：STS）に比し大きい場合に起こる．これによりICLが虹彩を押し上げ，隅角が狭くなり急性閉塞隅角緑内障の危険が生じる．また，縮瞳が困難になるなどの弊害が出てくることがある．low vaultは角膜厚の0.5倍未満の状態を指し，挿入したレンズが毛様溝間距離に比し小さいときに

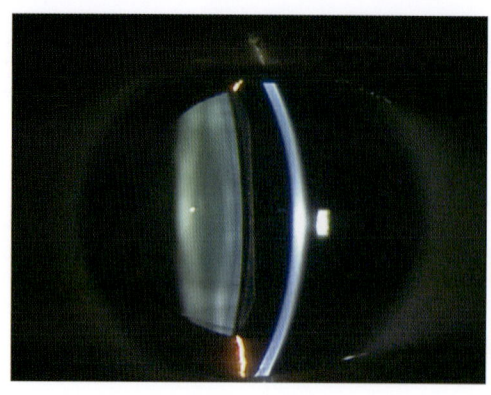

図5 vault（ICLと水晶体との距離）
最適な vault は角膜の中心厚（0.5 mm）くらいで，その前後 ±0.25 mm がよいといわれている．最適なレンズの度数・サイズ選択のためには，正確な検査が重要である．

起こる．この場合，水晶体への物理的な刺激や房水循環が不全となり，代謝障害などの影響により水晶体の混濁を来すことがある．また，トーリック ICL を用いた場合には，レンズサイズが小さいと，眼内挿入後レンズが回転し，乱視矯正効果が低下する可能性がある．さらに，レンズサイズが 1 段階（0.5 mm）違うと，予想レンズ固定位置のずれによる屈折誤差が生じる可能性がある．以下にレンズサイズの決定のためのパラメータを示す．

1）前房深度

前述のとおりである．

2）水平角膜径（white-to-white；WTW）

STAAR Surgical 社からは Orbscan IIz で得られるデータを使用することが推奨されている．ただし，翼状片や色素沈着などにより，その値が誤って測定されている場合もあるので，必ず細隙灯顕微鏡下でのキャリパーによる測定を行い，再確認をしている．

本来は，レンズが固定される毛様溝の距離（STS）を測定し，レンズサイズを決めることが望ましいのではあるが，STS を測定する機器がない場合，WTW より STS を推測しサイズを決定する．しかし，STS と WTW との間には相関がないとの報告もあり，WTW 測定の信頼度が低下してきているのも否めない．さらに calculation form に入力する WTW や ACD の数値が 0.1 mm 違うだけでワンサイズ異なったレンズが選択されることもあり，その決定に悩むことも多い．このことから，術中に適切な vault が得られないことも考え，サイズの違うバックアップレンズを併せて用意することも必要な場合がある．近年は，以下に述べる広角測定可能な超音波生体顕微鏡（ultrasound biomicroscopy；UBM）が登場し，従来測定できなかった STS を直接測定できるようになったことで，より正確な ICL のサイズ決定が可能となっている．

3）UBM

UBM は OCT などの光学式測定器ではとらえることのできない，虹彩より後方の情報を得ることができる．VuMax II（Sonomed 社）は，従来の UBM と異なり，35 MHz のプローベを用いることにより，角膜，前房，水晶体，隅角，毛様体など前眼部全体が 1 画面で

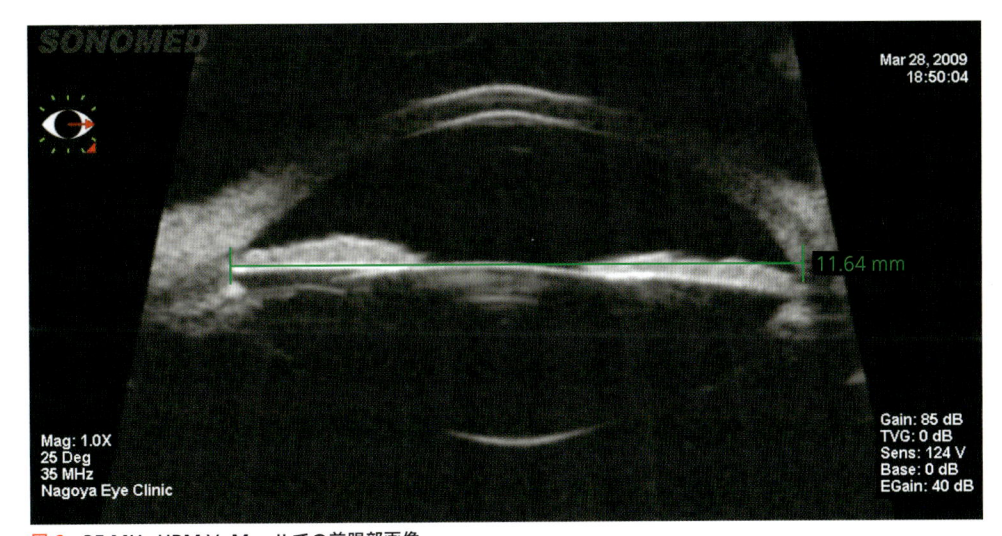

図6 35 MHz UBM VuMax II での前眼部画像
角膜，前房，水晶体，隅角，毛様体など前眼部全体が1画面でとらえることが可能である．これにより，毛様溝間の距離の測定を正確に行うことができる．

とらえられる（図6）．また，角膜厚，水晶体の曲率半径や前房深度，毛様溝間の距離などの測定を正確に行うことができる．さらに，それらの変化を動的にとらえることができるため，水晶体曲率半径の変化や毛様筋の形態的変化なども評価が可能である．また隅角解析ソフトも搭載され，緑内障治療にも有用な情報を得ることができる．筆者は，ICLのサイズ決定に際し，このUBM，VuMax IIを使用することにより安全な手術を心掛けている．小島は過去に施行したICL患者のデータを用いて，術後のvaultを0.5 mmに形成するための回帰式K式を開発し，この方法を用いると従来の方法よりも最適なvaultになる割合が優れていることを報告した．また，広角測定可能なUBMは術後のICLの固定位置を確認するのにも有効である．なぜなら，ICLは周辺部ほどレンズが厚く，その厚みはレンズサイズによって異なるために，UBMを用いることにより，ICL周辺部と水様体の距離を個別に評価することが可能だからである．

▶一般眼科医のための 患者説明のポイント

　レンズのサイズ決定はいまだ悩まされる点である．これが解決すれば，ICLはさらに安全，確実な手術になるであろう．この点については，無用に患者へ不安を与えないため詳細には説明していない．ただし，バックアップレンズを準備するなど，手術に対して万全で臨んでいることは伝えておいてもよい．

III. 手術の費用

　手術の費用を述べる前にそのコストについて考えたいと思う．ICLのコストの多くはそのレンズの価格である．ノントーリックは25万円，トーリックは30万円でメーカーから購入する．その他はレーザー虹彩切開術(LI)の費用，検査費用，粘弾性物質，ナイフなど手術の消耗品，そして人件費である．保険外診療であるため，術後1年間は原則自費診療として扱う．手術の説明や数回にわたる検査など，ハードだけでなくソフトにかかる費用も案外馬鹿にならない．そして，術後の合併症に対する保証も考えると，安易に安価で行う手術ではないと考える．一般には片眼で40～50万円前後が手術相場となっている．術者のストレスなどを考えると，このあたりが妥当と思われる．

> ▶一般眼科医のための　患者説明のポイント
> 　手術の金額を聞き，躊躇される方は多い．ただし，手術を受けた患者の多くは，その結果により，費用に対しリーズナブルであると答えている．

4　手術の実際

　ICLは白内障手術など，内眼手術に対し一定の技量をもつ術者であれば，短時間に，安全かつ容易に手術を行うことができる．また，切開創が小さく，術中にほとんど痛みを感じることなく，視力の回復も非常に早いため，患者側の負担も軽いと考える．術中合併症として水晶体損傷，角膜内皮障害，前房出血があげられているが，筆者はほとんど経験していない．その準備と手術方法について，経験を踏まえ，その注意点などを述べる．

I. 手術準備

　合併症を起こさないためにも，ICLは特に手術準備が重要と思われる．まず，① 瞳孔ブロックを防止するため，手術の1～2週間前にLIをしっかりしておく(図7)．② 3日前からコンタクトレンズを中止し，術前点眼(抗菌薬)を始める．③ 若い患者が対象なので，緊張緩和のため手術日に抗不安薬を内服させる．④ 十分散瞳(8 mm以上)させる(手術の難易度は散瞳にかかっているといっても過言ではない)．⑤ トーリックICLを使用する場合は，軸を示すマークを付ける．⑥ インジェクターへの装塡時のレンズ破損やレンズサイズ交換に備え，バックアップレンズを用意する．⑦ 患者入室前に専用カートリッジに折りたたんでセットする(スムーズにレンズが開くためにレンズセッティングはたいへん重要)．

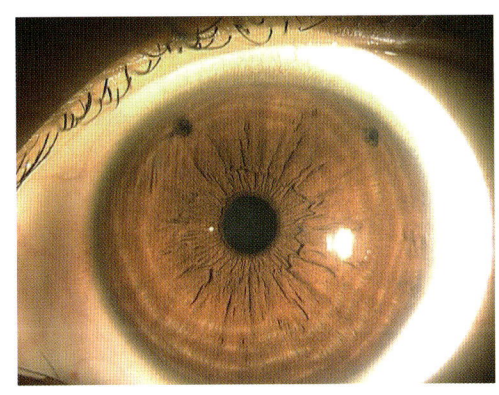

図7　レーザー虹彩切開術
ICL術後の瞳孔ブロックの予防のため，術前に1時半，11時半方向に約90°離して2か所レーザー虹彩切開術（LI，0.5〜0.8 mm程度の大きさ）を施行する．大きすぎず，小さすぎず，LI後の光の漏れによる羞明を避けるために上方周辺に置くが，機能を考え，あまり周辺に置かない．

II. 手術方法

① 患者入室前に専用カートリッジ（インジェクター）に折りたたんでセットする（図8）．
② 洗眼，ドレーピング
③ ICL挿入（図9）
④ 専用のスパチュラにてICLハプティクスを虹彩の裏側（毛様溝に当たる部分）に入れる（図10）．
⑤ トーリックICLの場合は軸角度を確認する（図11）．

III. 術中・術後管理

　白内障手術などの通常の内眼手術に準ずる．術後早期に起こることは眼圧上昇である．白内障手術の眼内レンズと違い，挿入後にレンズ裏面を直接灌流洗浄することができず，ICLの裏面にはわずかながら粘弾性物質が残留してしまうため，一過性の眼圧上昇を生じるようである．そのため，筆者の施設では術後2時間休憩後，眼圧をチェックしてから帰宅させている．眼圧が極端に高い場合には，炭酸脱水酵素阻害薬（ダイアモックス®）の内服や浸透圧利尿薬（マンニトール）の点滴を行うが，無効の場合は，前房の再洗浄を行う場合もある．翌日には，ほぼ全例，眼圧は正常化しており，眼圧上昇が遷延化する症例は経験していない．

▶**一般眼科医のための　患者説明のポイント**
　左右の手術の間隔は，ガイドラインには「片眼ずつの施術を原則とし，少なくとも3日はあけること」とされている．ただし，その間は不同視となり，患者は不便であることは否めない．十分な術中・術後管理により，両眼同日の手術の実現が可能であることを説明することもある．

I　後房型有水晶体眼内レンズ

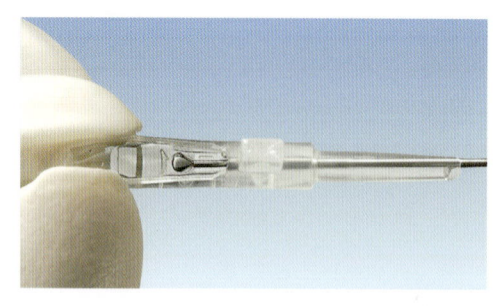

図8 ICLのインジェクターへの装填
患者入室直前に専用カートリッジ（インジェクター）に山折に折りたたんでセットする．専用の鑷子にてカートリッジの先端へゆっくりと移動させるが，雑に扱うと，ちぎれる可能性がある．ICLが眼内できれいに開くためには，セッティングが肝心となる．折れ曲がってセッティングされている場合は，入れ直す．

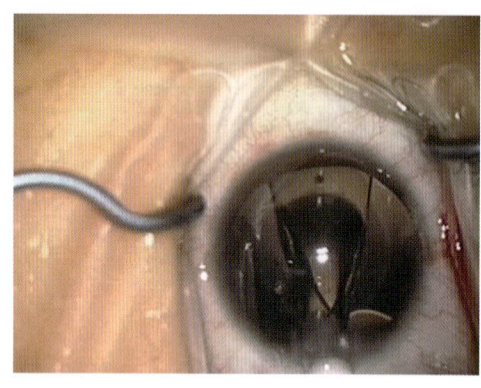

図9 ICL挿入
回転しないよう，また，角膜内皮と水晶体に接触しないようにレンズの動き（方向）に注意しながら，ゆっくりレンズが開くようにして挿入し，まず前房内にレンズを置く．レンズ上に再度粘弾性物質を乗せ，次の操作をしやすくする．

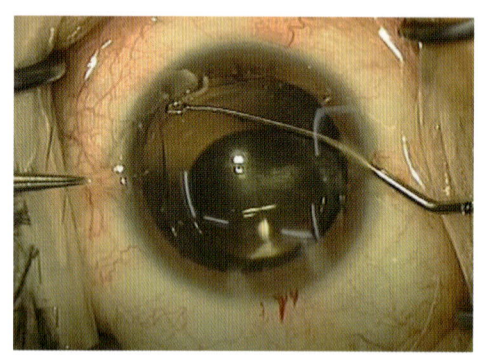

図10 ICLハプティクスを虹彩の裏側（毛様溝に当たる部分）に入れる．
サイドポートから専用スパーテルを挿入し，慎重にハプティクスを虹彩下に入れる．中心部（光学部）は絶対に触らない．あくまでも周辺で行う．レンズを押し入れると水晶体と接触するので，レンズの端を紙をめくり上げるように折りたたみ，滑り込ませるように行う．

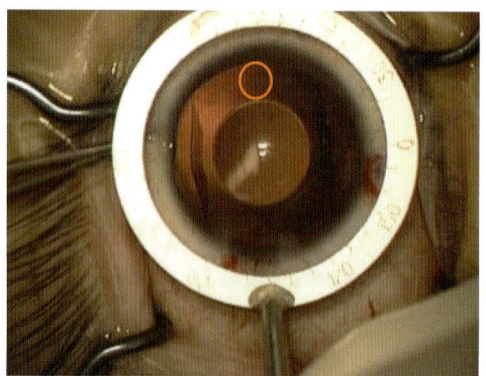

図11 トーリックICLの場合は軸角度を確認する．
あらかじめ角膜輪部に付けた印に角度ゲージを合わせ，メーカー指定の角度に合わせる．粘弾性物質の除去時に回転することがあるので，再確認する．

192　第3章　有水晶体眼内レンズ手術

IV. 術後合併症

1. 白内障

　ICL手術の合併症で最も懸念されるのが白内障の発症である（図12）．Fernandesらによる過去の文献からの調査・解析より，近視用ICL，T-ICL，遠視用ICL（バージョン3）計2,592眼での白内障の発生率は132眼5.4%であるが，そのうち臨床上問題となったものはわずかであったと報告している（Fernandes, 2011）．また，FDAの中長期（平均5年）の526眼の結果では，7年経過時点で6～7%の前嚢下混濁を認めるも，臨床的に問題となるような顕著な白内障はわずかに1～2%であったと報告されている．その発症時期に関しては，1年以内が58%，3年以内が74%，3年以上経過後が26%であった．白内障発生のリスクファクターとしては，40歳以上，および高度近視（-12 D以上）があげられている．ICL摘出および白内障手術により，矯正視力の低下を来した症例は皆無であったことも付け加えられている．ICL後の白内障手術は，ICLを摘出さえすれば，通常の白内障手術となんら変わりはない．ICLの摘出は，何年経過していても眼内での癒着はないためスムーズに行われ，薄くて柔らかい素材のため切断することなく，3 mmの切開創から取り出すことが可能である．

▶**一般眼科医のための 患者説明のポイント**

　合併症である白内障に関しては，術前の説明での最重要項目である．起こる確率についてはしっかりと伝えている．ただし，そのようになった場合も，白内障手術により視機能が維持できること，つまり回復は可能であるという説明によって，多くの患者は納得して手術を受けるようである．

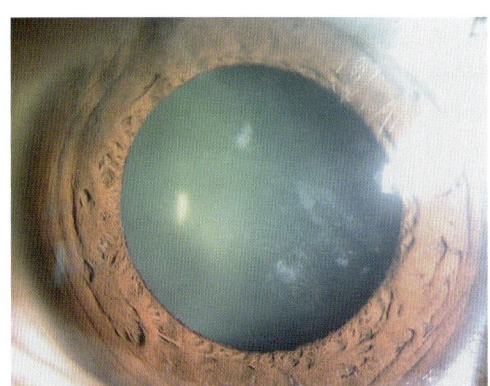

図12 ICL術後の前嚢下混濁

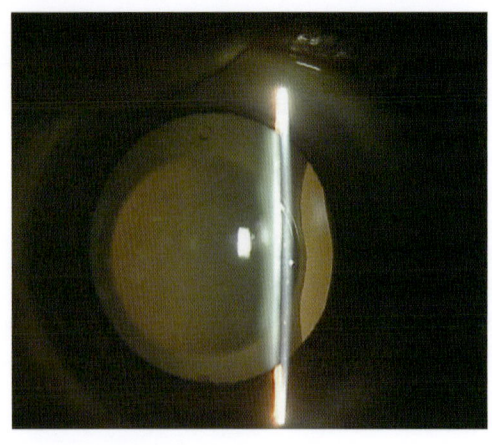

図13　縦方向へ回転したトーリックICL

2. 角膜内皮細胞障害

　内皮細胞減少に関しては最初の1年は手術の影響により減少し，その後の減少は正常眼の経年変化と変わらないとされる．FDAの報告では，526眼の術後3年経過時で平均9％前後の減少，本邦では神谷らも術後4年経過の56眼では，平均でわずか3.7％の減少にとどまっていることを報告している．ICLの前処置としてのレーザー虹彩切開術（laser iridotomy；LI）を行うが，本邦で散見される狭隅角眼へのLIで起こった水疱性角膜症および持続的内皮減少のような報告はない．しかし，これを避けるため，術前にLIを行わず，術中に周辺虹彩切開術を行う施設もある．

3. 感染症

　レンズがインジェクターで挿入されることもあり，眼内炎に関してはほとんど報告がないが，眼内手術である以上可能性はある．海外での多施設の報告によると，その発症頻度はおよそ1/6,000であった．

4. LIによる光視症

　LI施行後に光視症を訴える症例が少なからずある．ただし，その多くは経過とともに気にならなくなるようだが，LI施行前には内皮減少などに加え，光視症の可能性についても説明し，同意を得ることが重要と思われる．

5. トーリックICLの回転

　ICLは毛様溝に固定されるも，癒着は起こらず，通常横方向（3時，9時）に挿入する．当然回転も起こりうるが，ここで問題となるのは，乱視軸が決まっているトーリックICLの場合である．われわれの3年以上経過したトーリックICL 323眼での調査では，6眼（1.9％）に回転を認め，修正を行った（図13）．そのうち1眼はレンズが小さくvaultが低かったため，大きいサイズのICLに入れ替えた．トーリックICLの術後回旋と，眼パラメータとの相関関係について解析した結果，レンズ固定角度のみ有意な相関が得られた．

これは毛様溝が縦方向に長い楕円形をしており，レンズが180°（横方向）固定でない場合，2点固定となるため不安定になり回旋しやすくなると推測される．そのため，指示された固定角度が横方向からあまりずれている（10°以上）レンズは使用しないようにしている．

5 術後の対応

　ICLは特に手術に細心の注意を払うが，術後に関してはLASIKに比べ，たいへん安定した結果を示し，術者のストレスは案外少ない．筆者の施設での術後フォローを**表3**に示すが，通常，翌日，3日目，1週間後，1か月後，3か月後，6か月後，1年後に，その後は半年から1年に1回，定期フォローをしている．術後の見え方に関しても，LASIKほど患者は不満を訴えない．若干の屈折変化に対しても，患者許容度は高く感じられる．さらにそれは，長期にわたり持続する．唯一，夜間視機能，特に光の周りに輪が見えるというハローを訴える症例が多い．ただし，その多くは，時間とともに慣れていくようである．LASIKにみられるドライアイは皆無である．そのため，術後の点眼も白内障に準じ，通常は1〜3か月で終了する．術後の診察で主に診ることは，ICLの固定位置（vault）と水晶体の状態，そして角膜内皮細胞密度である（**図14**）．いずれも急激な変化はないので，通常は半年〜1年の定期フォローでよいと思われる．

　ICLを代表とする有水晶体眼内レンズは，LASIKなどの角膜屈折矯正手術と異なり，可逆的であり，その安全性が高まることにより，今後さらに適応が拡大していくことが予想される．ただし，健康な眼に行う手術であるため，最新の画像診断法を駆使するなどして，慎重な適応決定とともに正確なレンズ選択がなされることが望まれる．

表3　術後検査スケジュール

	翌日	2日目	1週間	1か月	3か月	6か月	1年
屈折			○	○	○	○	○
視力（裸眼・矯正）	○		○	○	○	○	○
眼圧	○	○	○	○	○	○	○
細隙灯顕微鏡	○	○	○	○	○	○	○
眼底	○		○	○	○	○	○
角膜内皮細胞数							○
角膜形状解析			△	△	○	○	○
波面収差解析				○	○	○	○
視機能検査				○	○	○	○

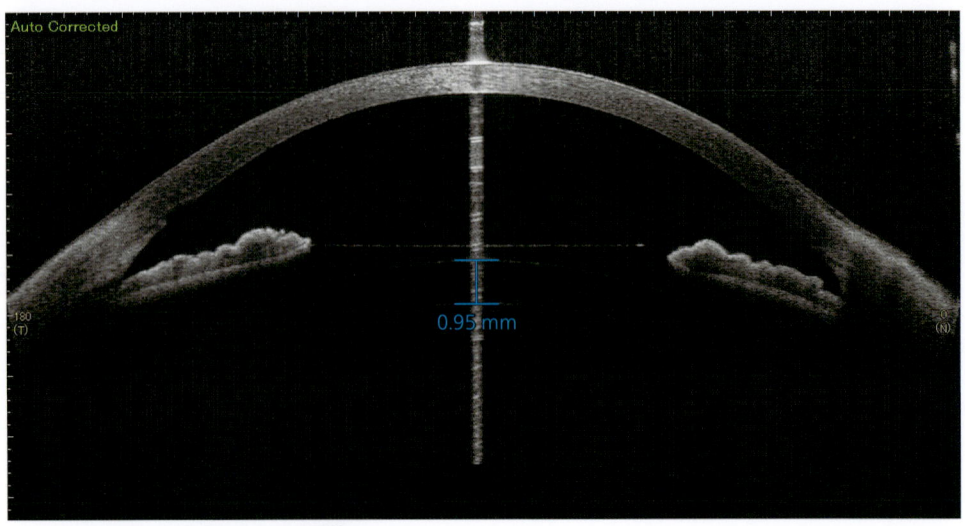

図 14　ICL 術後の前眼部 OCT による画像
ICL が鮮明に描出され，水晶体との距離(vault)を正確に計測することが可能である．経時的にこれをチェックするようにしている．

参考文献

1) エキシマレーザー屈折矯正手術のガイドライン―日本眼科学会屈折矯正手術に関する答申―．日眼会誌 114：692-694, 2010
2) Kamiya K, Shimizu K, Komatsu M：Factors affecting the vaulting after implantable collamer lens implantation. J Refract Surg 25：259-264, 2009
3) Kojima T, Yokoyama S, Ito M, et al.：Optimization of an implantable collamer lens sizing method using high-frequency ultrasound biomicroscopy. Am J Ophthalmol 153：632-637, 2012
4) Sanders DR：Anterior subcapsular opacities and cataracts 5 years after surgery in the visian implantable collamer lens FDA trial. J Refract Surg 24：566-570, 2008
5) Mori T, Yokoyama S, Kojima T, et al.：Factors affecting rotation of a posterior chamber collagen copolymer toric phakic intraocular lens. J Cataract Refract Surg 38：568-573, 2012

〈中村友昭〉

II 虹彩支持型有水晶体眼内レンズ

1 虹彩支持型有水晶体眼内レンズ

　虹彩支持型有水晶体眼内レンズ(phakic intraocular lens；フェイキック IOL)は両端の支持部の中央に切れ目があり，そこに専用器具を用いて虹彩を挟み込み(enclavation)，レンズを虹彩上に固定し屈折異常を治療する．これは 1978 年に Jan GF Worst が白内障手術後の無水晶体眼に挿入する目的で考案し，Artisan の原型である Iris Claw®が開発された．その後，何度かの改良を経て現在では，LASIK(laser in situ keratomileusis)適応外となるような強度近視などの有水晶体眼の屈折矯正手術にも使用されている．PMMA(polymethyl methacrylate)製である Artisan®(Ophtec)(図1)は，1997 年に欧州の CE(Communauté Européenne)マークを取得し，2004 年に米国の FDA(Food and Drug Administration)に認可された．2005 年にはシリコーン製フォールダブルレンズである Artiflex®(Ophtec 社)(図2)が開発され，その後良好な長期成績が報告されている．国内では未承認である．

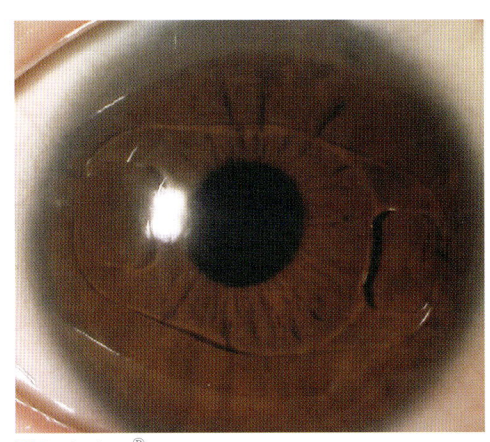

図1　Artisan®
PMMA 製で両方の支持部の中央に切れ目がある．ここに虹彩を挟み込み，レンズを虹彩上に固定する．

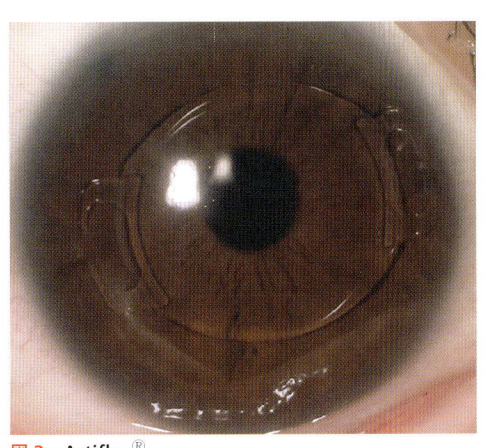

図2　Artiflex®
光学部はシリコーン製，支持部は PMMA 製のフォールダブルレンズ．3.2 mm の切開創から挿入が可能．

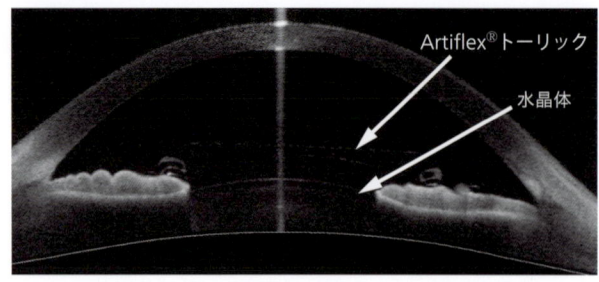

図3 術後の前眼部 3D-OCT（CASIA：トーメイコーポレーション）
26歳女性．術前の前房深度は角膜内皮から 3.18 mm．Artiflex®トーリックを挿入．レンズの固定位置は角膜内皮や水晶体から十分な距離がある．

　虹彩支持型有水晶体眼内レンズの最大の利点は，レンズの固定位置が水晶体から十分な距離があるため，接触性の白内障を発症しにくいことである．隅角支持型と比べても，角膜内皮細胞までの距離があり，挿入位置としては理想的である（図3）．レンズは虹彩を把持して固定するので回旋する心配はなく，乱視を伴う高度屈折異常に有効である．

2 手術適応の決定

I. 適応条件

　適応は原則として，日本眼科学会のガイドラインに準ずるが，有水晶体眼内レンズは通常 LASIK の適応とならないような高度近視や角膜厚不足，円錐角膜疑い例などが主な適応である．しかし，その基準は相対的なもので絶対的な適応基準はない．

1. 虹彩支持型有水晶体眼内レンズ（Artisan®/Artiflex®）手術の適応条件

1) 年齢 18 歳以上
2) 前房深度が Artisan® は 2.8 mm 以上，Artiflex® は 3.2 mm 以上
3) 過去 1 年間の屈折度数の変化が 1.0 D 以下
4) 眼疾患，全身疾患がない

2. 虹彩支持型有水晶体眼内レンズ（Artisan®/Artiflex®）手術の非適応条件

1) 角膜内皮細胞密度が 2,000 cells/mm² 未満または角膜ジストロフィ
2) 眼圧が 21 mmHg 以上
3) 暗所時瞳孔径が 6.5 mm より大きい
4) 妊娠中または授乳中

II. 術前検査

　手術適応を決めるには詳細な術前検査が必要である．検査項目は，裸眼視力・矯正視力・眼圧・角膜曲率半径・調節麻痺下屈折度数・細隙灯顕微鏡・眼底・角膜内皮細胞数・角膜形状解析・角膜厚・角膜径・瞳孔径(明所・暗所)・前房深度・涙液・優位眼である．

　ここでの前房深度とは角膜上皮から水晶体前面までの距離であり，Artisan®は 2.8 mm 以上，Artiflex®では 3.2 mm 以上必要である．一方，後房型有水晶体眼内レンズは，角膜内皮面から水晶体前面までの距離で 2.8 mm 以上必要である．また，前房深度は超音波測定以外に三次元前眼部解析検査も行う．これは虹彩の形状には flat 型と隆起型があり，前房が同じ 2.8 mm でも隆起型にレンズを挿入すると flat 型に比べて，角膜内皮面までの距離が近くなる．このような場合は後房型有水晶体眼内レンズのほうが安全と考える．

▶ 一般眼科医のための　患者説明のポイント

　通常，患者は LASIK 希望で眼科を受診する．適応検査で強度近視や円錐角膜などがある場合に，はじめて LASIK 適応外であり，次に有水晶体眼内レンズ手術があることを告げられる．患者は安全と認知されている角膜レーザー治療を受けに受診したところ，いきなり眼内手術について説明されるため，驚く患者は多い．当院の設定ではあるが費用も LASIK の 2 倍である．また，LASIK は術後数か月で定期検査を終了することができるが，有水晶体眼内レンズは将来白内障手術をするときに摘出することとなり，それまでの間は定期受診をし続けなくてはならない．手術に対する不安や金銭面の問題もあるので，筆者は LASIK が適応外であること，有水晶体眼内レンズの利点・欠点を含めた詳細な説明をしてパンフレットを渡し，納得いくまで考えてもらうよう話している．

▶ 一般眼科医のための　患者説明のポイント

　虹彩支持型や後房型など，どの手術方法が良いか患者から質問されることがある．どの方法も合併症を起こさなければ術後の視力成績は大変良いので，適応を誤らなければどの術式でも問題ないと考える．

　例えば，前房深度が角膜内皮面から 2.78 mm の症例や，28 歳で角膜内皮細胞密度が 2,400 cell/mm^2 の症例であれば後房型は適応外だが，虹彩支持型は可能である．また，厚生労働省認可の手術を希望されれば後房型，術者の認定書取得の有無によっても選択肢は変わってくるであろう．患者の希望に沿えることもあるが，実際は詳細な適応検査をしてみないと判断できないので，検査後，患者と主治医がよく相談して決定すればよいと考えている．

3 手術の実際

I. レンズの選択

虹彩支持型有水晶体眼内レンズの種類と特徴を(表1)に示す．第一選択はArtiflex®である．通常は上方の角膜または強角膜切開で，3.2 mmの切開創から挿入可能である．小切開で術後の惹起乱視や手術侵襲が少なく視力の回復が早い．しかし，製造範囲を超える－14.5 D以上の高度近視の場合にはArtisan®を使用する．

Artisan®は上方の強角膜を5～6 mm切開して挿入する．Model 204は光学部径6 mmであるが，製造範囲－15.5 D以上の高度近視や乱視がある場合はModel 206かトーリックの光学部径5 mmのレンズが適応となる．光学径が5 mmのレンズは暗所時瞳孔径が大きいとレンズの光学径を瞳孔径が超えてしまい，夜間グレアの原因になるので患者への説明が必要である．

虹彩支持型のレンズサイズは2種類あるが，細かなサイズを決める必要がない．主に使用されるのは全長8.5 mmのレンズであるが，Artisan®およびArtiflex®は元来，欧米人用に開発されたもので，眼球の小さな東洋人には大きいデザインである．例えば角膜径が11 mm以下のケースに，このレンズを挿入すると，挟み込む虹彩の位置が角膜輪部に隠

表1 虹彩支持型有水晶体眼内レンズの種類と特徴

種類	Artisan®				
モデル	206	204	202	Toric	203
素材	PMMA	PMMA	PMMA	PMMA	PMMA
光学径	5.0	6.0	5.0	5.0	5.0
レンズ全長	8.5	8.5	7.5	8.5	8.5
製作範囲	－1.0～－23.5 D	－1.0～－15.5 D	－1.0～－23.5 D	S：－22.0～＋14.0 D C：－1.0～－7.5 D	＋1.0～＋12.0 D

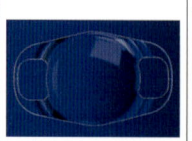

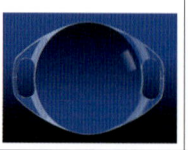

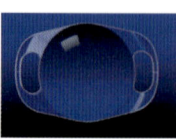

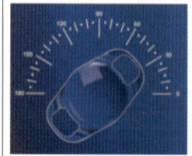

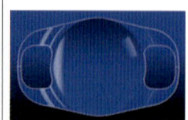

種類	Artiflex®	
モデル	401	Toric
素材	シリコーン	シリコーン
光学径	6.0	6.0
レンズ全長	8.5	8.5
製作範囲	－2.0～－14.5 D	S：－1.0～－13.5 D C：－1.0～－5.0 D

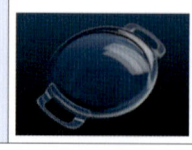

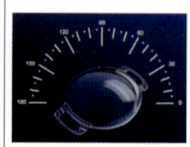

れて操作が非常に難しい．この場合は全長 7.5 mm の Model 202 を使用する．一方，後房型のレンズサイズ決定には毛様溝～毛様溝の距離測定が必要であるが，いまだ精密に測定する機器がなく，レンズサイズを正確に決めることはできない．そのため，時にはサイズが合わず入れ替えを余儀なくされることもあるので，サイズに関しては虹彩支持型のほうが予測どおりで術後の経過観察でのストレスが少ない．

また，乱視がある場合は Artisan® および Artiflex® の乱視矯正用のトーリックレンズを使用する．虹彩を把持して固定するので回旋する心配はない．後房型も同様であるが，後房型は時に毛様溝でレンズが回旋し，乱視矯正効果が十分得られないこともある．この場合は再度手術にて修正するが，何度しても回旋してしまう場合がある．このような症例には虹彩支持型が優れている．

II. レンズの度数計算

レンズの度数は自覚屈折値の球面・円柱度数とその軸，角膜曲率半径，前房深度，矯正目標屈折値を所定のレンズ計算書用紙に記入し Ophtec 社に送付すると，推奨レンズ度数を計算して返送される．計算書のレンズ度数を確認後，同意したらサインをして再送付すると，注文レンズが工場より出荷されるシステムとなっている．その際，トーリックレンズの場合にはレンズを挿入する方向を記した用紙が同封される．Artisan®/Artiflex® については Ophtec 社のオンラインソフトウェア online PIOL calculator から計算することもできる．

III. 手術

1. 術前処置

当院での手術の流れを記す．術後の瞳孔ブロックを予防するために術前にレーザー虹彩切開術（laser iridotomy；LI）を 1 か所行う必要がある（術中虹彩切除術でも可）．閉塞隅角緑内障の LI とは異なり，前房が深く角膜内皮細胞までの距離があるので，角膜内皮細胞障害は来しにくいが細心の注意を払いながら行う．通常，手術 1 週間前に外来で LI を行い，術当日処置前に虹彩が確実に穿孔しているか再度確認している．

3 日前から抗菌薬点眼を行う．術当日はピロカルピン塩酸塩点眼で縮瞳させる．麻酔は点眼および結膜下に 2％キシロカイン®を注射する．局所麻酔により散瞳した場合には，術中に水晶体に接触する可能性があるので，必要があれば前房内へ縮瞳薬を追加注入する．

2. 創口切開

Artisan® の場合はレンズ径に応じて 5.2 または 6.2 mm の強角膜上方切開を行う．Artiflex® の場合は 3.2 mm の角膜または強角膜切開を行う．

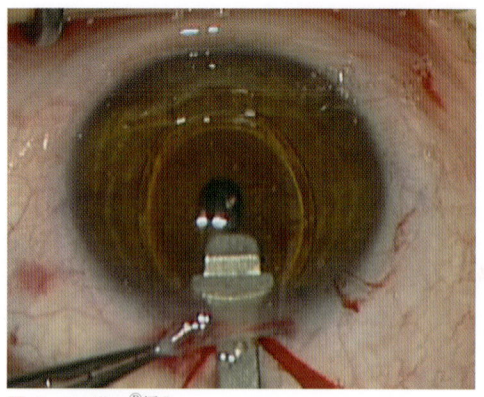

図4　Artiflex®挿入
Artiflex®専用のinsertion spatulaにレンズをセットし，前房にレンズを挿入．3.2 mmの角膜または強角膜切開から挿入が可能．

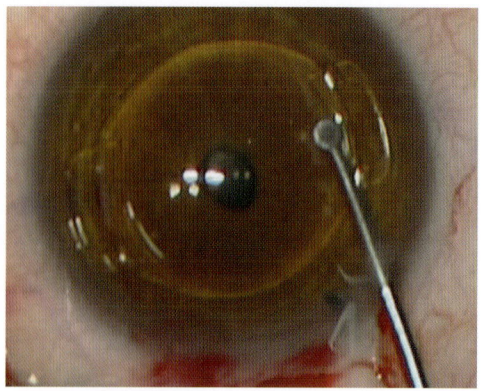

図5　レンズのポジショニング
レンズ光学部の中心を瞳孔に合わせる．支持部の切れ目が3時9時またはトーリックの場合は予定位置になるように，マニピュレータでレンズを回旋させる．

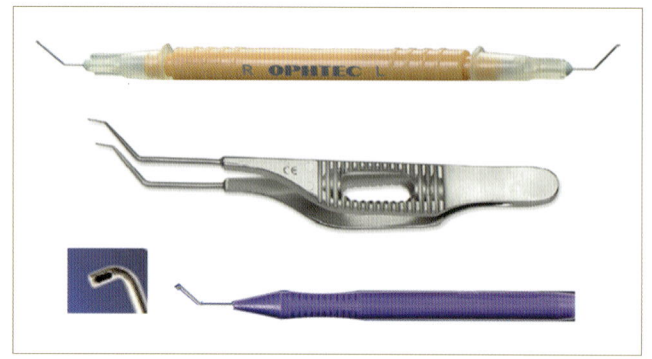

図6　虹彩をレンズに把持させる器具
上：Artisan® & Artiflex®Enclavation Needle（Ophtec社）
中：Arai phakic IOL forceps（ME Technica社）
下：VacuFix™（Ophtec社）

3. レンズ挿入

　粘弾性物質で前房を保持してレンズを挿入（図4）したら，マニピュレータで固定したい位置にレンズを回旋（図5）する．Artisan®の場合は切開創が広く前房が虚脱しやすいため，創口を仮縫合する必要がある．

4. レンズの固定

　固定方法は専用のニードルか鑷子を用いて行う（図6上・中）．ニードルを使用する場合は，上方強角膜切開の両サイド2時30分と10時30分の位置（図7），鑷子の場合は通常3時と9時，または乱視用レンズの場合は指定された位置の角膜輪部にサイドポートを作製する．まず虹彩を把持する側の手にニードルか鑷子を持ち，サイドポートから挿入する．上方からは反対側の手でレンズ固定鑷子を挿入し，レンズを保持しつつ，虹彩の適量をつまみ挟み込む（図8）．同様の手技を反対側にも行う．わずか3 mmしかないスペースで前方の角膜内皮細胞，後方の水晶体に当たらず可動性のある虹彩にレンズを把持させる

202　第3章　有水晶体眼内レンズ手術

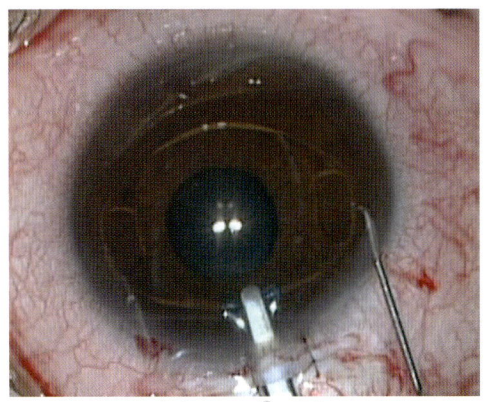

図7　ニードルによるArtisan®の固定
上方からArtisan®専用のレンズ固定鑷子で光学部を保持し，サイドポートからニードルを挿入し，虹彩をたぐり寄せひっかけて，Artisan®を虹彩に固定する．

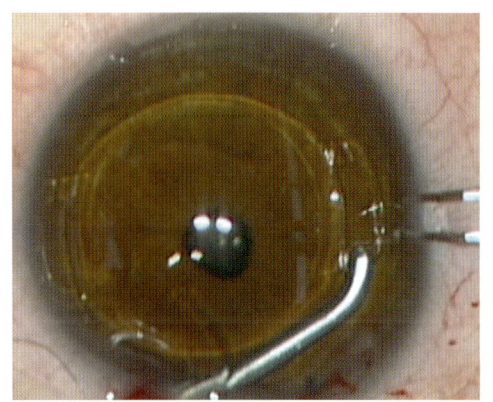

図8　鑷子によるArtiflex®の固定
上方からArtiflex®専用のレンズ固定鑷子でレンズの支持部を保持し，3時，9時，またはトーリックの予定位置の角膜輪部にサイドポートを作製し，虹彩把持鑷子を挿入する．鑷子で虹彩の適量をつまみ，挟み込む．

のは繊細な技術と熟練を要する．何度も虹彩を把持すると虹彩が萎縮し，固定しにくくなる．したがって，指定された角度に乱視用レンズを固定する際は慎重かつ的確に把持する．

最近ではVacuFix™(Ophtec社)という虹彩の一部を吸引して挟み込む器具も登場している(図6下)．過度に引っ張ると虹彩からはずれるので，隅角離断や出血を起こしにくい．また，虹彩に優しく萎縮や色素が欠損することが少ないが，器具が少し大きいため角膜径の小さい眼には使用しにくい．

5. 前房洗浄

I/A(irrigation and aspiration，灌流・吸引)にて粘弾性物質の抜去を行う．レンズの後方の粘弾性物質は完全に抜去できないが，術後一過性の眼圧上昇を起こさないように十分に前房を洗浄する．

6. 創口の縫合

Artisan®レンズの場合は，最後に切開創を2～3針本縫合し，手術を終了する．

4　術後の対応

I.　診察間隔

手術1～2時間後に眼圧測定と細隙灯顕微鏡で診察を行う．それ以降は術後1日，1週間，1か月，(2か月)，3か月，6か月，12か月でその後は1年ごととしている．なかには視力が良好で来院しなくなる患者もいるので，重篤な合併症を発症していないかなど長期的な定期受診の必要性を十分に説明している．

II. 処方

　抗菌薬内服を4日間，モキシフロサシン塩酸塩(ベガモックス®)点眼を約1か月，ジクロフェナクナトリウム(ジクロード®)点眼，0.1%フルオロメトロン(オドメール®)点眼を約3か月使用している．またArtiflex®は素材がシリコーンで，虹彩色素がレンズ表面に付着することを防ぐため，トロピカミド(ミドリン® P)点眼を約1か月使用する．術後の一過性眼圧上昇の予防にアセタゾラミド(ダイアモックス®)を，疼痛時にはジクロフェナクナトリウム(ボルタレン®)錠を処方している．

III. 術後の生活

　手術当日から術後1週間は保護用眼鏡を使用するように指導する．保清は，術当日の入浴，洗髪，洗顔は不可．術翌日から首下シャワー可，洗髪は上向きで眼に入らなければ可(美容院など)．洗顔は拭く程度．1週間後から制限なしとしている．

IV. 検査，チェックポイント

　基本は裸眼視力，矯正視力，眼圧，細隙灯顕微鏡，眼底検査，角膜内皮細胞密度，角膜形状解析などである．診察ではレンズの全貌が細隙灯顕微鏡で常に観察でき，虹彩の把持状態，把持部の虹彩萎縮，レンズ上の色素沈着，合併症の有無などの把握が容易である．患者は強度近視眼が多いので，1年ごとの受診時には散瞳検査を行い，周辺網膜に異常がないか確認する．

> ▶一般眼科医のための 患者説明のポイント
> 　術後経過観察中に視力低下などがあれば，レンズが虹彩からはずれかけて動揺していることもある．角膜内皮細胞にレンズが接触していれば，水疱性角膜症など重篤な合併症を引き起こすこともあるので，定期受診まで待たず早めの受診を勧める．

V. 異常所見とその対応

1. 惹起乱視

　Artisan®の場合は上方の強角膜を5～6 mm切開するため，切開や縫合による惹起乱視を考慮しなければならない．術後角膜トポグラフィで確認し，必要があれば1～2週間後にlaser suturelysisを施行して乱視を調整する．このため，術後視力が安定するまで2～3週間かかる．

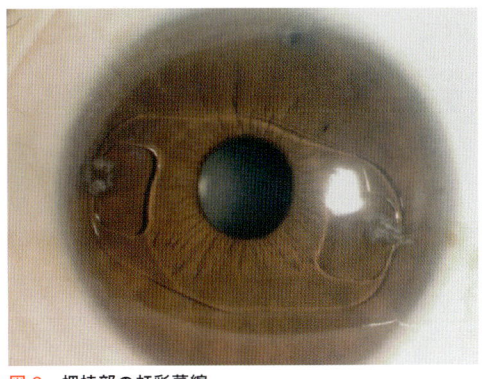

図9 把持部の虹彩萎縮
レンズがはずれかけて動揺すると角膜内皮細胞に当たることがあるので，再固定をする．

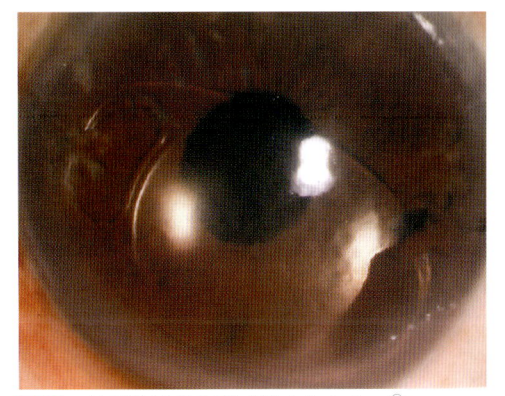

図10 人工的無水晶体眼に挿入したArtisan®
虹彩の動揺が強く，把持部の虹彩が貫通し，レンズが脱臼・偏位している．

2. 眼圧上昇

　手術当日術後は一過性に眼圧が上昇しやすいため，予防的にアセタゾラミドを処方しているが，術後の眼圧測定で眼圧が高い場合にはD-マンニトール点滴を行っている．

3. 屈折度数ずれ

　LASIKと比べて，術後のregressionと呼ばれる屈折の戻りも少なく，長期に屈折度数は安定しているが，術後屈折度数が予測値よりずれた場合や，レンズの製造範囲を超える屈折異常眼に対する残存屈折度数には，術後3～6か月で屈折度数が安定し，角膜疾患がない場合にLASIKによるtouch upを行うことができる．

4. 角膜内皮細胞障害

　角膜内皮細胞障害は最も危惧される合併症であるが，スペキュラーマイクロスコープによる術後検診で容易に確認できる．重度の角膜障害に至る前にレンズを抜去すれば術前の状態に戻すことのできる可逆性の手術である．その際，支持部から虹彩をはずしてレンズを抜去するが，手術操作がすべて前房内であり，アプローチは比較的容易である．

5. IOL脱臼

　手術中に虹彩の把持量が少ないと，のちにレンズが脱臼・偏位する可能性がある．また術後長期経過とともに虹彩が萎縮し，レンズが把持部からはずれかけることがある（図9）．その場合にはレンズが動揺し，角膜内皮細胞に当たることがあるので，ニードルやフックを使用して再固定をする．

　虹彩支持型有水晶体眼内レンズは人工的無水晶体眼に挿入することもあるが，水晶体囊がなく虹彩振盪が強い症例に挿入すると，虹彩の動揺により把持がはずれ，レンズが脱臼・偏位し（図10），角膜内皮細胞障害を来すので避けたほうがよい．

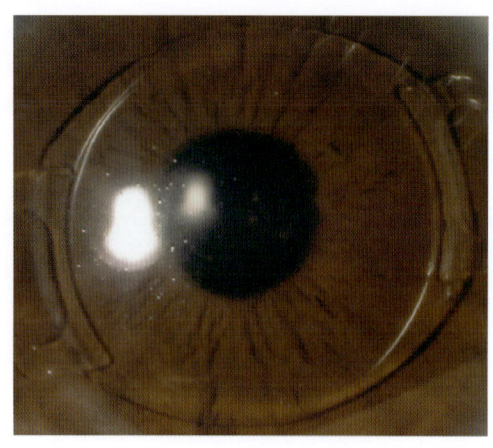

図 11 色素散乱症候群
Artiflex®の光学部に細胞が付着している.

6. 色素散乱症候群（pigment dispersion syndrome）

　レンズへ細胞が付着することで（図 11），原因は瞳孔運動時に虹彩色素上皮が散布されることに関与しているのではないかと考えられている．虹彩が隆起している症例はレンズに接触して色素が散布されるので適応を避け，手術時には虹彩把持をソフトに行う．Artiflex®はシリコーンで細胞が付着しやすいので，トロピカミド（ミドリンM®）点眼を術後1か月使用し瞳孔管理を行う．

　虹彩支持型有水晶体眼内レンズは，手術技術に熟練を要し，術後も長期にわたり角膜内皮細胞障害など合併症の有無に留意しなくてはならないが，高度屈折異常に対し非常に有益な治療法であり，選択肢の一つとして取得しておきたい方法である．

参考文献

1) Tahzib NG, Nuijts RM, Wu WY, et al.：Long term study of Artisan phakic intraocular lens implantation for the correction of moderate to high myopia：ten-year follow-up results. Ophthalmology 114：1133-1142, 2007
2) Budo C, Hessloehl JC, Isak M, et al.：Multicenter study of the Artisan phakic intraocular lens. J Cataract Refract Surg 26：1163-1171, 2000
3) Dick HB, Alió J, Bianchetti M, et al.：Toric phakic intraocular lens：European multicenter study. Ophthalmology 110：150-162, 2003
4) Dick HB, Budo C, Malecaze F, et al.：Foldable Ariflex phakic intraocular lens for the correction of myopia：two-year follow-up results of a prospective European multicenter study. Ophthalmology 116：671-677, 2009
5) Saxena R, Boekhoorn SS, Mulder PG, et al.：Long-term follow-up of endothelial cell change after Artisan phakic intraocular lens implantation. Ophthalmology 115：608-613, 2008

〔福岡佐知子〕

III 隅角支持型有水晶体眼内レンズ

1 隅角支持型有水晶体眼内レンズの歴史

　有水晶体眼内レンズの第一世代は前房隅角支持型のレンズで，1954年にStrampelliによって導入された．これらは，角膜浮腫，慢性虹彩炎，ぶどう膜炎緑内障前房出血症候群（uveitis-glaucoma-hyphema syndrome；UGH）などのさまざまな合併症のために使用が中止されたが，その後デザインが改良され，Baikoff lens（ZB, ZB 5M, NuVita），ZSAL-4 and ZSAL4-Plus lenses（Morcher社）が使用された．しかし，これらの眼内レンズはポリメチルメタクリレート（PMMA）製で切開幅が大きくなるため，現在は使用されていない．現在使用されているのは，3 mm以下の切開創から挿入可能なフォールダブルレンズで，CEマークを取得しているのはKelman Duet lens（Tekia社）とAcrySof®（Alcon社）のみである．その他，ヨーロッパとロシアでThinPhAc（ThinOpt-X）とVision Membrane（Vision Membrane Technology社）臨床試験が行われたが，その成績についてはPubMedで検索した限りでは見つからなかった．

　Kelman Duet lens（Tekia社）はシリコーン製の光学部と，PMMA製の支持部の独立した2つの部品からなるレンズで2.5 mm幅の切開から挿入し，眼内でフックを使用して組み立てる．術後1年の角膜内皮細胞密度減少率は5.43％と報告されているが，それ以降の長期経過の報告はない．最新の隅角支持型有水晶体眼内レンズはAcrysof®（Alcon社）で，隅角支持型有水晶体眼内レンズで現在広く臨床使用されているのはこのレンズのみである．Acrysof®は日本では治験中である．以下，AcrySof®について解説する．

2 隅角支持型有水晶体眼内レンズ（AcrySof®Cachet®）

　AcrySof®Cachet®（以下，AcrySof®）は疎水性アクリル製のシングルピースレンズで，屈折率1.55，直径6.0 mmのメニスカス形状の光学部をもち，レンズの表裏を見分けるため，

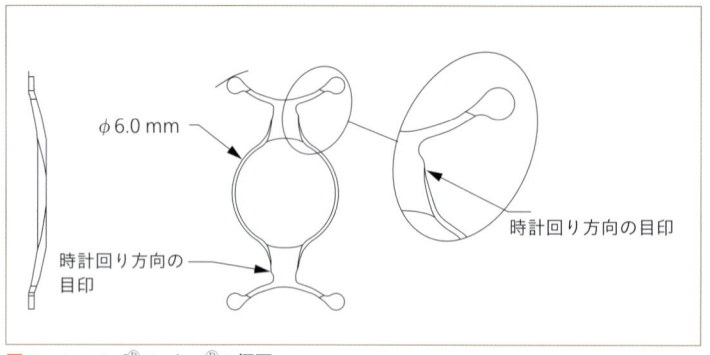

図1 AcrySof® Cachet®の概要

支持部側面に小さな突起をもつ(図1).レンズ度数は-6.00～-16.50 D,全長は 0.5 mm ステップで 12.0 mm から 14.0 mm まであり,解剖学的計測値によってどのレンズを選択するか決定する.

3　手術適応の決定

適応決定のための術前検査は他の屈折矯正手術と同様で,自覚屈折,調節麻痺下屈折,裸眼および矯正視力,瞳孔径,眼圧,前房深度,角膜形状,角膜厚,角膜内皮細胞密度,眼底検査などを行う.現状での適応と除外基準は原則として,他の有水晶体眼内レンズと同様であり,虹彩支持型,後房型の有水晶体眼内レンズも含め,すべてのタイプのレンズに対して適応のある症例において,どのレンズを使用するかは術者の考えと使用経験による.また,眼球の圧迫や擦過・叩打癖は,角膜内皮細胞減少の原因となるため,治療によりコントロール不能のアレルギー性結膜炎やアトピー患者は原則として適応外である.AcrySof®では,前房深度が角膜内皮から測定して 2.7 mm を超えないものは適応外となる.眼内レンズ度数の計算は van der Heijde や Fechner らによる既存式をもとに,メーカーがノモグラムを加えた推奨の計算法を提供しているので,それに従う.眼内レンズのサイズは white-to-white 計測値より 0.5～1.0 mm ほど大きいものを使用する.適応および除外基準の概要を表1に示す.

4　手術の実際

術前に縮瞳させたのち(術者により灌流液にアセチルコリンを使用することもある),点眼麻酔下で 2.6～3.2 mm 切開(使用カートリッジにより異なる)を行い,粘弾性物質で前房を保ちつつ専用カートリッジにセットした眼内レンズをインジェクターを用いて,眼内レンズの後

表1 適応基準と除外基準（概要）

適応基準	除外基準
年齢 20～49 歳 −6.0 D 以上の近視眼 術前 12 か月間の屈折の安定 術前矯正視力 0.5 以上 乱視度数 2.0 D 以内	臨床的に重篤な弱視 進行性の近視 角膜内皮（中央部）細胞密度が以下の基準をみたす者 　21～25 歳：3,750 cells/mm 2　未満 　26～30 歳：3,300 cells/mm 2　未満 　31～35 歳：2,900 cells/mm 2　未満 　36～40 歳：2,500 cells/mm 2　未満 　41～45 歳：2,200 cells/mm 2　未満 　46～49 歳：2,000 cells/mm 2　未満 前房深度（角膜厚を含む）3.2 mm 未満 暗所瞳孔径＞7.0 mm 直接，眼に外傷が予想される者（例：格闘技をする者） 妊娠中・授乳中 α1 遮断薬の服用・服用歴 その他手術の危険性を増大させる，あるいは予後に影響を及ぼす疾患

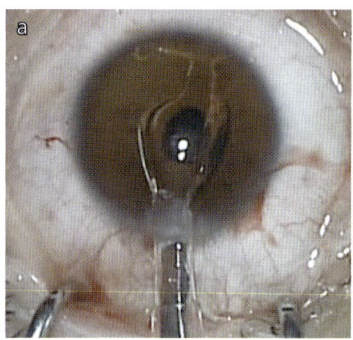

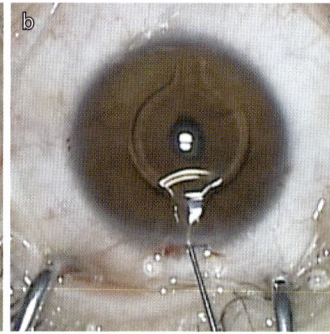

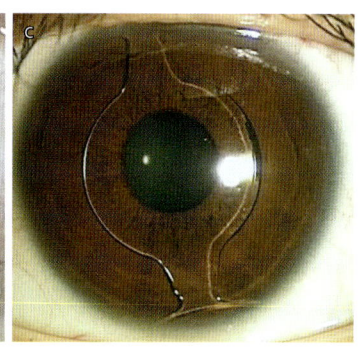

図2 手術手技
a：眼内にインジェクターで挿入，b：後方支持部はフックで挿入，c：術後前眼部写真

方支持部以外の部分を挿入する（図2a）．眼外に残った後方支持部はフックで挿入する（図2b）．支持部は4点すべてが隅角に入るようにする．術後の前眼部写真を図2cに示す．眼内レンズのセッティングの際，眼内レンズの表裏を間違えると，眼内でレンズが裏返しに挿入され，角膜内皮障害の原因となりうる．また，インジェクター内で左右対称にセッティングされていないと，眼内レンズが回旋しながら眼内に放出され，角膜内皮に接触してしまう危険もあるため，セッティングは慎重に行う．眼内レンズは柔らかく比較的ゆっくり開くため，挿入は容易であるが，支持部先端が角膜内皮や隅角を傷つけないように，眼内操作は慎重に行う必要がある．その後サイドポートから粘弾性物質を除去する．この際，眼内レンズを上から押したり，眼内レンズの下に器具を挿入するのは危険である．術後早期の眼圧上昇を避けるため，灌流は十分に行い，粘弾性物質が前房内に残留しないように注意する．虹彩切除の必要はない．

表2 検査項目

項目	術前	術後 翌日	1週間	1か月	3か月	6か月	1年	1年以降（半年ごと）
屈折（自覚・他覚）	●	●	●	●	●	●	●	●
視力（裸眼・矯正）	●	●	●	●	●	●	●	●
細隙灯顕微鏡	●	●	●	●	●	●	●	●
眼底	●	▲	▲	▲	▲	▲	●	▲
眼圧	●	●	●	●	●	●	●	●
隅角	●			●	●	●	●	●
コントラスト感度	●				▲		▲	▲
暗所瞳孔径	●							
角膜内皮検査	●			●		●	●	●
眼軸長	●						▲	▲
角膜曲率半径	●					●	●	▲
前房深度	●						▲	▲
隅角間距離（white-to-whiteで代用も）	●							
前眼部OCT	●	●	●	●	●	●	●	●
後眼部OCT	●			▲	▲		▲	▲

●：必須項目，▲：必要に応じて行うべき検査

5 術後の対応

　診察は通常の内眼手術後と同様であるが，白内障手術と比較しても炎症は非常に軽微である．国内臨床治験のプロトコールでは，術翌日，1週間後，1か月，2か月，3か月，6か月，1年，以後半年ごとに経過観察を行っている．

　術後の処方は抗菌薬とステロイド点眼を1日3〜4回行い，術後2週間で中止している．

　術後検査のポイントは，他の内眼手術と同様で，術後早期には視力，眼圧，細隙灯顕微鏡による創口と前房内炎症と感染のチェックを主とし，長期的には眼内レンズの位置（角膜内皮との距離や支持部の位置），瞳孔（偏位や変形），隅角，角膜内皮細胞密度，その他合併症の有無を観察する．

　術前後の検査項目を表2に示す．一般眼科施設で長期経過を観察する際には，視力，細隙灯顕微鏡，眼圧，眼底などの眼科一般検査による眼疾患のチェックのほかに，細隙灯顕微鏡検査による眼内レンズと角膜内皮のおよび水晶体との距離（特に周辺の接触の有無），隅角検査で周辺虹彩前癒着，スペキュラーマイクロスコープによる角膜内皮細胞密度をチェックする必要がある．また，眼球の圧迫や擦過・叩打癖は，角膜内皮細胞減少の原因となるため，診察のたびに注意を促すべきである．

　3年以上経過観察した104名の患者（360名の患者に挿入）に対する国際多施設研究（Knorz MC, et al. J Cataract Refract Surg, 2011）の結果では，裸眼視力は101例（97.1％）で0.5以上，

表3 合併症(360例の累積数,海外向け添付文書より)

項目	累積%(n/N)
眼内炎	0.0(0/360)
前房出血	0.3(1/360)
前房蓄膿	0.0(0/360)
眼内レンズ偏位	0.6(2/360)
嚢胞状黄斑浮腫	0.0(0/360)
瞳孔ブロック	0.0(0/360)
網膜剝離/復位	0.0(0/360)
外科的再介入	5.3(19/360)
角膜浮腫	0.0(0/360)
虹彩炎	0.3(1/360)
眼圧上昇(治療を要するもの)	2.8(10/360)
矯正視力低下(0.2 logMAR 以上)	0.8(3/360)
白内障	3.9(14/360)
癒着	5.0(18/360)
角膜ヘイズ	0.3(1/360)
瞳孔の楕円化(>1 mm)	0.6(2/360)

項目	累積%(n/N)
その他	3.9(14/360)
高眼圧による入院	1.4(5/360)
角膜内皮細胞減少	1.4(5/360)
虹彩タック	0.6(2/360)
近視性脈絡膜新生血管	0.6(2/360)
網膜円孔	0.3(1/360)

＊各時期の症例数は下記のとおり
術前:360
術後
6か月:355
1年:353
2年:338
3年:341
4年:302
5年:165

表4 外科的再介入の内訳(360例の累積数,海外向け添付文書より)

項目	累積%(n/N)
眼内レンズ摘出	2.5(9/360)
患者の希望[1]	0.8(3/360)
角膜内皮減少	0.8(3/360)
白内障(いずれも核白内障)	0.6(2/360)
裏返しに挿入	0.3(1/360)
度数誤差による眼内レンズ交換	0.6(2/360)
眼内レンズ位置修正	0.6(2/360)
屈折矯正手術(photorefractive keratectomy)	0.6(2/360)
近視性脈絡膜新生血管に対する硝子体注射	0.3(1/360)
網膜円孔に対する光凝固	0.3(1/360)
予防的虹彩切開術	0.3(1/360)
アルゴンレーザーによる予防的網膜治療	0.3(1/360)
虹彩嚢腫(眼内レンズと無関係)の治療	0.3(1/360)
縫合(眼内レンズ交換の症例において)	0.3(1/360)
合計	5.3(19/360)

＊各時期の症例数は表3と同じ
＊1：夜間グレア(n=1)，重篤なハロー(n=1)，眼痛(n=1)

48名(46.2％)で1.0以上であった．矯正視力は103例(99％)で0.625以上，84例(80.8％)で1.0以上であった．術後6か月〜3年における中央および周辺の年間角膜内皮細胞減少率はそれぞれ0.41％と1.11％で，瞳孔の変形，瞳孔ブロックおよび網膜剝離の合併症はなしと非常に良好な成績が報告されている．一方，眼内レンズの回旋安定性(rotational stability)については，術後1年で平均11°(範囲0〜60°)の回旋があり，症例によっては大きな回旋が起こる可能性があることが報告されている(Kermani O, et al. J Refract Surg, 2013)．また，著しい角膜内皮細胞密度減少のため，術後9年で摘出された症例も報告されている(Pechméja J, et al. J Cataract Refract Surg, 2012)．

このように本レンズの臨床成績は非常に良好であるが，合併症や摘出を要した症例の報告もあり(**表3, 4**)，安全性の評価については，さらに長期の成績を待たなければならないと考えられる．

> ▶**一般眼科医のための 患者説明のポイント**
>
> 　AcrySof®Cachet®はヨーロッパにおいて臨床応用されていたが，長期的に角膜内皮障害の合併症などが報告されたため，一時期販売が中止された．その後，2013年12月より適応条件を変更して販売が再開されている．国内では治験中であり，短期成績は良好であるが，長期成績は不明である．現在は国内治験中であるため，海外からの個人輸入はできない．また，治験終了後の国内販売予定や個人輸入が可能となるかどうかは不明である．
>
> 　このような状況を踏まえ，このレンズを使用する場合には，短期成績は問題なくとも，長期にわたって定期的な経過観察が必要であることを患者に十分に説明することが重要である．前房型の有水晶体眼内レンズでは，眼球を押したり，擦ったりすることが角膜内皮障害につながる可能性があることが指摘されているため，術後患者に定期検査ごとに注意喚起する必要がある．また，本レンズにはトーリックタイプがないため，1D以上の乱視がある場合は，良好な裸眼視力が出ない可能性があることをあらかじめ説明するべきである．

参考文献

1) Alió JL, Toffaha BT：Refractive surgery with phakic intraocular lenses：an update. Int Ophthalmol Clin 53：91-110, 2013
2) Alió JL, Piñero D, Bernabeu G, et al.：The Kelman Duet phakic intraocular lens：1-year results. J Refract Surg 23：868-879, 2007
3) Güell JL, Morral M, Kook D, et al.：Phakic intraocular lenses part 1：historical overview, current models, selection criteria, and surgical techniques. J Cataract Refract Surg 36：1976-1993, 2010

〈根岸一乃〉

第4章

プレミアム白内障手術

I トーリック眼内レンズ

近年，白内障手術においてはより良い裸眼視力を目指した屈折矯正手術的な意味合いが強くなっている．単焦点眼内レンズ(IOL)を用いた白内障手術の場合，トーリックIOLは，その乱視矯正効果により術後早期から良好な裸眼視力が期待できるのが利点である．また多焦点IOLを用いた白内障手術の場合は特に，1.0 D(diopter，ジオプター)以上の乱視が術後に残存すると一般に近見，遠見ともに視力が不良である(乱視の影響を単焦点IOL以上に受ける)といわれており，多焦点IOLを希望する患者のニーズを考えると，このカテゴリーにおける(多焦点)トーリックIOLの重要性は特に大きいと考えられる．

手術手技の大半は通常の超音波白内障手術の手術手技と変わらないが，術前の適応の判断，乱視の評価と的確なモデルの選択と固定軸の決定，マーキングと軸合わせの3点に集約されるプロセスが従来のIOLと異なる．多焦点トーリックIOLについては，多焦点IOLの項(p.237)も参照いただき，本稿では主に単焦点トーリックIOLについて概説するとともに，術後の評価法および本レンズに伴う術後の問題点とその対処法について述べる．

1 手術適応の決定

単焦点IOLの場合，トーリックIOLの適応は通常の単焦点IOLの適応からさらに限定することから考える．行岡病院(以下，当院)では本稿にあげた諸検査を白内障手術予定患者全例に行い，医師の指示のもと検査員が全例に対してウェブカリキュレータによるトーリックIOLの適否，モデルおよびポジションの決定を行っている．そのうえで医師がカルテ記載および各種検査所見を見ながら，①角膜乱視について各種検査の整合性を確認し，②該当症例に乱視矯正を付加する積極的な屈折矯正手術としての適応があるか否かを吟味し，③的確なポジションにレンズを固定できるか否か，手術手技から見た考察を加えて，総合的に適応を判断している．

患者がトーリックIOLを希望するか否かについて通常，費用の問題は影響しない．例えば，米国ではトーリックIOLはプレミアム(premium)IOLの一つであり，患者はトー

リックIOLを希望した場合は通常の白内障手術のコストに加えて，追加の費用を支払わなければならない．しかし本邦の場合，承認されたトーリックIOLを用いた場合，単焦点IOLの場合は保険診療内であり，患者の支払う費用は通常の保険診療の白内障手術と変わらない．また多焦点IOLの場合は，先進医療と自由診療の枠組みの違いがあり，これについては多焦点IOLの項(p.237)を参照いただきたい．

I. 視力予後に関した適応

　白内障手術症例のうち，乱視矯正を付加することによりさらに視力の改善を望める症例が適応である．これはさらに，①眼合併症などのため良好な視力が望めないものではないかの吟味，②乱視の種類や大きさについての考察，に分けられる．

1. 眼合併症などがないこと

　角膜疾患，眼底疾患などのためにもともと良好な視力予後が望めない症例は良い適応とはいえない．しかし，現在の多焦点眼内レンズの適応判断のようにこういったハンディキャップ眼をトーリックIOLの「禁忌」とは考えていない．また，黄斑上膜など術後に良好な視機能が予想される症例に対する極小切開硝子体手術との同時手術には，十分なインフォームドコンセントのもと用いることもある．光学式眼軸長測定が不可能など，正確なIOLの球面度数計算が担保されない場合は慎重に適応を選び，初めから近視狙いで術後の遠用眼鏡装用を前提とした症例などは適応外としている．

2. 乱視の種類・大きさ

1）正乱視か不正乱視か

　球面・円柱面の屈折異常を矯正する通常の眼鏡では矯正できない屈折異常を不正乱視という．細隙灯顕微鏡検査で明らかな円錐角膜の典型例のような症例を除き，不正乱視は角膜形状解析などの特殊検査を行わないと検出できないことが多い．（屈折矯正手術後眼を除く）白内障手術予定患者の約25％に角膜形状異常が合併しているといわれていて，スクリーニングには後述の角膜形状解析装置は必須である．

　トーリックIOLで矯正可能なのは（角膜）正乱視成分だけであるので，術前に不正乱視と正乱視を区別して検査結果を吟味する必要がある．なお，不正乱視の強い症例がトーリックIOLの適応外であるということではなく，不正乱視の症例でも低次の収差である乱視を矯正した分，裸眼視力の改善が期待されることが多い．

2）直乱視か倒乱視か斜乱視か

　乱視軸は一般に，絶対的な水平方向を0°（もしくは180°），鉛直方向を90°として，弱主経線の位置を角度（°）で表される．乱視はその軸角度から，直乱視（弱主経線が0～30°および150～180°の範囲），倒乱視（弱主経線が60～120°の範囲），斜乱視（弱主経線が30～60°および120～150°の範囲）に3分される．

倒乱視はトーリックIOLの良い適応である．一方，直乱視は，2.0 D以下であれば角膜乱視が小さい症例と同等の裸眼視力が得られ，また角膜乱視は加齢により倒乱視化する，ということから注意を要する．すなわち，直乱視症例に対しては年齢や乱視度数を考慮して慎重に適応を決定する．また角膜後面の乱視を考慮に入れ，後述のウェブカリキュレータの推奨より，倒乱視にはより積極的な乱視矯正(すなわち矯正効果の強いモデル)を，直乱視には逆に消極的な乱視矯正(すなわち弱いモデル)を選択するという考え方(ノモグラム)もある(例：Baylor toric IOL nomogram)．

直乱視症例のなかには円錐角膜や翼状片など，トーリックIOLを慎重に適用する，もしくは適応外の症例が潜んでいることも肝に銘じておくほうがよい．円錐角膜では不正乱視成分が大きい場合や，乱視が将来に変化することなどが多い．また術前にハードコンタクトレンズ(hard contact lens；HCL)により不正乱視を含む乱視を矯正することができていたとしても，トーリックIOL挿入後の術後ではHCLの装用ではトーリックIOLの持ち込んだ乱視の影響がかえって出ることに注意が必要である．翼状片合併眼でも翼状片切除により乱視が変化することが知られていて，乱視の原因をまず見極めてトーリックIOLの適応や治療計画を慎重に吟味する必要がある．

斜乱視の場合，乱視度数の小さい場合は特に測定誤差により目標固定軸(トーリックIOLの固定の際，IOL上の軸マークを合わせるべき軸角度)の設定に誤りが起こりやすく，筆者は経験的に特に注意を払っている．

3）乱視度数

特に乱視度数の小さい乱視は，検査機器により乱視度数や乱視軸が異なること，そのために特に乱視軸決定に誤差が生じやすく，乱視矯正効果が不良となる可能性があることから慎重に適応や軸決定を考える必要がある．

II. 手術手技に関した適応

トーリックIOLがその矯正効果を発揮するには，球面および円柱度数の双方の点で的確にポジションするようセンタリングよく完全嚢内固定することが求められる．現在，本邦で承認されているトーリックIOLはアクリル製シングルピースIOLであり，その支持部の形状から嚢外固定は推奨されないため，後嚢破損が生じた場合，嚢内固定が難しいときはトーリックIOLをあきらめ，他の種類のIOLへの変更が望ましい(optic captureという方法もあるがコンセンサスは得られていない)．

Zinn小帯断裂の症例では，術中のIOL固定軸調整のための回転の際にZinn小帯にさらに負荷がかかること，アクリル製シングルピースIOLであるため将来，嚢収縮が起こると固定が不安定になりやすいことなどから，これも慎重に適応を選ぶべきである．

散瞳不良例については，IOLの軸のアライメントの際にIOLの軸マークの位置が確認しにくいので注意を要する．ただし，術中にフックなどを用いて虹彩をよける形でマークを確認するなど，工夫は可能である．

1. トーリック IOL のレパートリー

トーリック IOL には大別して単焦点 IOL と多焦点 IOL があるが，本邦で本稿執筆時現在承認されているものは単焦点トーリック IOL の 2 つおよび多焦点 IOL の一つである（**表 1**）．三者に共通している点は，アクリル製ワンピース IOL であること，全長および光学部直径，球面度数範囲およびそのおおよその刻み，インジェクターを用いて挿入すること，ウェブカリキュレータを用いて円柱度数（モデル）を選択すること，そして同様のプラットフォームをもつ非トーリック IOL を有することである．

1）アクリソフ®IQ トーリック シングルピース（アルコン社）

2009 年 5 月に承認され，2009 年 8 月に発売された（以上はモデル T 3〜5 について；モデル T 6〜9 は 2011 年 7 月承認，同年 10 月発売）紫外線・青色光吸収剤含有アクリル樹脂の黄色着色ワンピース単焦点レンズで，球面度数範囲は＋6.0〜＋30.0 D の 0.5 D 刻み（円柱度数は**表 1** 参照）である．全長は 13.0 mm，光学部直径は 6.0 mm で，インジェクターを用いて挿入する．

ウェブカリキュレータの URL（uniform resource locator）は http://www.acrysoftoriccalculator.com（なお以下 URL はすべて 2014 年 1 月 26 日現在に確認したものを表示）．非トーリック IOL はアクリソフ®IQ SN60WF．

2）テクニス®トーリック ワンピース（エイエムオー・ジャパン社）

2013 年 8 月に承認され，2014 年 2 月に発売された紫外線吸収剤含有アクリル・メタクリル架橋共重合体の無色のワンピース単焦点レンズで，球面度数範囲は＋6.0〜＋30.0 D の 0.5 D 刻み（円柱度数は**表 1** 参照）である．全長は 13.0 mm，光学部直径は 6.0 mm で，インジェクターを用いて挿入する．

ウェブカリキュレータの URL は www.TECNISToricCalc.com．非トーリック IOL はテ

表 1 トーリック眼内レンズのモデルと円柱度数

単焦点/多焦点	単焦点						
商品名（メーカー名）	アクリソフ®IQ トーリック（アルコン）						
モデル名	SN6AT3	SN6AT4	SN6AT5	SN6AT6	SN6AT7	SN6AT8	SN6AT9
円柱度数 IOL 面	1.50 D	2.25 D	3.00 D	3.75 D	4.50 D	5.25 D	6.00 D
角膜面	1.03 D	1.55 D	2.06 D	2.57 D	3.08 D	3.60 D	4.11 D
メーカーの推奨する角膜乱視矯正範囲	0.75〜1.54 D	1.55〜2.05 D	2.06〜2.56 D	2.57〜3.07 D	3.08〜3.59 D	3.60〜4.10 D	4.11〜

単焦点/多焦点	単焦点				多焦点			
商品名（メーカー名）	テクニス®トーリック（エイエムオー・ジャパン）				アクリソフ®IQ レストア®トーリック（アルコン）			
モデル名	ZCT150	ZCT225	ZCT300	ZCT400	SN D1T3	SN D1T4	SN D1T5	SN D1T6
円柱度数 IOL 面	1.50 D	2.25 D	3.00 D	4.00 D	1.50 D	2.25 D	3.00 D	3.75 D
角膜面	1.03 D	1.55 D	2.06 D	2.74 D	1.03 D	1.55 D	2.06 D	2.57 D
メーカーの推奨する角膜乱視矯正範囲	0.75〜1.50 D	1.50〜2.00 D	2.00〜2.75 D	2.75〜3.62 D	0.75〜1.28 D	1.29〜1.80 D	1.81〜2.32 D	2.33〜2.82 D

クニス®ワンピース　モデル ZCB00.

3）アクリソフ®IQ レストア®トーリック シングルピース（アルコン社）

2014年1月に承認された紫外線・青色光吸収剤含有アクリル樹脂の黄色着色ワンピースレンズで，球面度数範囲は＋6.0〜＋30.0 D の 0.5 D 刻み（円柱度数は**表1**参照）である．多焦点 IOL であり，加入度数は＋3.0 D（眼鏡面約 2.5 D 相当）である．全長は 13.0 mm，光学部直径は 6.0 mm で，インジェクターを用いて挿入する．

ウェブカリキュレータの URL は http://www.acrysoftoriccalculator.com．非トーリック IOL は同じく多焦点 IOL のアクリソフ®IQ レストア®＋3 D SN6AD1．

III. 検査

単焦点トーリック IOL の場合について述べる．多焦点トーリック IOL については多焦点眼内レンズの項（⇒ 237 頁）も参照されたい．

1. 通常の白内障手術と同じ検査

トーリック IOL だからといって，特にルーチンの検査に加える検査はない．むしろ通常の単焦点 IOL の検査に，トーリック IOL の乱視評価に必要な検査を常にルーチンに行うことが大切である．

患者の訴える乱視の意味合いが「物が二重に見える，くっきり見えない」など多岐にわたることを考え合わせると，臨床上は，黄斑上膜などの黄斑疾患，眼位異常なども事前にチェックしておくことが，術後の患者満足度に反映されるため必要と考える．眼底検査に黄斑疾患発見のための光干渉断層検査（optical coherence tomography；OCT）なども積極的に取り入れるようにするとよい．

2. 角膜屈折力の検査および評価

従来，IOL 度数といえば球面度数を指すが，球面度数計算における角膜屈折力（単位はジオプター，D）の意味合いは SRK 式での K 値の影響の弱さを見ると明らかである．すなわち，$P＝A－2.5 L－0.9 K$〔ここで，P：正視狙いの IOL 度数（D），A：A 定数，L：眼軸長（mm），K：角膜屈折力（D）〕において，まず角膜屈折力は強主経線・弱主経線上の 2 つの角膜屈折力の平均値を入力すればよく，乱視について特に考慮する必要はない．また，仮に角膜屈折力の測定値に平均値で 0.5 D の誤差があったとしても，眼内レンズ度数計算における影響は，その値に 0.9 を乗じた 0.45 D とわずかで，これは眼軸長に換算するとわずか 0.18 mm（＝0.45÷2.5）の測定誤差にしか相当しない．球面度数における角膜屈折力の意味合いは以上の理由で決して大きいものではないといえる．

こうした従来の球面度数計算のための角膜屈折力測定では，トーリック IOL による満足の得られる乱視矯正のための戦略は立てられない．本邦の眼科臨床では乱視の評価はオートケラトメータの値を用いるのが一般的であり，後述のトーリック IOL ウェブカリキュレータ（以下，ウェブカリキュレータ）に入力する術前角膜乱視の情報もオートケラトメー

タの値を用いることが一般的である．しかし，オートケラトメータによる乱視測定には限界があり，誤った測定結果であってももっともらしい値が表記されるため，度数(モデル)や目標固定軸が誤って定められる危険性がある．トーリックIOLの臨床においては，オートケラトメータをはじめとするさまざまな乱視測定器械の測定原理と問題点の理解が不可欠である．

なお，角膜乱視を評価するのに行う以下の検査は，複数回行い，良いデータを選択することが大切である．涙液や角膜上皮が良好な状態であるときに行うことが望ましく，例えば，検査直前に瞬目などを促すことも大切である．また，コンタクトレンズ，特にHCL装用眼はHCLによる角膜形状の鋳型様の変形(contact lens-induced corneal warpage)の影響を除くため，HCLの装用を2週以上控えてもらってから検査を行うようにする．

1)オートケラトメータ

オートケラトメータは角膜の中心から通常，直径約3 mmの円または複数の同心円(Meyer像を形成)のリング光源，もしくは同心円上に配置された4点以上の点光源を投影し，そのPurkinje(Sanson)第一像の反射像を測定し，各々の点の角膜中心の像に相当する点からの距離がその部位の角膜曲率半径に比例するという原理から，角膜曲率半径を求めるものである．そして求められた各点の角膜曲率半径と角度情報をもとに正楕円に近似して，この正楕円形の長径，短径および長径(すなわち弱主経線方向)の軸角度(乱視軸角度)が求められる．また角膜屈折力(D)は，角膜曲率半径 r(mm)から $D = 337.5 \div r$ にて換算され，小数点以下無限に続く値で示されるものを慣例的に 0.25 D ピッチで表されるようになっている．

以上の原理によりオートケラトメータの限界として，角膜前面の形状しか測定しておらず，角膜屈折力はそれから一定の式で演算して求めたものにすぎないということ，Purkinje第一像であるため涙液や角膜上皮の状態の影響を受けること，角膜中心からのサンプル点の距離により正楕円形の近似結果が変わる可能性があるため，測定部位により角膜曲率半径，角膜屈折力，乱視軸角度などの結果が異なること，などがあげられる．またMeyer像が正楕円と仮定できない不正乱視の場合や，長軸と短軸の差があまりない乱視の小さな症例では原理上，長軸と短軸の曲率半径から計算される角度がなす乱視軸は特に不正確になる可能性があることになり，注意が必要である．

そこでトーリックIOLでは，オートケラトメータの値を鵜呑みにせず，常に以下に述べる他の角膜乱視を評価する測定機器のデータを参考にすること，もしくはウェブカリキュレータに入力する術前角膜乱視の情報は角膜形状解析装置などの値を用いるなどの配慮が必要になる．

(1)IOLMaster®のオートケラトメータ機能

IOLMaster®(Zeiss社)には眼内レンズ度数計算のためのオートケラトメータ機能が付加されており，角膜乱視についても結果に表記されている．しかしその結果については，通常のオートケラトメータとは異なる部位〔中心径2.5 mm(曲率半径7.8 mmの場合)〕の同心円上の6点のPurkinje第一像の反射像を測定することで乱視を評価していることに注

意が必要である．加えて当然ながら，既述したオートケラトメータ同様の問題も有する．また実際のIOLMaster®でのケラトの測定系では，反射の悪かった測定点が6点のうちどのポイントだったのかがモニターの画面上およびプリントアウトに表示され，プリントアウト上には標準偏差(standard deviation；SD)値も表示されるようになっているので，この部分をルーチンにチェックしたほうがよい．なお3回の測定値の標準偏差値が0.5 D以上である場合，信頼性が低い値として平均値は表示されず，眼内レンズ度数計算画面でもケラト値が空欄になるようになっている．

以上，オートケラトメータの限界を理解し，検査員に依存した眼内レンズ(球面，円柱)度数選択を行わない注意が必要であり，そのためにも以下にあげるような検査も併せてルーチンに行うことが大切である．

2)波面センサー

波面センサーは，眼球光学系の光学的特性を評価し，屈折異常を球面・円柱面のみならず，不正乱視を含めて定性的・定量的にとらえるものである．

そもそも波面(wavefront)とは，光を光線としてとらえる「幾何光学」と，電磁波である光を波としてとらえて振幅や位相といった要素で表す「波動光学」の，双方を併せた概念である．一方，収差とはレンズ系を用いる光学系において，収束するはずの光が1点に収束しない「ずれ」をいう．波面が特定の光学系を進むのに際し，光学系の収差の影響を受けて進んだり遅れたりするのを面の位相としてとらえて評価するのが波面収差解析である．波面センサーはその原理から，Hartmann-Shackセンサー，Tscherning収差計，検影法の原理を応用したoptical path difference法によるものに大別できる．屈折の不正乱視を定量化するのに，波面収差解析では計測された波面をZernike展開することによって得られる多項式(Zernike多項式)の各項の係数が利用される．球面および円柱面は二次の収差，不正乱視は三次以上の高次収差の係数である．

波面センサーKR-9000 PW，現行機種KR-1 W(以上，トプコン社)はHartmann-Shackセンサーにより眼球全体の光学的特性を測定するだけでなく，ビデオケラトスコープが内蔵されているので，角膜形状解析により角膜の(高次)収差を同時に計測し，眼球および角膜の収差をZernike多項式で解析することができる．この結果を用いて，Zernike多項式の各係数について眼球の収差から角膜の収差を引いて，水晶体やIOLによる収差を推量することができる．トーリックIOLではこの特性が発揮される．

波面センサーのソフトウェアツールであるIOLセレクションマップは，非球面IOL，トーリックIOL，多焦点IOLといった付加価値眼内レンズの適応の判断(スクリーニング)，効果の評価に有用である．具体的な症例を例に概説する．症例は70歳男性の左眼．術前視力はLV = 0.15 (0.7 p xS + 3.0 D = C − 3.25 D Ax 90)．前眼部・中間透光体・眼底に皮質白内障以外の疾患を認めなかった．この症例の術前の波面センサーIOLセレクションマップを示す(**図1**)．角膜形状解析のためのマイヤー像，眼球全体の波面収差解析のためのハルトマン像が上下に示され，それぞれから得られた角膜のaxial mapと眼球の全収差マップが左端に示されている．白内障手術のスクリーニングのために，角膜形状解析による角

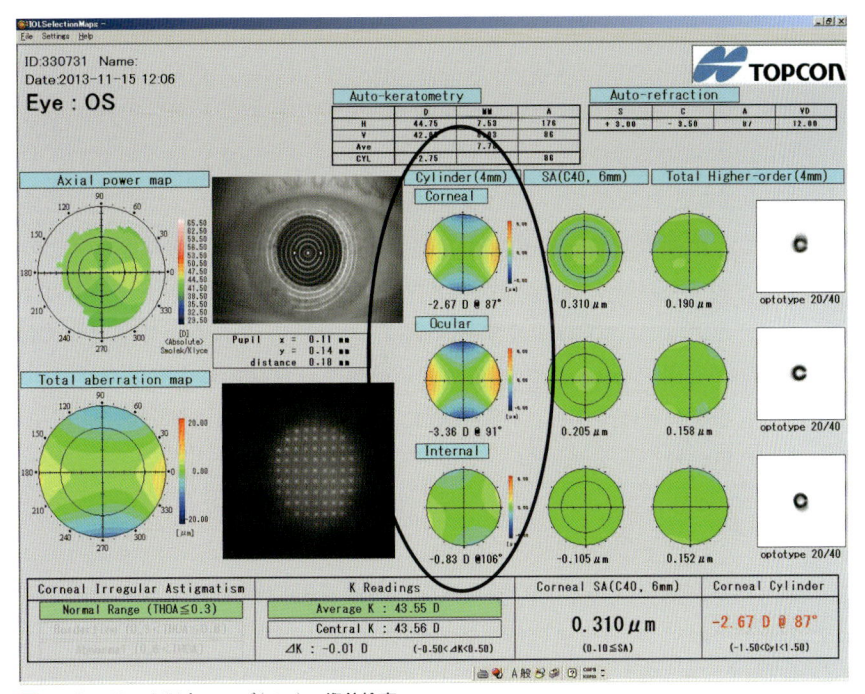

図1　トーリック眼内レンズ(IOL)の術前検査
70歳男性の左眼．前眼部・中間透光体・眼底に皮質白内障以外の疾患を認めず，術前視力は0.15
(0.7 p xS＋3.0 D＝C－3.25 D Ax90)．
波面センサーIOLセレクションマップ(術前)：中央のカラーコードマップ(図中，楕円内)で乱視を
角膜(corneal)，眼球(ocular)，そして内部収差(internal)に分けて表示している．

膜高次収差解析の結果とそれぞれについての判定が，下段に，①角膜不正乱視の有無，②角膜屈折力の角膜中央と全体の平均値が大きく異なる場合，特殊な角膜屈折力測定やIOL度数計算を用いる必要性があることの検証，③角膜球面収差の評価，④角膜正乱視の評価，の順に示されている．トーリックIOLでは，まず，①，②について異常値(この場合，黄色から赤色でハイライトされる)でないかチェックし，角膜不正乱視があった場合，後述の前眼部OCTや他の角膜形状解析装置のFourier変換モードを参考にして，角膜疾患の診断に役立てたり，正乱視成分を抽出してトーリックIOLのモデルの選択や位置決めに役立てる．②は，眼内レンズの球面度数計算が不正確になりやすいため，角膜形状解析装置から得た，より中央の角膜屈折力を用いるなどの対策が必要になる．

　そして，④を用いて，オートケラトメータの値を(特に乱視軸について)確かめる．図1中央には縦に上から角膜，眼球，そして内部の正乱視成分がカラーコードマップで定性的にも表されているので，ダブルチェックに有用である．既述のように，例えば筆者は斜乱視の際は特に注意をするようにしている．

　なお，後述するようにこれらの機能はトーリックIOLの術後の評価にも有用である．

3) 前眼部OCT

　近赤外光を利用して非接触的に，涙液メニスカスから角膜，強膜，隅角の二次元・三次元的な評価を行うもので，原理的に涙液や軽度の角膜混濁の影響を受けず角膜前面だけで

なく，後面の形状を計測することができる．CASIA®(トーメー社)を例にとり説明する．

CASIA®にてスキャンタイプを「Corneal Map」に設定し，測定されたデータに対し角膜形状解析を行うことができる．Fourier解析マップは各測定点の屈折力を，Fourier解析によって0次成分(球面成分)，一次成分(非対称性成分)，二次成分(正乱視成分)，三次以上成分(高次不正乱視成分)に展開し，それぞれの成分をカラーコードマップを用いて定性的かつ定量的に示す．波面センサーのIOLセレクションマップ同様，角膜不正乱視の有無や角膜正乱視の評価(筆者は特に乱視軸の他の測定機器の整合性について)のチェックに用いる．

トーリックIOLにおいては後述するように，マーキングにおいて前眼部OCTを用いた虹彩紋理法が有用である．また術後でも，前眼部写真撮影によりトーリックIOLの軸マークの角度測定が可能であり，同時に得た角膜形状解析による術後の乱視とのアライメントの評価に用いることができる．

4) 眼軸長測定

光学的眼軸長測定の，超音波眼軸長検査に対する優位性は明らかである．しかし一方で，そのオートケラトメータ機能には既述のように限界があるため，筆者の施設ではIOLMaster®はIOLの球面度数計算に用い，トーリックIOLのモデルの選択には用いないようにしている．なお，他の光学的眼軸長測定装置にはオートケラトメータ機能がさらに充実したものがある．

前房深度は術後のIOLの位置(予想前房深度)に関係するといわれ，後述の球面度数計算式でもHaigis式などには用いられている．また前房深度はトーリックIOLの乱視矯正効果にも関わるため，左右差や極端な値ではないかチェックするようにしている．ウェブカリキュレータによっては前房深度も入力するものがある．

5) 球面度数計算式

SRK/T式など第三世代以上の度数計算式を用いる．眼軸長や術前の屈折異常などに伴う最適な球面度数計算式の選択の重要性については他書に譲るが，トーリックIOLにおいて大切なことは，トーリックIOLの軸ずれが遠視寄りの術後屈折の変化(度数ずれ)を起こすことに配慮して，球面度数は少しマイナス(近視)寄りになるように狙うことである．

6) ウェブカリキュレータ

トーリックIOLの適応の判断，モデルおよび目標固定軸の決定は，ウェブカリキュレータに術前角膜乱視の情報などを入力することにより求められる．ウェブカリキュレータには大別して，IOLメーカーの提供するものと，IOL度数計算のエキスパートが有償・無償に提供するものがある．

本稿ではアクリソフ®IQトーリックのウェブカリキュレータ(http://www.acrysoftoriccalculator.com)を用いて概説する．ここで術前角膜乱視の情報は，オートケラトメータの値を用いることが本邦では一般的であるが，当科では症例により角膜形状解析のデータを入力することがあり，その例を示す．

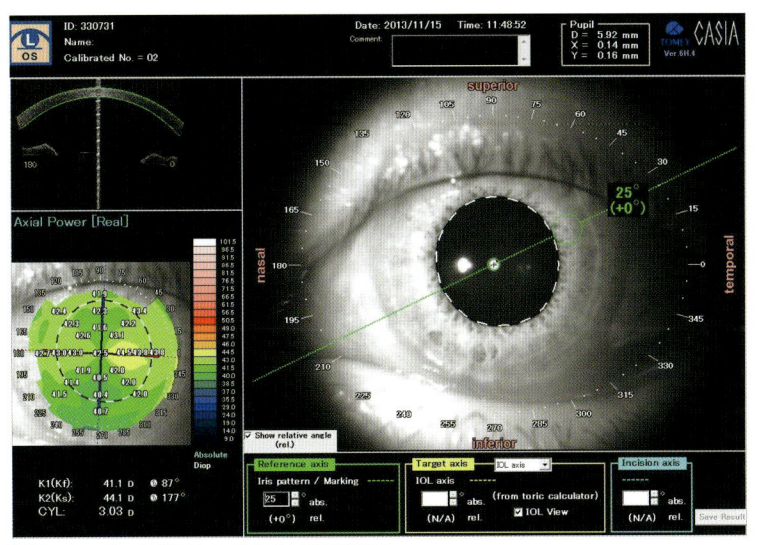

図2　トーリック眼内レンズ(IOL)の術前検査
CASIA®の「角膜形状解析(Toric IOL)」画面(術前)：特徴的な虹彩紋理を確認(図4中，矢印)し，モニター上の円マークをマウスで動かし，その部分に合わせることにより基準線マーキングを行う．

図1の70歳男性の左眼の術前のオートケラトメータの値は以下であった．

〈L〉	D	mm	A
H	45.00	7.52	175
V	42.00	8.03	85
Ave	43.50	7.78	
	Cyl	−3.00 D	85

CASIA®にて角膜形状解析を行い，「角膜形状解析(Toric IOL)」を画面選択した(図2)．角膜前面だけでなく後面を考慮したaxial powerであるaxial power(real)の値は図2中のように以下であった．

	D	A
K1(Kf)	41.1	87
K2(Ks)	44.1	177
Cyl	3.03	

ウェブカリキュレータのデータ入力画面に，術者名(必須)，患者名(任意，図中は空欄とした)を入力し，術眼を左眼と選択，術前検査により得られた角膜乱視と軸角度についてはCASIA®のaxial power(real)を入力した．IOL球面度数はIOLMaster®により求められた20.0 D，術者の2.2 mm側方経結膜一面切開による術後惹起乱視(surgically induced astigmatism：SIA)は今までのデータから算出した0.24 Dを入力した．切開位置は強主経線と同一($177+180=357°$)とした(図3a)．

確認画面で入力情報を再度確認し，「次へ」ボタンを押すと，データ出力画面が表示された(図3b)．出力結果からトーリックIOLの仕様(SN6AT6 20.0 D)，切開位置(357°)，目標固定軸(177°)などが表示された．

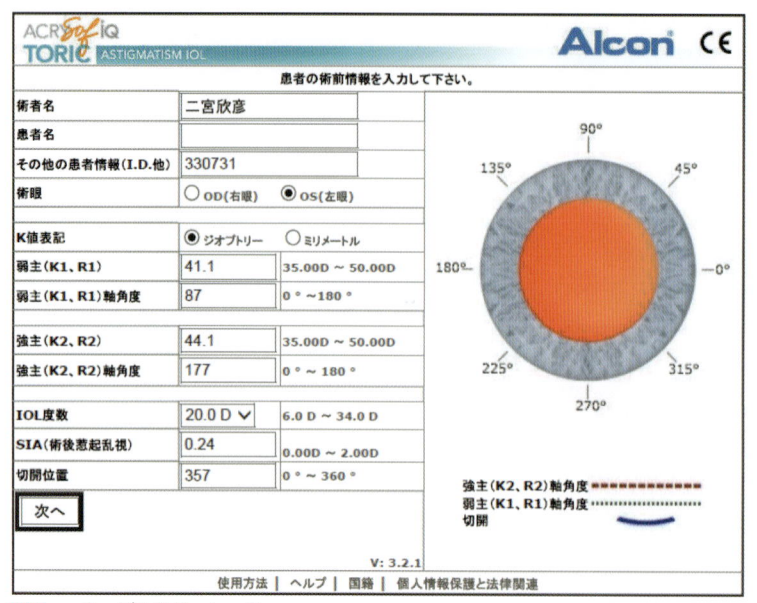

図3a　ウェブカリキュレータ
図1の症例（左眼）のアクリソフ®IQトーリックのウェブカリキュレータ（http://www.acrysoftoriccalculator.com）における演算の実際．
データ入力画面：術者名，患者名，術眼の左右を選択，術前検査により得られた角膜乱視と軸角度については CASIA®の axial power（real）を入力した．切開位置は強主経線と同一（177＋180＝357°）とした．

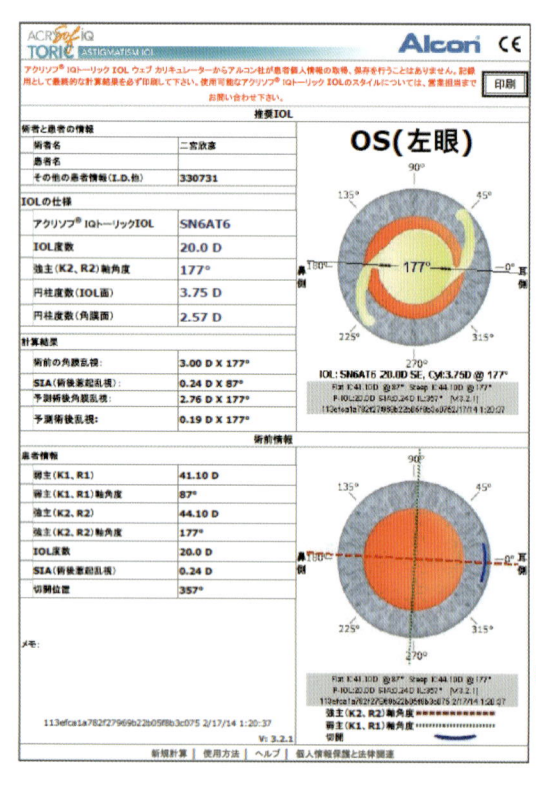

図3b　ウェブカリキュレータ（つづき）
データ出力画面：トーリックIOLの仕様（SN6AT6 20.0 D），切開位置（357°），目標固定軸（177°）などの演算結果が表示された．

術後惹起乱視(SIA)については，ウェブ上に提供されているスプレッドシート(Excel のマクロ)があり，ダウンロードして自身の同一術式の術前後のデータを入力し，算出することができる(URL は http://www.doctor-hill.com/iol-main/toric_sia_calculator.htm).

2 手術の実際

水晶体超音波乳化吸引術，IOL 挿入方法は通常の IOL の場合と同様である．ただし，トーリック IOL の正確なポジショニングのために，偏心のない，IOL の直径を超えない適切な大きさの CCC(continuous curvilinear capsulorhexis)を作製すること，破囊をしないこと，などが重要である．以下にトーリック IOL を用いた白内障手術に特徴的な手技について詳説する．

I. 軸マーキング

1. マーキングの理論

オートケラトメータ，波面センサー，CASIA®の測定で定められる固視時の視軸は同一と考える．そしてこれが，術中の散瞳した状態で患者に固視を促した際の Purkinje 第一・三像が重なるところであると考える．角度は 2 つの直線(ないしは線分)が交わった点(もしくは頂点)でなす角の大きさをいう．このように，軸角度を考える際の術前・術中・術後における角の頂点が定まる．

座位と比較し仰臥位で眼球が回旋する影響があるため，また術中の術者と患者の頭位(頭の傾き)の位置関係はあくまで相対的なものであるため，手術の際の仰臥位で眼球の絶対的な向きがわかるような基準線を，上記視軸で定めた頂点を通って定める必要がある．もしくは角膜輪部などに基準点を設けて，2 つの基準点(もしくは基準点と上記視軸で定めた頂点)を結んだ線を基準線とする．この基準線と，同じくこの頂点を通るトーリック IOL の目標固定軸とがなす角度を前もって求めておけば，手術の際に基準線から角度を測って目標固定軸を定めることができる．

トーリック IOL の手術では，トーリック IOL の軸を目標固定軸に正確に軸合わせする(以後，アライメントする)ため，基準線および目標固定軸を適切にマーキングすることが重要である．

2. マーキングの手法

通常，基準点マーキングと軸マーキングの 2 ステップからなる．代表的な方法を**表 2** にまとめた．

表2 各種マーキングの手法(日本アルコン社の資料を改変)

名称	用いる器具/検査機器	方法	角膜トポグラフィとのリンク	問題点
0-90°法	基準点マーカーもしくは安宅氏マーカー(9-840-3, Duckworth & Kent社) トーリック軸マーカー	座位の状態で3時, 9時, 6時, そして12時の基準点マーキングを行う	なし	瞼裂幅や角膜径の影響を受けやすい. 上下ずれ 安宅氏マーカーはこれらの問題を克服か
6時マーク法	細隙灯顕微鏡 スパーテル トーリック軸マーカー	細隙灯顕微鏡下に角膜の6時の位置にスパーテルで圧痕を付ける(基準点マーキング)	なし	倒乱視(または12時の目標固定軸や切開軸マーキング)の場合, 基準点から目標固定軸まで角度があり, 目標固定軸のマーキングにずれが生じる可能性
前眼部写真法	前眼部撮影用カメラ PC上オーバーレイ用軸ゲージ トーリック軸マーカー	前眼部写真をPCに取り込み, 結膜の血管や虹彩紋理など特徴的な目印を見つけ, それを基準に軸マーキングを決める		特徴的な目印がない場合は不可能
虹彩紋理法	CASIA®, OA-2000(トーメー社)もしくはOPDスキャン(ニデック社) トーリック軸マーカー	左記機器により撮影された前眼部写真にて観察される特徴的な虹彩紋理からトーリック軸までの角度を測り, 軸マーキングを決める	あり	特徴的な目印がない場合は不可能 CASIA®, OA-2000かOPDスキャンが必要
axis registration法	アクシスマーカー(AE-2748, ASICO社) TMS(トーメー社) トーリック軸マーカー	アクシスマーカーで角膜・結膜に付けた基準点マークをトポグラフィ(TMS)に写し込み, その画像上で基準点の角度を測る		術当日のアクシスマーキングとトポグラフィ検査を行う必要性 TMSが必要

PC：パーソナルコンピュータ(パソコン)

1) 0-90°法

　仰臥位で眼球が回旋する影響を回避するために, 術前に座位で基準点マーカーを用いて, 3時9時, あるいは6時の位置の角膜輪部の角結膜に基準点をマーキングする方法である. その後, 術野で基準点に角度目盛り付き固定リングを合わせて目標固定軸のマーキングを行う.

　手術室で簡便に行えるという利点を有する一方, 瞼裂幅や角膜径の影響を受けやすい, 上下ずれが起こりやすい, などが本法の欠点である. このため, 6時マーク法や円状の4点式基準点マーカー(安宅氏リファレンスマーカー Toric用, 以下安宅氏マーカー)(9-840-3, Duckworth & Kent社)が考案された.

2) 6時マーク法

　上記の0-90°法をより簡便にするため, 術前に座位でスパーテルを用いて, 6時の位置の角膜輪部の角結膜に基準点をマーキング方法. 0-90°法の, 瞼裂幅や角膜径の影響を受けやすい, 水平線が角膜中央を通るようにマーキングするのが難しい(上下ずれにより3時9時のマーキングずれが起こりやすい)などの欠点を克服するために考案された.

　しかし, 基準点マーキングと目標固定軸マーキングを2段階で行うマーキング法すべてに共通の問題として, 基準点と目標固定軸の角度が大きいほど(特にその際の中心ずれなどによる), 角度測定・目標固定軸マーキングの際の誤差が生じやすいという問題点があ

る．特に本法は下方に基準点マーキングを行うため，目標固定軸マーキングとの角度が大きくなるために，この角度測定・目標固定軸マーキングの際の誤差が生じやすいと考えられる．

3）前眼部写真法

術前に前眼部写真を撮り，パーソナルコンピュータ(PC)上で作製した360°軸マーカーと合成し，皮質白内障の混濁，結膜の血管，虹彩紋理など特徴的な目印を見つけ，それを基準に手術中に参照して軸マーキングを決める方法．虹彩紋理法と同様に，特徴的な目印がない場合は正確なマーキングが難しいのが問題点である．

4）虹彩紋理法

術前の散瞳状態の前眼部写真を撮って虹彩紋理など特徴的な目印を見つけ，それを基準に軸マーキングを決めるのは，前眼部写真法と同様であるが，これをCASIA®やOA-2000で行うため，同時に解析した角膜形状解析の結果から目標固定軸を算出し，同じマッピングで表示，その差の角度を計算し表示できるという点，すなわち角膜トポグラフィとリンクできる点で優れている．

具体的な症例で示す．まず細隙灯顕微鏡でとらえた特徴的な虹彩紋理(図4, 矢印)がCASIA®の「角膜形状解析(Toric IOL)」で確認できれば，モニター上の○マークをマウスで動かしその部分に合わせて(図2)基準線を定める．一方，画面左下に描写されている，axial power(real)を用いて，target axisを入力する〔K 2(Ks)の177°〕(図5)と，目標固定軸が定まり，その軸方向に固定されたトーリックIOLが描写される．切開創の位置(incision axis)を同じ強主経線に定める〔K 2(Ks)の177°と入力する〕と切開創が描写され，目標固定軸，切開創の位置の，基準線との相対的角度が反時計回りの角度の数値として絶対的角度の下の(　)内に表される(図6)．実際上は，先述のように基準点と目標固定軸の角度は小さいほうが誤差の点から望ましいので，時計回り〔図3の場合は，基準線から時計方向に28°(＝360－332°)〕に勘案することも臨機応変で必要である．また特徴的な虹彩紋理がない場合は，他の方法を用いる以外にない．

5）axis registration法

術中にも確認できるよう角結膜にまたがるようにアクシス(axis)マーカーで基準点マーキングを行い，これをトポグラフィに写し込むことで，角膜形状解析と基準点マーキングをリンクさせ，強主経線を決定して軸マーキングを行う．虹彩紋理法と同様，角膜トポグラフィとリンクしていて，また特徴的な虹彩紋理がなくとも実践できるため理論的には最も優れた方法であるが，術当日にアクシスマーキングとトポグラフィ検査を行う必要があるという運用上の問題はある．

3. 各法の比較

どのマーキング法も長・短所を併せ持つもので，マーキング法は施設の術前検査(特殊検査機器の有無など)，手術などの運用の事情により，また症例により個々に選択されてい

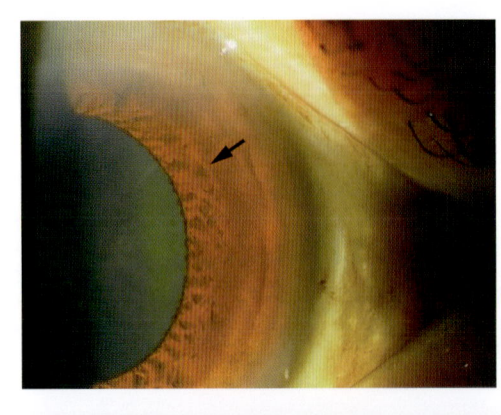

図4 トーリック眼内レンズ(IOL)の術前検査
細隙灯写真：特徴的な虹彩紋理(矢印)を確認．CASIA®の「角膜形状解析(Toric IOL)」画面での基準線マーキングに用いる．

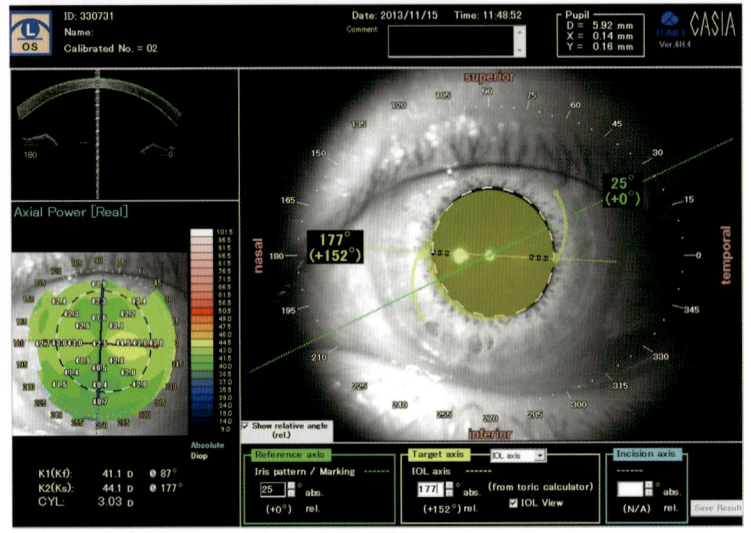

図5 トーリック眼内レンズ(IOL)の術前検査
target axis の入力(CASIA®)：画面左下に描写されている axial power(real)の値を用いて，target axis を入力する〔K2(Ks)の 177°〕と，その軸方向に固定されたトーリック IOL が描写される．

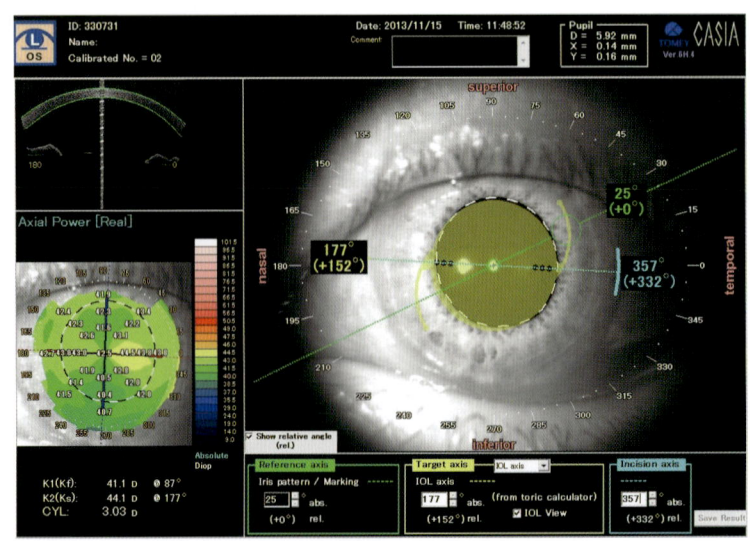

図6 トーリック眼内レンズ(IOL)の術前検査
切開創の位置(incision axis)の入力(CASIA®)：切開創の位置(incision axis)を同じ強主経線に定める〔K2(Ks)の 177°と入力する〕と切開創が描写され，目標固定軸，切開創の位置の，基準線との相対的角度が反時計回りの角度の数値として絶対的位置角度の下の( )内に表される．

るのが現状である．例えばマーキング法の簡便さを論じる際，術眼への医師の行うマーキングに伴う(侵襲的)処置が単純かつ手術室内で完結するか否かという，術者からの見地に重点が置かれることが多い．前眼部の特徴的な所見に依存する上記 3)前眼部写真法，4)虹彩紋理法などでは，全例に漏れなく行える方法か否かという点が実際の運用上問題となる．また基準点マーキングを人為的に行う方法では，頭位・傾きなどに影響されないような配慮が常に必要である．

0-90°法，6時マーク法，前眼部写真法，の3法とも角膜トポグラフィの結果を直接リンクするものではないため，仮にウェブカリキュレータでの計算上，目標固定軸決定が角膜トポグラフィの結果を参照するものであったとしても，直接に角膜トポグラフィの結果とリンクする虹彩紋理法，axis registration 法と比べると，マーキングの過程で誤差が生じる可能性を内含している．一方で虹彩紋理法，axis registration 法は角膜トポグラフィとリンクしているので正確ではあるが，角膜トポグラフィがない施設では行えないなどの欠点を有する．

また後述するが最近は手術中，結膜血管や虹彩紋理を追跡して目標固定軸を手術顕微鏡内やモニター上にリアルタイムに表示してくれるものや，術中の屈折を測定して目標固定軸などの情報を与えてくれる高度な機器もある．しかしこれらを含め，どのマーキングも確実ではなく，ほかを凌駕するほど普遍性および正確性に優れたものがないため，現状では複数のマーキングを併用するなどの工夫が必要であると考えられる．

4. マーキングのその他の手技的工夫

専用のトーリック軸マーカー(例えば AE-2740 H，ASICO 社)は大きすぎて，マーキングの際にその部位を観察しにくいという欠点がある．このため，当院ではプッシュプルフックの先端にマーカーで色を塗り，トーリック軸マーカーとして用いている．また，角結膜上のマークが消えないように，すぐにビスコート®(アルコン社)を少量塗布するとよい．

なお，術前にマーキングした基準点マークが手術開始時に消えていても角膜輪部に圧痕が残っていることが多く，マーカーを塗ったプッシュプルフックの先端でその辺りをなぞると圧痕が浮かび上がって同定できることがあり，まず試みるべきである．

II. IOL 挿入と軸合わせ

2.2 mm などの極小切開の創口から wound-assisted 法を用いて IOL を挿入するところは通常の極小切開白内障手術と変わらない．その後，水晶体囊内に粘弾性物質が十分ある間にフックで，もしくは粘弾性物質を吸引除去する際に灌流・吸引(irrigation/aspiration；I/A)チップで，IOL の軸マークを角膜上のトーリック軸マークにおおまかに合わせる．IOL 支持部の構造上，粘弾性物質除去後は IOL を反時計方向には回しにくくなるため，実際は 20° ほど手前(反時計方向)の位置に合わせておく．なお，粘弾性物質を除去する際に I/A チップで IOL を軽く押さえるようにして IOL の動きを制御しておくとよい．

最後に，前房内に灌流液を入れ眼圧を調整しながら，IOL の位置の微調整を灌流針で行う．

目標固定軸上に特徴的な虹彩紋理があり，それを基準点かつ目標固定軸とすることができれば理想である．しかし実際はそのようなケースはまれで，その際は基準点と目標固定軸は，術中マーキングの際の誤差を少なくするため，できるかぎり近い〔基準点と瞳孔中心を通る線（基準線）と目標固定軸がなす角度は小さい〕ほうがよい．今回あげた症例（図1）は図のわかりやすさに配慮してあえて両者が比較的離れたものを選んだ．

3　術後の対応

術後の診察間隔，処方は通常の白内障手術と変わらない．

I.　チェックポイント

1. 視力矯正

トーリックIOLの利点は良好な術後裸眼視力にあるが，トーリックIOLによる乱視矯正の成果を吟味するのには視力矯正検査は欠かせない．視力矯正はオートレフラクトメータの値を用いて簡易的に検査することが一般的であるが，自覚乱視の正確な評価には本来，クロスシリンダー法が有用である．

2. 屈折度数と角膜乱視

他覚的検査としてオートレフラクトメータとオートケラトメータを用いるのが一般的である．トーリックIOLでは術後に3つの乱視が存在する．術後の角膜乱視，トーリックIOLが持ち込んだ乱視，そして眼球全体のもつ全屈折の乱視である．オートケラトメータは術後の角膜乱視を測定し，オートレフラクトメータは術後の他覚的な全屈折乱視を測定するものである．前者と後者の値を比較しても，トーリックIOLの乱視矯正効果を簡単に評価することはできない．また特に乱視軸（角度）については術前検査で述べたように，オートレフラクトメータやオートケラトメータで測定した同心円状の屈折率，もしくは角膜曲率半径を楕円近似して求めたものであるため，乱視が小さい場合や不正乱視を含む場合は誤差が生じやすく，術後は特に眼表面の乱れなどがあるため，その吟味には注意が必要である．

II.　IOLアライメントの確認

トーリックIOLを用いた白内障手術の主眼である乱視矯正については，手術の観点からはトーリックIOLの軸ずれ（ミスアライメント）が注目されてきた．ミスアライメントとは，一般に術前の目標固定軸もしくは術後の角膜乱視の強主経線と，術後に固定されたトーリックIOLの軸との乖離をいう．

トーリックIOLが固定された軸（固定軸）の測定では，2つの概念が存在する．

1つはトーリックIOLの軸マークを結ぶ線が乱視の角度計0°となす絶対的な固定軸である（本稿では絶対的固定軸角度と呼ぶ）．もう1つは術後のトーリックIOLの軸マークを結ぶ線が術後の角膜乱視軸となす軸角度である（本稿では相対的固定軸角度と呼ぶ）．

1. 細隙灯顕微鏡

細隙灯顕微鏡には，スリット光を回転させることができて角度目盛りがついたレンティクルが付属していて，これでスリット光をトーリックIOLの軸マークに合わせることにより，絶対的固定軸角度を測定することができる．

また，トーリックIOLの軸マークが描写されるように徹照法で細隙灯顕微鏡写真を撮影し，PCの画像ソフトでその画像上のトーリックIOLの軸マークを結ぶ線分を作図すると同様に絶対的固定軸角度を測定することができる（図7）．

2. CASIA®

術後に散瞳した状態で検査し，color paletteをrainbowモードにするとトーリックIOLの軸マークがわかりやすく描出され（図8），これを直線で結ぶことで絶対的固定軸角度を測定することができる．これと同時に，検査した角膜形状解析の結果を見て，術後の角膜乱視との相対的固定軸角度を求めることもできる．

3. 波面センサー

IOLセレクションマップはトーリックIOLの術後の評価にも有用である（図9）．図9中央のカラーコードマップは角膜，眼球，そして内部の正乱視成分をそれぞれ表している．すなわち術前は角膜，眼球，そして主に水晶体のもつ乱視を表しているが，術後に行うことにより，角膜，眼球，そして主にIOLのもつ乱視を表している．図9では，角膜

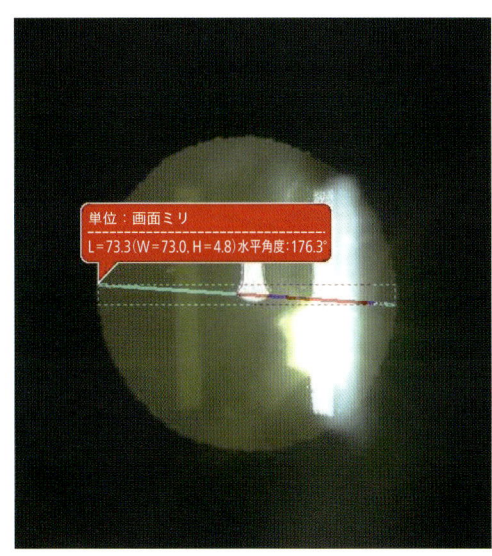

図7　トーリック眼内レンズ（IOL）の術後検査
図1の症例（左眼）．トーリックIOL（SN6AT6 20.0 D，アルコン社）を用いた超音波白内障手術を行い，術後視力は（1.2 xIOL）矯正不能．
細隙灯顕微鏡写真での測定：トーリックIOLの軸マークが描写されるように徹照法で散瞳した状態で細隙灯顕微鏡写真を撮影し，フリーソフト「測ルンです」でトーリックIOLの軸マークを結ぶ線分を作図し，絶対的固定軸角度を測定する方法．

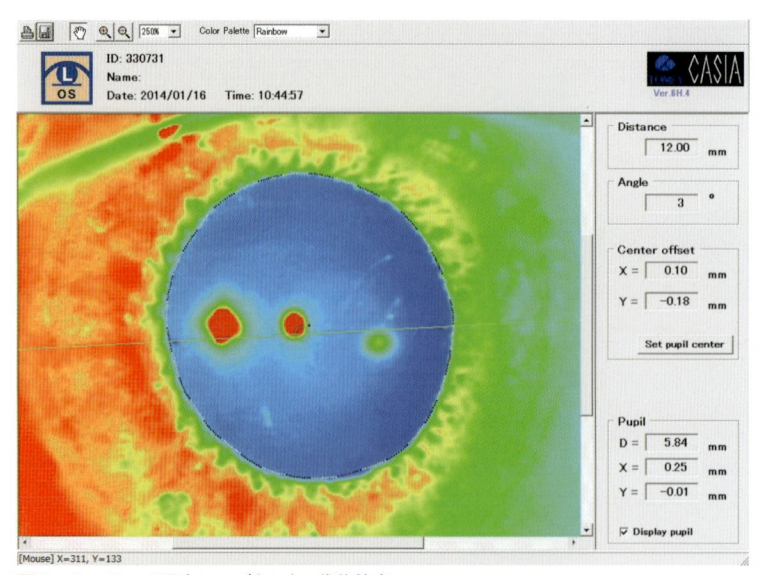

図8 トーリック眼内レンズ(IOL)の術後検査
CASIA®(術後):散瞳した状態で検査し,color paletteをrainbowモードにするとトーリックIOLの軸マークがわかりやすく描出される.これを直線で結ぶことで,絶対的固定軸角度を測定することができる.

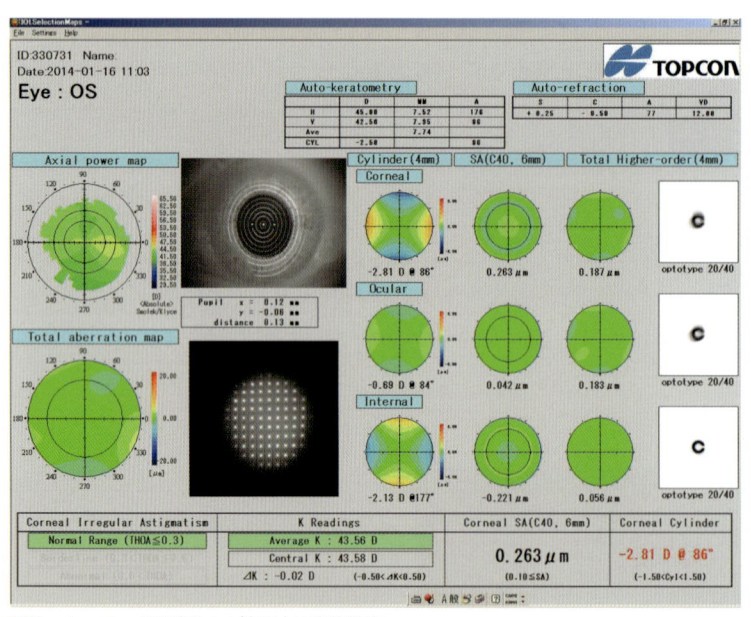

図9 トーリック眼内レンズ(IOL)の術後検査
波面センサーIOLセレクションマップ(術後):中央のカラーコードマップは角膜,眼球,そして主にIOLのもつ乱視を表している.角膜のもつ乱視は直交するトーリックIOLの持ち込んだ乱視でほぼ打ち消され,眼球はほぼ緑一色の,乱視の少ない状態となっている.

のもつ乱視(−2.81 D @ 86°)は直交(177−86=91≒90°)するトーリックIOLの持ち込んだ乱視(−2.13 D @ 177°)でほぼ打ち消され,眼球はほぼ緑一色の,乱視の少ない(−0.69 D)状態となっていることがわかる.トーリックIOLにより,球面値および乱視の低次の収差がうまく矯正され,また高次収差も少ない状態が実現されている.

角膜形状解析装置などにも同様のIOLセレクションマップを有するものがあるが，波面センサーは角膜だけでなく，内部の収差を同時に測定できるため，トーリックIOLの効果の判定や軸ずれの検出などが可能である．

III. トーリックIOLによる乱視矯正が不十分に終わる原因

1. トーリックIOLの軸ずれ（ミスアライメント）

トーリックIOLを用いた白内障手術の主眼である乱視矯正の評価については，その結果が不満足なものに終わる原因の一つとして，トーリックIOLの軸ずれ（ミスアライメント）が注目されてきた．

ミスアライメントの程度とトーリックIOLの乱視矯正効果については，10°のミスアライメントで乱視矯正効果が33％減じられる，ミスアライメント1°当たり3.3％の乱視矯正効果のロス，30°のミスアライメントで乱視矯正効果は消失，などといわれてきた．

しかしこれはずいぶん単純化した誤った解釈である．実際は，ミスアライメントはトルク（torque，ねじり）効果を誘発し，乱視度数だけでなく乱視角度（多くの場合は斜乱視化）の変化を起こす．

実際にミスアライメントが生じた場合の対処法にはどのようなものがあるだろうか．

ミスアライメントがあっても，中間透光体の混濁である白内障を除去して球面値の屈折矯正なども併せて行った分，視力は術後に改善して患者の満足度は悪くないことも多い．このような場合は必要により眼鏡処方で対処することでまずは様子を見ることができる．しかし，屈折矯正手術としての期待度が高い場合は患者の満足度が不良であることが多く，実際にミスアライメントによって特に斜乱視となって術前より乱視が増えた場合，裸眼視力は不良であることも多い．また一方，術者自身が結果に納得がいかない場合もある．この場合はまずミスアライメントの定量，すなわちミスアライメントの軸ずれ角度を測定し，その分だけ位置を修正（リアライメント，realignment），すなわちトーリックIOLを回転することで残存する乱視を減らせるかどうかを吟味するのが一般的である．なお一般に5°以内のミスアライメントは臨床的に問題とはならず，それ以上の明らかな軸ずれが適応となる．

ミスアライメントの角度と向きを定量化する方法には次にあげる方法が報告されている．まず，特別な測定機器を用いない方法として，オートレフラクトメータとオートケラトメータの値からベクトル解析の手法を用いて算出する方法，自覚屈折度数と現在のトーリックIOLの位置（絶対的固定軸角度）から算出する方法などがある．後者にはウェブ上にtoric results analyzerと呼ばれるものもある（URLはhttp://astigmatismfix.com/）．特別な器械を要するものとしてCASIA®，波面センサーがあり，既述した方法で眼内レンズの固定軸角度を評価し，角膜形状解析の結果と比較することでミスアライメントを定量化することができる．

リアライメント手術の概要を以下に解説する（図10）．

手術開始時，プッシュプルフックにて現在のミスアライメントされた状態のトーリック

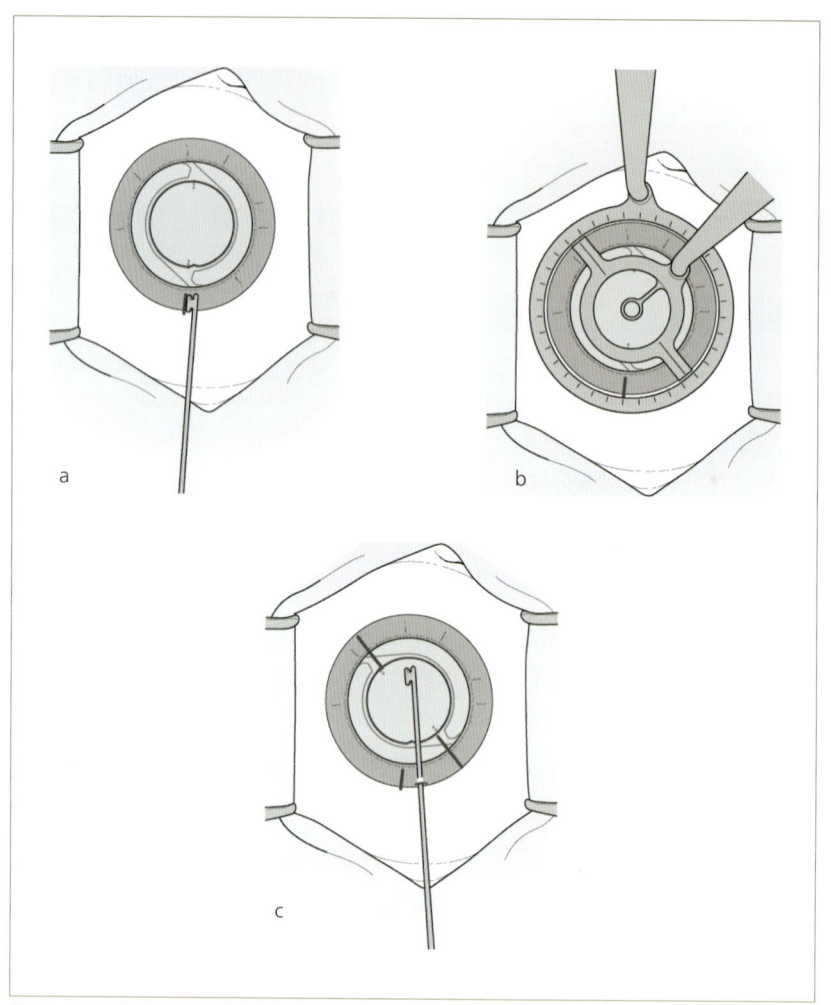

図10　リアライメント手術
a：手術開始時，プッシュプルフックにてまずミスアライメントされた状態のトーリックIOLの軸マークの延長線上の角膜輪部に基準点をマークする．
b：新しい基準点から角度計を用いて修正すべき角度・向きを測り，新たなトーリック軸マーキングを行う．
c：プッシュプルフックにてトーリックIOLを回転し，リアライメントする．

　IOLの軸マークの延長線上の角膜輪部に新たな基準点をマークする（180°離れた2点の基準点をマークしたほうがよい）．新しい基準点から角度計（Mendez ring）を用いて上記各種方法で求めた修正すべき角度を同定し，新たなトーリック軸マーキングを行う（2点の基準点からトーリック軸マーキングも2点行ったほうがよい）．粘弾性物質を前房・水晶体囊内に充塡し，IOLと水晶体囊の間の癒着をはずしてからプッシュプルフックにてトーリックIOLを回転し，リアライメントする．粘弾性物質を除去し，創からの漏れがないことを確認し手術を終了する．

2. トーリックIOLのミスアライメントを防ぐためのハイテク

　現在，ミスアライメントを防ぐための手術補助機器として以下のものが市販されてい

る．虹彩紋理を利用したもの，イメージングシステムとして Eyecap の Osher Toric Alignment System(OTAS)(Haag-Streit 社)，輪部血管のイメージングとして Verion™(Alcon 社)や Callisto(Zeiss 社)があり，術前に登録したランドマークを追跡することにより術後の目標固定軸を手術顕微鏡やそのモニター上に示すものである．一方，さらに原理的に手術中の屈折を測定することによりアライメントを正確に評価する試みもあり，商品化されているものがある．術中の屈折を評価するものとして，線状検影器(ストリークレチノスコープ，streak retinoscopy)を用いるもの，手術顕微鏡に装着するものとして，収差計の ORA システム(WaveTec 社)や scanning refractometry の IOWA システム(Eyesight & Vision 社)や HOLOS IntraOp™(Clarity Medical Systems 社)がある．

3. トーリック IOL による乱視矯正が不十分に終わる真の原因：術前の不正確な角膜乱視の評価

　ミスアライメントは乱視矯正効果を大きく減じる可能性を有するが，既述したマーキング法や手法の向上に伴い，発生頻度の少ない「手術合併症」としてとらえるべきものとなってきた．このようなミスアライメントによるまれな outlier を除外してトーリック IOL の乱視矯正効果を臨床的に全体としてとらえた場合，トーリック IOL による乱視矯正が不十分に終わる真の原因として，トーリック IOL のデザイン(異なるメーカーのトーリック IOL で乱視矯正効果が異なるか，術後の IOL の回転が起こりやすいか)，SIA，患者の年齢，眼軸長，前房深度，角膜乱視の測定などが検討された．これらのうち最も影響があったのは，術前の角膜乱視の測定の正確性であった．これは従来の現代白内障手術の成否が，手術の完成度が向上し手術の屈折矯正手術的意味合いが強まるにつれ，眼内レンズが嚢内に挿入できるかという手術的観点からむしろ，眼内レンズの球面値の度数選択が正しかったか(このための眼軸長測定や予測前房深度の算出が精度が良いものであったか)に主眼が移ってきたように，トーリック IOL を用いた白内障手術においても，ミスアライメントという手術的手法の問題よりも，術前の乱視の評価によるトーリック IOL のモデル(乱視度数)の選択やその目標固定軸計算の精度のほうが重要であると認識されるようになってきたことを意味している．

4　今後の展望

　トーリック IOL を用いた白内障手術を成功させるには，通常の白内障手術の完成度を高めるほか，角膜形状解析などのさまざまな検査機器，光学や乱視のベクトル解析に代表される眼科学の枠を超えた学問を応用して，術前・術後の乱視の定性的・定量的評価を行うことが重要である．多焦点トーリック IOL の時代に入り，今後は前房深度や IOL の球面度数がトーリック IOL の乱視矯正効果に与える影響についても考慮し，メーカーの提供するウェブカリキュレータの限界を知り，みずからアルゴリズムを構築する必要性もあると考えられる．

参考文献

1) 前田直之:角膜形状からみた眼内レンズ選択. 眼科手術 21:309-315, 2008
2) 根岸一乃:トーリックIOLの適応と導入のコツ. IOL & RS 24:363-368, 2010
3) 二宮欣彦:波面収差解析装置. 臨眼 65:103-108, 2011
4) Goggin M, Moore S, Esterman A:Toric intraocular lens outcome using the manufacturer's prediction of corneal plane equivalent intraocular lens cylinder power. Arch Ophthalmol 129:1004-1008, 2011
5) Visser N, Bauer NJC, Nuijts RM:Toric intraocular lenses:Historical overview, patients selection, IOL calculation, surgical techniques, clinical outcomes, and complications. J Cataract Refract Surg 39:624-637, 2013

〔二宮欣彦〕

II 多焦点眼内レンズ

　1990年代に，初めて回折型と屈折型の多焦点レンズが開発されたが，当時は術後乱視が大きく，レンズ偏位が著しかったため，有効な多焦点効果が得られなかった．さらに，コントラスト感度の低下やグレア・ハロー症状が著明で，回折型レンズは早々と市販されなくなった．その後しばらくは，数種類の屈折型レンズのみが残っていたが，積極的に広まることはなかった（図1）．2000年代になり，フォールダブルレンズによる小切開白内障手術が一般的になって術後乱視が軽減し，完全囊内固定が普通になり，レンズ偏位が減ってきた．このような背景のもとに，第二世代の回折型多焦点レンズが考案された（図2）．第二世代の回折型レンズは，コントラスト感度の低下を軽減し，グレア・ハロー症状の発生を予防するようなさまざまな工夫がなされている．そのため，術後視力成績は大きく改善しただけではなく，合併症も軽減して患者満足度が向上した．しかし，これらの欠点は，ある意味で多焦点レンズの根本的な問題であり，完全になくすことは困難である．より良い近見視力を得ようとすれば，これらの欠点も大きくなる．そこで，今後は利点と欠点のバランスの取れた多焦点レンズを考案すること，mix and match法など両眼加算を利用することなどが重要になっていくと思われる．今回は，現時点での多焦点レンズ挿入の実際的な手順について述べる．

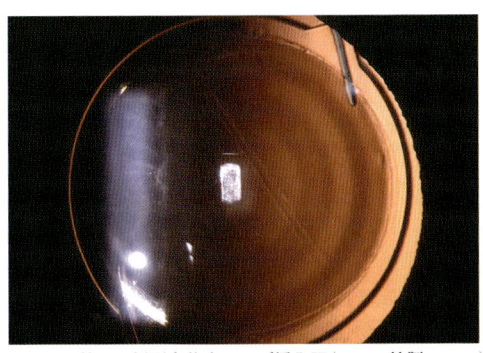

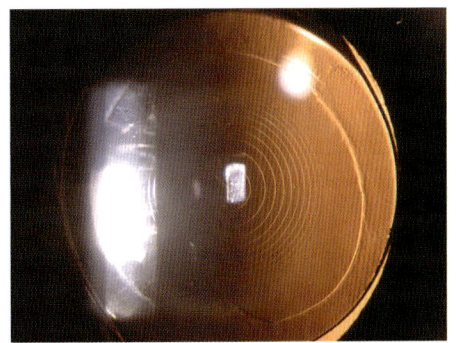

図1　以前の屈折型多焦点レンズ挿入眼（AMO社製Array）

図2　第二世代回折型多焦点レンズ挿入眼（Alcon社製ReSTOR®）

1 手術適応の決定

I. 患者背景における適応・不適応

　多焦点レンズは，利点と欠点を有するレンズであるので，一部に向かない患者がいる．多焦点レンズに向かない患者に挿入すると，強い不満を訴える．そこで，患者の職業や性格を考慮して，多焦点レンズに向かない患者をどのように除外するかが，最も重要である．

1. 職業的な不適応

　現時点では，どの多焦点レンズも，ハロー・グレア症状，特に夜間の症状は，単焦点レンズに比べて強い（図3）．白内障でもグレア症状と似た羞明症状を起こすので，患者はすでにグレア症状を，術前から経験している．一方，ハロー症状は網膜に集光する遠見の像に，近見からのぼやけた像が重なる症状と考えられる（図4）．そのため，ハロー症状は多焦点レンズに特徴的な症状で，術前に患者は経験していない．そこで，術後はハロー症状を訴える患者のほうが多い．しかし，実際は，夜間にはどちらも感じるので，夜間の遠見作業，特に運転などには支障が出やすい．そこで，まず職業運転手は，避けたほうがよい．

　コントラスト感度低下による画像の鮮明度の低下も，避けがたい問題である．そこで，非常に微細なものを見る職業，大工，測量士，熟練を要する製造業，顕微鏡下で手術をする医師なども要注意である．微細な作業をする職業については，実際にどのような作業をしているか詳細に問診することが必要である．

　職業上，社会的地位の高い方も注意したほうがよい．不満が強い傾向がある．

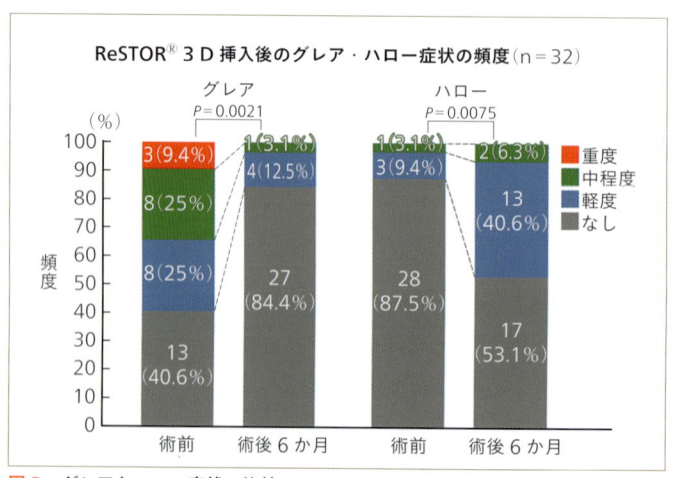

図3　グレアとハロー症状の比較
グレア症状は白内障術前と有意に少ないが，ハロー症状訴えは有意に大きい．

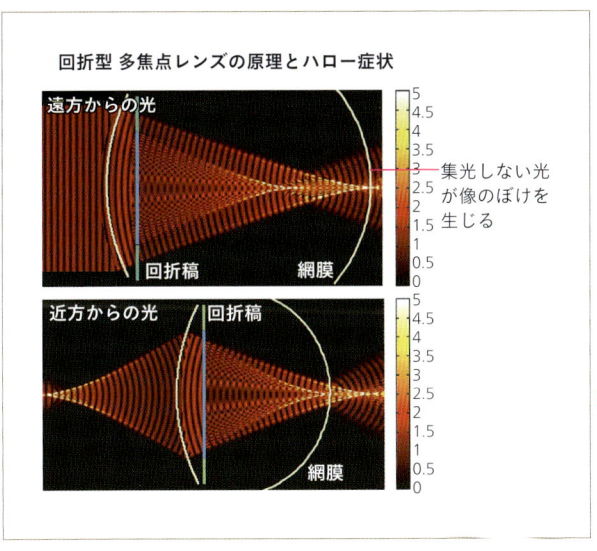

図4 ハロー症状発生原因
遠点からの入射光はレンズ表面で回折したのち，光の干渉によって中心窩に収束する．遠見からの光のほとんどは中心窩に焦点が合うが，結像しない光や近点からの光は同時に重なって，ハローの原因となる．

2. 性格的不適応

多焦点レンズを挿入した場合に最も問題になるのは，性格的に向かない患者に挿入した場合である．一般に，神経質，完璧主義，悲観的，自己主張が強いなどの性格には，多焦点レンズは向かない．このような性格の患者は，単焦点レンズを挿入した場合も不定愁訴の強い患者で，一定の割合で存在する．そのような患者に，多焦点レンズを挿入すれば，不定愁訴というより，強い不満を訴えられる．このような性格の患者を除外しなくてはならないが，問診で見分けるのは難しい．筆者の施設では，問診票に自己性格診断票を作成して，神経質や完璧主義な性格でないかどうか問診している（図5）．アンケートをすることで，性格的な不適応があることを意識してもらえる．さらに，自己診断させることで，術後のクレームを予防する意味もある．術前に多焦点レンズの見え方のシミュレーションができないことが，除外の難しさの一つの理由であるが，少なくとも多焦点眼鏡に慣れない患者は，多焦点レンズも不適と思われる．

▶一般眼科医のための 患者説明のポイント

多焦点レンズには，向き不向きがあるので，向いていない患者には挿入しないほうがよいことを説明する．特に，遠方の像の鮮明度の軽度の低下に耐えられない患者には向いていない．多焦点レンズは，遠方からの光の量を少なくして近方からの光を眼の中に入れるレンズなので，遠方だけに限ると光の量が単焦点レンズに比べ，半分以下になる．そのため，厳密にいえば，遠見の像の鮮明度が若干低下する．ほとんどの患者は自覚しないが，非常に微細なものを見る職業や，神経質な人には向いていないと説明する．ここで，患者に直接自身の性格を訊いてみる．特に，神経質な性格かどうかを，自己判断してもらう．自己判断することで，多焦点レンズに不向きな患者がいることを実感してもらえることが多い．また姑息で

見え方の希望に関する問診

　　　年　　月　　日　　　　　　　　　お名前　_____

あなたの白内障手術後の生活スタイルや見え方の希望に最適な眼内レンズを選ぶために以下のアンケートにお答え下さい．
質問がありましたらご遠慮なくスタッフまたは医師にご相談お願いします．

1．メガネをかけなくてもよい生活は魅力的ですか？
　　□ 非常に魅力的である　　　□ 魅力的である　　　□ 魅力的ではない

2．メガネをかけることにどれくらい抵抗がありますか？
　　□ 絶対にかけたくない　　　□ なるべくかけたくない　　　□ 抵抗はない

3．希望される見え方に関する質問にお答えください．
　　■ メガネをかけても構わないので，くっきりと見たい　　（はい・いいえ）
　　■ メガネなしなら多少くっきりと見えなくても構わない　　（はい・いいえ）

4．生活の中で特にくっきり見えるようになりたいのはどの距離ですか？
　　重要な順に1～3の番号を記入してください．

距離	作業例	重要順位記入欄
近くの距離 （30 cm～40 cm）	読書，携帯電話のメール，お化粧（アイメイク）， ひげそり，編み物，工作，手紙を書く その他（　　　　　　　　　　　　　　　　　）	（　　）
近くよりも少し離れた 距離（50 cm～1 m）	パソコン，図書館で本を探す，お化粧（基礎化粧）， 楽譜を見ながら演奏 その他（　　　　　　　　　　　　　　　　　）	（　　）
離れている距離 （1.5 mよりも遠方）	テレビ，車の運転，ゴルフなどのスポーツ，掛時計 映画・演劇などを見る． その他（　　　　　　　　　　　　　　　　　）	（　　）

5．日中，メガネをかけずに運転することができ，ほとんどの生活場面でメガネをかけずに近くが見えるのであれば，夜間，ライトなどの光が多少眩しく見えても良いと思いますか？
　　□ 思う　　　□ 思わない

6．性格について，下図の中であなたの性格を最もよく表す部分に丸をつけてください．

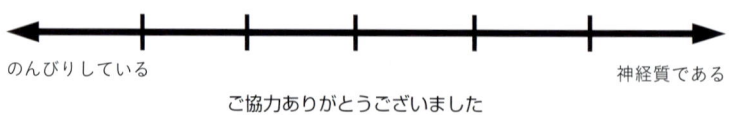

　←――┼――┼――┼――┼――┼――→
　のんびりしている　　　　　　　　　　神経質である

　　　　　ご協力ありがとうございました

図5　多焦点レンズの術前問診票
患者の希望や性格を，問診票で訊いておくと，多焦点レンズの実態を実感してもらいやすい．

はあるが，この時点で神経質ではないと自己判断すれば，仮に術後に鮮明度の低下を感じた場合にも，ある程度納得してもらえる．さらに，多焦点レンズの見え方のシミュレーションはできないが，遠近両用の眼鏡を使用して，あまり向いていなかった患者は，多焦点レンズにも向いていないと推定できるので，訊いてみるとよい．このように，多焦点レンズ挿入の成否を分けるポイントは，神経質で不満を訴えやすい患者の除外である．

II. 眼科的な適応・不適応

1. 乱視

　一般に乱視が強い患者は，多焦点効果が得られにくい．術前の屈折(全)乱視には水晶体による乱視が含まれているので，術前は角膜乱視でおよその適応基準を決定している．現在は，回折型・屈折型レンズともに，術前の角膜乱視が，1.0 ジオプター(D)を超える患者は不適応とされている(図6)．しかし，手術による惹起乱視により，術後の乱視量は変化する．創口の幅や位置によるが，約 2.5 mm 幅の耳側角膜切開での惹起乱視量は，およそ 0.5 D といわれ，鼻側や上方切開では，0.7 D 程度とされる．できるかぎり，自分の手術の惹起乱視を前もって調べておくとよい．これらの正乱視の変化量を考慮して適応を決めるようにする．例えば，1.25 D の倒乱視例であれば，側方切開をすることで適応内に入れることが可能である．また，40 代，50 代は，直乱視の割合が高いので，上方切開で乱視量を減らすが，手術後の経年変化も考慮して低矯正ぎみとする(図7)．しかし，近いうちに乱視矯正成分が付加された多焦点トーリックレンズが市販されるので，正乱視による制限はなくなる(図8)．

　角膜不正乱視が強い患者も，多焦点レンズには不適である．角膜の限局性の白斑や軽度の円錐角膜，翼状片のある患者などは，不正乱視が強いので注意する(図9)．角膜不正乱視は，角膜トポグラフィで検査するが，波面収差計で高次収差として測定してもよい．こ

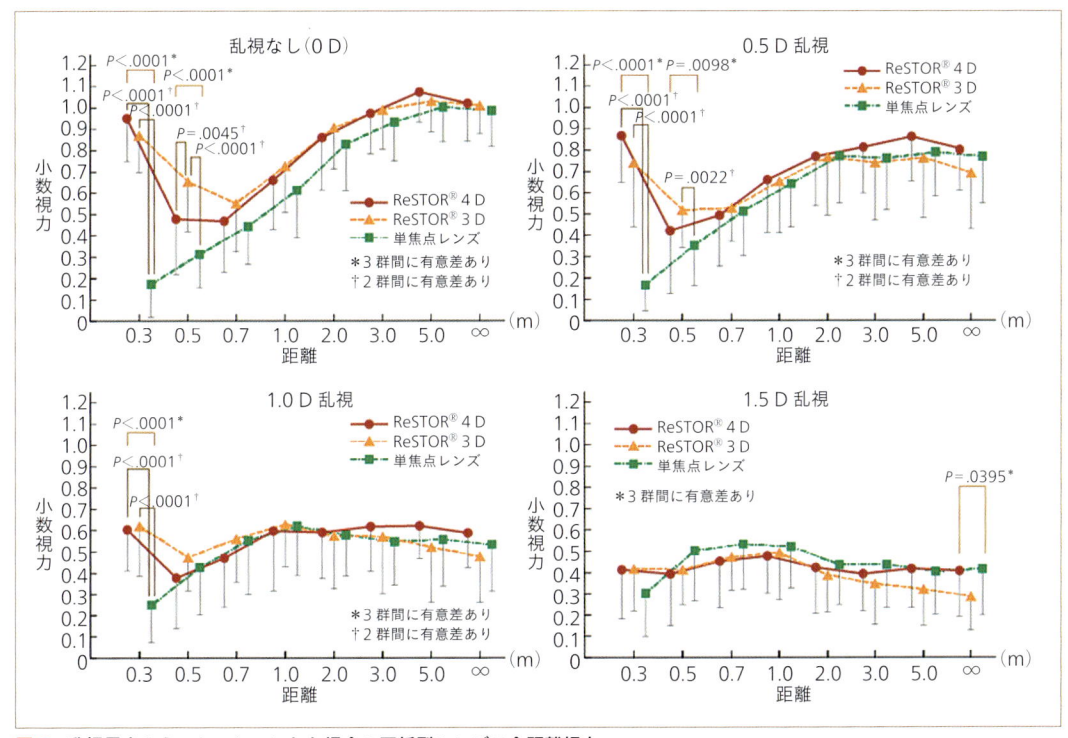

図6　乱視量をシミュレーションした場合の回折型レンズの全距離視力
乱視量が 0 D と 0.5 D と 1.0 D の場合は，回折型レンズの近見視力は，単焦点レンズに比べて有意に良い．1.5 D になると，近見視力も差がなくなる．

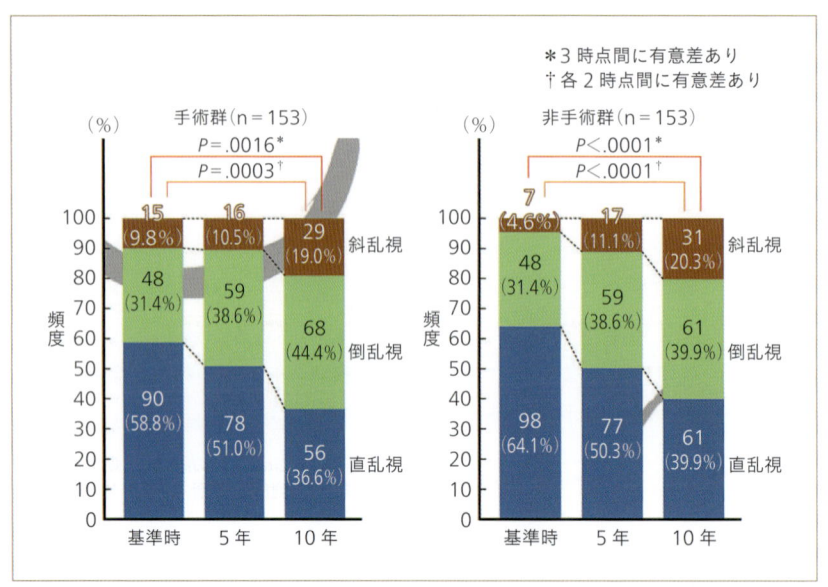

図7 乱視の経年変化
角膜乱視は，白内障手術を施行後も，施行していない眼と同様に，経年的に倒乱視の頻度が増えていく．

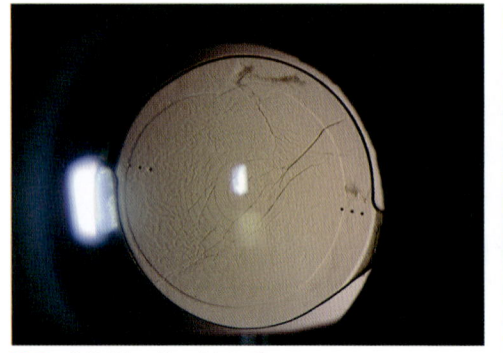

図8 多焦点トーリックレンズ
多焦点トーリックレンズを挿入すると，角膜乱視が術前適応範囲外であった眼でも，屈折乱視量が平均 0.7 D 程度まで減少する．乱視が強くても，多焦点レンズの効果が得られる．

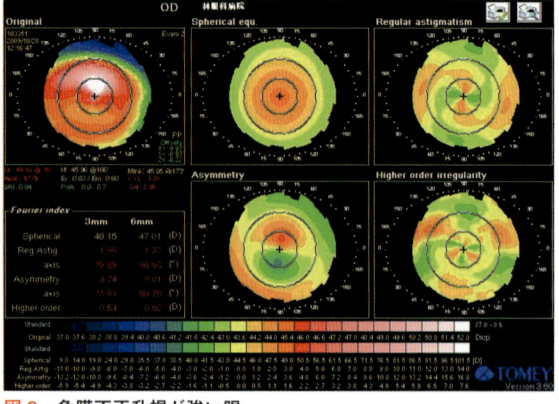

図9 角膜不正乱視が強い眼
角膜トポグラフィで見て，角膜不正乱視が強い眼は，多焦点レンズでは視機能の低下が著しいので，適応外である．

れらが強い眼は，コントラスト感度が低下しているので，多焦点レンズを挿入すると，さらに低下が強くなる．ただし，どの程度であれば，挿入を止めるという基準は現時点ではわかっていない．

2. Zinn 小帯脆弱例

多焦点レンズが，術後に偏位すると多焦点効果が減弱する．偏心量で 0.7 mm 以上，傾斜量で 3.0°以上の傾斜をすると，単焦点レンズに比べて遠見視力が有意に悪くなる（図10）．そのため，術後の偏心や傾斜を起こしそうな症例も不適と考える．Zinn 小帯が脆弱な落屑症候群，原発閉塞隅角症，外傷などは，術前から多焦点レンズが挿入できない可能性があることを説明しておく（図11）．そして，術中に著しく Zinn 小帯が脆弱な場合は挿

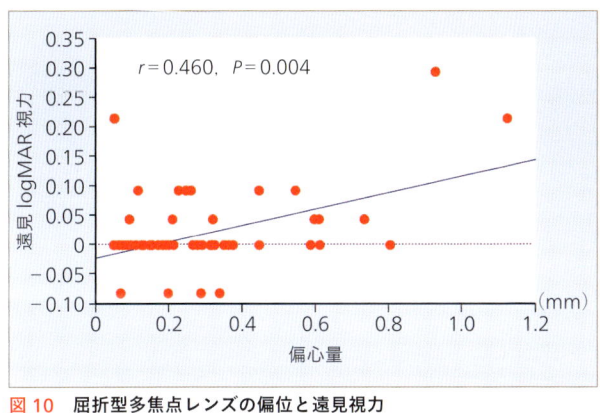

図10 屈折型多焦点レンズの偏位と遠見視力
屈折型多焦点レンズが偏心量が大きいほど，遠見視力が悪くなる．

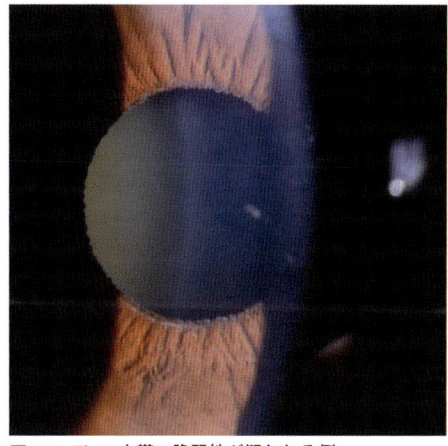

図11 Zinn小帯の脆弱性が疑われる例
落屑症候群で，前房も僚眼に比べて浅い．このような眼は，Zinn小帯が脆弱な場合があるので，多焦点レンズが挿入できない場合があることを術前に説明しておく．

入を中止する．また前囊亀裂，後囊破損，Zinn小帯断裂などの囊合併症が起こった場合は，程度が軽ければバックアップのマルチピースレンズを入れるが，術後偏位する可能性が高い場合は挿入を中止する．

3. 視力

　白内障が軽く，矯正視力の良い患者には，できれば多焦点レンズは挿入しないほうが安全である．多焦点レンズを，老視矯正のために挿入する refractive lens exchange（RLE）という考え方もあるが，現時点で多焦点レンズは，透明水晶体の視機能を超えるには至っていない．近用眼鏡をかけたくないなどの理由で，多焦点レンズを希望する患者もいるが，そのような患者には，多焦点の眼鏡やコンタクトレンズを装用させて，再度希望を確認したほうがよい．

4. 術前屈折

　術前屈折の状態により，多焦点レンズに適した患者がいる．近視の患者は，多焦点レンズに向いていると考えられる．近視の強い患者に術後の屈折目標を訊くと，60％以上は遠見を希望する．近視の患者に遠見目標で単焦点レンズを挿入した場合，多くは眼鏡なしで遠くが見えるので喜ばれる．しかし，一部に手元が見えないことに不満を抱くものもいる．そのような患者には，多焦点レンズを挿入すれば近見も見えるので，不満になりにくい．特に，強度近視の患者は，少なくとも片眼には近見加入度数の強い多焦点レンズを選択したほうがよい．遠視の患者も，本来裸眼では遠見も近見も見えていないので，多焦点レンズを挿入すると満足度が高い．ただし，遠見は確実に見えるように，屈折ずれが起こらないように注意する．

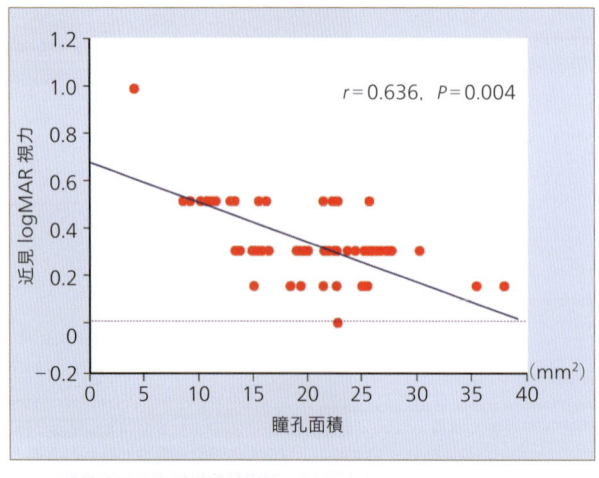

図12 屈折型レンズの近見視力と瞳孔面積の相関
屈折型レンズでは，瞳孔面積が小さいほど近見視力が出ない．

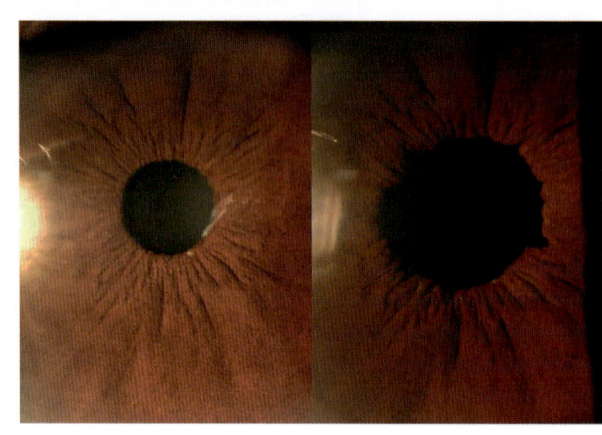

図13 瞳孔径が著しく小さな例
瞳孔径が2 mm程度で，多焦点レンズを挿入しても近見視力が出ない．このような場合，術中に瞳孔を拡張する方法がある．
左：術前（瞳孔径3 mm以下）
右：術後（瞳孔拡張後）

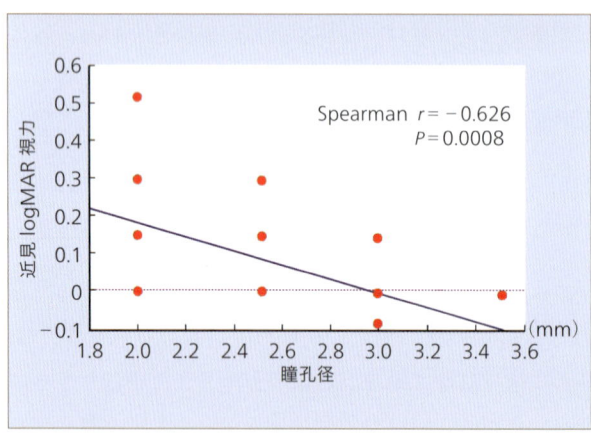

図14 回折型レンズの近見視力と瞳孔径の相関
回折型レンズは，瞳孔径の影響を受けにくいが，それでも中央の回折型領域の露出が悪いと，近見視力が悪い傾向がある．すなわち，約3.5 mmの瞳孔径までは，瞳孔径が大きいほど近見視力が良い．

5. 瞳孔径

　瞳孔径は，多焦点レンズの近見視力に影響する．特に屈折型レンズでは，瞳孔径が小さいと，近用ゾーンが十分に露出しないので，近見視力が出ない（図12）．実際は，それぞれの屈折型の近用ゾーン径によるが，およそ3.0 mm以下の患者は不適応と考えてよい（図13）．回折型の場合，光学部全体に回折領域のあるレンズでは，瞳孔径の影響は少ない．

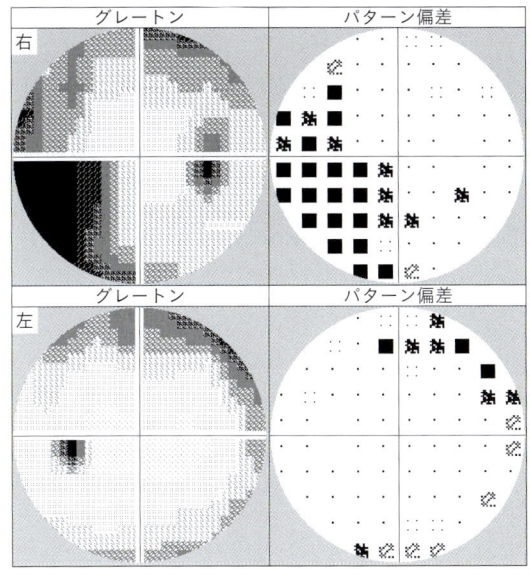

図15 緑内障合併症眼の静的視野
緑内障を合併していても，中心視野が保たれている場合は，多焦点レンズは必ずしも非適応にならない．

しかし，アポダイゼーションや回折領域を中央に限局させて瞳孔径が大きくなるほど，遠見からの光エネルギー率が高くしてあるタイプもある．このようなタイプでは，回折領域のある約 3.5 mm までは瞳孔径が大きいほど近見視力は良い(図14)．3.5 mm 以上の瞳孔径では，逆に瞳孔径が大きいほど，近見視力は悪くなる．瞳孔径が 3.0 mm より小さな患者で，どうしても多焦点レンズを希望する場合は，術中に虹彩切開や虹彩拡張を行って，瞳孔を広げるという方法もある．

6. 緑内障

多焦点レンズ挿入を希望する患者には，緑内障を合併している場合も多い．緑内障を伴っていてもすべてが不適応ではなく，視野の状態で決定する．中心視野が十分に保たれている患者では，多焦点レンズは有効である(図15)．一方，中心視野の狭窄が始まっているような患者は，コントラスト感度の低下が強いので不適応と考えられる．

7. 眼底疾患

眼底疾患で，多焦点レンズ挿入が可能なのは，軽度の黄斑上膜や浮腫である．霧視や変視が軽ければ，多焦点の効果は得られる．しかし，光干渉断層計(OCT)で，中心窩が消失しているような場合には，現時点では挿入は控えたほうがよい．

III. 費用

多焦点レンズは，現在先進医療に指定されている．先進医療施設として認定を得ている施設では，一般に片眼で 30～40 万円ぐらいに設定している場合が多い．先進医療の指定を受けていない施設では，自由診療になるので，50 万円以上に設定している場合が多い．

2　手術の実際

I.　術前の説明

　白内障手術が決定したのち，患者が多焦点レンズを希望すれば，利点と欠点を説明する．利点は，裸眼で遠方に加えて，近方も見えることである．術後に屈折誤差が起こり，眼鏡が必要になることはあるが，眼鏡が必要な場合でも，遠見矯正用の 1 本を持っていれば，近くも見える．つまり，単焦点レンズでは，屈折誤差が起これば，遠用と近用眼鏡の 2 本が必要になるので，多焦点レンズのほうが少なくとも 1 本少なくて済む．ただし，多焦点レンズは，通常は二峰性の視力曲線を取るので，遠見と近見の間に見えにくい距離が存在することも説明しておく．

　欠点は，より正確に説明しておく必要がある．まず，① 近見加入度数によっては，0.5〜0.7 m の中間距離が見えにくいことを説明する．近方の焦点は，0.3 m に合わせたいのか，近見を犠牲にしても 0.5〜0.7 m の中間距離も見えたほうがよいのかを訊いておく．② コントラスト感度が低下しやすいことは，必ず説明しておく．コントラスト感度は，厳密にはコントラストの低い像を見たときの形態覚の指標であるが，患者には理解しにくい指標である．そこで，代わりに像の鮮明度という表現をするとよい．説明では，見る像の鮮明度が単焦点レンズに比べて，やや劣るという表現が良いと思われる．さらに，③ グレアやハロー症状が起こることも説明する．多焦点レンズの構造が複雑なため，レンズ表面の反射が強く，光の反射による像が見える．特に夜間は，さまざまな光の散乱が見えたり，光の回りに輪のようなにじみが見えることを説明しておく．これらは，運転時などは，強い眩しさとして感じるので運転しにくい場合があると説明する．

　これらを説明したのち，できれば患者の希望と性格を把握する．筆者の施設では，多焦点レンズ希望者用の質問票を作成して，細かい希望や性格の自己判断などを記載してもらっている．例えば，裸眼で遠近が見えたいという希望が強いか，性格が神経質なほうかなどを記載してもらうと適応と不適応の判断基準になる．

> ▶一般眼科医のための　患者説明のポイント
>
> 　多焦点レンズを希望する患者がいた場合，利点と欠点を明確に説明しておく必要がある．近方の見え方はレンズによって差があるが，一般に 8〜9 割の患者は術後に眼鏡を使用していない．しかも，乱視などの術後屈折誤差で，仮に眼鏡が必要になる場合も，まず，遠見コントラスト感度の低下を自覚する場合があることを説明する．単焦点レンズでは，ほぼ 100％の遠方からの光エネルギーが眼内に入射するのに対し，回折型レンズでは通常 50％以下になる．そのため，具体的には，見ている像の鮮明度が若干低下する．ほとんどの患者は自覚しないが，一部の完璧な見え方を望む患者の場合は，鮮明度が気になることがあると説明しておく．これらは，多焦点レンズに特徴的な見え方なので，完全には避け難い．夜間の

暗い場所では，視力を障害するので，夜間に長時間の運転をするような患者には向いていない．さらに，近見の最適距離が 0.3 m のレンズにおいては，中間距離視力の低下についても説明する．多焦点レンズでは，若年者の水晶体のように遠くから近くまで全距離が見えるわけではなく，遠方と近方の二峰性の見え方をする．そこで，全距離の視力のうち，中間距離は見えにくい．具体的には，0.5〜0.7 m ぐらいの距離が見えにくい．パソコンなどの作業には不便なので，そのような患者には近見の最適距離が 0.5 m ぐらいのレンズもあるので，そちらを勧める．これらが主な欠点で，これらを説明しておく．

II. 術前検査

1. 一般検査

　視力，屈折，ケラト値，眼圧などの眼科一般検査は，通常どおり行う．白内障術前検査として，眼軸長測定，前房深度，角膜内皮細胞密度の測定などを行うが，これも単焦点レンズ挿入の場合と変わらない．ただし，多焦点レンズは，裸眼で遠方と近方を見るためのレンズなので，屈折誤差をなるべく小さくしなければならない．そのため，精度の高い眼軸長とケラト値の測定が必要である．特に眼軸長の影響は大きいので，できれば光学的眼軸長測定器で測定ができる眼のほうが好ましい．超音波 A モードで測定せざるを得ないように混濁の強い場合には熟練した検査者が測定するべきである．

2. 眼内レンズのタイプと度数決定

　問診票や患者の希望をもとに，多焦点レンズのタイプを選ぶが，まず回折型か屈折型か，近見加入度数の大きいものか軽いものか，回折型であれば ReSTOR®（アルコン社）のようなアポダイゼーションがされているかどうかなどを考慮する．現在は，屈折型は近見視力の出方が悪いため，あまり使われていないが，遠方は確実に見えて，加えてある程度近方も見えたいという遠見重視の患者に適している（図 16）．若年者で，コントラスト感度低下を避けるべき職業には向いていると思うが，現在の多焦点レンズのコストでは使用しづらいのが現状である．それ以外では，近見重視の別の回折型レンズと mix and match 法を行うという選択肢も増えると思われる．現在は，回折型が一般的であるが，近見加入度数やアポダイゼーションの有無でレンズを選択する．例えば，高齢者では，0.3 m の読書距離がよく見える加入度数の高いものが好ましいと考えられる（図 17）．一方，若年者では，パソコンなど中間距離作業が多いので，加入度数の低めのレンズが好ましい．しかし，その分読書距離の近見視力が弱くなるので，非優位眼に加入度数の高いものを挿入するなど工夫をするとよい．

　多焦点レンズの屈折度数目標は，通常正視である．裸眼で遠近を見えるようにするレンズなので，等価球面度数が 0 になるように決定する．単焦点レンズでは，やや近視よりにレンズ度数を選ぶが，多焦点レンズではその必要はない．近見は，近用ゾーンで見れば

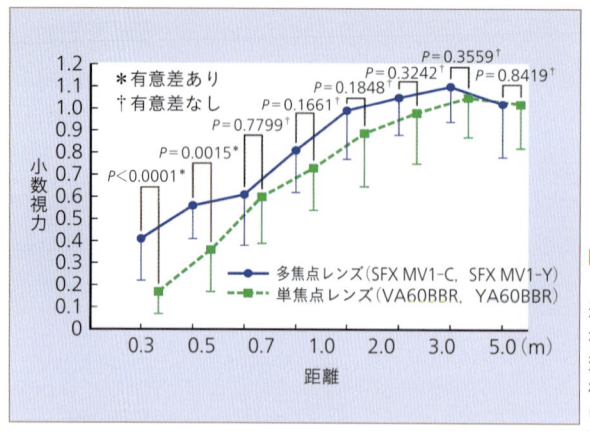

図16 近見加入度数の低い屈折型レンズの矯正下の全距離視力（HOYA iSii®）
近見加入度数が低い屈折型レンズを挿入した場合，遠見視力は良好で，中間距離までは有効な視力が得られる．しかし，0.3 m の近見視力は十分でない．遠見重視の患者に適している．

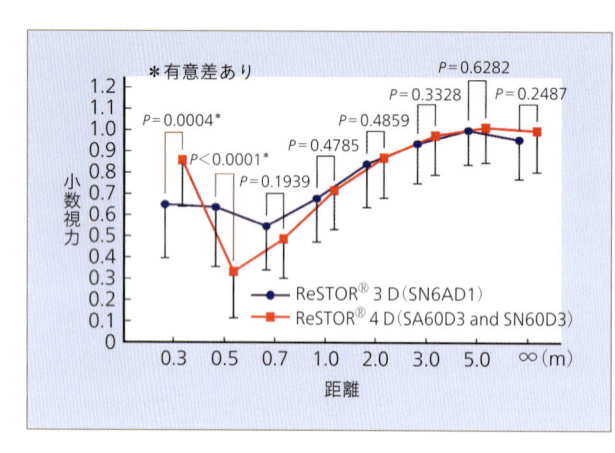

図17 近見加入度数の異なる回折型レンズの全距離視力の比較
近見加入度数が4Dのレンズでは，0.3 m の近見視力は良いが，0.5〜0.7 m の中間距離視力は十分でない．一方，近見加入度数が3Dのレンズでは，中間距離視力の低下は軽度だが，近見視力は4Dのレンズに比べて有意に悪い．

よい．等価球面度数の0を目標にすると，球面は乱視量によって，やや遠視よりを目標にするようになる．術後の乱視を予測して，球面度数がおよそ0〜0.5 D になるようにレンズを選択する．また，多焦点レンズの挿入においては，度数計算の高い精度が必要になる．そのため，各術者によって，レンズ度数計算のA定数の最適化をしておくことが必要である．

3. 多焦点レンズの特殊検査

多焦点レンズ挿入にあたり，特別な検査として瞳孔径，角膜不正乱視または高次収差などは，適応の判断基準として有用である．瞳孔径は，術後は若干縮小するので，それも考慮に入れて適応を決定する（図18）．特に，糖尿病患者では，瞳孔径の縮小は非糖尿病患者眼に比べて，有意に強い．また，角膜不正乱視または高次収差が強いと，コントラスト感度の低下につながるので，できるかぎり検査して除外しておくことが好ましい．

III. 手術手技

手術手技は，通常の白内障手術と変わらないので，手術の流れは省略する．いくつか注意すべき点を述べる．

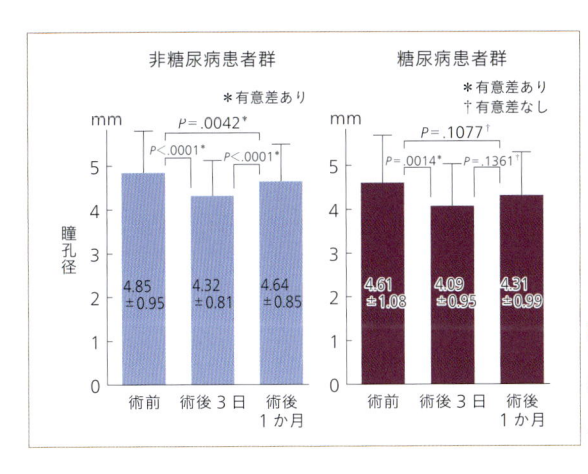

図18 白内障術前・後の瞳孔径
白内障の手術後は，瞳孔径は軽度縮小する．糖尿病眼だけでなく，非糖尿病眼も同様である．しかし，数か月後には，術前に近い状態に回復する．

1. 乱視の軽減

　乱視は，術前の角膜乱視が適応基準以内の患者を選んでいるので，術後に乱視が増えないように，およそ 2.0 mm 以下の極小切開から挿入するか，またはそれ以上の切開の場合は，強主経線切開を行うことが好ましい．今後は，角膜乱視量の大きい眼には，多焦点トーリックレンズを挿入するようになるので，軸合わせの方法に習熟しておく必要がある．

2. レンズ偏位の予防

　レンズの偏心は，遠見視力を低下させる．前囊切開が変形していると，前囊縁がレンズ光学部を全周覆わない場合がある．前・後囊が癒着すると，同部からレンズが押されて偏心する．そのため，完全に円形で，中央に位置するように前囊切開を作製する必要がある．また，囊内にレンズを挿入しても，レンズはある程度偏位する．そこで，手術終了時には，レンズが囊内で中央に位置しているかどうかを再度確認しておく．眼圧が低いと，眼球が軽度虚脱している状態であるので，創とサイドポートを hydration して，眼圧を上げてから確認することが重要である．欧米では，レンズ偏位を予防する完璧な前囊切開を作製するために，フェムト秒レーザーによる前囊切開が行われている．しかし，器械の価格が高いため，白内障手術点数の低い本邦では，現実的に導入は難しい．

3. 後囊線維化の予防

　後発白内障でも，Elschnig pearls 型混濁は，YAG レーザーによる切開が容易で，完全に除去できるので大きな問題にならない（図19）．一方，後囊線維化は，切開が困難で，YAG レーザーの出力を上げる必要があるので，ピットやクラックなど光学部の破損を起こすことがある．多焦点レンズの光学部に破損を生じると，視機能を低下させる可能性が高まる．したがって，後囊線維化はなるべく避けたほうがよい．線維化は，前・後囊が接した部分から発生する．特に，前囊切開が大きくなった部分に，前・後囊の癒着が起こる．そのため，前囊切開縁がレンズ光学部を完全に覆うようにする必要がある．手術終了

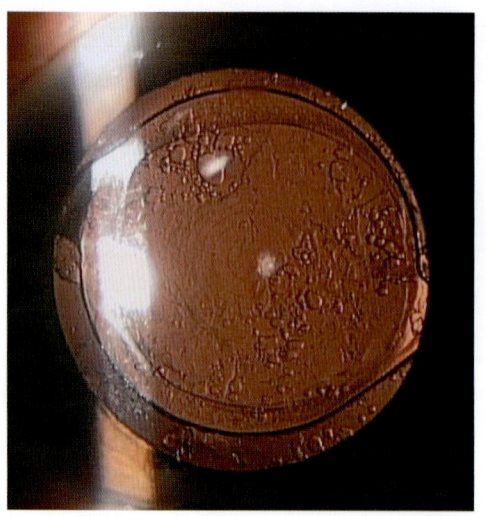

図19 多焦点レンズに発生した Elschnig pearls 型後発白内障
多焦点レンズ挿入眼に後嚢混濁が発生すると，視機能の低下が単焦点レンズ挿入眼に比べ，より著明である．Elschnig pearls 型の混濁は，YAG レーザーによる切開により容易に除去できるので，早めに後嚢切開を行ってよい．

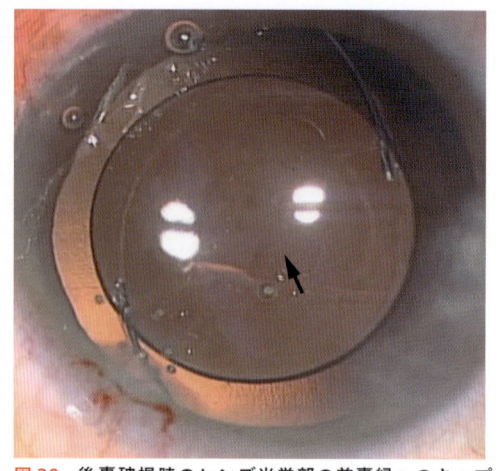

図20 後嚢破損時のレンズ光学部の前嚢縁へのキャプチャー
後嚢破損時でも，前嚢切開に亀裂がなければ，マルチピースの多焦点レンズを挿入可能である．必ず，光学部を前嚢縁にキャプチャーさせておく．

時に，前嚢切開縁が光学部を全周被覆しているかどうかを確認する．完全嚢内固定になっていない場合は，術後に細かく診察して，線維化が始まりそうなら早めの YAG レーザー後嚢切開を行うほうがよい．

4. 後嚢破損・Zinn 小帯断裂時の対応

多焦点レンズを挿入予定で，後嚢破損を起こした場合は，バックアップのマルチピースレンズを挿入する．しかし，前嚢上に置いただけでは偏心しやすいので，切開した前嚢に光学部を確実にとらえさせておく必要がある(図20)．前嚢亀裂を伴う場合は，偏位の予防はできないので，多焦点レンズ挿入は中止する．また，Zinn 小帯断裂を起こした場合も，仮にマルチピースレンズを縫着するにしても，偏位，特に傾斜の確率は高い．そのため，Zinn 小帯の断裂の程度が軽くなければ，多焦点レンズの挿入は断念して，単焦点レンズを挿入または縫着する．

3　術後の対応

I.　診察間隔

通常の日帰り白内障手術後の通院間隔は，術翌日，術後1・2週，1・3か月としている．術後3か月まで診察して，経過が順調な場合には再来は不要としている．何か他の疾患や問題がある場合は，それ以降も1か月ごとに診察している．多焦点レンズの場合

も同様で，あまり特別な診察はしていない．しかし，多焦点レンズを挿入した場合のほうが，さまざまな不定愁訴や不満が多いので，不満がある場合には細かい対応をするようにしている．

II. 処方

術後の処方は，ステロイド，抗菌薬，非ステロイド性抗炎症薬の点眼を最低1か月は使用するようにしている．術後1か月で，特に前房炎症が強くなければ，中止とする．炎症が持続している場合は，3か月を目安に点眼を続ける．

III. 術後検査

術後検査も，通常の単焦点レンズを挿入した場合と同様でよい．特別な検査としては，術後およそ3か月に，遠見・近見視力，コントラスト感度と全距離視力計の検査を施行している．特に片眼だけでなく，両眼でも検査している．

1. 近見視力

多焦点レンズ挿入においては，術後に近見視力と最適視力距離の測定は不可欠である．新聞が読める視力は，およそ0.4なので，裸眼の近見視力が0.4に達しないと，多焦点レンズとしては十分でないと考えられる．近見最適距離も測定して，その距離で読書を行うように指導する．例えば，0.4mが最適距離であれば，少し離して読書をするように勧める．多焦点レンズは，裸眼で近方も見えることを目標としたレンズである．術後のアンケートなどを見ると，近見視力になんらかの不満をもっている患者が少なくない．

2. 全距離視力計

当院では，遠見から近見まで，どのような見え方をしているかを確認するために，全距離視力計による検査を施行している（図21）．片眼の裸眼と矯正下の全距離視力だけでなく，できるかぎり両眼の裸眼・矯正視力も測定している．患者の負担は大きいが，それぞれの患者がどのような見え方をしているかを知っておくことは重要である．また，患者の全距離視力を調べるだけでなく，挿入した多焦点レンズの特徴を知るためにも大切な検査と考えている．

3. コントラスト感度

コントラスト感度には，さまざまな測定器がある．最も一般的なものはCSVチャートであるが，これではあまり詳細なところはわからない．できれば，昼間視と薄暮視条件下の照度におけるコントラスト感度計を用いた測定が好ましい．実際に，どの多焦点レンズでも，薄暮視条件下におけるコントラスト感度の低下が起こりやすい．多焦点レンズにとって，コントラスト感度の低下は最大の欠点であるので，できるだけ細かく調べておくほうがよい（図22）．できれば，測定する器械により，そのレンズでのコントラスト感度

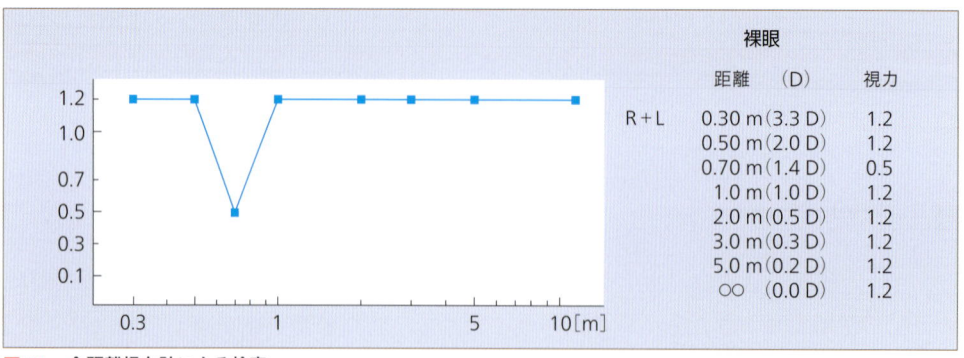

図21 全距離視力計による検査
多焦点レンズを挿入した患者は，全距離視力計による検査を行うと，各距離での視力が理解しやすい．

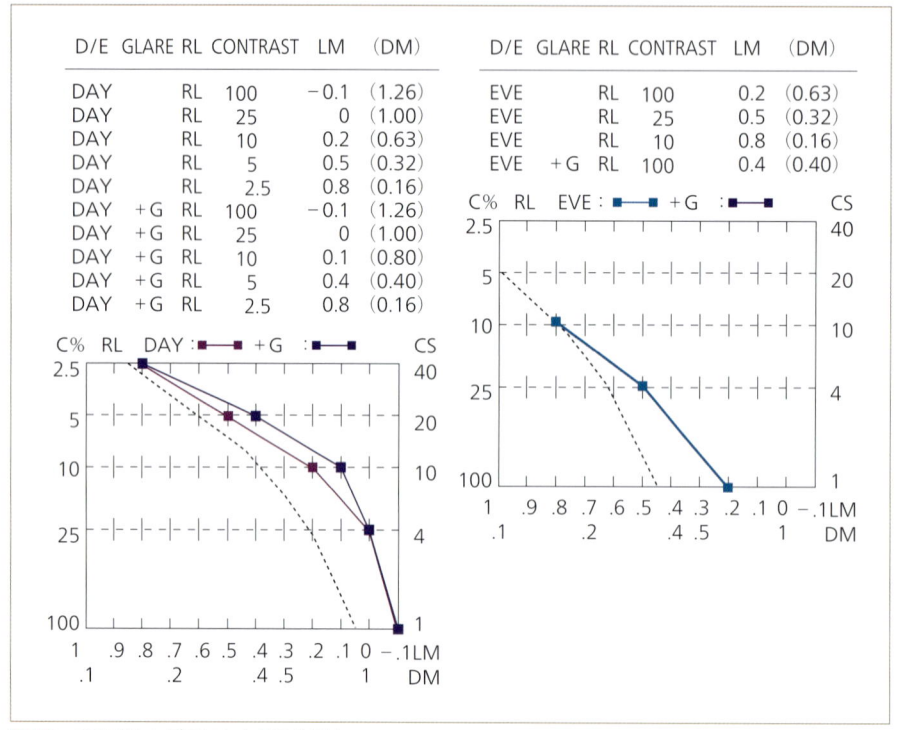

図22 多焦点レンズのコントラスト視力
コントラスト感度の検査機器はさまざまあるが，昼間視と薄暮視条件下の両方が測定できるものが好ましい．

の正常値のデータは調べておき，それぞれの患者の状態が比較できるようにしておくことが好ましい．

4. 術後患者満足度アンケート（図23）

術後に患者の見え方の簡単なアンケートを作っておくと，患者の満足度の評価ができる．患者が，挿入した多焦点レンズに満足しているかどうかは，高い費用の面からも重要な問題である．多焦点レンズを挿入して，遠見・近見視力が出るのは当然であって，最終的な目標は患者の満足である．一方，術後の不満も，軽度から強いものまでさまざまであ

片/D1/D3/M—

多焦点レンズ　アンケート

ID		氏名		年齢	歳
術眼	両・右・左	レンズ種別	右）SN6AD	左）SN6AD	

① 日常生活で，眼鏡を使用していますか？

□ 遠用のみ　（　常に　・　時々　・　その他；　）
□ 近用のみ　（　常に　・　時々　・　その他；　）
□ 遠用・近用両方とも　（　常に　・　時々　・　その他；　）
□ 使用していない

② 眼鏡をかけずに，遠く・近くを見た時の満足度はいかがですか？

遠く
□ よく見える
□ 見える
□ どちらともいえない ⟶
□ あまり見えない ⟶

□ 期待したほど視力が回復しなかったため
□ 術前の不自由が残っている
□ 光が飛んで見える，輪が見える
□ その他

近く
□ よく見える
□ 見える
□ どちらともいえない ⟶
□ あまり見えない ⟶

□ 期待したほど視力が回復しなかったため
□ 術前の不自由が残っている
□ 光が飛んで見える，輪が見える
□ その他

③ 術後に，ハロー（像の周辺に輪状のぼけが見える）や，グレア（光が散ったように見える）を感じることはありますか？

ハロー　（　重度　・　中等度　・　軽度　・　なし　）
グレア　（　重度　・　中等度　・　軽度　・　なし　）

図 23　術後満足度のアンケート調査
術後に多焦点レンズの満足度調査を行うと，全体の満足度がわかるだけでなく，予想外の不満なども拾うことができる．

るが，不満の程度や種類を調べるためにも有効である．術後の不満は，できるかぎり早く解決しないとこじれてしまう場合がある．しばらく不満を放置しておくと，患者は何か起こったのではないか，失敗したのではないかなどと疑うようになる．このような状態に至ると，説明してもなかなか理解を得られない．術後満足度アンケートを行うようにしておくと，多焦点レンズの限界以上の期待をもっているか，屈折ずれの問題か，コントラスト感度低下に由来するものかどうかなど，有用な情報が得られることが多い．明らかな不満を訴えられない場合でも，実際は満足していないことが多い．単焦点レンズでは大きな問題はないような視力でも，多焦点レンズの費用は高いので，当然ながら患者の要求度は高いことが実感できる．

IV. 術後の異常所見とその対応

1. 術後屈折誤差

　レンズ度数の測定誤差による屈折ずれは，必ず起こる問題である．しかし，多焦点レンズは，屈折がずれると有効な多焦点効果が得られない．そこで，より正確な度数計算を行う必要がある．多焦点レンズの，眼軸長やK値の測定は，異なった検査者が別々に測定するダブルチェックを行うとよい．2人の検査者の測定値が異なるときは，さらに別の検査者が再検査を行うようにする．

　それでも屈折がずれた場合には，まずは眼鏡による矯正を行う．近見視力が不十分な場合など，多焦点レンズの性能自体に関連する問題であれば，眼鏡で矯正できることが多い．特に，長時間細かい文字を見る読書などは，近用眼鏡を装用してもらうことは多い．近年の遠見重視のタイプを挿入する場合は，術前から読書には近用眼鏡が必要になる場合が少なくないことを説明しておいたほうがよい．

　眼鏡による矯正がどうしても不満な場合には，LASIKによるtouch upを行う．現在のLASIKの精度は高いので，屈折ずれの矯正には有効である．しかし，眼鏡矯正を拒否されるような患者は，LASIK後の不定愁訴の訴えも強いので，術前に十分な説明の時間を取っておく必要がある．LASIKができない施設では，もう1枚レンズを嚢外に挿入するAdd-Onレンズを考慮せざるを得ない．しかし，Add-Onレンズは日本では未認可のうえ，費用負担の問題もあり，現時点では実際に挿入している施設は少ない．

2. 後発白内障

　後発白内障がわずかでも起こると，多焦点レンズ挿入眼のコントラスト感度は低下しやすい．単焦点レンズでは問題にならない程度の混濁であっても，多焦点レンズでは視機能が障害されやすい．そのため，患者がかすみを訴えた場合は，早めにYAGレーザーによる後嚢切開を行うことが多い．しかし，一番の問題は，かすみの原因が多焦点レンズの特徴である"waxy vision"であった場合には，当然症状が改善しない．しかも，いったん後嚢切開を行ってしまうと，レンズの交換が難しくなる．そこで，かすみを訴えられた場合に，後発白内障でかすんでいるのか，waxy visionなのかは，よく判断しておかなければならない．鑑別は難しいが，後嚢混濁の場合は，近くが見えにくいなどという明確な訴えが多い．一方，waxy visionは，水の中・煙の中にいるようで見えにくいなどという特殊な訴えをされることが多い．さらにwaxy visionであれば，遠見も近見もぼやけるという訴えが多い．

3. waxy vision

　多焦点レンズを挿入して，術後最も困る症状は，waxy visionである．これは，一般に屈折型よりも，回折型レンズのほうが著明である．waxy visionは，多焦点レンズでは，遠見・近見それぞれの光エネルギーが，単焦点レンズの半分以下になることに由来すると考えられる．すなわち，多焦点レンズ自体の根本的な問題であり，交換以外に改善する方

法はない．waxy visionは，挿入後早い時期から，かすみの訴えが特別強い．多焦点レンズは，慣れが必要なので，近見視力などは遅れて出てくる傾向はある．しかし，しばらく様子を見ていても改善傾向はなく，むしろしだいに不満が強くなってくる．近見の小さな文字が見えにくいなど，その多焦点レンズの特徴に関連した訴えでなければ，waxy visionである可能性は高い．特に，術後1週以内のような早期からかすみの訴えが強い場合は，ほぼ間違いない．時間がたてば慣れてくることもあるが，基本的にwaxy visionは改善しない．術後2週以内であれば，レンズを囊内から取り出すことは容易であるが，それ以降では後囊破損やZinn小帯断裂を起こす確率が高まる．そのため，レンズ交換は術後2週以内が確実である．筆者は，術前説明において，術後1週ぐらいでかすみが強ければ，多焦点レンズの構造自体に由来する症状なので，早めに交換すると説明している．実際に，waxy visionの訴えが強い患者を，単焦点レンズに交換すると，訴えが消失することが多い．

　多焦点レンズは，向いている患者に挿入すれば，たいへん満足される．しかし，向いていない患者に挿入した場合は，強い不満をもたれることがある．導入初期に不満例を経験して，多焦点レンズの挿入を断念した施設も少なくない．極論すれば，多焦点レンズは，遠見の見え方を若干犠牲にしても，近くを見えるようにするレンズである．遠方の見え方は，単焦点レンズとまったく同等で，近方も鮮明に見えるというものではない．遠見の視機能を犠牲にした分，近見は見えやすいと考えると理解しやすい．現時点で完璧な多焦点レンズはないので，遠見の視機能の低下と，近見が見えるという利点のバランスの取れた多焦点レンズが好ましい．しかし，患者が要求する遠見・近見視力のバランスは各自の生活パターンによって異なる．多様な生活パターンに対応するために，多焦点レンズも種類が増えてきたので，それぞれのレンズの特徴を十分知っておくことが大切である．そのレンズの特徴を考慮して挿入するが，単一のレンズで対応できない場合は，両眼加算を利用するmix and match法も有効な方法である．今後多焦点レンズに対する理解が深まれば，より満足度の高い挿入が可能になるはずである．

▶一般眼科医のための　患者説明のポイント

　適応説明と同様であるが，多焦点レンズ挿入後に，見え方に満足ができない場合は早めに交換することを説明しておく．多焦点レンズに向いていない患者は，決して多くはないが，一定の頻度で存在する．術前に十分検査はするが，それでも性格的に向いていない患者の除外は困難である．仮に，多焦点レンズを挿入後見え方に不満がある場合には，レンズの交換が必要になる．特に，術後1か月以上経過すると，水晶体囊にきれいに包まれて癒着するようになる．それ以後では，交換する場合にレンズを縫い付けないとならなくなる場合もある．確実に交換するためには，2週間以内がよいので，約1週間たっても，遠くも近くもぼやけを感じて焦点が合わない場合は，早めに言ってもらうように説明しておく．

参考文献

1) Hayashi K, Manabe S, Hayashi H：Visual acuity from far to near and contrast sensitivity in eyes with a diffractive multifocal intraocular lens with a low addition power. J Cataract Refract Surg 35：2070-2076, 2009
2) Hayashi K, Manabe S, Yoshida M, et al.：Effect of astigmatism on visual acuity in eyes with a diffractive multifocal intraocular lens. J Cataract Refract Surg 36：1323-1329, 2010
3) Hayashi K, Hirata A, Manabe S, et al.：Long-term change in corneal astigmatism after sutureless cataract surgery. Am J Ophthalmol 151：858-865, 2011
4) Hayashi K, Masumoto M, Takimoto M：Comparison of Visual and refractive outcomes after bilateral implantation of toric intraocular lens with or without multifocal component. J Cataract Refract Surg：in press, 2014

〔林　　研〕

Topics

セグメント型屈折型多焦点眼内レンズ

❶ セグメント型屈折型多焦点眼内レンズ

 従来,多焦点眼内レンズには屈折型と回折型が存在し,屈折型は同心円状に異なる屈折度を配置する設計であった.屈折型は結像がシャープであるなどの利点はあるものの,夜間のハロー・グレアなどの欠点もあり,主流にはならなかった.

 本稿で紹介するLentis® M Plusは,屈折型の利点を最大限に生かすように設計されており,近用度数をセグメント型に配置するという斬新なアイデアによって生まれた多焦点眼内レンズである.現在,主に欧州を中心として使用されており国内は未承認である.

 Lentis® M Plus(Oculentis社製)の外観を図1に示す.レンズの光学部下方が,加入部分に相当する構造になっている.レンズの外観上からは,二重焦点の遠近両用眼鏡をイメージしやすいが,視線の移動によって近方視を確保するという理論ではなく,同時視による多焦点効果であることは,他の多焦点眼内レンズと同様である.

 屈折型として,近用部を集約して網膜上に結像させるアイデアは斬新である.他の多焦点レンズと同様に,網膜上には遠方・近方ともに集光されており,脳の選択によりどちらかの集光像を認識する.加入度数部分の面積は,全集光面積の約1/3に相当する.

 素材は親水性アクリル(25%含水)であり,形状はプレート型である.プレート型の利点として,乱視用レンズを使用した際に術後の回転が少ないことがあげられる.後嚢との接着面積が広いためであろう.切開創は2.0 mmからの挿入が可能な

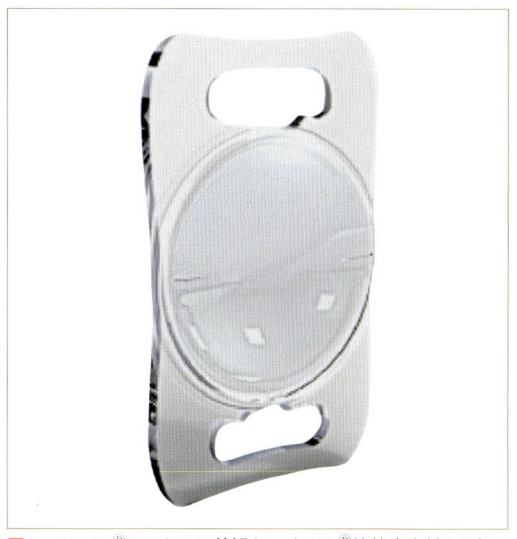

図1 Lentis® M Plus の外観(Oculentis®社社内資料より)
近用部分が下方(6時方向)になるように嚢内に固定する.マーカーラインは水平方向を示している.

ように設計されているが,筆者は2.3 mmの切開創にて行っている.レンズ長径は11 mm,光学部は6.0 mmである.球面度数の製作範囲は0〜+36Dであり,0.5Dステップである.加入度数は2種類の設定があり,+3.0Dと+1.5D(どちらもレンズ面)が選択可能である.トーリックレンズも用意されており,0.25〜12Dまでの円柱レンズが対応可能となっている.

❷ Lentis® M Plus の光学的優位性

 現在,選択が可能な多焦点眼内レンズは,同心円状の屈折型多焦点レンズと回折型レンズである.屈折型には夜間のハロー・グレアの問題があり,回折型にはwaxy visionという問題がある.

257

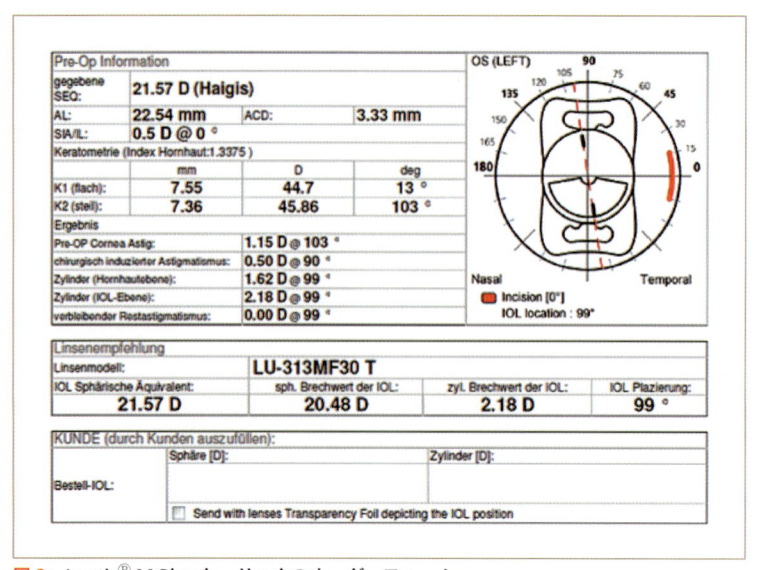

図2 Lentis® M Plus トーリックのオーダーフォーム
1/100 D 単位での推奨レンズ度数が示されている．乱視軸の角度によらず，レンズの固定は常に垂直方向である．

基本的には，単焦点に比べれば近方視力は確実に確保できるのであるが，光学的なロスや散乱による見え方の不具合により，適応を狭めざるを得ない．

同心円状の屈折型眼内レンズには，遠方と近方のゾーン部分のギャップがあり，その部分の散乱により光学的なロスが生じる．暗所にて瞳孔径が大きくなると，このギャップ部分が何周も表出されるため，より多くのロスが突如として発生してしまう．

回折型眼内レンズの場合には，回折構造の物理特性として，常に18％の入射光が散乱により網膜に届かずロスとなる．したがって，残りの約80％を利用して遠方と近方に振り分けており，そのため鮮明度は甘くなり，これが時としてwaxy vision を発生させる．術前に waxy vision の発生が予見可能であれば，非常に使い勝手の良いレンズであるが，それが困難であることが適応決定を躊躇させる主な要因である．

Lentis® M Plus は光学的なロスを最小限にとどめるように設計されている．レンズの中心部分およびレンズ光学面の60％以上の面積が遠方焦点の単焦点レンズであるため，良好な遠方視は担保される．また屈折型に特徴的なゾーン間のギャッ

プは，1本のラインのみである．したがって瞳孔径が大きくなっても新たに表出するギャップはラインの一部分のみである．そのギャップも非常に精緻に作製されている（図2）．

❸ 2つの加入度数を使い分ける

Lentis® M Plus には2種類の加入度数が用意されている．レンズ面にて＋3.0 D と＋1.5 D である．それぞれ眼鏡面では＋2.5 D と＋1.0 D に相当する．Oculentis®社は優位眼に加入＋1.5 D を，非優位眼に＋3.0 D を選択して modified monovision を作ることにより，中間視力を確保するという提案をしている．

筆者の経験では，優位眼に単焦点眼内レンズを使用し，非優位眼に＋3.0 D 加入の Lentis® M Plus を使用して良好な結果を得た症例がある．また，優位眼に Lentis® M Plus を使用し，非優位眼に回折型多焦点眼内レンズを使用する mix and match 法も有効な手段であり，これに関しては後述する．

❹ 驚異的な乱視用レンズの製作度数

Lentis® M Plus には乱視用レンズの設定がある．トーリックレンズの度数設定は，球面・円柱

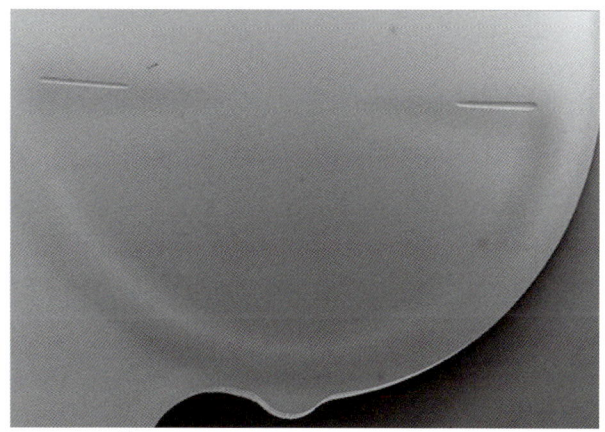

図3 Lentis® M Plus 乱視用レンズの電子顕微鏡像
移行部は非常にスムーズに作製されていることがわかる．

面ともに1/100 D単位である．レンズの切削精度を曲率半径0.02 mm単位で行うことにより，この精度を保持している．レンズ度数の精度誤差は現在の度数測定機器の最小単位である±0.125 Dである（図3）．レンズのオーダーは主にIOLMaster（Carl Zeiss Meditec社製）などの光学式眼軸長測定装置のデータをもとに決定する．円柱面の軸方向は製作時点ですでに回転をつけて位置づけされており，囊内での固定位置は球面レンズと同様に12時-6時の縦方向に固定すればよい．このほぼフルオーダーメイドと呼べる眼内レンズの納期は4～5週間である．

❺手術および結果

術式は通常の白内障手術と同様である．1点だけ，コツのような要素としてはCCCを少し大きめに作製する点であろう．理由はプレート型のレンズは大きく，またLentis® M Plusはやや固いレンズであるため，囊内に固定する際に小さいCCCでは難しいためである．そしてプレート型であることから，レンズ光学部がCCC縁によってキャプチャリングされにくく，大きいCCCでも問題はない．

またすべての屈折型多焦点眼内レンズに共通していることであるが，このLentis® M Plusもセンタリングが重要である．術前に瞳孔中心の偏位をよく観察し，レンズの光学部中心が瞳孔中心になるように配慮する必要がある．乱視用でないLentis® M Plusは，加入部分を必ずしも下方に固定させる必要はなく，瞳孔中心に合わせて適切な位置に固定すればよい．

乱視用のマーキングに関しては，筆者らはサージカルガンダンス（旧SMI社製）を使用しており，できるかぎり精度の高い方法で軸方向を決定することが望ましい．また術前の瞳孔中心を術中に確認することが可能であり，より精度の高い手術にはこうしたデバイスも必要であろう．

術後の視力経緯およびコントラスト感度の結果を図4, 5に示す．グレア光下でのコントラスト感度も単焦点と同等の値を示しており，良好な術後視機能が得られていることが示唆される．術後の細隙灯顕微鏡写真を図6に示すが，通常の光束で観察するかぎり単焦点レンズの様相である．すでに海外からも術後結果の報告がされ始めている．

❻今後の展望

このLentis® M Plusがほぼ単焦点に近い遠方視力と，日常的には十分な近方視力が安定して得られるものであれば，今後はこうした光学特性をもったレンズが多焦点眼内レンズの主流になりうると考えている．すでに調節力のない50歳以上

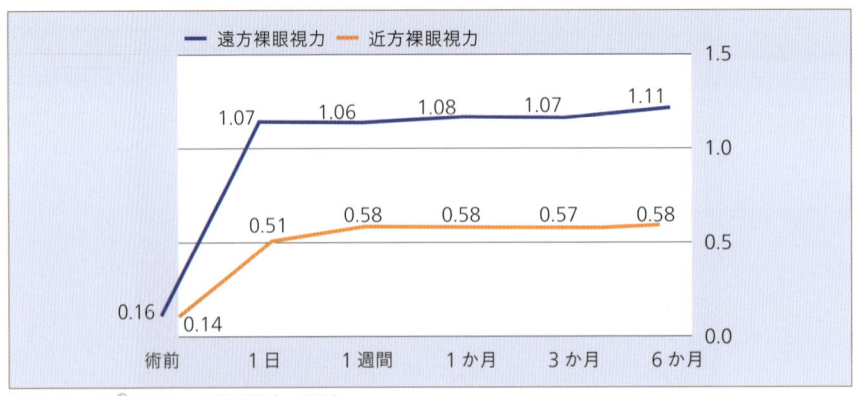

図4 Lentis® M Plus の裸眼視力の経緯
（片眼）n=120
両眼視の場合には6Mでの視力は遠方1.28 近方0.68 であった．

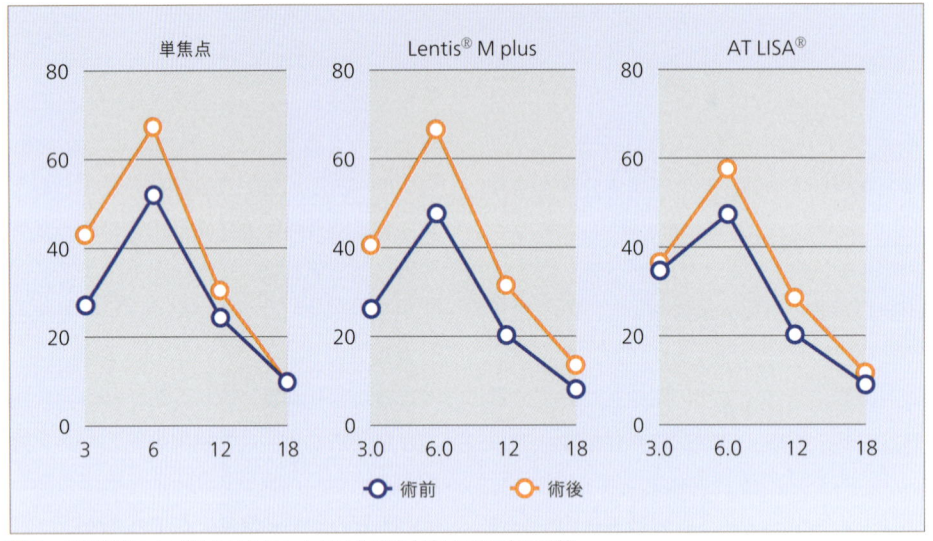

図5 各種眼内レンズにおけるコントラスト感度（グレア光下）の比較
単焦点：KS-AiN n=165，Lentis n=120，AT LISA®（Carl Zeis 社製）．光学部径6mm のフルオプティクス回折型多焦点眼内レンズ．
（術前母集団のマッチングはしていないので参考値）
Lentis® M Plus において，術後のコントラスト感度は単焦点とほぼ同等であることがわかる．

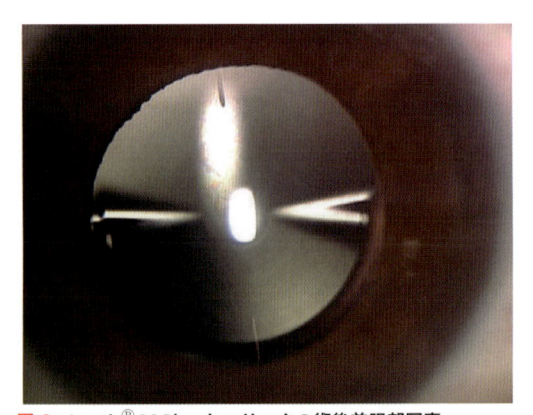

図6 Lentis® M Plus トーリックの術後前眼部写真
下方の加入部分の反射と上下のトーリックラインが観察される．

の屈折異常眼に対しては，LASIK やフェイキック IOL ではなく，Lentis® M Plus が良い適応になるかもしれない．最近では，片眼に Lentis® M Plus を，もう片眼に回折型の AT LISA® を選択することにより，遠方から近方までの連続した焦点深度分布が得られるという報告もあり，今後のデータに期待したい．

すでに欧州では，第 4 世代の多焦点レンズとして tri-focal 多焦点眼内レンズがシェアを伸ばしており，それに呼応するように Lentis® M Plus も次世代のモデルとして Lentis® M PlusX を発売した（図 7）．いずれのレンズも中間視力を確保し，光学的なロスがより少なくなるように設計されている．今後は，これらの第 4 世代レンズが主流になっていくものと思われる．

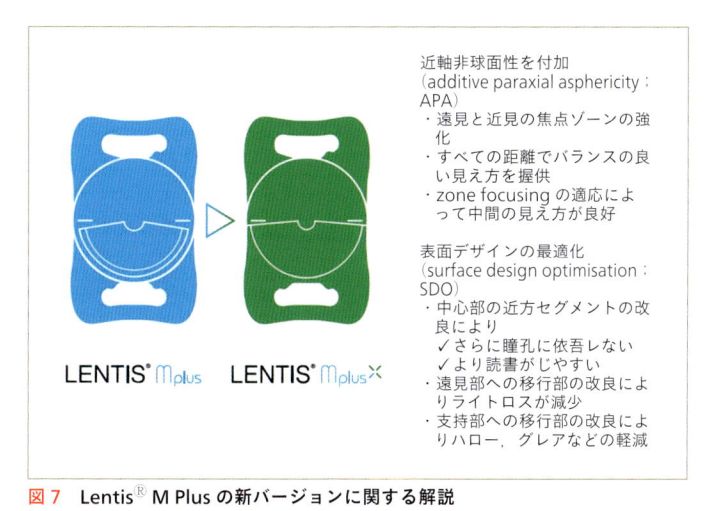

図 7 Lentis® M Plus の新バージョンに関する解説
設計変更により，中間視力の向上と光学ロスの低減を図っている．
（oculentis® 社社内資料より）

参考文献

1) McAlinden C, Moore JE：Multifocal intraocular lens with a surface-embedded near section：Short-term clinical outcomes. J Cataract Refract Surg 37：441-445, 2011
2) Alió JL, Piñero DP, Plaza-Puche AB, et al.：Visual outcomes and optical performance of a monofocal intraocular lens and a new-generation multifocal intraocular lens. J Cataract Refract Surg 37：241-250, 2011
3) Alió JL, Plaza-Puche AB, Piñero DP, et al.：Comparative analysis of the clinical outcomes with 2 multifocal intraocular lens models with rotational asymmetry. J Cataract Refract Surg 37：1605-1614, 2011
4) Muñoz G, Albarrán-Diego C, Javaloy J, et al.：Combining zonal refractive and diffractive aspheric multifocal intraocular lenses. J Refract Surg 28：3 174-181, 2012

〈荒井宏幸〉

Topics
ピギーバック専用眼内レンズ（Add-On レンズ）

❶ Add-On レンズ

Add-On レンズには，一般的に球面型，回折型，乱視矯正型の3種類のタイプがあり，偽水晶体眼にピギーバックで追加挿入することが可能である（図1）．

Add-On レンズは，ハプティクスが C ループのため，毛様溝への接触部分が比較的広範囲となり，毛様溝への固定が強化される．凹凸の光学部のため，偽水晶体眼への挿入時にレンズ間には0.46 mm ほどのスペースが生まれ，そのためレンズ間の混濁は生じにくい．また，有害な blue light から眼を保護するために，yellow のレンズとなっている．毛様溝に挿入固定するので，万一摘出しなければならない場合でも（水晶体嚢から取り出す場合に比べて）比較的安全である．

今回は多焦点機能をもつ回折型の Add-On レンズに関して記述する（図2, 3, 4）．すでに単焦点眼内レンズが挿入されており，術後数か月経過しているため，水晶体嚢内での癒着が生じて単焦点眼内レンズ摘出交換をするのが困難な場合で，患者が多焦点眼内レンズに変更を希望する場合に使用する．

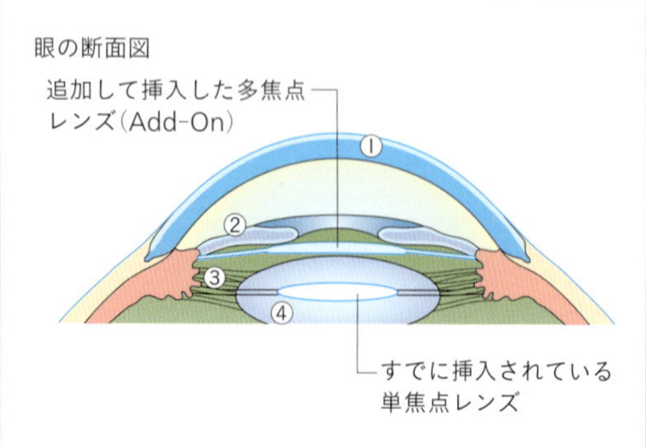

❷ 適応決定

基本的には通常の多焦点眼内レンズの適応と同じである．つまり，ほかに病的眼所見のない単焦点眼内レンズ挿入眼において，正視に近い遠方ピント例や近方ピント例で，スペクタクルフリーを希望する場合が適応である．−3 D 以上の乱視が強い例は術後のハロー・グレアのリスクが高まるので通常適応とならず，矯正視力は 1.0 以上が望ましい．

特殊な使用例として，特に強度近視例では，現在使用可能な IOL パワーは Alcon 社で＋6 D から，AMO 社では＋5 D からなので，それ以下のパワーが必要な場合にはまず単焦点眼内レンズを挿入して，追加で Add-On レンズを使用する．しかし HumanOptics 社に特注すれば，ほぼ全領域のパワーの眼内レンズを作製してくれる．費用に関しては現在のところ保険は一切利かない．

Add-On レンズの度数計算に関しては，HumanOptics 社の提供している無料の度数計算表を使用すると容易である．この書類にまず術者名，注文する眼内レンズのモデル，患者名に加えて ID および生年月日などを記入する．眼軸長，K1，K2 の値と乱視軸，屈折値が必須のデータであるが，もともとの前房深度，現在の前房深度，A-mode の値，屈折率，現在挿入されている

図1 Add-On レンズ挿入時の模式図
①：角膜，②：虹彩，③：毛様構，④：水晶体嚢

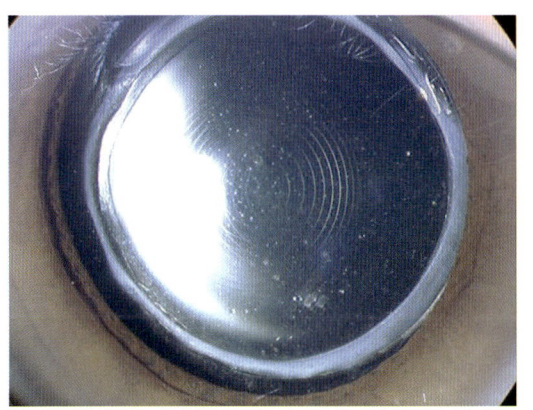

図2 スリットランプにて正面より観察した際の回折型 Add-On レンズ

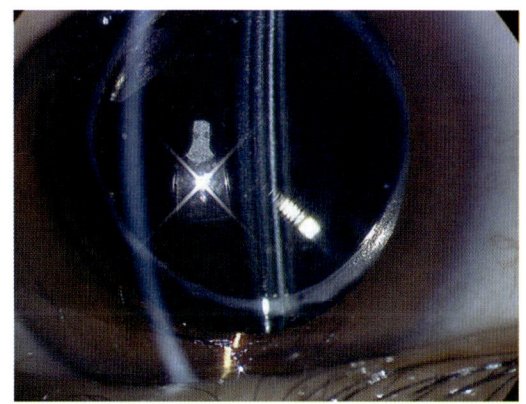

図3 同じく正面より観察した Add-On レンズ
偽水晶体眼に Add-On レンズが挿入され，計 2 枚の眼内レンズが認められる．

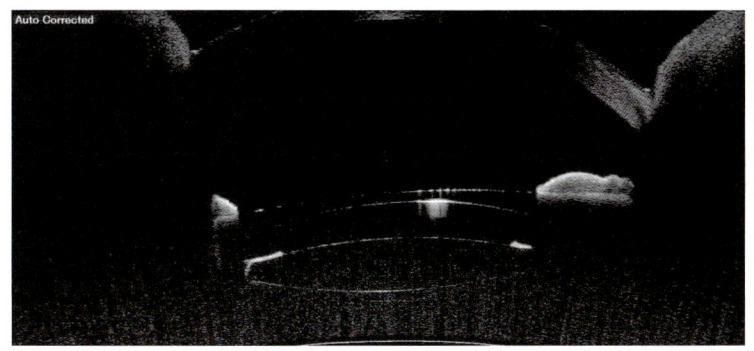

図4 前眼部 OCT
Add-On レンズを含む計 2 枚の眼内レンズが認められる．

眼内レンズの度数とメーカーなどがあれば望ましい．

　書類をテクノピアの所定のアドレスに FAX 送付すると，数日後，データ確認用紙が返信されてくるのでデータを最終確認後署名し，テクノピアに FAX 返信する．約 1〜2 週間後に，注文した Add-On レンズが送られてくるが，トラブル時に備えて予備のレンズもついている．

▶**一般眼科医のための　患者説明のポイント**

　あくまで眼鏡への依存を極力軽減するものであり，すべての例で眼鏡の必要性がなくなるというわけではないことを術前に必ず説明しておく．また視力の立ち上がりに順応期間があり，数か月かかる場合も少なからずあることも十分に伝えておくのが重要である．小さな文字を速読する場合や針を用いた細かい作業などをする場合には，注意が必要である．また，コントラスト感度の低下の可能性，ハローやグレアの発生頻度が単焦点眼内レンズに比して高いこともしっかり説明しておく必要がある．したがって，夜間の車の運転を職業とするタクシー運転手などでは特に注意が必要となる．

❸ 手術の実際

　実際の Add-On レンズの挿入の仕方に関しては，通常の白内障手術に比べて大きな違いはない

が，水晶体囊内ではなく毛様溝固定をする点が異なる．散瞳薬と麻酔薬を点眼しておき，角膜または強角膜切開創を作製するが，切開創のサイズは目安として3.5 mm前後である．すでに囊内に挿入されている眼内レンズと虹彩の間にスペースを作るために粘弾性物質を注入する．狭い毛様溝では虹彩を傷つけるおそれがあるので，できればインジェクターではなく，鑷子でレンズを折りたたんで挟む．半分に折りたたまれたAdd-Onレンズを広げつつ挿入する．挿入後，粘弾性物質を吸引除去する．最後に縮瞳薬を注入して終了する．

❹術後の対応

1）診察間隔

術後翌日，数日から1週間後，1か月，3か月，6か月，12か月後，その後は1年ごとに経過観察するのを基本としている．

2）処方

術前3日前よりクラビット®点眼液を1日3回，術後は同処方に加えてフルメトロン®点眼液を1日3回とジクロード®点眼液を1日1回，最低1か月処方している．

3）検査・チェックポイント

スリットランプではAdd-Onレンズのセンタリング，固定の安定性をチェックする（図2, 3, 4）．裸眼遠方視力，矯正遠方視力，裸眼中間視力，遠方矯正中間視力，裸眼近方視力，遠方矯正近方視力をそれぞれ単眼，両眼にて測定し，眼圧測定に加えて角膜内皮数のチェックを定期的にするのが望ましい．さらにはコントラスト感度，乱視，瞳孔径を測定し，光の周辺の輪が掛かって見えるハローや暗所において強い光を眩しく感じるグレア，などの症状に注意しながらフォローする．

4）異常所見とその対応法

術後の合併症として，まれなものとしてやはり手術に一般的な出血や感染症がある．術後の屈折誤差が生じて不満がある場合には，眼内レンズの交換を考慮する必要がある．サングラスや色付き眼鏡を使用してもハローやグレアの症状が強く，長期フォローをしても症状が残り日常生活において支障や不満がある場合，さらには見え方にどうしても馴染めないことが時に起こりうる．このような例でも眼内レンズ摘出交換を考慮する必要がある．眼圧上昇例や虹彩色素の眼内レンズへの過度の沈着による視力低下の場合でも，眼内レンズ摘出を行うことがある．

参考文献

1) Schrecker J, Kroeber S, Eppig T, et al.：Additional multifocal sulcus-based intraocular lens：Alternative to multifocal intraocular lens in the capsular bag. J Cataract Refract Surg 39：548-555, 2013
2) Dexl AK, Zaluski S, Rasp M, et al.：Visual performance after bilateral implantation of a new diffractive aspheric multifocal intraocular lens with a 3.5 D addition. Eur J Ophthalmol 24：35-43, 2013

〔西　悠太郎〕

III フェムト秒レーザー白内障手術

　白内障手術は超音波装置と小切開創から挿入可能な眼内レンズの登場によって，安全で再現性の高い手術となった．技術の発展により，多焦点眼内レンズや乱視矯正機能付き眼内レンズといった，"プレミアムレンズ"と称される特殊な眼内レンズが登場したことで，患者にとってより良い術後視機能を提供することが可能となっている．その一方，眼内レンズが正しい位置に挿入され，惹起乱視を最小限に抑えるために前囊切開や角膜切開により高い精度が要求されるようになっており，白内障手術にはさらなる再現性・予測可能性が求められている．しかし，前囊切開については熟練した術者であっても完全な正円切開は難しく，マニュアルの手技では一定の割合で tear および前囊・後囊破損が生じる可能性は否定できず，角膜切開も常に同程度の惹起乱視を生じるわけではないため，時には大きく誤差が生じることがある．そのため，より良質な術後視機能を得るためには，安定して高い精度と再現性が期待できる手術手技の開発が検討されている．

　本稿では，その一つとして，フェムト秒レーザーを用いた白内障手術（フェムト秒レーザー白内障手術）の概要と将来の展望について述べる．

1 フェムト秒レーザー白内障手術の現状

I. フェムト秒レーザーの眼科手術への導入の歴史

　眼科臨床に用いられるレーザーには，網膜光凝固に用いるアルゴンレーザー，後発白内障の切開に用いる YAG レーザー，角膜変性症や屈折矯正手術で用いられるエキシマレーザーなどがあるが，それぞれ光凝固（photocoagulation），光切断（photodisruption），光切除（photoablation）の原理を利用している（表1）．簡単に述べると，光凝固の原理は，レーザー光を組織に吸収させ，発生する熱によって凝固効果をもたらすものであり，アルゴンレーザー，クリプトンレーザーともに 500 nm 前後の可視光である．光切断の原理は，レーザーを集光・照射して集光点にプラズマを発生させ，その衝撃波による破壊作用で組織を

表1 眼科用レーザーの原理と用途

	原理	主な用途
光凝固 (photocoagulation)	レーザー光を組織に吸収させ，発生する熱によって凝固効果をもたらす	網膜光凝固
光切断 (photodisruption)	集光点にプラズマを発生させ，衝撃波による破壊作用で組織を切断する	後嚢切開術 フェムト秒レーザー
光切除 (photoablation)	紫外光を組織に吸収させ，タンパク質の分子間結合を解離させ，除去する	エキシマレーザー 角膜切除術など

フェムト秒レーザーは光切断の原理を応用して水晶体および角膜の切開を行っている．

切断するものであり，Nd：YAGレーザーは1064 nmの波長である．光切除の原理は，193 nmの紫外光を組織に吸収させ，タンパク質の分子間結合を解離させて除去するものであり，精密に組織を切断することができる．屈折矯正手術に用いるエキシマレーザーは光切除の原理を応用したものである．

　レーザー治療は眼科の日常診療に欠かせないものとなっており，より安全かつ容易に白内障手術を施行する目的で，レーザーを用いた試みは過去にも行われた．後発白内障手術に用いられるNd：YAGレーザーはナノセカンドの範囲であり，さらに秒数の短いピコセカンドYAGレーザーが1980年代後半に白内障手術用に開発されたが，レーザー照射の際に視認性の悪化で術続行が困難となるようなキャビテーションバブルが発生し，残念ながら臨床応用には至らなかった．その他，眼内レーザープローブを用いた前嚢切開が報告されているが，眼内でプローブを動かすのは術者の技術に左右されることや，連続切開ではないために切開縁がシャープではないという問題は克服できなかったため，一般への普及には至らなかった．1990年代に入り，フェムト秒レーザーが角膜や水晶体への照射目的で開発され，はじめにLASIK(laser in situ keratomileusis)における角膜フラップ作製に使用された．近年，前眼部画像解析装置の進歩もあり，フェムト秒レーザーを用いた白内障手術が開発され，臨床応用が行われるようになった．

　フェムト秒レーザーは，フェムト秒(1フェムト秒は10^{-15}秒＝1000兆分の1秒)単位の超短パルスの赤外線レーザー光を連続照射することで，照射部位を光切断する．光は1秒間に30万キロメートルの速さで進むが，1フェムト秒の間では0.3 μmしか進めない．レーザー強度はI(レーザー強度)＝E(パルスエネルギー)/S(ビームスポットの面積)T(レーザパルスの時間幅)で表すことができるが，この式からもパルス時間が超短時間であるフェムト秒レーザーは，高出力を得られることが理解できる．このような高出力を狭い領域に集中して照射すると，ほとんどの物質は蒸散するため，フェムト秒レーザーの技術は機械の微細加工やせん孔，切削の有力な道具になるだけでなく，医療分野にも応用されるようになった．また，照射部位を1秒間に数万回の割合で連続照射し走査することによって，組織を任意の形状に切断できるので，高い精度が要求される屈折矯正手術，白内障手術に応用されている．

表2 眼科用フェムト秒レーザーの比較

	角膜屈折矯正レーザー	白内障手術レーザー
波長	1,030〜1,060 nm	1,030〜1,060 nm
パルス幅	200〜800 フェムト秒	600〜800 フェムト秒
パルスエネルギー	1 μJ 以下	8〜15 μJ
照射回数	60〜250 kHz	33〜80 kHz
スキャン範囲	直径 10 mm 深さ 1 mm	直径 12 mm 深さ 8 mm
3Dイメージング	なし	あり
patient interface（PI）	平坦	角膜に沿ったカーブ

白内障手術に用いるフェムト秒レーザーでは，角膜フラップ作製と大きな相違点がある．

II. 白内障手術に用いるフェムト秒レーザーの特徴

　従来の角膜屈折矯正手術に用いているフェムト秒レーザーと水晶体再建術に用いるフェムト秒レーザーとの違いを表2に示す．最も大きな違いは，屈折矯正手術ではアプラネーションコーンにて圧平することで角膜を均一な組織と近似して扱うのに対し，フェムト秒レーザー白内障手術ではpatient interface（PI）と呼ばれる接眼機器を用いて前房深度や水晶体厚を各症例ごとに測定して設定することである．レーザーを正確に照射するためには角膜の形状を大きく変形させないPIを装着し，前眼部画像解析装置によって三次元的に形状を把握したうえで，症例に応じて条件を変更する必要がある．現在わが国にて使用されているフェムト秒レーザー白内障装置にはすべて前眼部画像解析装置が付属されている．より正確に照射するために3Dイメージングには精密な解像度が要求されており，前眼部画像解析のスキャン幅も，角膜屈折矯正手術での1 mmに比べ，8 mmと深くなっている．

　また，水晶体へのレーザー照射は角膜へのレーザーに比べてスポットサイズが大きくなってしまう．先に述べたように，レーザー強度はI（レーザー強度）＝E（パルスエネルギー）/S（ビームスポットの面積）T（レーザパルスの時間幅）で表されるため，Sが大きくなる分，Eを大きくする必要があり，高出力となる（角膜 1 μJ →水晶体 8〜15 μJ）．レーザーが高出力に耐えられるように，レーザーの反復は小さくなる（角膜 60〜250 kHz →水晶体 33〜80 kHz）．

III. 各社フェムト秒レーザー

　2013（平成25）年10月現在，フェムト秒レーザー白内障手術を施行するためのレーザー装置は，LenSx®（アルコン社），Catalys®（Abbott社），VICTUS®（ボシュロム社），LensAR®（LensAR社）の4機種が販売されている．それぞれの大まかな特徴について表3に示し，以下詳細を述べる．

　まず，PIについては浸水式と吸引型に分類される．浸水式PIは吸引と異なり，角膜に皺が寄ることが少ないために，前囊切開の成績が良好とされているが，現行のPIは非常に大きいため，瞼裂幅が狭い日本人ではセッティング困難例がしばしば遭遇される．吸引式は眼球が固定しやすいが角膜に皺が寄りやすい欠点があったが，PIが改良され，専用

表3 各社のフェムト秒レーザー装置

機器 （メーカー）	patient interface（PI）	前眼部解析装置	承認	温度管理 湿度管理
LenSx® (Alcon)	SoftFit	一体型 OCT	角膜切開 前囊切開 水晶体断片化 LASIK フラップ	18〜24℃ 65％未満
Catalys® (Abbott)	浸水式	spectral domain OCT	角膜切開 前囊切開 水晶体分割	15〜35℃ 0〜80％
Victus® (Technolas)	intelligent pressure control	リアルタイム OCT	角膜切開 前囊切開 水晶体断片化 LASIK フラップ 老視矯正	18〜24℃ 30〜50％
LensAR® (LensAR)	浸水式	コンフォーカル像	角膜切開 前囊切開 水晶体分割	18〜30℃ 35〜70％

2013年現在，入手できるレーザー装置は4社であり，それぞれに異なる特徴を有する．

のソフトコンタクトレンズを装着することで，皺襞によると思われた前囊切開に関するレーザートラブルは減少した．フェムト秒レーザー普及のためには今後もさらなるPIの改善が不可欠と思われる．また，PIはLASIKと同様にディスポ製品であり，使い回しはしないように留意する．

前眼部画像についてはほとんどの機器で前眼部OCTを用いているのに対して，LensAR®はOCTではなくコンフォーカル像を用いている．

その他，留意すべきは温度・湿度管理である．Catalys®は常温での管理が可能であることを強みとしているが，その他の機器については，高温多湿によるレーザー発信装置の動作不良や結露を避けるために概ね20℃前後，50％以下の温度・湿度管理を要する．

承認については各機種とも米国食品医薬品局(FDA)の承認もしくはEUにおいてCEマークを取得している．わが国においてもLenSx®が2014(平成26)年8月に厚生労働省の承認が下りている．世界における使用実績においては，LensAR®については不明だが，2012年の時点では，LenSx®が15万症例以上と最も多く，Catalys®が約3,000例，VICTUS®が約2,000例と報告されている．LenSx®の導入台数の背景には強大な資本力と開発メーカーの眼科手術機器開発におけるこれまでの実績によるところが大きいと考えられる．各機種の利点および課題点と自施設の環境を十分考慮したうえで導入を検討すべきであろう．

▶**一般眼科医のための 患者説明のポイント**

　フェムト秒レーザー白内障手術では従来のようにメスを使わず，レーザーで組織を切開する．そのため，これまでより精密な切開創が可能であり，角膜乱視矯正目的での角膜実質のみ減張切開，といった従来のメスでは実現できない切開デザインも可能である．現時点ではわが国における臨床成績は少なく，「生まれたて」の手術手技のように受け取られがちであるが，フェムト秒レーザー自体はLASIKで臨床応用され，すでに何十万件も行われていることから，白内障手術を実施しているLASIK術者にとっては決して敷居は高くないものと筆者らは考える．本文中にも述べたが，フェムト秒レーザー白内障手術は，熟練した術者がマニュアルで行う手術に比べ，現時点での利点はさほど大きくない．ただし，完全な正円の前囊切開を作製できることと，従来作製不可能だったデザインで角膜減張切開が可能であるという点においてはフェムト秒レーザーに軍配が上がっており，今後さらなる技術の発展が期待される．

▶**一般眼科医のための 患者説明のポイント**

　フェムト秒レーザー白内障手術を希望する患者に説明するうえで一番問題となるのが，国内未承認機器による手術という点である．海外では承認を受けておりすでに10万件以上行っていること，実施施設が第三者機関による倫理委員会の承認を得ていること，自費での手術となることと，白内障手術を受ける利点と現時点での手術の限界を適切に説明し，趣旨を十分に理解してもらい同意を得たうえで手術を行うべきであろう．次にこの手術を希望する患者は，割高な手術費用を払う分，非常に良好な視力予後を期待するのは当然であり，患者の性格や，白内障以外に視力に影響する眼疾患の鑑別・除外を従来の白内障手術以上に厳格に見極める必要がある．挿入する眼内レンズが従来の単焦点もしくは多焦点レンズであることから，術後視機能にはおのずから限界があることを納得してもらうように説明することを忘れてはならない．手術そのものの安全性は従来の白内障と変わらないが，メスを使用しなくても切開創ができる以上，術後感染症のリスクは従来と同程度であり，周術期の注意点および合併症については今までどおりであると説明するように努める．

2　手術適応の決定

I. 適応・禁忌

　フェムト秒レーザー白内障手術を実施するためには，透明な角膜と前囊切開が施行するのに十分な散瞳径が得られる必要がある．すなわち5 mm以下の散瞳不良例や瞳孔偏位例，および角膜混濁例では不適応となる．進行している緑内障例では圧平と吸引による眼圧上昇のために視神経障害が進行するおそれがあり，適応については慎重に判断する．また，非協力的または極度に緊張している患者は避けるべきであろう．その他では，現在使用されるPIが大きいので，瞼裂幅が小さい症例は器具のセッティングに困難を伴うため，

外嘴切開(カントトミー)を適宜追加することがある．成熟白内障例は絶対的禁忌ではないが，レーザーによる水晶体核破砕が不十分となる可能性があるので，注意を要する．

II. 費用負担および倫理

　手術費および手術に関連する諸検査や投薬については自費診療となる(施設により，40～100万円と異なる)．

　レーザー機器は高価であり，レーザーユニットの購入に加えて手術室の改修，スペースの確保が必要となるだけではなく，機器の修理，メンテナンス，保険やアップグレードの追加コストがある．特に初期投資がかかるので医師や経営者がビジネスプランをもち，将来に対する手術料と費用を設定することが重要であろう．また，導入初期ではセッティングや手術時間が長くなるため，適応症例を十分に考慮し，時間にゆとりをもって臨むことが好ましい．

　当施設では，週1回の保守点検を行っており，レーザーの出力が $20\,\mu J$ を切らないように点検を欠かさない．また，レーザー白内障装置は国内未承認であるため，必ず倫理委員会での承認を経たのちに患者に対して十分な説明を行い，同意を得てから手術を施行する必要がある．

> ▶一般眼科医のための　患者説明のポイント
>
> 　フェムト秒レーザー白内障手術は，従来の白内障手術と角膜屈折矯正手術の中間に位置する手術ととらえることができる．まずは双方を実施している施設(それらに加えて多焦点眼内レンズ挿入を実施しているとより望ましい)から徐々に普及するであろう．しかし，そのすべてを行っている施設は限られるため，レーザーの導入や手術適応に悩んだ際には専門施設・医師に相談することが望ましい．

3　手術の実際

I. 手術前の準備

　本項では当施設が採用しているLenSx®を用いたフェムト秒レーザー白内障手術の手順を紹介する(図1)．LenSx®では術者のほかに，レーザー機器を動かすシステムオペレーターが必須である(一般的には臨床工学技士か視能訓練士ないし眼科医が対応するのが妥当と思われる)．

　まず，術前に手術患者のデータ(角膜切開位置・前嚢切開径)を入力しておく．なお，手術患者にPIをドッキングしたのちにもデータの変更は可能である．患者に点眼麻酔，洗眼

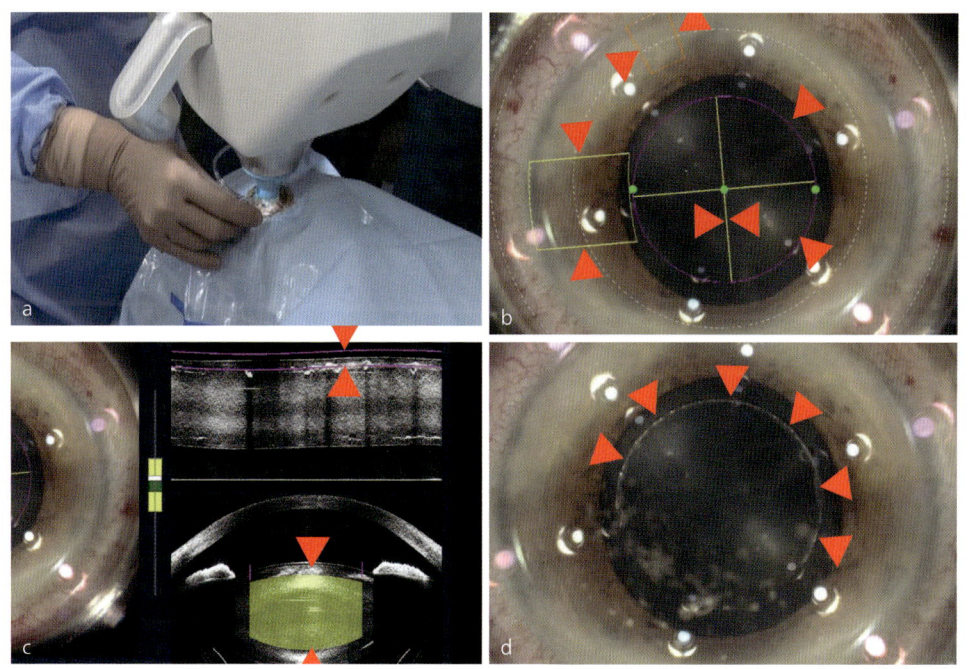

図1　フェムト秒レーザー白内障手術の実際
a：角膜中央とPIの中心が合うように水平にドッキングする．
b：フェムト秒レーザー装置のモニター画面．予定切開位置(矢印)が術眼上にオーバーレイ表示される．それぞれ，角膜切開創(主切開創，サイドポート)，水晶体前囊切開径，水晶体核分割(この症例では4分割)を表している．
c：前囊切開径，核破砕の深さを前眼部OCT画面で確認しながら調整する．上は水晶体前囊の照射範囲(矢印)，下は水晶体核を破砕する範囲が黄色で示されている(矢印)．
d：レーザー照射中の画面．水晶体前囊が切開されている(矢印)．

　を行ったのちに開瞼器を装着，真上を見てもらった状態でPIをゆっくりと下げ，角膜中央とPIの中心が合うように水平にドッキングする(図1a)．この際に，フェムト秒レーザー装置の画面には術眼のビデオマイクロスコープ画面上に目標の位置などがオーバーレイ表示される(図1b)．センタリングや切開創位置などを決め，次に前眼部OCTスキャンを行う．ここで前囊切開のための照射幅，角膜切開創の深さ，角度のデータを最終確認・決定する(図1c)．あとは術者がフットスイッチを押し続けることでレーザー照射がプログラムどおりに遂行される(図1d)．LenSx®の場合，前囊切開→核破砕→必要に応じて乱視矯正用の角膜減張切開(arcuate incision)→角膜切開創をすべて完了するために20〜30秒程度を要する．LASIK術者はフェムト秒レーザーを用いたフラップ作製をイメージすると把握しやすい．

　レーザー実施後は作製された角膜切開創からの超音波乳化吸引術となるが，現時点ではフェムト秒レーザー装置と超音波装置が一体化した機器はないため，患者の移動を要する．海外では患眼を洗眼せずにフェムト秒レーザーを手術室の外で行ったのちに洗眼し，超音波乳化吸引術を施行することが多いようだが，レーザー機器の温度・湿度管理の設定や，感染症対策の観点からも，消毒・洗眼後にフェムト秒レーザーを施行し，そのまま超音波乳化吸引術を施行するという流れが理に適っていると考えられ，当院では洗眼後にレーザーを実施している．

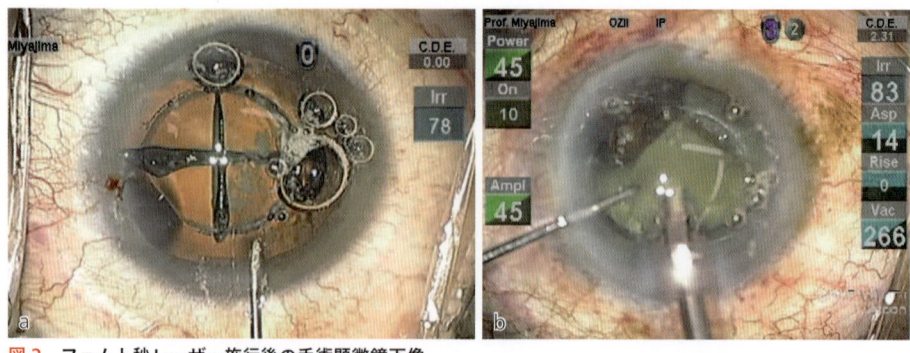

図2 フェムト秒レーザー施行後の手術顕微鏡下像
a：既に前嚢切開，核分割，角膜切開が行われている．
b：核吸引中の所見．核分割が行われているので，超音波時間が短くて済む利点がある．

II. 手術の流れ

　現在一般的に行われている角膜切開による水晶体再建術は，①角膜に2.2～2.4 mm前後の主切開と，サイドポート切開を入れる，②チストトームもしくは鑷子を用いて前嚢を円周状に切開する，③hydrodissection, hydrodelineationを行い水晶体核・皮質を分層・分離する，④超音波装置を用いて水晶体核を破砕，同時に吸引する，⑤水晶体嚢上に残った皮質を吸引する，⑥眼内レンズを挿入する，といった手順で行われるが，フェムト秒レーザー白内障手術では操作の順番もまったく異なる（図2）．①まず，角膜切開創（主切開，サイドポート）をスパーテルにて開き，粘弾性物質を前房内に満たす（図2a）．②水晶体前嚢が全周切開されていることを確認する．疑いがある場合は，鑷子もしくはチストトームを用いて確認する．③続いてhydrodissectionおよびhydrodelineationを施行する．この際，嚢内にレーザー照射による気泡が貯留していると，注入された水圧で後嚢破損につながる危険性があるため留意する．④次いで水晶体吸引を超音波装置で行う．すでに核分割されている場合には，核処理は従来の白内障手術に比べて容易となる（図2b）．皮質吸引，眼内レンズ挿入は一般的な白内障手術と同様に行う．

III. 術中合併症

1. PIセッティング不良

　フェムト秒レーザー白内障手術における合併症の多くは，PIをセッティングする際の眼球の傾きや，吸引が不十分に行われていたことに起因する．眼位が傾いているとレーザー照射が不均一となり，一部切開されていない部分が残ることがある．現在のPIの直径はアジア人にとってはかなり大きな器具であり，装着に困難を伴うケースが少なくない．フェムト秒レーザー白内障手術がより安全に普及するためには，PIの小型化，セッティングの簡便化は必須の課題といえよう．合併症については手技の習熟に伴って減少していく．

表4 同一施設内でのフェムト秒レーザー白内障における合併症の推移

合併症	初期例 200眼 眼(%)	200眼経験後 1,300眼 眼(%)	P値
PIの吸引はずれ	5(2.5)	8(0.61)	0.023
角膜切開創不全	26(13)	25(1.92)	<0.001
前囊切開不全	21(10.5)	21(1.62)	<0.001
前囊亀裂	8(4)	4(0.31)	<0.001
後囊亀裂	7(3.5)	4(0.31)	<0.001
水晶体落下	4(2)	0(0)	<0.001

フェムト秒レーザー白内障を実施した1,500例を，最初の200例と以降の1,300例に分けて合併症を比較検討したもの．手技の習熟によって合併症は明らかに減少している．筆者らは，レーザーの成否に最も関与するのはPIドッキングであると言及している．
(Roberts TV, Lawless M, Bali ST, et al.：Surgical outcomes and safety of femtosecond laser cataract surgery：a prospective study of 1500 consecutive cases. Ophthalmology 120：227-233, 2012 より改変)

2. 前囊切開不全

　レーザー導入初期は，前囊切開縁がところどころミシン目のように切れ残っている場合があり，anterior capsular tag と呼ばれていた．しかし，各社とも改善が進み，ほとんどの症例で完全な前囊切開が可能となっている．

3. 後囊破囊

　フェムト秒レーザー核破砕は後囊から十分な距離をおいて行っているので，レーザーそのものによる後囊破損の報告はほとんどない．しかし，核破砕に生じた気泡が行き場を失って後囊に回り，次の操作の際に後囊破損を生じるケースが報告されている．そこで，あらかじめプレチョッパーなどで，核を分割する際に前房側に気泡を逃す，前囊切開時に勢いよく大量に水を入れないなどの工夫により合併症を減らすことができる

　海外の同一施設で実施したフェムト秒レーザー白内障手術の合併症報告では，初めの200症例に比べて，あとの1,300症例のほうが明らかにレーザーに関連する周術期合併症が減少したとあり(表4)，PI設定の習熟がラーニングカーブの向上につながると考えられる．

4　術後診察と注意点

I.　術後の対応

　点眼，内服などの術後処置については従来の白内障手術に準じる．

III　フェムト秒レーザー白内障手術　273

II. 術後成績

1. 前囊切開・眼内レンズ位置

　フェムト秒レーザー白内障手術の臨床成績について現時点で証明されている最も大きな利点は，水晶体前囊切開が正確な場所に再現性をもって正確な大きさで作製できることである．マニュアル白内障手術では技術に熟練した術者であっても，完全な正円に切開しIOLの辺縁を均等にカバーすることはきわめて困難である．正円で偏心が少ない前囊切開は，多焦点IOLやトーリックIOLの利点をより発揮できるであろうと期待される．また，フェムト秒レーザーで作製された前囊切開は，マニュアルに比べてより高い強度をもつとされている．

2. 核分割破砕・超音波エネルギー

　フェムト秒レーザー白内障手術では核破砕をある程度行った状態から水晶体を吸引するので，超音波時間が短縮され，累積エネルギーを削減できることが報告されている．それらによって内皮細胞の減少率の低下につながることが予想され，より安全な手術が期待されている．グリッド型の照射を行っておくことで超音波時間が軽減し，さらに超音波チップの形状をレーザー白内障手術用に改良，具体的には先端や吸引孔の大きさを変えることで，さらに核の吸引効率が上がり，多くの症例で超音波を用いず安全に手術ができたことが報告されている．今後，水晶体内照射パターンに関する研究が進むことが予測される．

3. 角膜切開

　LASIKや角膜移植におけるフェムト秒レーザーは，角膜照射そのものが手術といってよいほど，角膜切開が手術手技の大半を占めている．一方，白内障手術における角膜切開は，手術の主体ではないため，注目度が低いように感じる．角膜切開はブレードでの切開のように，そのまま器具を挿入できるほど完全に組織が切れているわけではなく，面状に細かい照射がなされている．その部分をスパーテルなどで鈍的に剝離する操作が加わる．実は，この操作が導入時期のPIの装着に加え，ラーニングカーブに影響する．今後，角膜組織の剝離を必要としない切開となるのが理想的だが，照射エネルギーや照射時間が増える欠点がある．

　また，意外な落とし穴として，老人環の存在がある．老人環は角膜輪部周囲の実質内に脂質が沈着する状態であり，一般的に加齢とともに増加傾向にあり，上下方向に多く，進行すると角膜輪部全周に存在する．視力には影響を及ぼさず，従来のマニュアル白内障手術では合併症に直結しなかったが，フェムト秒レーザーによる角膜切開では老人環によって角膜切開が不十分となる症例もあり，特に耳側切開時のサイドポート作製では老人環部分に切開創が重なると創が作製できず，ナイフにて切開を追加しなければならない．対処法としては，予定切開創を角膜中央寄りに移動させることだが，主切開部の皮質吸引が困難となり，眼内操作時にも角膜に皺が寄りやすくなるなどの欠点がある．

　フェムト秒レーザーの利点として，正確な角膜減張切開が可能であることもあげられ

る．すでにいくつかのグループが角膜減張切開に関する学会報告を行っており，今後の症例の蓄積とさらなる解析が待たれる．

4. 視力予後

これまでのいくつかの報告では，フェムト秒レーザー白内障手術と従来のマニュアル白内障手術との間に，術後視力において明らかな有意差は認めていない．また，等価球面度数の誤差や高次収差などについても統計学的な有意差は認めなかった．従来の白内障手術がそれだけ完成されており，フェムト秒レーザー白内障手術がそれに劣らぬ手術成績を残している証拠ともいえる．今後，フェムト秒レーザーを用いた新しい切開創作製や，眼内レンズ技術の発展によって，異なる結果が生まれる可能性があり，今後も注目していきたい．

5. その他

術後の前房内フレア値がマニュアルに比べて低値を示した．また，黄斑部の網膜厚も薄い傾向にあることから，術後黄斑浮腫の合併症を減弱することができるのではないかと考えられている．術後眼内炎などの重篤な合併症については現在のところマニュアルとの間に有意差を示した報告は認めない．その他，吸引式PIを使用する場合，フェムト秒レーザーを使用した角膜屈折矯正手術と同様に，術後ほぼ全例で結膜下出血を生じることを付け加えておく．

5　今後の課題と展望

現時点で，わが国でフェムト秒レーザー白内障手術が広く普及するためには2つの大きな課題があると思われる．

1つ目は技術的な課題である．手術のすべてをフェムト秒レーザーで完遂できるわけではなく，従来の超音波水晶体吸引装置が必要であり，フェムト秒レーザー装置と超音波装置が一体化されていないため，それぞれの手技の際に患者の移動が必要である．これは患者用椅子の改良やレーザー装置と超音波装置の一体化によって解決可能と考えられる．次に，現在のPIは欧米人向けに作られており，瞼裂幅の狭い日本人に適しているとは言いがたい．PIのセッティングの際に生じた位置ずれや傾き，ないしそれに伴うPIの吸引はずれ(suction break)によって手術の合併症が増加することを考えると，PIの改良は今後の普及に必須であり，さらなる開発が望まれる．また，レーザーによる切開は正確性・再現性は高いものの，熟練術者が従来の白内障手術を執刀するよりやや時間を要するのが現状である．照射プログラムの改善による時間短縮化や従来の手術では作製不可能な新しい切開創デザイン，より小切開で挿入できるIOLなど，フェムト秒レーザーを用いてのみ実施できる真のプレミアム白内障手術のステージに進むことが今後の課題と思われ，その際には前述したフェムト秒レーザーによる合併症を減らすことにより，レーザー白内障のデ

メリットを減らすように努めるべきであろう．

2つ目は経済的な課題である．2013年現在，わが国では白内障用フェムト秒レーザーは承認されておらず，高額な自費診療での手術となってしまう．そのため，わが国における新技術の普及が世界に遅れる可能性が懸念される．

白内障手術が嚢内摘出術から嚢外摘出術を経て，超音波乳化吸引術となり，縫合不要の小切開手術の普及によって術後惹起乱視を大幅に軽減されることで，プレミアム眼内レンズの技術が飛躍的に進歩したように，フェムト秒レーザーを用いた白内障手術も今後の進歩に大きな影響を及ぼす可能性がある．特に，術者の習熟性に頼らず，手術を簡易化させる技術革新という点では大きな意義があり，20年前から主だった変化がない白内障手術手技に新たな術式もしくは眼内レンズをもたらすきっかけとなるかもしれない．

参考文献

1) Slade SD：Laser Refractive Cataract Surgery. BioMed Central, Wayne, USA, 2012
2) Roberts TV, Lawless M, Bali ST, et al.：Surgical outcomes and safety of femtosecond laser cataract surgery：a prospective study of 1500 consecutive cases. Ophthalmology 120：227-233, 2012
3) Reddy KP, Kandulla J, Auffarth GU：Effectiveness and safety of femtosecond laser-assisted lens fragmentation and anterior capsulotomy versus the manual technique in cataract surgery. J Cataract Refract Surg 39：1297-1306, 2013
4) Friedman NJ, Palanker DV, Schuele G, et al.：Femtosecond laser capsulotomy. J Cataract Refract Surg 37：1189-1198, 2011
5) Nagy Z, Takacs A, Filkom T, et al.：Initial clinical evaluation of an intraocular femtosecond laser in cataract surgery. J Refract Surg 25：1053-1060, 2009

〔平澤　学，ビッセン宮島弘子〕

第5章
屈折矯正手術後の白内障手術・眼鏡とコンタクトレンズの処方

I 屈折矯正手術後の白内障手術

　屈折矯正手術後の白内障手術で問題となるのは，角膜前面の屈折力が変化することにより，IOL度数計算にずれが生じる近視LASIK後眼である．ここでは，術前にLASIKの手術歴を把握する実際，知っておきたい問題点，そして，IOL度数計算の実際について概説する．

1　LASIK後眼の見分け方

　LASIKの手術歴を術前に把握することが，最も重要となる．確実な方法は問診であるが，患者が告知しなかった場合，外来診察において術後眼を把握できるようにしておくことが必要である．外来でのLASIK術後眼の把握には，細隙灯顕微鏡にて確認する方法と，形状解析で推測する方法がある．

I.　細隙灯顕微鏡によるLASIK後眼の把握

　細隙灯顕微鏡によるLASIK後眼の把握は，フラップラインを見つけることで行う．ただし，ケラトームによる切開線は非常に細いために，注意深く観察しなければ見逃しやすい．一方，フェムト秒レーザー（FSL）による切開線は，組織が一部除去されているため，創傷治癒後のフラップラインは明瞭で把握しやすい．
　具体例を見てみよう．図1は3症例の拡散光による右眼の前眼部写真である．LASIK術後眼はどれだろうか．よく見てみると，症例1，2ははっきりしないが，症例3は耳側にフラップラインが観察できる．症例3はFSLによりフラップを作製されたLASIK後眼である．先に述べたようにFSLにより作製されたフラップは，瘢痕化が強いため，白色の切開線が観察しやすい．
　拡散光でわかりにくい場合には，スリット光を用いるとより観察しやすくなる（図2）．症例3では，FSLによる耳側のフラップラインがよりはっきりと観察できている．また，

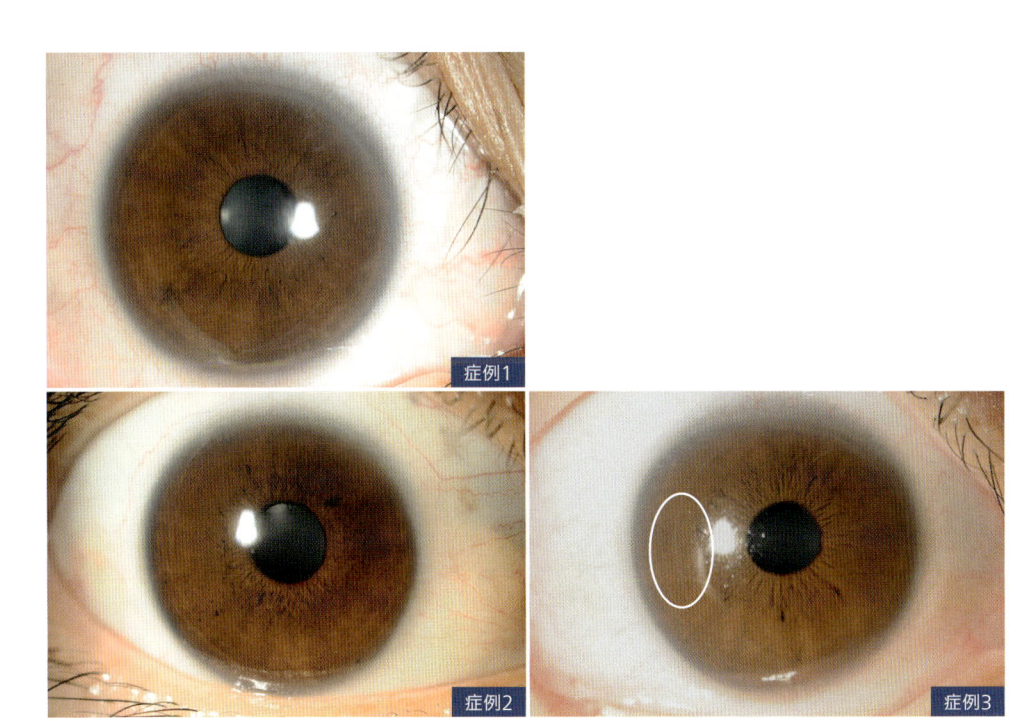

図1 細隙灯顕微鏡の拡散光による LASIK 後眼の把握

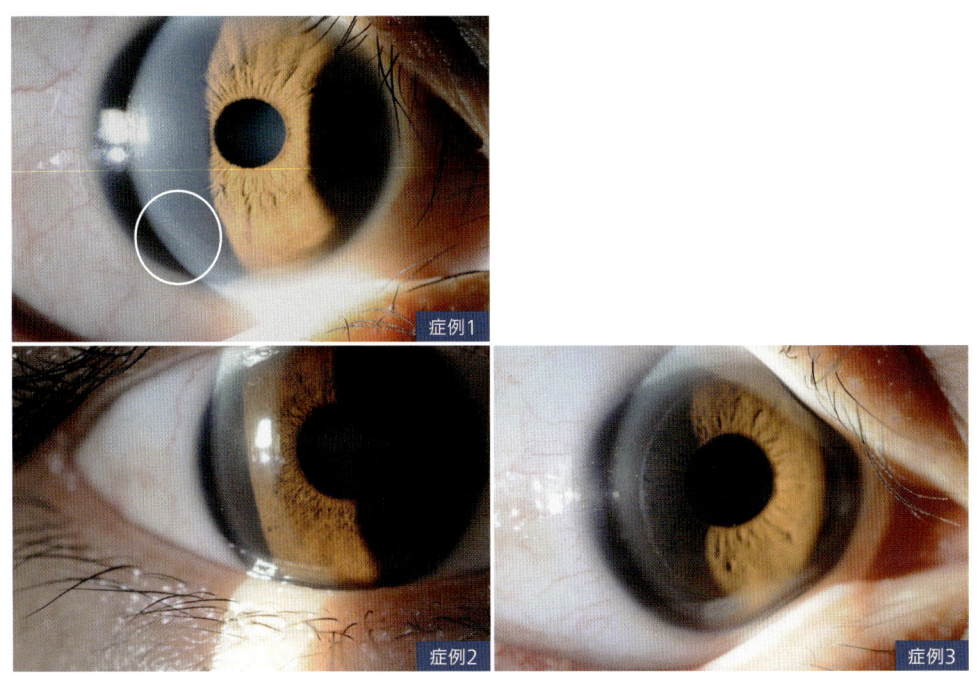

図2 細隙灯顕微鏡のスリット光による LASIK 後眼の把握

　症例1の耳側のフラップラインも観察されている．症例1はケラトームを用いた術後早期 LASIK 眼である．術後早期の LASIK 眼はフラップラインの創傷治癒が完全ではないために，比較的観察しやすい．
　さて，拡散光でも，スリット光でも確認しにくい症例は，フルオレセイン染色をする

I　屈折矯正手術後の白内障手術　　279

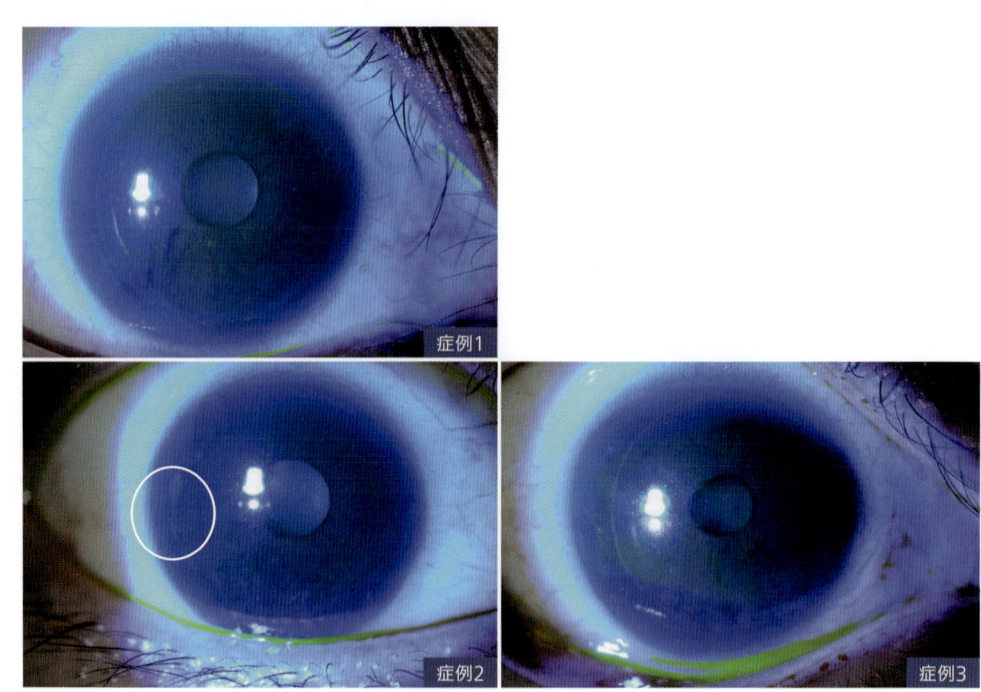

図3 フルオレセイン染色によるLASIK後眼の把握

と，フラップラインの微妙な凹凸を観察することができる(図3)．角膜染色により，症例2においても，うっすらと耳側フラップラインが観察できているのがわかる．症例2は，LASIK後3年後の症例である．術後経過が長くなると，フラップラインは創傷治癒により観察しにくくなるが，フルオレセイン染色によりほとんどの症例で観察可能となる．

しかし，このような細隙灯顕微鏡による観察は，LASIKの再手術時のようにその気になって探せば観察できるが，手術既往情報なしには見逃すことが多い．

II. 角膜形状解析によるLASIK後眼の把握

　LASIK後は光学領域の角膜がフラット化するため，角膜形状解析を行うと明白である．典型的なLASIK後眼の角膜形状解析は，光学領域の屈折力の低下のため，レーザー照射部が青く表示される．しかし，その変化量は屈折の矯正量に応じるため，矯正量が少ないとわかりにくい．正常眼から8Dの近視矯正LASIK術後眼の角膜形状解析を並べてみる(図4)．左上は正常眼である．正常眼では，多くの症例で角膜中央部よりも周辺部の屈折力がやや低い非球面(prolate)形状であるため，中央部よりも周辺部の色がやや寒色系になっている．一方，症例2, 3は明らかに角膜中央部が周辺部に比較して寒色系となっているLASIK後眼である．症例2は3D，症例3は8Dの近視矯正後眼である．症例1は，角膜中央部と周辺部の色差は少なく一見，正常眼に見えるが，よく見てみると，角膜中央部が周辺部よりわずかに寒色系でフラットなのがわかる．正常と比較するとパターンが逆になっている．実は，症例1は，2Dの近視矯正LASIK後である．正常眼のなかにもわずかであるが，症例1のパターンが存在することがあり，判別は容易ではない．

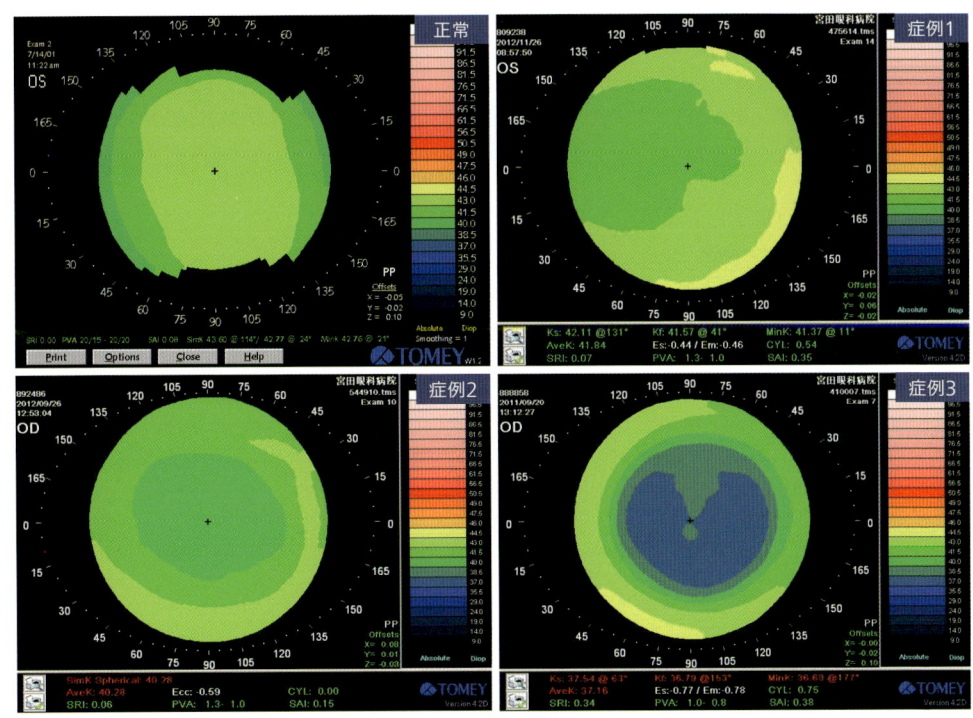

図4　正常眼から8Dの近視矯正LASIK術後眼の角膜形状解析例

　以上のように外来でLASIK後眼を見分けるには，細隙灯顕微鏡所見と角膜形状解析が必要であり，かなりの症例で可能であるが，長期間経過した症例や，軽度の近視矯正例のように症例によっては判断しづらい場合もある．最終的には，やはり患者の問診における既往歴が重要かつ効果的と考えられる．LASIKの既往を白内障手術前に確実に知るためには，術前の問診で手術既往歴といった漠然とした質問でなく，LASIKの既往はないか具体的に聴くことが最も重要である．

2　知っておきたい問題点

　近視LASIKでは，角膜前面の中心部が平坦化し，角膜は菲薄化する．さらに，矯正量が大きいときには角膜後面の前方偏位も起こることがある．白内障手術時には，LASIK術後眼の角膜形状変化が及ぼす影響を理解することが必要で，主に注意すべき点は，①使用するIOLの選択，②IOL度数の決定，があげられる．角膜フラップを作製しないPRKでも，角膜形状の変化については同様であるので，ここでは近視LASIK術後眼について概説する．

I　屈折矯正手術後の白内障手術　　281

I. 使用する IOL の選択

　現在は，非球面，トーリック，多焦点と高機能を有する IOL が使用可能である．これらの付加機能を発揮させるためには，各 IOL がもっている機能だけでなく，欠点，不具合，合併症も理解して選択する．

1. 非球面 IOL

　角膜における正の球面収差を補正し，視機能を改善するために使用される．図 5 は，正常眼における非球面 IOL 挿入眼の角膜球面収差と，全屈折の球面収差の関係を示しているが，角膜の球面収差が負となる症例では，非球面 IOL の効果が得られない．LASIK により全屈折の高次収差は増加することが知られている．角膜球面収差は正に増加することから，正常眼と同様に非球面 IOL を使用できる．

　角膜の球面収差は，個人差があるため，Topcon の波面センサーや Pentacam®（OCULUS 社）に装備されている IOL Selection Map などのソフトによって，術前に角膜の球面収差を確認することは有効である．

2. トーリック IOL

　円柱度数を加入したこの IOL は，角膜乱視を矯正し，術後に良好な裸眼視力が得られる．LASIK 時には乱視も矯正しているので，トーリック IOL は不要と考えてよいのであろうか．ポイントは，LASIK における乱視矯正は，全屈折に対してであることである．wavefront-guided LASIK でも，眼内乱視を含めた全屈折で矯正するため，角膜乱視が完全矯正されているわけではない．全屈折における乱視は，ほとんどが角膜乱視によるが，水晶体においても乱視（眼内乱視）を有している．最近の報告では，眼内乱視（internal astigmatism）は，1.09 ± 0.77 D 程度あると報告されている（Eom Y, et al. Am J Ophthalmol. 2013）．

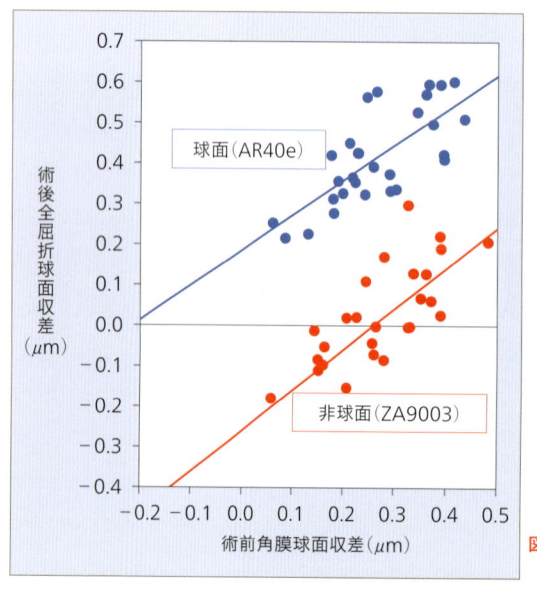

図 5　非球面 IOL における角膜球面収差と術後球面収差

LASIK術後眼に残余している角膜乱視は小さいと考えられるが，無視できない．LASIK術後眼でも，白内障術前にオートケラトメータなどで角膜乱視を確認することは必要である．なお，正常眼では角膜乱視は加齢により倒乱視化するが，LASIK術後の角膜乱視の加齢変化についてはほとんど検討されていない．

3. 多焦点IOL

多焦点IOLは，回折格子の光学系を付加し，遠方に加えて近方の視力も提供できる．いわゆる，遠近両用の眼内レンズであるが，グレア・ハローの発生，コントラスト感度の低下などの問題を有している．そのため，通常のIOL挿入眼では問題とならない軽度な後発白内障，囊胞様黄斑浮腫でも視力低下をもたらす．

LASIKを受けた患者は，良好な裸眼視を享受しており，白内障手術後の裸眼視力への要望が多い．加齢により，白内障とともに調整力が低下した患者にとって，遠方に加えて近方視力を提供できる多焦点IOLへの期待は大きい．つまり，術後に良好な裸眼視力(例えば，1.0以上)が得られることが必須となる．

LASIK術後眼への多焦点IOLに関しては，① 術後の裸眼視力を得ることができるか，② LASIKで低下した視機能がさらに低下しないか，③ 強度近視が多いため，網膜剥離などのリスクが高い，などの問題があるため，国内外では禁忌に近いと考えられている．① については，Ⅲ.で紹介されているように多くの度数計算方法は多く提案されているが，まだ評価段階であるのが現状である．単焦点IOLなどで十分な度数精度が得られることを確認した計算方法を選択するなど，十分な検討を要する．次に，wavefront-guided LASIKであってもコントラスト感度の低下は避けられないため，正常眼への多焦点IOL挿入より大きな視機能低下への影響が懸念される．特に，強度近視によりLASIKを受けた症例，1990年代の屈折矯正例でみられる小さいアブレーションなどでは，視機能の低下が大きいため，より慎重な検討が求められる．さらにLASIKを受ける症例には，強度近視であった場合が多い．強度近視眼では，網膜剥離のリスクが高いだけでなく，網膜機能の低下によるコントラスト感度の低下も起こるため，リスクは大きい．

II. IOL度数の決定

近視LASIK術後眼における白内障手術では，通常の計算方法でIOL度数を計算すると，術後の屈折値が顕著に遠視化することがよく知られている．SRK/Tなどの広く使用されている度数計算法は，角膜形状が球面であると想定して，角膜の曲率半径から術後のIOL位置を予想している．近視LASIKを行うと，角膜の形状は，曲率半径が大きく(D値が小さく)なるのに伴い，中心部がフラットで周辺部がスティープ(oblate形状)に変化する．角膜形状が正常眼のprolate形状，球面，LASIK術後のoblate形状である場合の焦点の様子を図6に示す．prolate(角膜の非球面性を示す離心率が正)である場合，角膜が球面としてIOL度数を計算しても，角膜周辺部の焦点は後方にできるので，全体の屈折値は近視化する傾向を示す．これは，白内障術後ではほとんど問題とならない．一方，oblateな角膜(離心率が負)では，角膜中心で屈折を合わせても周辺部の焦点は近方にくるので，全体の

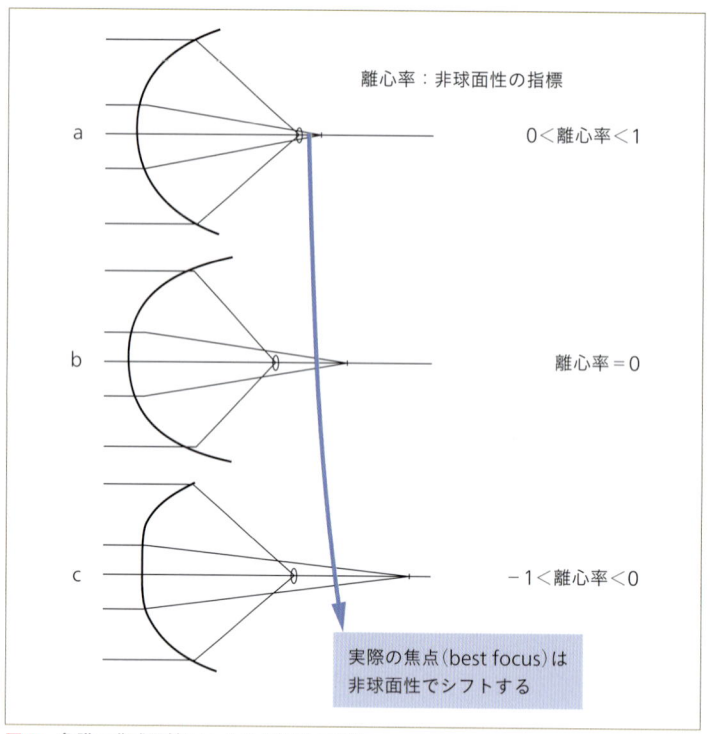

図6　角膜の非球面性により焦点位置の変化
a：prolate 形状：通常の角膜は中心がスティープで周辺がフラット．
b：球面形状：理論的なモデルの角膜は屈折値が均一な球面．
c：oblate 形状：近視 LASIK 術後では，中心がフラットで周辺がスティープ．

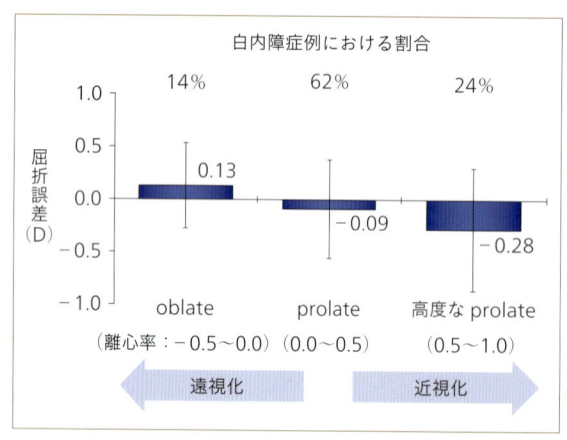

図7　正常眼白内障症例における角膜非球面性の屈折誤差への影響

屈折は遠視化することがわかる．正常眼においても角膜形状による影響がみられ，oblate な角膜に対して SRK/T で度数計算を行うと遠視化することがわかる（図7）．さらに，LASIK 術後眼では，より oblate になっており，離心率と相関して遠視化する（図8）．

　LASIK による角膜曲率半径の変化が，遠視化の原因と考えられやすいが，角膜形状が平坦（oblate）化したことによる影響も考慮すべきである．この変化を把握するには，離心率や Q 値が用いられる．離心率は，角膜形状解析のトポマップでも Es/Em 値として表示されるので，術前の評価に有用である（図9）．

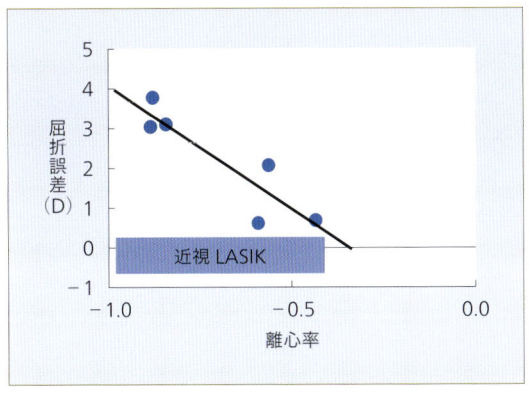

図8 LASIK術後眼における角膜非球面性の屈折誤差への影響

(大谷伸一郎,南慶一郎,本坊正人,他:エキシマレーザー角膜手術後眼の眼内レンズ度数計算における光線追跡法の有用性.あたらしい眼科 27:1717-1720, 2010, 図3より一部改変)

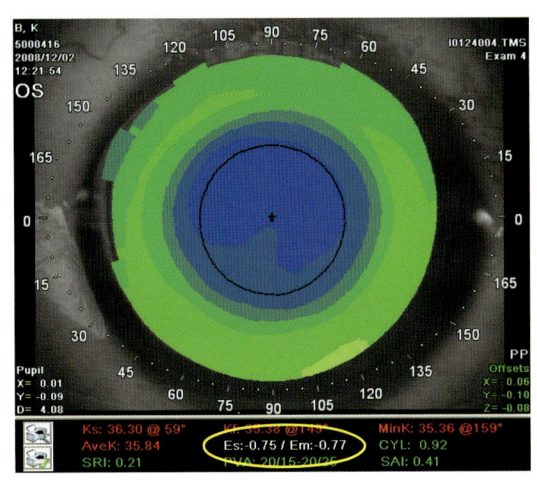

図9 LASIK術後眼の角膜形状解析のトポマップ(TMS)から離心率を確認

　LASIK術後眼のIOL度数エラーの要因として,ほかに角膜曲率の測定位置,角膜後面を想定した屈折値の影響などもあげられるが,LASIK術後眼に対するIOL度数計算法の多くが克服しようとしているように,術後のIOL位置の予想誤差の要因が最も大きい.LASIK術後眼の対するIOL度数計算の実際については,次項で解説する.

3　IOL度数計算方法

　前述のようにLASIK・PRK術後眼の眼内レンズ度数を,ケラトメータで測定した角膜屈折力と眼軸長を用いてSRK/T式で求めると,予想より遠視化してしまう.この屈折誤差の対策として,これまでさまざまな方法が報告されている.これらの計算方法は,屈折矯正術前のデータを必要とするものと術後のデータのみを使用するものに大きく分けられる(**表1**).

表1 屈折矯正術後眼におけるIOL度数計算方法

	IOL度数計算方法
屈折矯正術前データあり	clinical history法 double-K法 Feiz法 Masket法 adjusted average central corneal power（ACCP）法 Camellin-Calossi式（屈折矯正量を使用）
屈折矯正術前データなし	ハードコンタクトレンズ法 Shammas法 Ring 3法 total optical power true net power OKULIX® Camellin-Calossi式（角膜厚を使用）

I. 屈折矯正術前のデータを必要とする方法

1. clinical history法

　屈折矯正術前の角膜屈折力と屈折矯正術前後の自覚屈折等価球面度数を用いて，真の角膜屈折力を求める方法である．すなわち，屈折矯正手術で変化した屈折度数で角膜屈折力を推定する．

　補正した角膜屈折力＝術前の角膜屈折力＋（術後の等価球面度数−術前の等価球面度数）

2. double-K法

　屈折矯正術前のデータから，術後前房深度の予測を行い，屈折矯正術後の角膜屈折力をSRK/T式に代入して，IOL度数を求める．

3. Masket法

　屈折矯正量（ΔMR）を用いてIOL度数を補正する．IOLマスターで得られた角膜屈折力でSRK/T式を用いてIOL度数を求め，屈折矯正量から求めた補正値を加える．

　補正したIOL度数＝術後の角膜屈折力で算出したIOL度数＋（ΔMR×0.326＋0.101）

4. Feiz法

　屈折矯正術前の角膜屈折力と屈折矯正量を使用する．まず，術前角膜屈折力から通常どおり，IOL度数を求める．次に屈折矯正によって得られた屈折変化量を0.7で割り，その値をIOL度数に加えることで補正したIOL度数を求める．

　補正したIOL度数＝術前角膜屈折力で算出したIOL度数＋屈折変化量÷0.7

5. adjusted average central corneal power（ACCP）法

　ACCPは，角膜形状解析装置TMS（TOMEY社）で解析した角膜中心3 mm以内の平均角膜屈折力である．このACCPを屈折矯正量で補正して真の角膜屈折力を推定する．

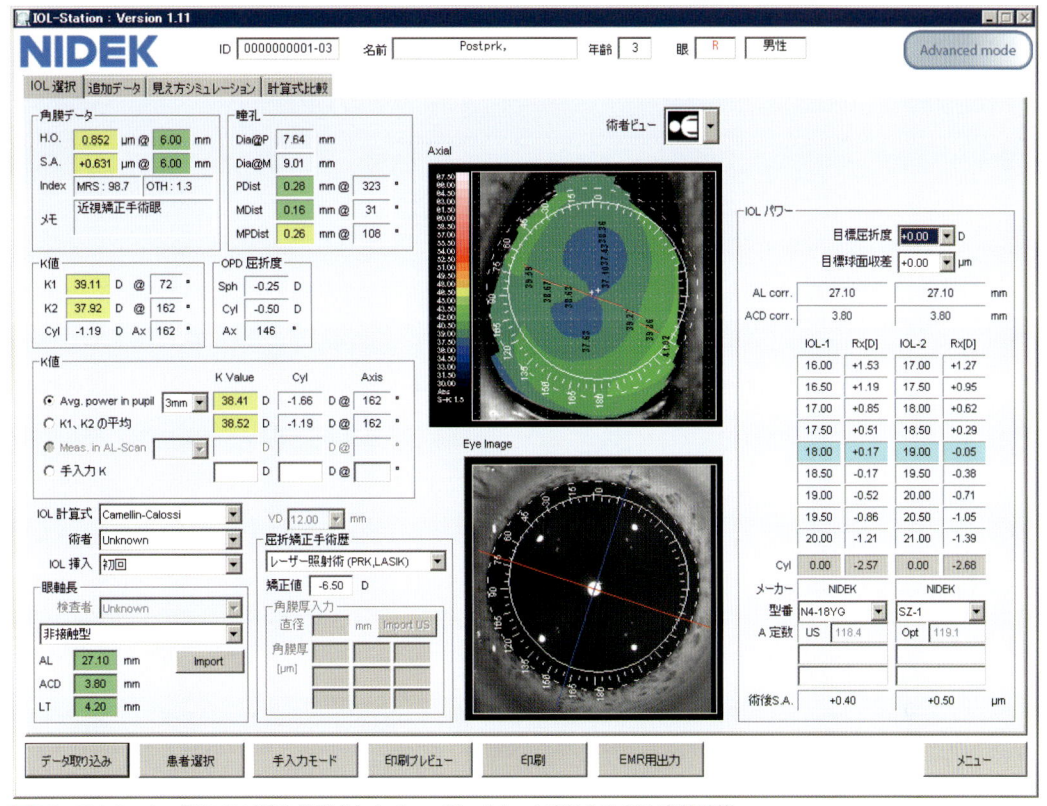

図10 IOL-Station（NIDEK社）に搭載されたCamellin-Calossi式によるIOL度数計算

adjusted ACCP = ACCP × 0.16 × ΔMR

6. Camellin-Calossi 式

　Camellin-Calossi 式は，白内障術前に超音波 A モードで測定した前房深度・水晶体の厚さ・眼軸長から術後前房深度を予測し，それに加えて角膜屈折力および屈折矯正量から IOL 度数を算出する．前房深度の予測に角膜屈折力を使用しないため，角膜形状変化による影響を受けにくい．角膜屈折力は OPD-Scan（NIDEK 社）の average pupil power 3 mm を使用する．実際には，IOL-Station（NIDEK 社）に搭載された Camellin-Calossi 式を選択肢し，上記のデータを入力して，IOL 度数を算出する（図10）．Camellin-Calossi 式は，近視・遠視 LASIK だけでなく，RK にも適応する．

II. 屈折矯正術前のデータを必要としない方法

1. ハードコンタクトレンズ法

　ベースカーブ（BC）のわかっているハードコンタクトレンズ（HCL）装着前後の屈折度数の変化を利用して，真の角膜屈折力を推定する．

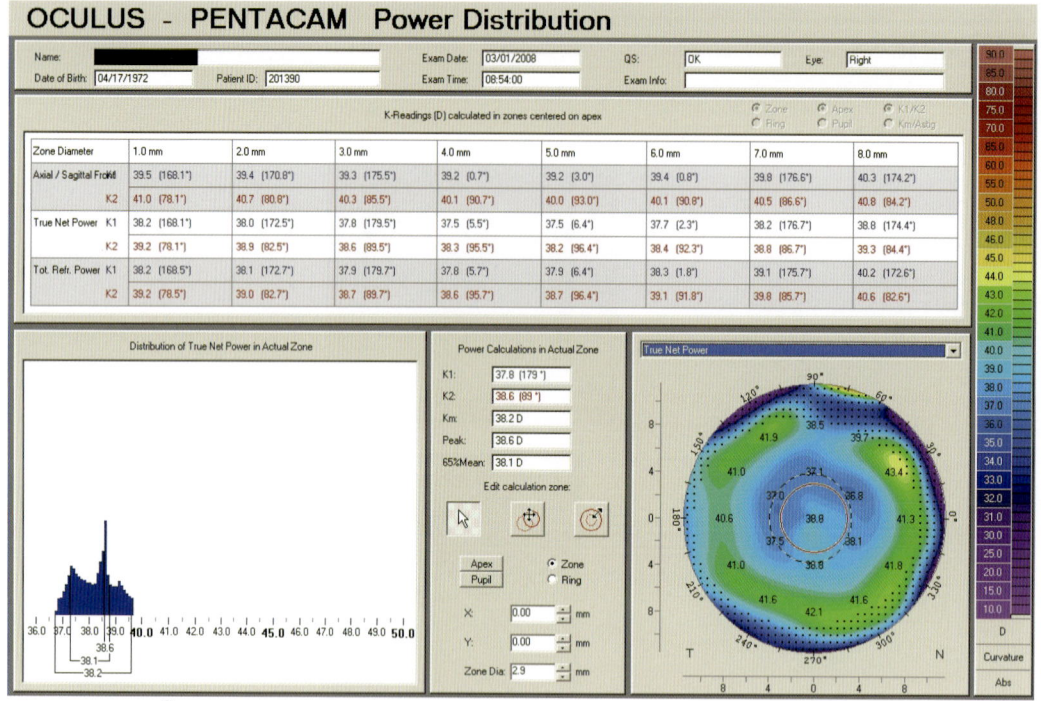

図11 Pentacam®（OCULUS社）の角膜前後面の true net power，total corneal refractive power 測定
中心 1.0〜8.0 mm の算出が可能であり，屈折矯正術後の度数計算には 3 mm の値を用いる．

$$補正した角膜屈折力 = HCL の BC + HCL 度数 + （HCL 装用下の屈折値 - HCL 非装用下の屈折値）$$

2. Shammas 法

Shammas らが提唱した方法で，近視 LASIK 術後眼のみ対応する．近視 LASIK 術後眼 100 眼における角膜形状解析から得られた Sim 角膜屈折力と clinical history 法によって得られた角膜屈折力との間に導き出された回帰式に基づいて，LASIK 術後の補正した角膜屈折力を得るという方法である．

$$補正した角膜屈折力 = 1.14 \times LASIK 術後の角膜屈折力 - 6.8$$

3. Ring 3 法

角膜形状解析装置 TMS（TOMEY 社）における中心から 3 本目のマイヤーリング上の平均角膜屈折力を用いて IOL 度数を算出する．

4. 角膜前後面の屈折力の実測値を用いる方法

角膜前面および後面の解析が可能である角膜形状解析装置で，角膜中央部の角膜全屈折力を測定し，SRK/T 式にて IOL 度数を算出する方法である．Scheimpflug の原理を利用した Pentacam® では中心 3 mm を解析した true net power や total corneal refractive power（図11）を角膜屈折力として IOL 度数を算出すると，比較的良好な結果が得られるとされ

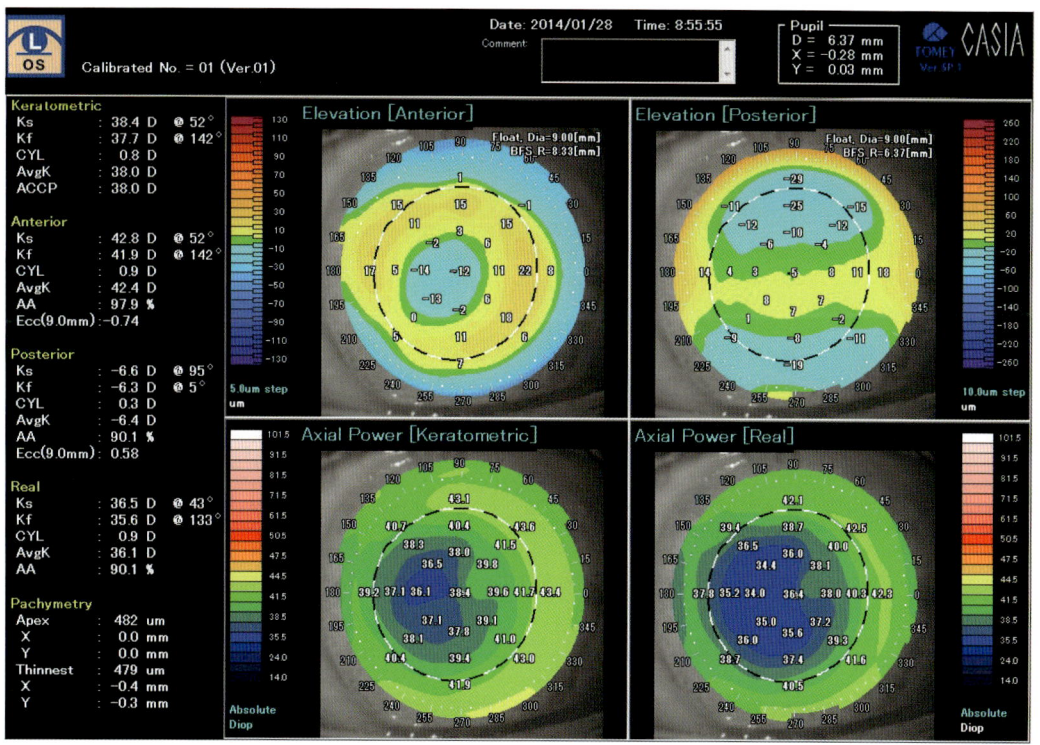

図12 前眼部光干渉断層計 SS-1000（TOMEY社）で測定した角膜前後面の real power 測定
右下に角膜全屈折力である real power マップが表示されている．

ている．また，前眼部光干渉断層計 SS-1000（TOMEY社）でも中心 3 mm を解析した real power（図12）で角膜全屈折力の算出が可能である．

5. 光線追跡による計算（OKULIX®）

OKULIX®は，光線追跡法を用いた IOL 度数計算ソフトであり，角膜トポグラフィより得られた角膜中央部の前面曲率，眼軸長，IOL の光学的情報をもとに，中心窩から角膜方向への光線の軌道計算を行い，IOL 度数ごとの眼屈折力を算出する．角膜前面曲率は角膜トポグラフィにより，直径 6 mm 内の角膜形状の経線を円錐曲線で近似し，中心部の角膜曲率を算出している．また，前房深度の予測に角膜曲率ではなく，眼軸長を使用するため，角膜前面形状の変化による影響を受けにくい（図13）．現在，TOMEY 社の TMS-4A，TMS-5，SS-1000 に導入されているが，Pentacam®，LenStar® でも使用可能である．前眼部 OCT，Scheimpflug カメラ式では，角膜後面曲率も実測できるため，より高い精度の度数計算が可能であると考えられる．

6. Haigis-L 式

Haigis-L 式は，IOLMaster®（Carl Zeiss社）に搭載されており，眼軸長，角膜曲率半径，前房深度を測定し，IOL 度数を算出する．前房深度の予測に角膜曲率半径だけでなく，術前の前房深度の実測値も使用している．実際の使用法は簡便であり，IOLMaster で測定

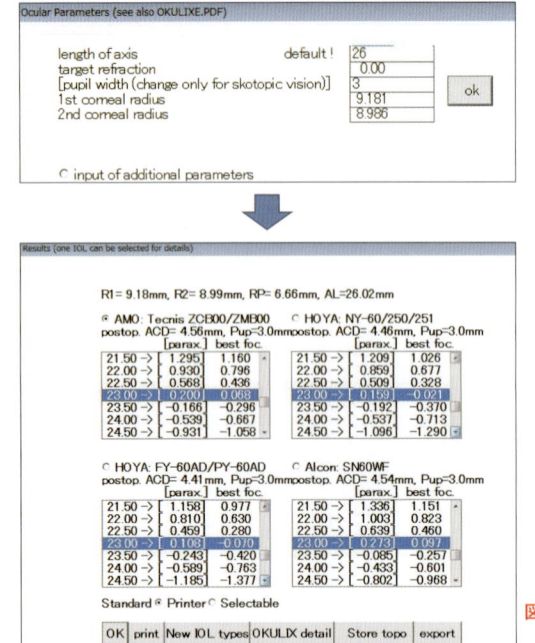

図13 OKULIX®の入力画面(上)とIOL度数計算画面(下)

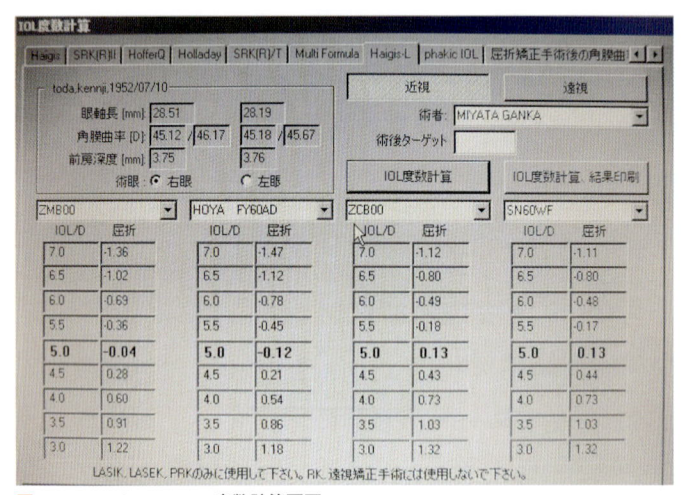

図14 Haigis-LのIOL度数計算画面

し，Haigis-L式を選択するだけでIOL度数が算出される(図14)．

7. Camellin-Calossi 式

　Camellin-Calossi式で屈折矯正術前のデータがない場合は，屈折矯正量の代わりにPentacam®またはOrbscan®で得られた直径6 mmおよび中心の角膜厚(9点)を用いることで，IOL度数の算出が可能である．

　また，米国白内障屈折手術学会(American Society of Cataract and Refractive Surgery；ASCRS)のWebサイト上には，屈折矯正術後眼に対するIOL度数計算ソフトである「Post

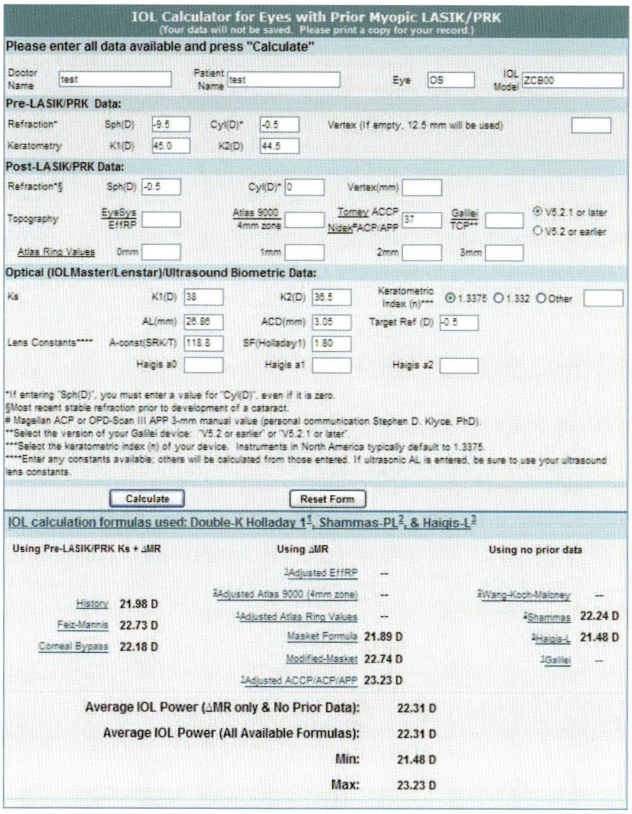

図15 ASCRSのWeb上に公開されているPost Keratorefractive Calculator
（http://iolcalc.org/）
入力した項目に応じて，IOL度数計算の結果が複数表示される．

Keratorefractive Calculator」が公開されている．近視，遠視に対するLASIKやPRK後だけでなく，RK後にも対応しており，入力項目に応じてさまざまな計算法でのIOL度数の算出が可能である．計算結果は使用できたデータによって，3つに分類されて表示される（図15）．計算結果全体の平均値と最小値，最大値も表示され，計算式によるばらつきを把握しやすく，大きな屈折誤差を防ぐのに有用であると考えられる．

　当院の大谷らの報告では，エキシマレーザー角膜手術後眼7例8眼のIOL度数計算において，SRK/T式（角膜屈折力として，オートケラトメータ，Ring 3，true net powerを使用）とOKULIX®で比較したところ，屈折誤差はオートケラトメータが2.03 ± 1.42 D，Ring 3が1.34 ± 1.16 D，true net powerが-1.75 ± 0.79 Dであったのに対し，OKULIX®では-0.27 ± 0.45 Dと有意に少なかった．また，OKULIX®の屈折誤差は全例± 1.0 D以内であり，OKULIX®はSRK/T式に比較すると，エキシマレーザー角膜手術後眼のIOL度数計算において優位であることが示唆された．尾藤らは屈折矯正術前のデータがある症例10眼において各IOL度数計算式（12通り）で比較し，術前データを使用したCamellin-Calossi式が屈折誤差0.38 ± 0.29 Dと最も良好であったとしている．屈折矯正術後データのみの23眼では，Pentacam®のtrue net powerを使用したCamellin-Calossi式が0.58 ± 0.50 Dと最も屈折誤差が少なく，次いでOKULIX®が0.63 ± 0.45 Dと比較的良好な結果が得られた

I　屈折矯正手術後の白内障手術　291

としている．

　以上より，屈折矯正術後眼でのIOL度数計算は，角膜形状変化の影響を受けにくいと考えられる計算式であるOKULIX®やCamellin-Calossi式が現時点では最も有用であると考えられる．しかしながら，屈折矯正手術を行っているような施設でなければ，角膜前後面形状を解析できる検査機器がないことも多いと思われる．そのような場合には，対応できる施設に紹介するのが第一選択であるかもしれない．

▶**一般眼科医のための　患者説明のポイント**

　近年，さまざまなIOL度数計算法の登場により，以前に比べると屈折矯正術後の白内障手術における屈折誤差は小さくなっている．とはいえ，目標屈折度数と大きくずれてしまい，IOL交換やエキシマレーザーによるタッチアップなどが必要となる症例も存在する．屈折矯正術後の患者は，視機能に対する要求レベルが高く，白内障術後は良好な裸眼視力への期待が大きいと考えられる．そのため術前に，術後屈折誤差や眼鏡が必要になる可能性について，十分に説明し，患者に納得してもらうことが重要である．

参考文献

1) Shammas HJ：Intraocular lens power calculations. SLACK, Thorofare, NJ, 2004
2) Calossi A：Corneal asphericity and spherical aberration. J Refract Surg 23：505-514, 2007
3) Olsen T：Calculation of intraocular lens power：review. Acta Ophthalmol（Scand）85：472-285, 2007
4) Seitz B, Langenbucher A：Intraocular lens power calculation in eyes after corneal refractive surgery. J Refract Surg 16：349-361, 2000

（森　洋斉・宮田和典）

II 屈折矯正手術後の眼鏡処方

　屈折矯正手術後の屈折異常を簡単に適切に判定することは困難である．オートレフラクトメータなどの他覚的屈折検査で近視として測定されていても，自覚的屈折検査では遠視を呈していることも少なくない．

　屈折矯正手術後に眼鏡処方をする目的は3つある．その1つは近視の矯正不足に対して，もう1つは矯正が過度になり，結果として遠視眼を呈する近方視障害に対して，最後は手術後に激しい眼の痛みや眼精疲労症状を訴える場合である．角膜表面が不正になったことによるハローやグレア，また角膜中心厚が菲薄化して，屈折値が変動する症状に対して眼鏡は無力である．

1　矯正不足に対する処方

　手術後に十分な裸眼視力が得られないことによる不満は強く，追加矯正手術を受けるか否かで悩む場合も少なくない．裸眼で読書距離が確保できないほど低矯正である場合には追加矯正手術を勧めてもよいが，裸眼で読書距離の視力が良好な場合には，追加矯正手術を思いとどまらせるのが望ましい．

　近視眼で経過してきた患者は，裸眼で良好な遠方視力が得られる眼が快適と思っていることが多いので，調節を含む視機能についてしっかりと説明することが必要である．一般には「ヒトの調節力は加齢に伴い，著しく低下する（図1）」ことをあまり理解していない人が多い．特に近視眼は生来裸眼で近くが見えないことをまったく経験していないため，正視眼になって老視が起こったときに近方視力が低下して，近方視に不自由が生じると説明しても，その不自由さをまったく理解できない．正視眼でも急激に調節力が低下する35歳くらいを過ぎると，近くを見るときの調節に大きな負担が生じて，快適に長時間の近方作業を遂行するためには作業用眼鏡の装用が必要になる．屈折矯正手術後に裸眼で近方の作業距離を無理なく見ることができるのであれば，遠くを見るときのみに眼鏡を使用したほうが，調節に負担がなく快適な見え方が得られることを説明する．術後に弱度の近

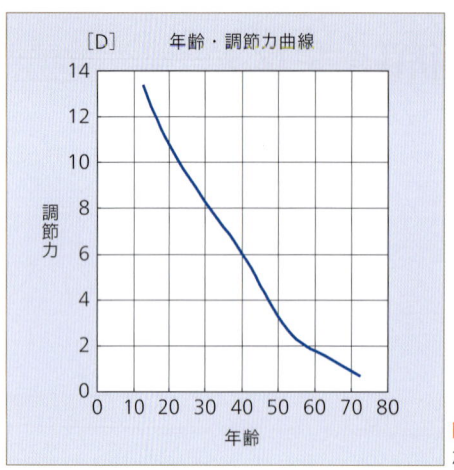

図1 年齢・調節力曲線
加齢に伴い，調節力は急激に低下する．

表1　両眼同時雲霧法の手順
1) 不同視がないことを確認する（球面屈折値の左右差が 2.00 D 以下）．
2) 自覚的屈折測定で求めた円柱レンズおよび軸度を採用し，検眼枠に挿入する．
3) 自覚的屈折値に＋3.00 D を加えた検眼用球面レンズを両眼に挿入する．
4) 両眼開放の状態で，両眼を同時に 0.50 D ずつ視力を確認しながら，レンズ交換法に従って検眼レンズ度数をマイナス側に移す．
5) 矯正視力値が 0.5〜0.7 程度に達した状態で，左右眼のバランスを調整する．
6) さらに，両眼同時に 0.25 D ずつレンズ交換法を継続し，両眼視で最良矯正視力が得られる屈折値を求める．

視眼になったことをかえって良かったと理解してもらうことが大切である．手術前よりも弱い度数の眼鏡になるので，レンズもずっと薄くなるため，眼鏡枠の選択肢も広がるし，レンズを通して見る像も小さくならない手術後の改善点を伝える．生来の弱度近視眼に対する眼鏡処方と異なるところはない．

2　過矯正に対する処方

手術後に遠視になって，近方視障害を訴えるが，眼精疲労などの自覚がない場合には作業用眼鏡の処方が必要になる．他覚的屈折値の信頼性は低いので，慎重な自覚的屈折値の測定結果を参考に，両眼同時雲霧法（**表1**）で適正な矯正度数を求め，その値に＋0.75 D 程度を加えた値の作業眼鏡を処方する．この作業眼鏡で，遠くを見たときに不快を訴える場合には，近近累進屈折力レンズを処方する．近近累進屈折力レンズの処方は，先に両眼同時雲霧法で求めた適正矯正度数に＋1.00 D あるいは＋1.50 D を加えた値を近用の基本度数に設定し，マイナス加入度数（－1.00 D あるいは－1.50 D）をレンズの上方部度数に設定すると，作業中に遠方を見ても違和感が少なく，快適な近方視力を提供できる．

3　眼精疲労に対する処方

　術後に眼精疲労を訴える場合の原因を大別すると，調節異常がある場合，眼位異常がある場合，および調節と眼位に異常がある場合である．

I.　調節異常がある場合

1. 調節衰弱

　術前に眼鏡をあまり使用していなかった人では，ほとんど調節を行わない生活が営まれており，毛様体筋が脆弱になっている(図2)．術後に正視眼になったため，調節を行わなければ，近方視をすることができないため，若い年齢であるにもかかわらず，老視のような近方視障害と眼精疲労症状を訴える．この場合には，初期老視眼に対する眼鏡処方と同様に累進屈折力レンズで常用眼鏡を処方する．近方視力測定結果では，良好な視力が得られることもあり，また強い加入度数を要求されることもあるが，近用加入度数は+0.50～+1.00 D程度にとどめる．若い年齢では調節力が徐々に回復して，眼鏡の補助がなくても無理のない近方視が可能になる場合もある．

2. 調節緊張

　眼鏡レンズによる見かけの調節力(図3)のため，眼鏡による矯正時には近方視にかかる

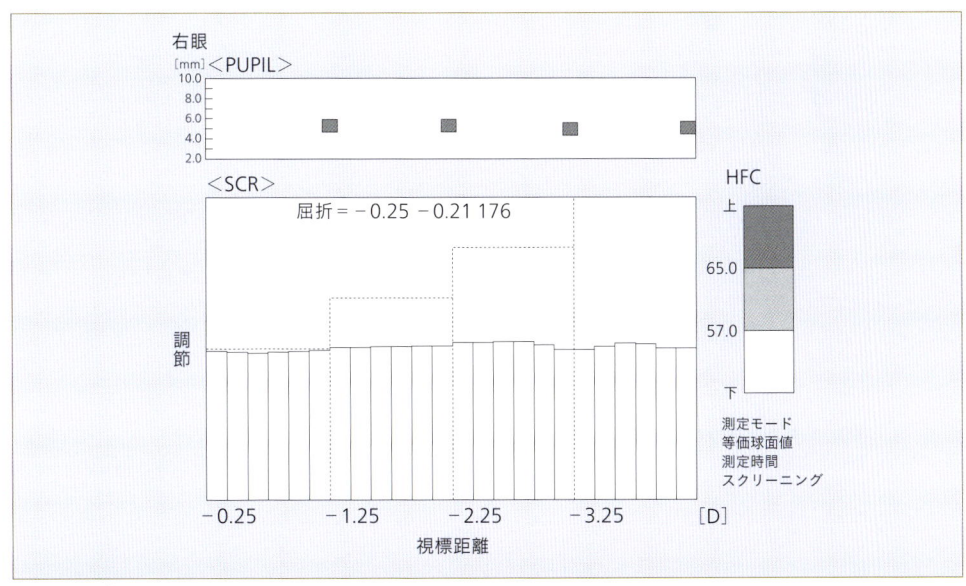

図2　調節衰弱のFk-map
若い年齢であるにもかかわらず，老視眼のような調節機能を呈する．視標位置は左から無限遠，1 m，50 cm，33 cm，の4か所であり，それぞれの視標位置に対して，6個の時間推移のデータ(カラム)がある．ピント合わせができれば，カラムは上昇する．HFCは調節微動の高周波成分出現頻度を示し，毛様体筋の震えが大きくなると黒色が強くなる．調節衰弱では調節応答は起こらず，毛様体筋の震えも上昇しない．

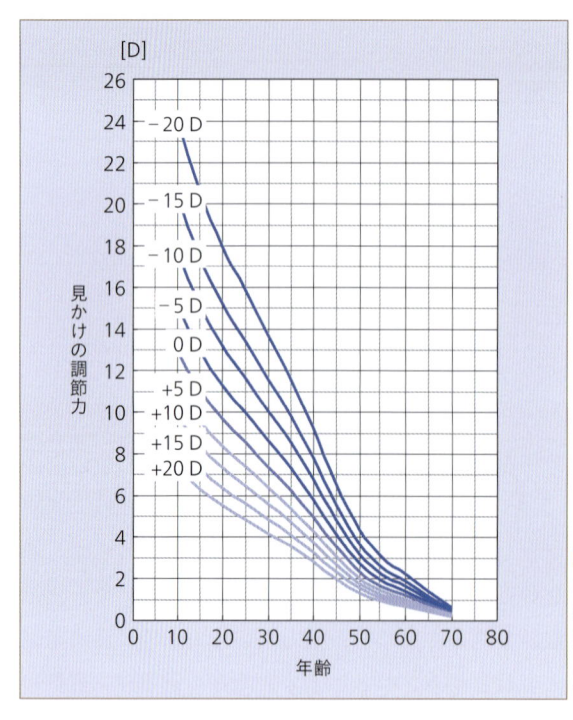

図3 眼鏡レンズによる見かけの調節力
同じ調節力をもつ眼であっても，近視を眼鏡で矯正した場合には実際の調節力よりも大きな調節力を発揮することができる．コンタクトレンズや手術で矯正すると正視や遠視の程度に応じて，発揮できる調節力は低下する．

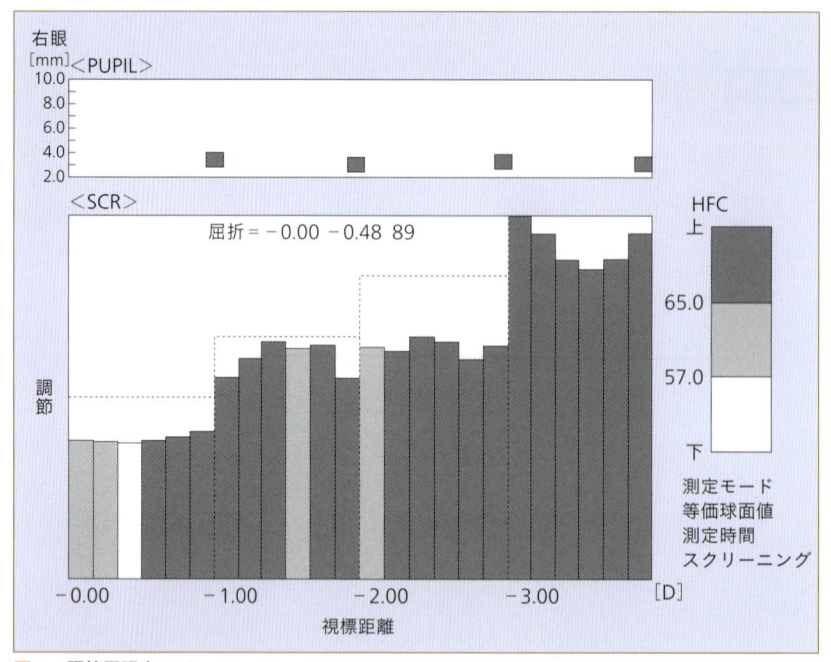

図4 調節緊張症のFk-map
調節反応量は適切に生じているが，毛様体筋に負担が大きく，調節微動の高周波数成分（HFC）は高い値を呈している．すべての視標に対してHFCが高く，毛様体筋が異常に緊張していることがわかる．

調節努力が少なくて済んでいる．コンタクトレンズや屈折矯正手術後には見かけの調節力が利用できなくなるため，近方視時にかかる調節努力の負担が大きくなる．このために，術後に毛様体筋の緊張が持続することにより疲労しやすい状態に陥ることがある（図4）．

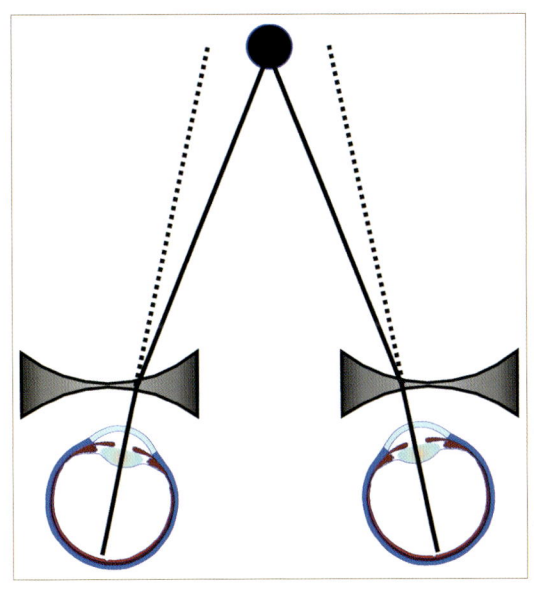

図5 眼鏡レンズのプリズム効果
プリズムを通った光はプリズム基底方向に反れるので，眼鏡で矯正された近視眼では注視物体に向かう輻湊よりも少ない輻湊量で両眼視をすることができる．コンタクトレンズや手術による矯正では，プリズム効果が生じないので，輻湊負担が大きくなる．

　この場合には，低濃度サイプレジン（0.025％あるいは0.05％）点眼液や低濃度アトロピン（0.01％）点眼液を使用して[注]，調節緊張状態を取り除いたのちに，調節衰弱に対応するときと同様に低加入度数の累進屈折力レンズ眼鏡の常用を勧める．調節緊張が高じて調節けいれんになっている場合には，アトロピン点眼液の濃度を0.05％まで上げないと調節緊張を解除できないことがある．0.05％アトロピン点眼では散瞳を生じるので，毛様体筋は麻痺して調節の疲労は起こらなくなるが，羞明は必発であることを十分に説明してから投与する．0.05％アトロピン点眼を使用する場合には，近方視に必要な近用加入度数が＋1.00Dでは不足な場合もあるが，常用眼鏡の近用加入度数を増すよりは，－1.00D加入度数の近近累進屈折力レンズを用いて作業用眼鏡を別に使い分けるように指導したほうが快適な矯正を提供できる．眼鏡が安定して使用可能になれば，点眼液の使用は終了できることがあるが，眼鏡の使用は継続する必要があり，眼鏡の使用を中止すると眼精疲労は再発する．

II. 眼位異常がある場合

　眼鏡レンズはプリズム効果が存在するため（図5），近視眼では輻湊にかかる負担が小さくなっている．外斜位がある場合には，眼鏡レンズでは近方視のための輻湊になんら違和感がないが，コンタクトレンズや屈折矯正術後では輻湊負荷が大きくなるために，疲労を生じることがある．外斜位では通常の矯正では斜位近視が加わるために，術後矯正不足を訴えて，近視過矯正を要求することが多く，眼精疲労の原因になっている．外斜位の程度が小さければ，手元の作業時に使用するプリズム眼鏡を処方する．この場合にも球面度数

注）低濃度調節麻痺薬の作り方：0.05％のサイプレジン点眼液を作製するには，筆者は1％サイプレジン®点眼液0.25 mLを皮内用注射筒で抜き取り，1％アイドロイチン®点眼液やマイティア点眼液®5 mLに注入する．

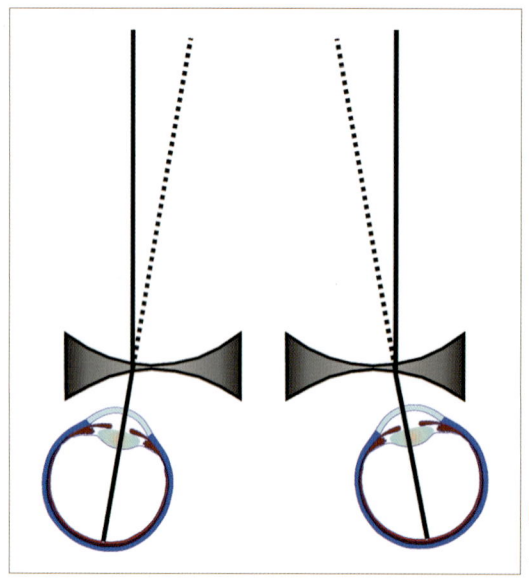

図6 内斜位のある近視の矯正
レンズ中心間距離を瞳孔間距離よりも短くすることで，メガネレンズのプリズム効果を利用できる．

を+0.75 D程度加えておいたほうが，近方視時の調節負担が少なく，疲労を抑制しやすい．数プリズムの外斜位が存在する場合には，低加入度数の累進屈折力レンズにプリズムを加えた眼鏡を常用するように勧める．プリズム眼鏡をうまく利用できない症例に対しては，左右眼の矯正を変えたモノビジョン矯正が奏効する場合もある．しかし，近方視用に調整した眼鏡レンズがプラス度数になるために，快適さを欠く場合も少なくない．コンタクトレンズの装用が可能であれば，コンタクトレンズでモノビジョン矯正を勧めたほうが快適である．

　内斜位が存在する症例では，近方視時には問題がないが，遠方視時に生じる複視を防ぐために開散努力が必要である．眼鏡による矯正でも眼精疲労を発症しやすい．このために低矯正の眼鏡を常用しているか，あるいは眼鏡嫌いに陥っている場合も少ない．またコンタクトレンズでも同様の疲労が生じるので，コンタクトレンズ不耐症と判断されていることもある．中等度以上の近視眼では眼鏡レンズの中心間距離を瞳孔間距離よりも短く設定することによって，眼鏡レンズのプリズム効果を利用した矯正が提供されて(図6)，眼鏡では快適な矯正が提供されている例もあるので注意が必要である．屈折矯正手術後には複視の自覚を防ぐために常に開散努力を行わなければならないので，眼精疲労を発症しやすい．この場合にはプリズム度数を入れた眼鏡を常用する必要がある．手術前には裸眼で快適な近方視力が得られていた例では，どの距離を見ても快適さが得られないため，苦情が強い．

III. 調節と眼位異常が混在している場合

　調節と輻湊は連動しており，調節をすることによって輻湊が誘発され，また輻湊することによって調節が誘発される．このため，外斜位は両眼視を確保するために常に輻湊を行

う必要があり，屈折値には調節が介入することが多い．このため，片眼では良好な矯正視力が得られていても，両眼視では矯正不足を訴える．両眼視で良好な視力が得られるように矯正度数を増すと，眼にとっては過矯正になり，眼精疲労の要因になる．また，低矯正では遠方視で明瞭な網膜像が得られないため，輻湊努力が生じなくなり，外斜位が顕性化し，近方視では作業距離が短くなることにより，さらに強い輻湊努力が必要になるため，疲労の原因になる．プリズム眼鏡で眼位を適切に矯正すれば，調節介入のない適切な矯正で両眼視ができる．

中等度以上の近視が眼鏡で矯正されているときには，プリズム効果のため少ない輻湊量で近方両眼視ができていたのが，矯正手術後には，近い距離を明視するために強い輻湊努力を必要とし，眼鏡レンズの見かけの調節力が利用できなくなることも加わって，手術で遠方の屈折が適切に矯正されても，輻湊と調節の両方に過剰な負担が強いられ，疲労の原因になる．プリズムによって斜位の矯正を行うときには，調節の負担を軽減するために累進屈折力レンズを使用するのが望ましい．

4 屈折矯正手術後に不具合を訴えて来院した症例

屈折矯正手術後に不具合を訴えて当院を受診した99名（男52名，女47名），年齢23〜69歳（平均36.6±8.7歳）について分析した．不具合発症までの術後期間は最短4日，最長21年であった（表2）．主訴は易疲労感72％，近方視障害11％，複視10％，頭痛・眼の奥の痛み9％（重複回答あり）であった．すべての症例で裸眼視力は1.0以上が得られていたが，眼鏡などの補装具が必要と思われた．症状の改善のために眼鏡などの使用が必要であることを全例に説明して，承諾が得られた55名に眼鏡の処方を行った．眼鏡の種類の内訳は遠近累進屈折力常用37名，近近累進屈折力作業用10名，単焦点近用8名，モノビジョン用1名であった．そのうち，眼鏡にプリズム度数を必要としたものは53％（基底内方19名，基底外方7名，基底斜方3名）であった（表3）．安定した装用が得られる度数を提供できるまでに，レンズ度数を最大8回交換した症例もあった．また，遠近累進屈折力眼鏡を処方したうちの3名は眼鏡の装用に耐えられず，治療を中断した．

表2 不具合発症までの術後期間

	最短	最長	平均	人数
20歳代	1か月	7年	1年8か月	21
30歳前半	4か月	10年	2年10か月	22
30歳後半	2か月	14年	4年7か月	19
40歳前半	5日	10年	2年8か月	21
40歳後半	1か月	21年	4年4か月	10
50歳以降	9か月	7年	5年4か月	7

表3 処方した眼鏡の種類と対象者数

眼鏡の種類	人数
遠近両用累進屈折力レンズの常用	37
近近累進屈折力レンズの作業中使用	10
単焦点レンズの作業中使用	8
単焦点レンズモノビジョン仕様の常用	1
プリズム度数が必要（53％）	人数
基底内方	19
基底外方	7
基底斜方	3

5　屈折矯正手術の問題点

I.　眼鏡を使用しない生活へのあこがれ

　患者は屈折矯正手術を行えば，眼鏡からまったく解放されると思っている．しかし，加齢に伴う調節力の低下や，両眼視機能の状態によっては，屈折矯正手術によって裸眼で遠くは見えるようになっても，眼鏡がまったく不要になるわけではない．

II.　近方視に対する認識の甘さ

　近視は生来近方視に不自由を感じたことがないため，術後に近方視が辛くなると説明されても，まったく実感できない．40歳を過ぎて手術を受けた翌日に後悔したと訴えて来院した症例は，手術前に説明は受けたものの，手術後にこんなに手元が見えないことは予測できなかったと語っていた．作業用眼鏡を使用することで，一応解決はしたが，手術前には裸眼で事務作業ができていたので，手術後のほうが眼鏡を使用する時間が長くなったと不満を訴えていた．

III.　術後の眼鏡は慣れにくい

　近視の眼鏡はレンズを通して見ると像が小さく見えて，眼を動かしたときの像の動きも遅いため，装用に慣れやすい．一方，屈折矯正手術後には遠視眼を呈していることが多く，レンズを通した像は大きく見えて，眼を動かしたときの像の動きも速いので，装用に慣れにくい．累進屈折力レンズやプリズム眼鏡は近視眼のほうが遠視眼よりもはるかに装用しやすい．

IV.　眼位異常の顕性化

　眼位異常はプリズム眼鏡が適切に処方されれば，眼鏡嫌いは解消されるが，プリズムによる矯正が行われていないと，眼鏡嫌いやコンタクトレンズ不耐症と診断されやすい．メガネレンズによるプリズム効果のために，問題なく矯正されていた眼位異常が，術後に顕性化する例も少なくない．

V.　術後に処方された眼鏡に対する不満

　眼鏡嫌いで矯正手術を受けた症例に，眼鏡の使用が必要な状態であることを告げても，納得してもらえないことも少なくない．また，眼鏡の処方を受け入れても，少し使ってみたものの，疲れはまったく良くならないと不満を訴える場合も少なくない．眼鏡を掛ければ良くなるという魔法の眼鏡は存在しない．眼鏡を使用して作業を行うことによって，

徐々に作業に伴う疲れの出現が減少する．特に遠視になっている場合には，眼鏡を装用した直後の遠方の見え方は裸眼よりも見づらいので不満が生じやすい．多少忍耐強く装用に慣れてもらうことも必要で，眼鏡が身体の一部と感じるようになれば，安定した矯正視力が得られる．

6 屈折矯正手術前に注意を要する症例

I. 裸眼で近方視をしている軽度～中等度の近視

近方視が多い生活をしている症例では，調節機能が衰弱している．

II. 低矯正の眼鏡を装用中の症例

適正矯正の眼鏡では疲れが生じる内斜位の可能性がある．適正な矯正では遠方視で開散努力が必要となるので，遠方視での複視を予防するため，低矯正を好む傾向にある．

III. 過矯正の眼鏡を装用中の症例

複視を予防するために過剰な輻湊が必要で，斜位近視のため，実際の屈折値よりも強い矯正を要求する．調節力が十分にある年齢では問題はないが，25歳くらいを過ぎると眼精疲労の原因になりうる．

IV. 調節機能に異常のある症例

調節衰弱，調節緊張症，調節けいれんなど，調節機能に異常がある症例では，術後にはさらに症状が強調されて眼精疲労の原因になる．

屈折矯正後に眼鏡を必要とする症例が増えている．手術前の近視眼のほうが眼鏡の処方は容易であり，装用しやすい．高齢社会の傾向がますます強まっている現代で，裸眼で遠方がよく見えることの利点と欠点(裏返せば裸眼で近くが見えることの利点)をしっかりと見据えて，手術適応の判定をする必要がある．日常の外出時には確かに正視～−0.75 Dの近視が適しているが，パソコン作業中は−0.75～1.50 D程度の近視が必要であるし，近方視作業には−1.75～2.50 Dの近視が必要である．屈折矯正手術を考えるときには，遠方視力だけではなく，これらの近視状態と両眼視機能を将来にわたってどのような方法で提供するのかも併せて考えることが大切である．

参考文献

1) 田中直彦, 所 敬(編):視機能. 現代の眼科学. p66, 金原出版, 1990
2) 谷 道之:相対輻湊, 小眼科書. pp98-99, 金芳堂, 1979
3) 近江原次郎, 木下 茂:VDT作業による眼精疲労とその自律神経作働薬による治療. あたらしい眼科 8:175-181, 1991

（梶田雅義）

III 屈折矯正手術後の
コンタクトレンズ処方

　屈折矯正手術後にコンタクトレンズ(CL)処方を希望して，当院を来院するケースは少なくない．屈折矯正手術後のCL処方といっても，さまざまなパターンがあり，ケースバイケースで処方するCLの種類は異なる．パターン別にCLの処方について解説する．

1　角膜不正乱視を伴わないケース

I. 過矯正

　角膜不正乱視を伴わずに，屈折矯正手術後に遠視となっている例である(図1)．術前診断で，近視を過大評価していたものと考えられる．原則として1日使い捨てソフトコンタクトレンズ(SCL)，2週間交換SCL，1か月交換SCLを処方する．LASIK術後の角膜は菲薄となっており，SCL装用による慢性酸素不足が角膜拡張症(keratectasia)などの角膜形状変化をもたらす可能性を考え，筆者はシリコーンハイドロゲル素材のSCLなど酸素透

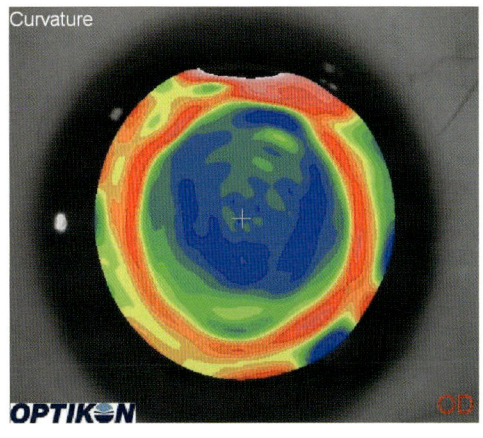

図1　プラチドリング式角膜形状解析装置(Keratron Scout)のinstantaneous radius表示
LASIK術後の遠視にSCLを処方した例．LASIK照射部分に顕著な角膜不正乱視は認めない．

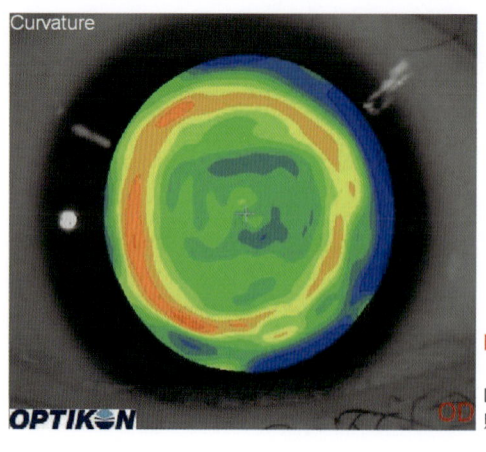

図2 プラチドリング式角膜形状解析装置（Keratron Scout）の instantaneous radius 表示
LASIK術後に近視が進行し，SCLを処方した例．LASIK照射部分に角膜不正乱視はほとんど認めない．

過性の高い素材を選択するようにしている．ハードコンタクトレンズ（HCL）は持ち込み乱視が生じ，視力が出にくくなることが多い．

II. 低矯正

　角膜不正乱視を伴わずに，屈折矯正手術後に近視となっている例である．術前が強度近視で，術後に近視が徐々に進行した場合（図2）や，初期白内障で屈折が近視側にシフトした場合などがある．屈折矯正手術後なので，軽度近視例が多い．1日使い捨てSCL，2週間交換SCL，1か月交換SCLが適応となる．筆者は，年齢にもよるが，近見作業のことを考慮し，occasional use として1日使い捨てSCLを処方することが多い．前述したように，LASIK術後は，シリコーンハイドロゲル素材のSCLなど酸素透過性の高い素材を選択するようにしている．軽度近視が多く，HCLの適応とならないことが多い．

III. 老視

　屈折矯正手術後，近見障害を訴える例である．通常，遠方においても近方においても，見え方の質を高く求める場合が多く，近用鏡が第一選択となる．遠近両用SCLは，遠方の見え方の質が低下し，近方の見え方も近用鏡より劣る．このような短所を説明したうえで，CLによる矯正の希望の場合は，遠近両用SCLの適応となる．筆者は occasional use として1日使い捨て遠近両用SCLを処方することが多い．

2 角膜不正乱視を伴うケース

I. 角膜前面：不正乱視（−），角膜後面：不正乱視（＋）

　LASIK手術後に視力不良を訴える例では，角膜前面に不正乱視を生じていなくても，角膜後面中央部に前方突出を認めることがある（図3，4）．軽度の前方突出であれば，SCLで矯正可能な場合もあるが，中等度以上になるとHCLの適応となる．

II. 角膜前面：不正乱視（＋），角膜後面：正常

　LASIK術後に，角膜後面の形状が正常にもかかわらず，角膜前面の非対称の角膜形状

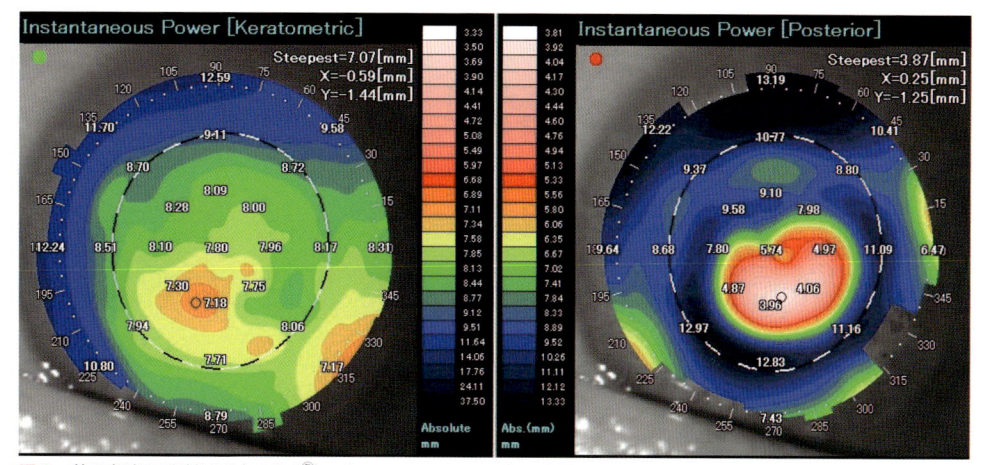

図3　前眼部光干渉断層計（CASIA®）の instantaneous radius 表示
左：角膜前面，右：角膜後面．LASIK術後．角膜後面中央部に顕著な前方突出を認める．

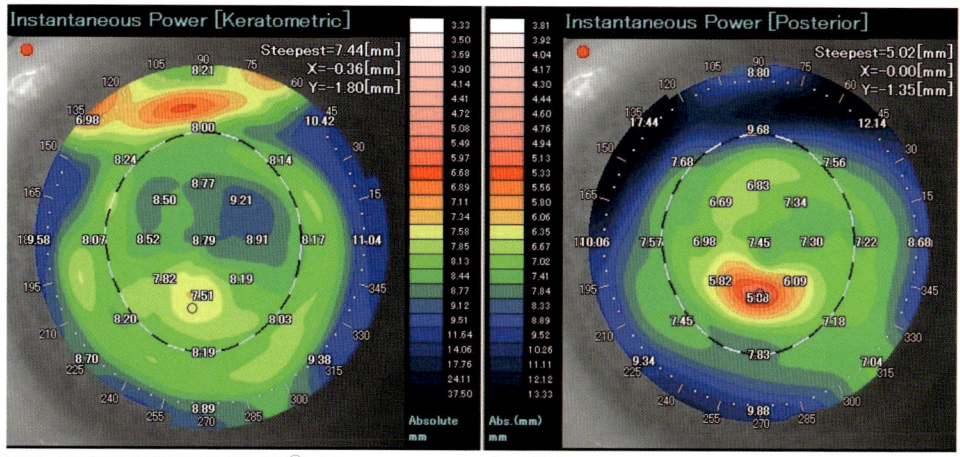

図4　前眼部光干渉断層計（CASIA®）の instantaneous radius 表示
左：角膜前面，右：角膜後面．LASIK術後．角膜後面中央部に軽度の前方突出を認める．

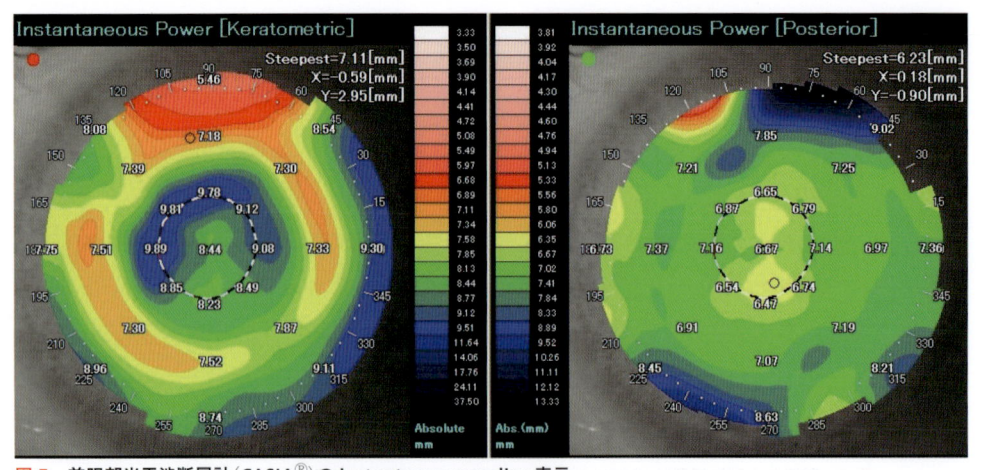

図5 前眼部光干渉断層計（CASIA®）の instantaneous radius 表示
左：角膜前面，右：角膜後面．LASIK 術後．角膜前面が上下非対称の形状を示している．

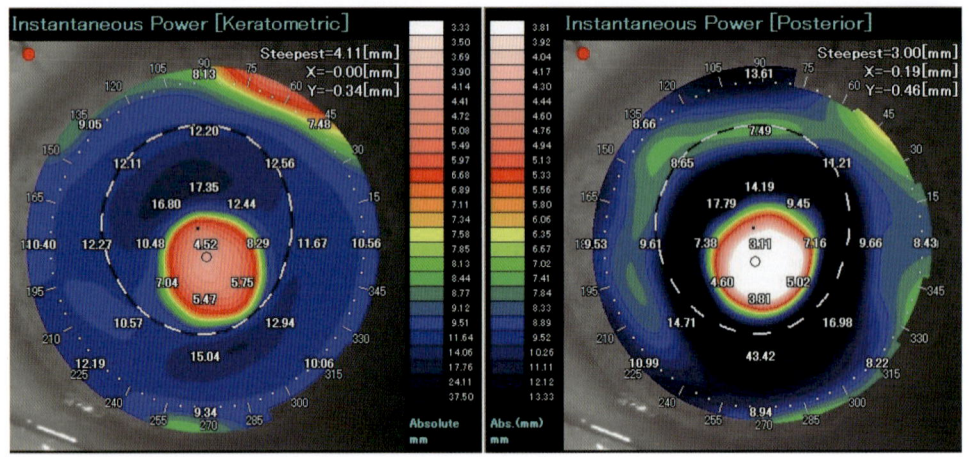

図6 前眼部光干渉断層計（CASIA®）の instantaneous radius 表示
左：角膜前面，右：角膜後面．LASIK 術後の典型的な keratoectasia．

に起因する不正乱視を生じ，視力不良を訴えることがある（図5）．HCL により角膜前面の不正乱視を矯正する．

III. 角膜前面：不正乱視（＋），角膜後面：不正乱視（＋）

　LASIK 手術後の角膜拡張症，radial keratotomy（RK）手術後に矯正視力不良を訴える例が当てはまる（図6, 7）．HCL により角膜前後面の不正乱視を矯正するが，角膜後面の不正乱視の矯正には限界がある．これにより，視力が出にくい場合では，HCL を装用したうえで，残余乱視の正乱視成分を眼鏡で矯正すると視力が向上する．

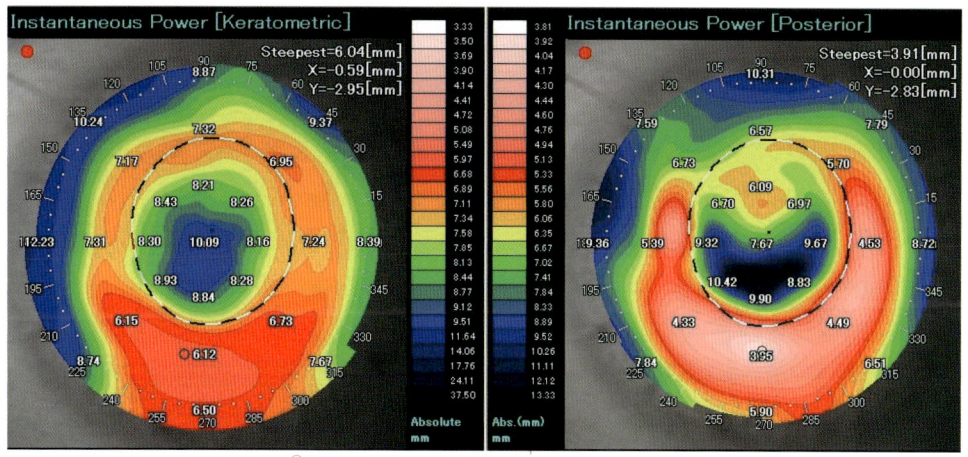

図7　前眼部光干渉断層計(CASIA®)の instantaneous radius 表示
左：角膜前面．右：角膜後面．RK 術後．角膜前後面に不正乱視を認める．特に角膜後面は上下非対称の形状を示している．

3　屈折矯正手術後に対するハードコンタクトレンズ処方

I.　球面デザイン

　屈折矯正手術後特有の角膜形状が保たれていると，球面 HCL の処方は困難となる．球面デザインの HCL で良いセンタリングを得るためには，角膜周辺部が角膜中央部に比べてフラットになっていることが必須であるが，屈折矯正手術後の角膜形状は，中央部がフラットで，周辺部がスティープな形状となっており，良いセンタリングが得られにくい．そのような場合，角膜の中間周辺部で HCL を支えるようなフィッティングで処方する(図8～10)．中央部と最周辺部のクリアランスは大きくなる．このようなフィッティングでも，良いセンタリングが得られない場合は，レンズ前面の周辺部に溝加工を施すと良いセンタリングが得られやすい(図10)．
　LASIK 手術後の角膜拡張症の進行例では，屈折矯正手術後特有の角膜形状が保たれていないため，通常の円錐角膜に対する HCL 処方と同様のフィッティング手法で処方する．中等度では球面 HCL を三点接触法(図11)，重度では球面 HCL を二点接触法，あるいは，多段カーブ HCL で処方する．ケースバイケースで1日使い捨て SCL の上に HCL を装用させるピギーバックシステムを用いてもよい(図12)．

II.　リバースジオメトリーデザイン

　屈折矯正手術後に角膜不正乱視を伴う場合でも，角膜前面は屈折矯正手術後特有の形状に保たれていることが多い．前述したように，球面デザインの HCL の処方は困難なこと

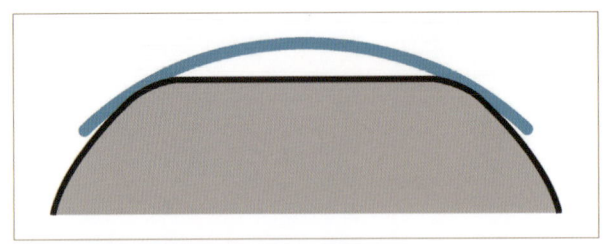

図8 屈折矯正手術後の角膜に球面デザインのハードコンタクトレンズを処方するときのフィッティングのシェーマ
角膜の中間周辺部（黒線）でハードコンタクトレンズ（青線）を支える．

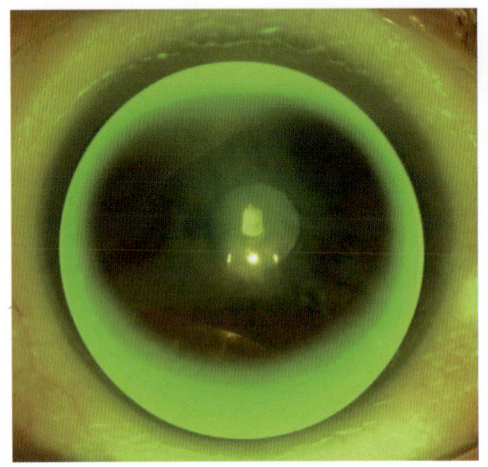

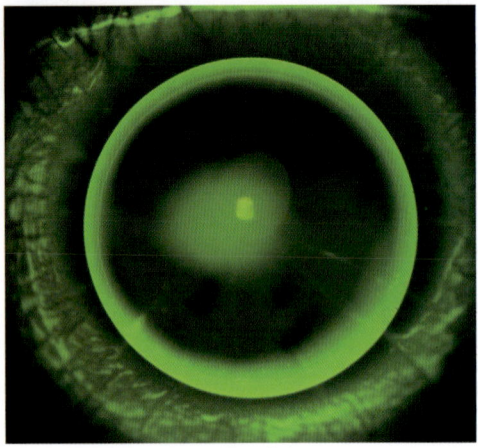

図9 LASIK術後に対する球面デザインのハードコンタクトレンズの処方
ハードコンタクトレンズは角膜の中間周辺部で支持され，フルオレセインパターンは，中央部がアピカルクリアランス，最周辺部は大きなクリアランスとなっている．

図10 RK術後に対する球面デザインのハードコンタクトレンズの処方
良好なレンズセンタリングを得るためにレンズ前面の周辺部に溝加工を施した．フルオレセインパターンは，中央部はやや大きめのアピカルクリアランス，中間周辺部は上方を中心にややスティープ，最周辺部は良好なクリアランスとなっている．

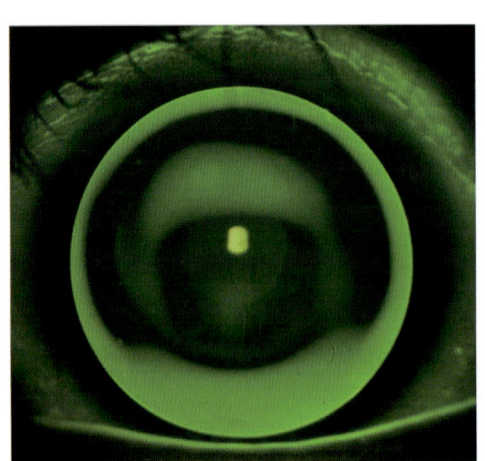

図11 LASIK術後の角膜拡張症に対する球面デザインのハードコンタクトレンズ処方
フルオレセインパターンは三点接触法となっているが，中央部，耳側周辺部，鼻側周辺部だけではなく，上方を中心とした角膜中間周辺部にも接触している．最周辺部のクリアランスはほぼ良好である．

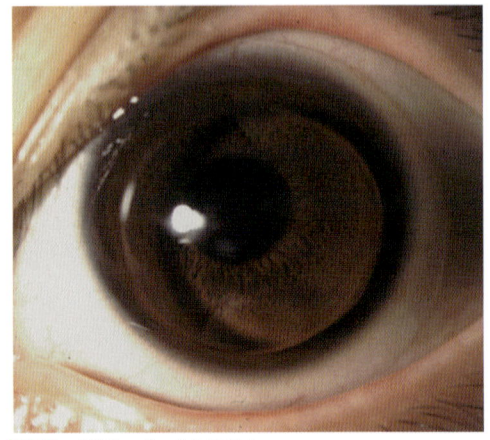

図12 ピギーバックシステム
1日使い捨てソフトコンタクトレンズの上にハードコンタクトレンズを装用．

が多い．このような場合，リバースジオメトリーデザインの多段カーブHCLの良い適応となる．リバースジオメトリーデザインは元来，オルソケラトロジーのために開発された．リバースジオメトリーデザインとは，中央部のベースカーブよりも中間周辺部がスティープになっている多段カーブHCLのデザインである．屈折矯正手術後用レンズとしては，日本ではサンコンタクトレンズ社のサンコンマイルドⅡ(ツインベルLVCタイプ)，サンコンマイルドEpi(ツインベルLVCタイプ)，日本コンタクトレンズのRose K2 IC™の3種類のレンズがある．屈折矯正手術後の角膜形状は角膜中央部がフラットで，角膜周辺部がスティープな形状となっており，リバースジオメトリーデザインのHCLの良い適応となり，良好なセンタリングが得られやすい．フルオレセインパターンは，中央部はツインベルタイプではアピカルタッチ〜パラレル(図13, 14)，Rose K2 IC™ではアピカルクリアランス(図15)となる．最優先するべきは中間周辺部のフィッティングで，ツインベルタイプもRose K2 IC™も同様で，レンズの動きを妨げないようにして，この部分でレンズを軽く保持するようなフィッティングで処方する．最周辺部(ベベル部分)はベベル幅，リフトエッジが十分確保されていることを確認する．

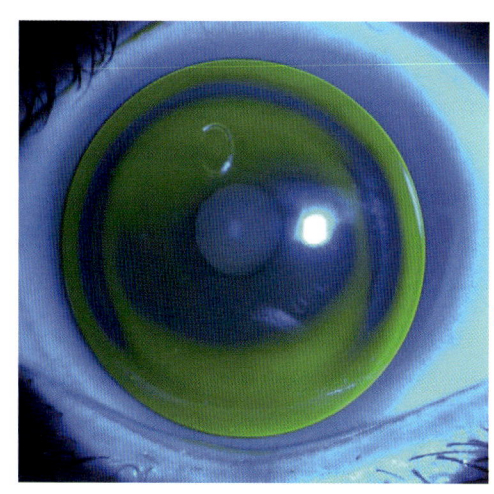

図13　LASIK術後に対するリバースジオメトリーデザインのハードコンタクトレンズ〔サンコンマイルドEpi(ツインベルLVCタイプ)〕の処方
フルオレセインパターンは三点接触法となっているが，中央部，耳側周辺部，鼻側周辺部だけではなく，上方を中心とした角膜中間周辺部にも接触している．最周辺部のクリアランスは良好である．

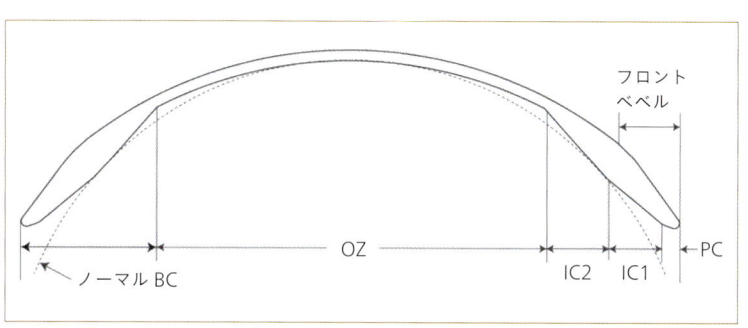

図14　サンコンマイルドEpi(ツインベルLVCタイプ)のレンズデザイン

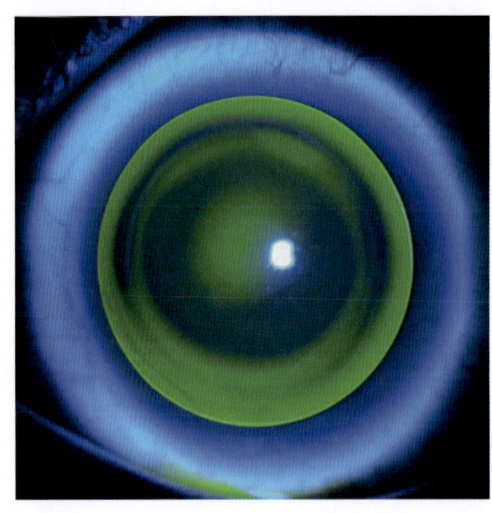

図15 LASIK術後に対するリバースジオメトリーデザインのハードコンタクトレンズ（Rose K2 IC^{TM}）の処方

ハードコンタクトレンズは，角膜の中間周辺部と周辺部で支持されている．フルオレセインパターンは，中央部がアピカルクリアランス，最周辺部のクリアランスは良好である．

参考文献

1) Tseng SS, Hsiao JC, Chang DC：Mistaken diagnosis of keratoconus because of corneal warpage induced by hydrogel lens wear. Cornea 26：1153-1155, 2007
2) 糸井素純，久江　勝，津田倫子，他：ソフトコンタクトレンズ長期装用者にみられた円錐角膜の角膜形状と患者背景．日コレ誌 52：250-257, 2010

（糸井素純）

第6章

オルソケラトロジーレンズ・近視進行予防

I オルソケラトロジーレンズの適応

　近代のオルソケラトロジー(orthokeratology)の概念は，リバースジオメトリーデザインと称される特殊デザインが施されたハードコンタクトレンズ(HCL)を計画的に装用することにより，角膜形状を意図的に変化させて屈折異常を一時的に改善させる方法であると表せる．海外では corneal reshaping, corneal refractive therapy も同義語として使用されている．1960年代に米国で orthofocus technique として紹介されたことに端を発し，すでに50年が経過している．当初は効果や予測性，安全性においてさまざまな問題を抱えていたものの，この半世紀の間に角膜トポグラフィの登場，レンズ素材やデザインの改良，処方理論の進歩など数々のブレイクスルーを経て，洗練された手法に進化してきた．特に高Dk値のガス透過性HCLを用いることにより，夜間睡眠中の矯正(オーバーナイトオルソケラトロジー)が可能となったことは画期的であり，昼間は矯正用具から解放され裸眼で生活できるようになった．屈折矯正手術と比較して，簡便に導入できる点や治療を中止すれば元の状態に戻せること(可逆性)が大きな利点である．

1　他の屈折矯正法との違い

　処方に先立ち，数ある屈折矯正法のなかでどのような位置づけにあるのかを患者に十分に理解してもらう必要がある．本治療の最大のメリットは，外科的治療を受けなくても日中の矯正用具から解放され，裸眼で生活できるようになるという点である．眼鏡もしくはコンタクトレンズの装用から解放されるためには，屈折矯正手術を受ける必要があったが，手術に抵抗がある場合は本治療法の良い適応となりうる．しかし，矯正可能な範囲が比較的狭いことや，恒久的な効果は得られず日内変動も起こりうるというネガティブな側面もある(表1)．過度の期待を抱かせずに，的確な情報を提供したうえで同意を得る必要がある．

表1　オルソケラトロジーと他の矯正法の比較

	眼鏡	コンタクトレンズ	屈折矯正手術	オルソケラトロジー
日中矯正	必要	必要	不要	不要
夜間矯正	不要	不要	不要	必要
スポーツ	不適	適	適	適
角膜侵襲	なし	小	大	小〜中等度
コスト	低〜中	低〜中	中〜高	中〜高
安全性	きわめて安全	比較的安全	比較的安全	比較的安全
矯正範囲	広い	広い	比較的広い	狭い
乱視矯正	強	強	中〜強	弱
中長期データ	あり	あり	あり	長期データなし
可逆性	あり	あり	なし	あり
日内変動	なし	なし	なし	あり

▶一般眼科医のための　患者説明のポイント

　オルソケラトロジーと他の屈折矯正法の違いを患者に十分に理解してもらってから処方しないと，後々のクレーム処理に苦労する．一般的に知っていて当然のことだと思っても，まったく理解していない患者に遭遇することは珍しくない．医師の常識で考えてはいけない．特に眼鏡やコンタクトレンズに不自由を感じていない場合(好奇心だけで体験を希望するような場合)はトラブルが生じやすい．むしろ他の矯正法の経験がない患者のほうが受け入れが良い．

2　オルソケラトロジーの適応

　当然のことであるが，眼疾患のない健常者であることが大前提となる．また本治療は非観血的な手法であり，前述のごとく角膜上皮の変化が主体であるがゆえ，矯正効果には限界があり強度近視は不向きである．効果だけでなく安全性も担保しなければならない．本邦では，「オルソケラトロジー・ガイドライン」が策定されており(表2)，安全性を重視した指針となっている．後々のトラブルを回避するためにも，これを適応基準とすべきである．もちろんこれに従った処方を行っても不成功に終わる症例も存在するし，適応からはずれる症例でも成功することはあるが，安全性を優先するならガイドラインに則るべきである．経験豊富で熟練した医師であれば，自己裁量によって適応を広げることは可能である．しかし，適応を広げるほど成功率は低下し脱落率は高くなる．また安全性も低下することは承知しておかなければならない．

表2 「オルソケラトロジー・ガイドライン」の適応基準

適応	・年齢：20歳以上 ・近視度数：-1.00～-4.00 D．-4Dを超えると成功率や安全性が低下 ・乱視度数：-1.50 Dまでの乱視．直乱視よりも倒乱視や斜乱視の矯正は難しい．軸度にも留意 ・角膜中心屈折力：39.00～48.00 D．非常にフラットな角膜では十分な矯正効果が得られにくい．逆にスティープな角膜形状ではレンズのセンタリングが困難 ・健常眼：シルマー試験が5 mm以上，かつ角膜内皮細胞密度が2,000個/mm² 以上
慎重処方	・ドライアイを起こす可能性のある薬物，あるいは視力に影響が出る可能性のある薬物，抗炎症薬（コルチコステロイドなど）の使用．またはその予定のあるもの ・暗所瞳孔径が大きい（暗所瞳孔径は4～5 mmであることが望ましい）
禁忌	・インフォームドコンセントを行うことが不可能もしくはそれを望まない，あるいは取り扱い説明書の指示に従えない． ・定期健診に来院することが困難 ・妊婦，授乳中の女性あるいは妊娠の計画がある． ・円錐角膜の兆候あるいは他の角膜疾患 ・AIDSや自己免疫疾患などの免疫異常あるいは糖尿病の存在 ・コンタクトレンズの装用（またはケア用品の使用）によって，アレルギー性の反応を起こす． ・前眼部に急性，亜急性炎症または細菌性，真菌性，ウイルス性などの活動性角膜感染症がある． ・角膜，結膜，眼瞼に影響を及ぼす眼疾患，損傷，奇形などがある． ・重症な涙液分泌減少症（ドライアイ） ・角膜知覚が低下している． ・充血あるいは異物感がある． ・治療途中に車やバイクの運転をする，または視力変化が心身の危険に結びつくような作業をする者 ・不安定な角膜屈折力（曲率半径）測定値あるいは不正なマイヤー像を示す（不正乱視を有する）．

（日本コンタクトレンズ学会ホームページ http://www.clgakkai.jp/general/guideline.html より）

3 実践における重要ポイント

I. 近視度数

　中等度までの近視眼が良い適応とされており，ガイドライン上は-4Dまでが適応となる．各社のレンズラインアップでは-6Dまたはそれ以上の作製が可能であり，確かに-6D程度の近視矯正が可能な症例も存在するが，-4Dを超えると成功率は極端に低下するうえ，過度の圧迫により安全性が低下することも十分に考えられる．特に角膜上皮障害の発生には注意が必要である．また，近視矯正量が増えると有効なトリートメントゾーンが縮小することも知られている．たとえ中心部が矯正されたとしても非常に狭い範囲でしか矯正されていないと，ハローやグレアは必発であり，特に瞳孔径が大きくなる夜間の視機能低下は著しくなる．このような観点からも過度の矯正は行うべきではない．

II. 乱視度数

　ほとんどのレンズでは-1.0～-1.5 Dの乱視を適応範囲に含めているが，矯正効果は乱視軸により影響を受ける．直乱視には有効であるが，倒乱視や斜乱視の矯正は難しく，むしろ悪化させる場合がある．乱視がある場合には軸度にも留意する．

III. 角膜曲率半径（ケラト値）

　ガイドラインでは39～48Dを適応としているが，実際的な目安としては40～46D程度のケラト値が適当と思われる．40D未満の非常にフラットな角膜ではレンズフィッティングが良くても十分な矯正効果が得られにくい．一方，46Dより大きいスティープな角膜形状ではレンズのセンタリングが難しくなる．

IV. 角膜離心率（corneal eccentricity；E-value）

　この項目はガイドラインには盛り込まれていないが，非常に重要なポイントであるので解説する．角膜周辺部の扁平化を表す指標として，角膜離心率というパラメータがトポグラフィ上で確認できる（図1）．要するに，角膜中央だけでなく周辺部の形状を加味しないと適切な処方はできないので，このパラメータを考慮する必要がある．計算式の詳細は割愛するが，完全な球面ではE-value＝0.0で非球面性が強くなる（周辺にいくほどフラットになる）と1.0に近づいていく．ただし標準的な角膜の場合，E-valueは0.2～0.7の範囲にほとんどが分布し，その平均値は0.5程度である（図2）．基本的に各メーカーのトライアルレンズはこの平均離心率をもとにデザインされているので，E-value＝0.5から大きくはずれる角膜形状の場合はレンズフィッティングが不良となる．角膜離心率はcorneal eccentricity index（CEI）やEccなど，機種やマップによって異なった用語が用いられていることがあり，算出法も微妙に異なる．またQ値という類似した指数を採用している機種もあるので，それぞれの角膜形状解析装置の使用説明書で確認する必要がある．適応判断の一助となるので，是非確認していただきたい．

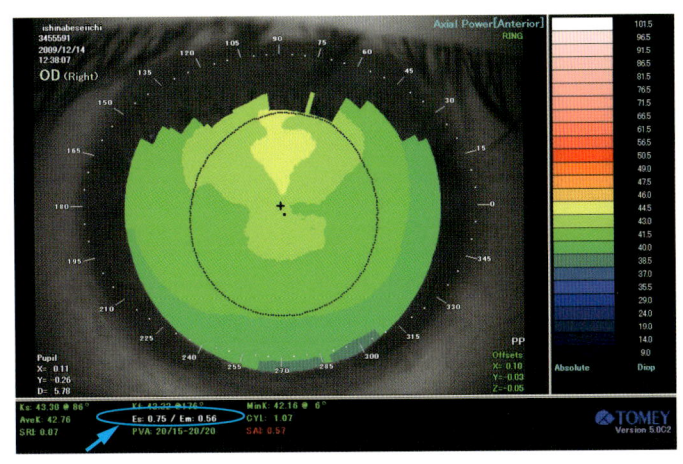

図1　角膜トポグラフィ上でのE-valueの確認
TMS-5のシングルマップでは下方にE-valueが表示される（青丸）．steep（強主径線）方向のE値を意味するEs値と，minimum（最弱主径線）方向のE値を意味するEm値が表示され，この症例ではそれぞれ0.75/0.56となるが，Es＝0.75と高値で正常範囲から逸脱しているため，本症例は角膜矯正術の良い適応とはいえない．

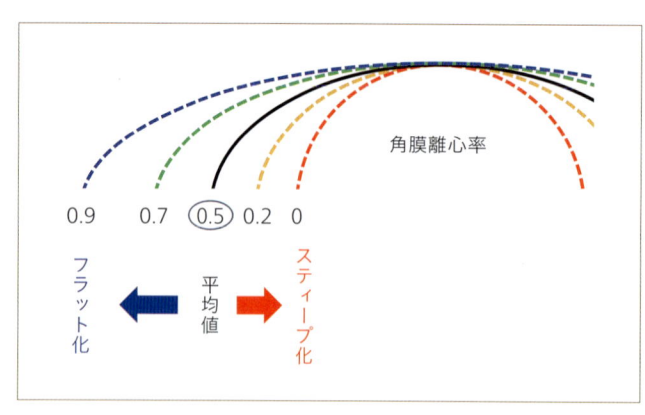

図2 角膜離心率（corneal eccentricity：E-value）
完全な球面では E-value＝0.0 で周辺が扁平になるにつれ 1.0 に近づいていく．標準的な角膜の E-value はほとんどが 0.2〜0.7 の範囲に分布し，その平均値は 0.5 程度である．

V. 瞳孔

　瞳孔径が大きい場合，トリートメントゾーンより外側の光学系の影響を受けやすくなる．中央の扁平化した領域から周辺部に移行する部位では屈折や収差が大きく変化するので，グレアやハローなどの自覚症状が強くなることが容易に想像できる．特に暗所瞳孔径が大きいと夜間視機能の低下は必発である．

VI. 眼疾患

　円錐角膜は禁忌である．また外傷後などで角膜の不正が強い症例は適応とならない．その他，角膜ジストロフィなどの変性疾患や活動性の外眼部・前眼部病変も禁忌となる．重度のドライアイはもちろん禁忌となるが，比較的軽度のドライアイの場合は快適に使用できることがある．もちろん，このような場合では試験装用を行って安全性が確保できることを確認してから処方する．

VII. 全身疾患

　糖尿病や膠原病など角結膜の異常や免疫異常を伴う可能性のある全身疾患を有する場合は適応外である．アトピー性皮膚炎などのアレルギー疾患を有する場合も適応外とすべきである．妊婦に関しても定期的な受診が困難になったり，障害が出現したときの薬物治療が制限されるなどの理由により積極的に処方されるべきではない．精神疾患を有する場合も適さない．

VIII. 年齢

　国内の治験では 20 歳以上もしくは 18 歳以上が対象とされていたこともあり，本邦のガイドラインでは 20 歳以上の年齢制限が設けられた．しかし，海外では厳密な年齢制限は設けられていない．小児に対する処方が大多数を占めるという国も多い（韓国，台湾，香

港，シンガポール，中国など）．角膜が柔軟である小児期は効果が出現しやすく，比較的強い矯正も可能となると考えられている．2006年に報告された Swarbrick のレビューによれば，アジア諸国で行われているオルソケラトロジーの約80％は18歳以下で，主に近視進行抑制を目的としたものである．欧米ではこれまで小児に対する処方は消極的と考えられてきたが，近視進行抑制効果がスペインからも報告されるようになり，また最近の大規模な retrospective study によれば，米国における小児への処方は全体の約5割を占めると報告されている．近年の趨勢として，世界的に小児に対する処方が増加していることは明らかである．一方，高齢者に対しては有効性が低く，レンズケアの煩雑さや老眼の問題も考慮すると良い適応とはいいにくい．

学童の近視コントロールは近年脚光を浴びているが，本邦での実施においては医師裁量権のもとに十分なインフォームドコンセントを得るというプロセスが必要となる．しかし，未成年者に対する成績が本邦でも徐々に蓄積されてきているので，近い将来ガイドラインが改変される可能性がある．

▶一般眼科医のための 患者説明のポイント

現行のガイドラインは，かなり厳しい基準となっている．しかし，本邦へ初めて導入される際に作成されたことを考えれば，安全性が重視されているのは至極当然のことであろう．当時は小児のデータもきわめて少なく，治験も18歳以上を対象に行われたため，年齢制限が設けられたことも理に適っている．これからオルソケラトロジーを始めようとする医師は，ガイドラインを遵守すべきである．熟練者に関しては，適応度数の拡大や未成年者に対する処方も可能であろうが，その際には十二分のインフォームドコンセントが必要となる．トラブル，特に訴訟問題が発生した場合，ガイドラインから逸脱した治療は不利となるからである．ガイドラインが策定されてから約5年が経過し，そろそろ見直しが必要な時期となっている．国内での小児データも公的機関を中心に徐々に集積されてきているので，諸外国のように年齢制限がはずされる可能性も考えられる．近年トピックスとなっている近視コントロールを目的としたオルソケラトロジーが本邦でも普及する日はそう遠くないと思われるが，現状では大手を振って小児に処方できる状況ではない．日常診療においては近視コントロールを期待した親子が来院することも多いと思われるが，このような背景や現状を必ず説明すべきである．

4 成否のカギを握る患者背景

前述の内容で適応は判断できると思うが，最終的な適応決定においては患者背景や性格も考慮したほうがよい．以下に候補者の性質として望ましいものと望ましくないものをあげる（表3）．

表3　考慮すべき患者背景

勧めてはいけないタイプ
1. 高いQOVを要求する患者
2. 不規則な生活，睡眠時間
3. 治療コンプライアンスが悪い患者（HCLの正しい扱いができない．使用方法や定期受診を守れない）
4. 各種運転士など安全性が求められる職業に就いている患者
5. 神経質な性格

勧めやすいタイプ
1. 眼鏡やコンタクトレンズの装用から解放された生活をしたいという願望が強いが，外科的手術には抵抗がある患者
2. さまざまな理由（菲薄な角膜厚，年齢，職業など）により屈折矯正手術の適応がない患者
3. 粉塵や埃の多い職場環境のため眼鏡やコンタクトレンズの使用が難しい．
4. 裸眼視力の改善が競技能力を向上させる場合（特にボクシングや格闘技などコンタクトレンズ装用が好ましくない場合）
5. おおらかな性格

I. 勧めてはいけないタイプ

　本治療は万人に効く治療ではない．適切な患者選択を行えば高い満足度が得られやすいが，適応を誤ると多くの苦情を受けることになる．高いquality of vision（QOV）を要求する患者や生活が不規則で十分な睡眠時間が取れない患者は成功しにくい．またHCLの正しい使用法や定期受診を守れない患者は重篤な合併症を起こす危険性があるので処方すべきではない．またパイロットや消防士，警察官など基準以上の裸眼視力を要する職種やライセンスの取得などにおいても，常に安定した視力が得られるわけではないので勧められるべきではない．特に他人の安全にも関わる各種運転士などでは禁忌とすべきである．また屈折矯正治療全般に共通する注意点であるが，神経質で細部にこだわる患者には不向きである．

II. 勧めやすいタイプ

　眼鏡やコンタクトレンズの装用から解放された生活をしたいという願望が強いが，外科的治療には抵抗がある，もしくは屈折矯正手術の適応を満たさない場合はオルソケラトロジーを勧めやすい．粉塵や埃の多い職場環境のため眼鏡やコンタクトレンズの使用が難しい場合や，裸眼視力の改善が競技能力を向上させるようなアスリートにも試す価値がある．おおらかな性格が向いている．

5　処方者の条件

　本邦では処方者の条件も規定されており，誰でも処方できるわけではない．日本眼科学会認定の眼科専門医であると同時に，角膜の生理や疾患ならびに眼光学に精通してい

とが処方者としての必須条件である．レンズの処方に際しては，日本眼科学会の指定するオルソケラトロジー講習会，および製造・輸入販売業者が実施する導入時講習会の両者を受講し，証明を受けることが必要である．

6　費用

　初年度治療費として 12～15 万円(治療レンズ使用料＋初年度 9 回の検査＋管理費＋レンズ破損時の動産保険を含む)，次年度には 3 万円程度(年 4 回の検査代＋定期外検査代など)を設定しているクリニックが多いようである．

　また治療を開始しやすいように，以下に示すような初回の高額払いを緩和するプランを採用している施設もある．

① 3 か月装用体験(初めに 5 万円程度支払い，3 か月の試用期間以降も継続を希望する場合に残金を支払う)．非継続の場合は，レンズ返却を条件に追加請求はしない．
② 分割払い(毎月定額自動引落による支払い)．もちろん自費(保険外)診療であるため，病院や医院の環境(立地場所，施設の規模など)によって費用は異なる．国内未承認レンズをきわめて高額な治療費で処方している施設があるのも事実である．

　治療開始前に効果が出にくい症例を簡単に除外できればよいのだが，実際には角膜形状のみならず，角膜の剛性や角膜厚，角膜径，眼圧，瞼の形状，眼瞼圧などのさまざまな因子が複雑に影響するため，試してみないとわからないことが多い．結局は試行錯誤で処方レンズを決めることになるが，概して近視が軽度である症例のほうが，処方が容易であり成功率が高い．加えて，光学特性や視機能，患者満足度も高く保たれることが報告されているので，low power の症例から実践することを勧める．

▶一般眼科医のための　患者説明のポイント

　患者へのインフォームドコンセントはきわめて重要である．一定期間の治療を行えば近視が治ってしまうと勘違いしている患者がいる．可逆的な治療であり，中止すれば元の状態に戻ることを必ず説明しなければならない．国内の治験においては，約 2 割の患者が途中で脱落した．さまざまな成書や論文でも触れられているように治療効果には個人差があり，いかにレンズを変更しても十分な効果が得られない症例が存在することをあらかじめ説明しておく．LASIK 希望者に行われるようなカウンセリングを導入している施設もある．上述した適・不適を判断するには忙しい外来の最中にはきわめて困難である．予約制にするなどして一定の時間を確保したうえで，きめ細かい説明を行うことが成功率や患者満足度の向上につながる．ただし，可逆性の治療であるため，屈折矯正手術ほど神経質になる必要はない．

　また屈折矯正手術と同様に，治療後の高次収差の増加は避けられないことは強調しておく．

これは角膜形状を意図的に変化させる治療の宿命である．したがって，高い QOV を求める患者や神経質な患者には不向きである．多焦点眼内レンズや多焦点コンタクトレンズに不満を訴える患者が一定の頻度で存在することと類似している．軽度の近視眼においては QOV の低下が問題となることはほとんどないが，近視矯正量が大きくなるにつれ球面収差やコマ収差の増加が顕著となり，トリートメントゾーンも縮小するためグレアやハローの出現頻度が増す．特に 3D 以上の矯正を行う場合には十分に説明しておく必要がある．

参考文献

1) Alharbi A, Swarbrick HA：The effects of overnight orthokeratology lens wear on corneal thickness. Invest Ophthalmol Vis Sci 44：2518-2523, 2003
2) Swarbrick HA：Orthokeratology review and update. Clin Exp Optom 89：124-143, 2006
3) Santodomingo-Rubido J, Villa-Collar C, Gilmartin B, et al.：Myopia control with orthokeratology contact lenses in Spain：refractive and biometric changes. Invest Ophthalmol Vis Sci 53：5060-5065, 2012
4) Bullimore MA, Sinnott LT, Jones-Jordan LA：The risk of microbial keratitis with overnight corneal reshaping lenses. Optom Vis Sci 90：937-944, 2013
5) Hiraoka T, Okamoto C, Ishii Y, et al.：Patient satisfaction and clinical outcomes after overnight orthokeratology. Optom Vis Sci 86：875-882, 2009

〔平岡孝浩〕

II オルソケラトロジーレンズの処方

1　日本のオルソケラトロジーの現状

　2009年4月のα-オルソ®K(アルファコーポレーション社)を皮切りに，2010年8月，9月に順次，B＋Lオルソケー(ボシュロム社)とマイエメラルド(テクノピア社)が，2012年3月にブレスオーコレクト®(ユニバーサルビュー社)が良好な臨床試験の結果を受け厚生労働省の承認を得た．その結果，現在の日本の市場には，α-オルソ®K，マイエメラルド，ブレスオーコレクト®の3種類のレンズが流通している．

　各レンズの屈折矯正原理は後述のごとく共通だが，実際の処方手順は異なるため，各々につき解説する．

2　オルソケラトロジーによる屈折矯正原理

　オルソケラトロジー(オルソK)レンズを処方するにあたって，オルソKレンズがいかなる変化を角膜に及ぼし屈折矯正を実現しているのか，そのメカニズムを知ることは，安全で質の高い視力を達成するうえで重要である．

　オルソKの近視矯正メカニズムは，角膜実質カーブの彎曲による屈折力の変化とした報告もあるが，角膜中央部，すなわちベースカーブ(BC)領域の上皮細胞層の扁平化と角膜中間周辺部，すなわちリバースカーブ(RC)領域の上皮細胞層の肥厚による光学領の凹面化がその主たるものである(図1)．この変化を角膜上皮細胞の再分配(redistribution)と呼び，この変化はレンズ装用の中止により減弱するため，視力維持のためには毎晩のレンズ装用が基本となる．

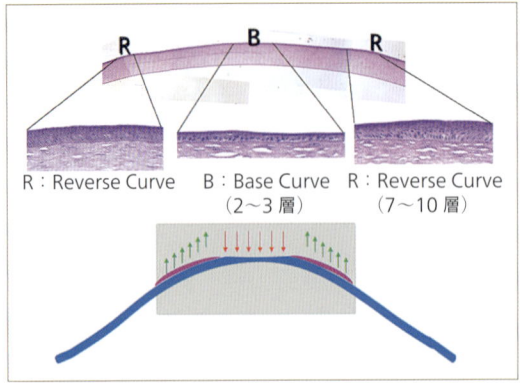

図1 オルソケラトロジーの屈折矯正メカニズム
レンズ装用2週間後の家兎角膜パラフィン切片のHE染色像．角膜上皮は，通常，角膜の最表面にある4～5層の細胞層であるが，オルソKレンズを装用することにより，BC部の上皮細胞層は2～3層へ扁平化し（図中B），一方，RC部の上皮細胞層は7～10層へと層数を増すとともに基底細胞の丈も高くなり，肥厚する（図中R）．この2つの上皮細胞層の厚さの変化（上皮細胞の再分配，redistribution）は，角膜中央部の形状を凹面化し，近視矯正を実現している．

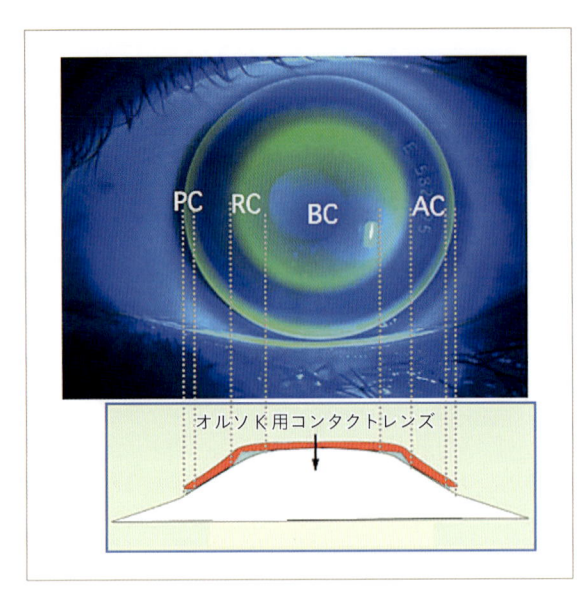

図2 第三世代オルソケラトロジーレンズのデザイン
BC：ベースカーブ，RC：リバースカーブ，AC：アライメントカーブ，PC：ペリフェラルカーブ

I. オルソケラトロジーレンズデザインと角膜に及ぼす影響

　現在のオルソKは，第3世代を迎え，睡眠時装用に必須のDK値100を超える高酸素透過性素材を用い，CNC（computer numeric-controlled）旋盤機によるレースカット製法で，精密な4または5カーブ構造を呈している（図2）．

1. ベースカーブ（BC）

　レンズ中央，直径6 mmの領域を指し，角膜曲率半径に比しフラットなカーブとなる．BC部の働きにより角膜中央部の上皮細胞層を扁平化するが，その作用は，角膜をレンズ裏面で直接圧迫するのではなく，レンズ下涙液の圧搾力によるべきとされている．

2. リバースカーブ（RC）

　BCの周辺に0.6 mm幅のスティープなカーブをもつ領域をいう．フラットなBCによって周辺が浮き上がったレンズを，アライメントカーブ（AC，後述）に向けて角膜に再び

接するように設けられたため，リバースカーブと命名された．オルソKレンズの形状をリバースジオメトリー・レンズ（reverse geometry lens）と形容する所以でもある．閉瞼時のレンズ装用により，RC部のレンズ下涙液はレンズ外へ押し出され，そのスペースが陰圧になることによりレンズは角膜に吸着する．同時に，RC下の角膜上皮細胞層は重層化するとともに細胞の丈も高くなり肥厚する．BC部の扁平化とRC部の肥厚によりオプティカルゾーンを凹面化し，近視の矯正を達成している．

3. アライメントカーブ（AC）

RCの周囲に存在する幅1 mmのフラットなカーブをもつ領域で，角膜にアライメントにフィットし，レンズのセンタリングに重要な働きを担う．このカーブが2段になっているものもあり，この場合はレンズ全体として5カーブとなる．

4. ペリフェラルカーブ（PC）

レンズエッジの0.4 mm幅のベベルに相当する領域をいう．これは，涙液交換を可能にするためというより，角膜への固着（impinging）を防ぐように働く．

3　レンズ処方の実際

ファーストレンズをトライアルレンズセットの中から選択する前に，オルソKの適応があるか否かを検査と問診により判断する．

I.　各社レンズに共通な検査

1. オートレフ・ケラト測定

学童の場合には調節が強く働いている症例もあるため，自覚視力検査のあとに，ミドリン®P点眼液，サイプレジン®1％点眼液を用いた調節麻痺下での再測定も検討し，過矯正にならないように心掛ける．

2. 角膜形状解析（角膜トポグラフィ撮影）

オルソKの成功の予測とその後のフォローアップに必須の検査である．角膜の形状によってはセンタリングが得られにくい症例もあり，また，円錐角膜は原則オルソKの非適応である．オルソKレンズ装用後の理想的なトポグラフィ像は，bull's eyeパターンとなる（図3a）．

3. 角膜内皮細胞撮影

これまでに，オルソKレンズ装用にて角膜内皮細胞数が減少したという報告はないが，

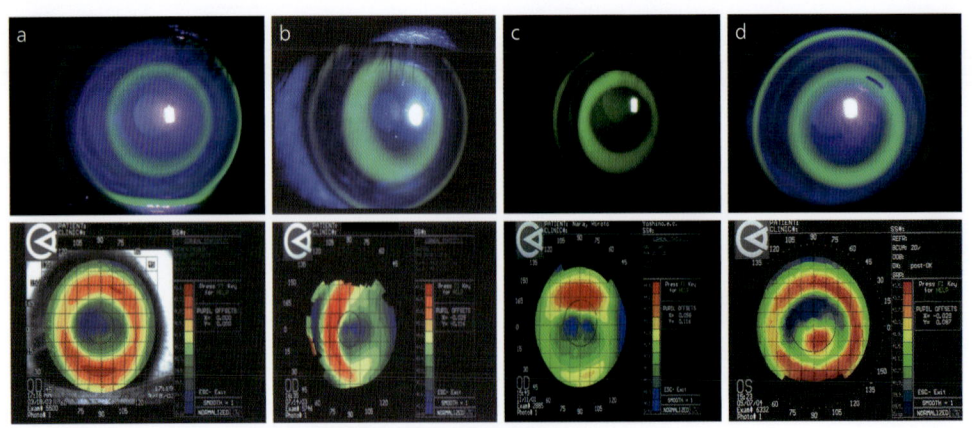

図3 睡眠時のレンズフィッティングを確認するための角膜トポグラフィ
オルソK治療の成功は，ひとえにレンズセンタリングにかかっている．ディセンタリングは，不正乱視を惹起し，矯正視力不良やハロー・グレアの原因となる．しかし，睡眠中のレンズフィッティングを観察することは不可能であるため，唯一の手段であるトポグラフィを用い，間接的にレンズフィッティングを観察する．
a：理想的なレンズフィッティング：トポグラフィは bull's eye パターンを呈す，b：鼻側偏位による不正乱視，c：下方偏位による不正乱視，d：セントラルアイランド

長期にわたる睡眠時装用を行うことになるため，念のため定期的に計測しておいたほうがよいと思われる．

4. 自覚視力検査

特に学童と老視年齢に達した患者の場合には過矯正に注意を要する．

5. 涙液分泌能機能検査（Schirmer I 法試験）

前眼部所見とともに重症のドライアイでないことを確認する．

6. 瞳孔径測定

レンズの BC 領域の直径は 6 mm であるため，暗所瞳孔径が 6 mm を大きく超える場合は，ハロー・グレアの原因となり，結果的に適応外となる場合がある．

II. 適応年齢

ガイドラインでの適応年齢は 20 歳以上となっているが，その根拠は，臨床試験における対象が 20 歳以上であったからである．したがって，この臨床試験の結果により 20 歳未満におけるオルソKの有効性と安全性が否定されたわけではない．近年，オルソKによる近視進行抑制効果を証明する質の高い報告が相次いでいる．実際，東アジアの国々では，オルソKの処方目的の第 1 位は学童の近視進行抑制効果となっており，日本でも医師の裁量と責任のもと，学童への処方が現実的に増加している．オルソKの学童への処方の意義は，まさにこの近視進行抑制効果の有無に左右されるといってよい．市販後調査や医師主導型臨床研究の結果次第では，ガイドラインにおける適応年齢の変更が議論される可能性もある．とはいえ一方で，オルソK装用者における年齢別の角膜感染症発症の

リスクは，統計学的に子どもに起こりやすいというデータがある．子どもに発症率が高い理由は，レンズの使用方法とレンズケアのコンプライアンスの低さ，訴えの曖昧さや不具合への対処の遅れが考えられる．適応年齢に関する現実的な対応としては，特定の年齢層への処方制限が問題を解決するというより，一連のオルソK治療に関するプロセスを理解できるだけの個々の患者の成熟度や，患者が学童の場合には，保護者がレンズケアの重要性を十分に理解し協力することができ，コンプライアンスを守れる環境にあるかを問診中に眼科医が見抜くことと考える．

> ▶一般眼科医のための 患者説明のポイント
>
> ガイドライン上の適応年齢が20歳以上となっているなか，学童にオルソKレンズを処方する場合，気をつけなくてはならないことは何か．医師の裁量と責任において学童への処方は可能であるが，角膜感染症などの重篤な合併症が生じ訴訟となった場合，ガイドラインからの逸脱は処方医師にとって不利に働く．学童に対して処方することのリスクやベネフィットについての十分なインフォームドコンセント，患者や保護者との信頼関係の構築，正しく安全な処方とレンズケアを含めた入念な装用指導，定期検査の徹底がきわめて重要になってくる．

III. ファーストレンズの決定から最終処方レンズの決定まで

一般に，コンタクトレンズ装用の経験がない患者の場合は，往々にして反射性の流涙が強く，フルオレセインを用いたフィッティング検査がうまくいかないため，検査のみに限りトライアルレンズ装用時に表面麻酔薬（ベノキシール®）を用いるとよい．

1. α-オルソ®Kのファーストレンズの選択方法と微調整

検査で求めた角膜弱主経線値（フラットK，FK）をもとに，トライアルレンズを選択する．トライアルレンズは，40.00〜46.25Dまで0.25Dステップで26種類のFK値が組み合わされた40枚がセットになっており，目標矯正度数（ターゲットパワー，TP）は通常−4.00Dのみとなっている．この中から，より近い数値のFK値のトライアルレンズを選択する（図4）．トライアルレンズ装用時に約80％の装用者が良好なフィッティングを得るとされているが，眼瞼や角膜の形状によってフィッティング不良となる場合もある．この場合，細隙灯顕微鏡によるトライアルレンズフィッティングの結果をもとにレンズパラメータを変更することになる．例えば，ACがスティープでタイトフィットになっている場合，レンズは下方に偏位するので，ACをフラットに，すなわちトライアルレンズのFK値の低いものに変更する．逆に上方に偏位する場合はルーズフィットになっていることが考えられるため，ACをスティープに，すなわちトライアルレンズのFK値の高いものに変更する．水平方向の偏位の原因は，眼瞼圧が強い，角膜形状が非対称，角膜乱視が

フラットK 番号	フラットK(F.K.) 角膜弱主経線値(D)	ターゲットパワー (T.P.) －4.00 D
01	40.00	1
02	40.25	1
03	40.50	1
04	40.75	1
05	41.00	1
06	41.25	2
07	41.50	2
08	41.75	2
09	42.00	2
10	42.25	2
11	42.50	2
12	42.75	2
13	43.00	2
14	43.25	2
15	43.50	2
16	43.75	2
17	44.00	2
18	44.25	2
19	44.50	2
20	44.75	1
21	45.00	1
～	～	～
26	46.25	1

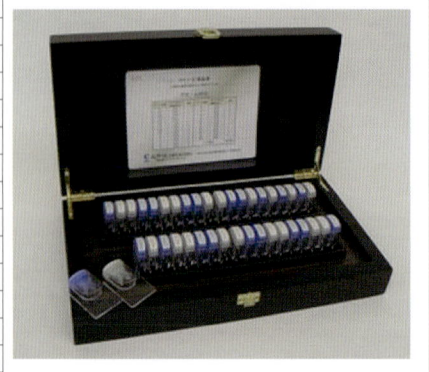

図4 **α-オルソ®Kのトライアルレンズセット**

あるなどが考えられるが，この場合はACをスティープに変更する，あるいはレンズの直径を0.2 mm単位で大きくする．これによりAC部分の面積が大きくなり，角膜上における安定性が増すからである．適切なフィッティングのTPが－4.00Dのトライアルレンズが決まったら，自覚的視力検査のデータとそのレンズを装用した状態でのオーバーレフ値を参考に目標矯正度数を決め，適したTPのレンズをオーダーする．本メーカーは，トライアルレンズの自宅への貸し出しによる仮装用は推奨していない．

2. マイエメラルドのファーストレンズの選択方法と微調整

1）トライアルファーストレンズの選択

トライアルレンズには，FK値が40.00～45.00Dまで0.25Dステップで，TPが－2.00Dから1.00D刻みで－5.00Dまでの84枚セット，または，－1.50～－5.00Dまで0.50D刻みで168枚セットがある（図5）．ケラト値より得られた弱主経線がレンズのFK値となり，屈折検査による目標度数をTPとする．FK値はトライアルレンズの数値の近似値を選択するが，合致するレンズがない場合はフラット寄りで最も近いFK値のレンズを選択する．一般的にTPの選択には矯正目標のパワーが－2.00≦TP≦－4.00の場合，最終TPには＋0.25Dを，－4.00＜TPの場合，最終TPには＋0.50Dを加算する．しかし，特に自覚と他覚の数値に大きな差がある場合や，調節力の強い学童，老視の可能性のある40歳以上の症例の場合には，年齢的な調節力の強弱を考慮し慎重にTPの度数を決

Power	-1.50	-1.75	-2.00	-2.25	-2.50	-2.75	-3.00	-3.25	-3.5	-3.75	-4.00	-4.25	-4.5	-4.75	-5.00	total
40.00	1		1		1		1		1		1		1		1	4/8
40.25	1		1		1		1		1		1		1		1	4/8
40.50	1		1		1		1		1		1		1		1	4/8
40.75	1		1		1		1		1		1		1		1	4/8
41.00	1		1		1		1		1		1		1		1	4/8
41.25	1		1		1		1		1		1		1		1	4/8
41.50	1		1		1		1		1		1		1		1	4/8
41.75	1		1		1		1		1		1		1		1	4/8
42.00	1		1		1		1		1		1		1		1	4/8
42.25	1		1		1		1		1		1		1		1	4/8
42.50	1		1		1		1		1		1		1		1	4/8
42.75	1		1		1		1		1		1		1		1	4/8
43.00	1		1		1		1		1		1		1		1	4/8
43.25	1		1		1		1		1		1		1		1	4/8
43.50	1		1		1		1		1		1		1		1	4/8
43.75	1		1		1		1		1		1		1		1	4/8
44.00	1		1		1		1		1		1		1		1	4/8
44.25	1		1		1		1		1		1		1		1	4/8
44.50	1		1		1		1		1		1		1		1	4/8
44.75	1		1		1		1		1		1		1		1	4/8
45.00	1		1		1		1		1		1		1		1	4/8
Total	21	0	21	0	21	0	21	0	21	0	21	0	21	0	21	84/168

直径	10.6 mm
色	Blue or Clear

TOTAL
84枚/168枚

図5 マイエメラルドのトライアルレンズセット

定する．レンズ直径は，10.6 mm を標準とする．

2) テスト装用

検査データからトライアルファーストレンズの規格を決定後，人工涙液などの装着液を使用しレンズを装用し，フィッティング判定を行う．涙液の安定を確認後，細隙灯顕微鏡にてレンズのセンタリング・動き・染色パターンを評価する．特異なケラト値によるセンタリング不良の場合，トライアルセット以外の規格として FK が 46.00 D よりスティープな場合は直径 10.2 mm を，倒乱視によるレンズの側方のずれには直径 11.00 mm の選択が有効な場合がある．フラットフィッティングの場合は，BC 値はそのままでトライアルレンズセットの表の右下のレンズに変更，スティープな場合は左上のレンズに変更する．

良好なフィッティングが得られたら，外来にて 1～2 時間仮眠をしてもらい，その後，再度レンズの固着，トポグラフィによる睡眠時のセンタリングをチェックし，良好であれば持ち帰って仮装用をしてもらう．

3. ブレスオーコレクト®のファーストレンズの選択方法と微調整

本メーカーは，希望患者の 3 割ほどに適応外となる症例が存在するとしている．そこで本レンズは，治療前の検査データから適応を予測し，非適応眼を選別できるようになっている．角膜曲率半径・矯正度数・角膜形状解析データから，センタリング不良や矯正不

1. サイズ分布

10.2	10.6	11
	●	

2. フィッティングカーブ×ターゲットパワー分布

フィッティングカーブ（0. 5刻み）	ターゲットパワー（0. 5刻み）										
	-1.00	-1.50	-2.00	-2.50	-3.00	-3.50	-4.00	-4.50	-5.00	-5.50	-6.00
39.00	−	−	−	−	−	−	−	−	−	−	−
39.50	−	−	−	−	−	−	−	−	−	−	−
40.00	−	−	−	−	−	−	−	−	−	−	−
40.50	−	−	−	−	−	−	−	−	−	−	−
41.00	−	−	−	−	−	−	−	−	−	−	−
41.50	−	●	●	●	−	−	−	−	−	−	−
42.00	−	●	●	●	●	−	−	−	−	−	−
42.50	−	●	●	●	●	●	−	−	−	−	−
43.00	−	●	●	●	●	●	●	−	−	−	−
43.50	−	●	●	●	●	●	●	●	−	−	−
44.00	−	●	●	●	●	●	●	●	●	−	−
44.50	−	●	●	●	●	●	●	●	●	●	−
45.00	−	●	●	●	●	●	●	●	●	●	−
45.50	−	●	●	●	●	●	●	●	●	●	−
46.00	−	−	−	−	−	−	−	−	−	−	−
46.50	−	−	−	−	−	−	−	−	−	−	−
47.00	−	−	−	−	−	−	−	−	−	−	−

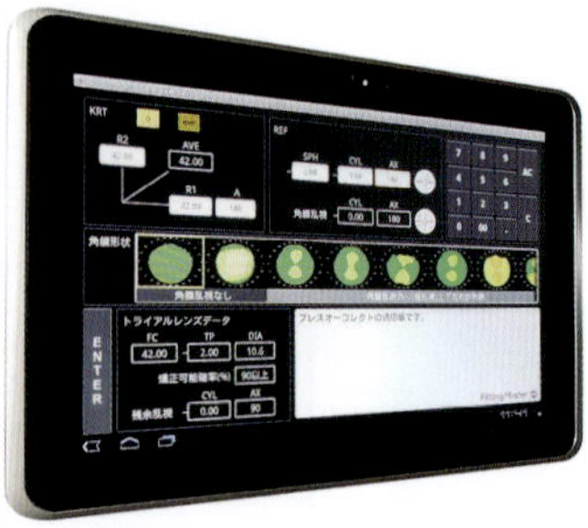

図 6　ブレスオーコレクト®のトライアルレンズセットとフィッティングマスター

足を予測できる．

1) トライアルファーストレンズの選択

本レンズの処方には，角膜曲率半径，角膜屈折値(屈折度数)とトポグラフィパターンを選択するだけでファーストレンズを自動選択できる「フィッティングマスター」を用いる．本機は曲光度と曲率半径の関係，適応外の判断や角膜突出率の違いによるレンズの処方変更にも対応しており，また，適応外となる可能性が高い場合にはコメントと矯正可能確率が表記される機能を備えている．本機は治療の成功率を向上させるとともに，試行錯誤によるストレス軽減と処方時間の短縮を目的としている(図 6)．ファーストレンズの選択は，パソコンへのデータ入力により自動的に行われるため，思考する余地は少なく簡便ではあるが，一方でフィッティングの理論を理解するにはある程度の経験を要する．

上記各メーカーのレンズも装用を開始してから効果が発現するまでには個人差があり，早い場合は 1 日目に効果が認められることもあるが，通常 1〜2 週間で安定した視力が得られるようになる．2 週間たっても目的の視力が得られない場合は，なんらかの処方変更を要す必要があるか，本来，非適応眼であった可能性が高い．

> ▶一般眼科医のための 患者説明のポイント
>
> 　オルソKを希望する患者が，みずからレンズメーカーを指名することは少ない．医療機関はすべてのメーカーのトライアルレンズセットを揃えているわけではないので，現実的に患者はその医療機関が扱っているレンズを自動的に処方されることとなる．他院で，または国外でオルソKレンズを処方された患者が，前医の廃業やみずからの転居を理由に定期検査や再処方，不具合への対処を希望して来院することがある．その時に必要になるのが前レンズのメーカー名とレンズスペックである．したがって，みずからがオルソKレンズを処方する場合にも，患者にメーカー名とレンズスペックを記載したカードを渡し，将来にわたり大事に保管しておくよう指導する必要がある．

IV. 定期検診

1. ファーストレンズ装用翌日

　一晩装用した翌朝に受診してもらい，前眼部と視力をチェックし，トポグラフィによりレンズセンタリングを確認する．最も重要なチェックポイントはレンズセンタリングで，センタリング不良の場合にはその原因に応じてセカンドレンズへ変更する．この時点で，目的裸眼視力が達成できていなくても問題ない．

2. レンズ装用1週間後

　前眼部所見と視力とレンズセンタリングをチェックし，センタリング不良であればレンズを変更する．通常，この時点で裸眼視力0.7を達成できる割合が80％以上，裸眼視力1.0を達成できる割合が60％程度である．

3. レンズ装用2週間後

　通常この時点で，裸眼視力0.7を達成できる割合が90％以上，裸眼視力1.0を達成できる割合が80％程度である．したがって，センタリングが良好にもかかわらず，目的の屈折矯正が達成できていない場合には，低矯正が原因であればBCをフラットに，過矯正の場合にはBCをスティープに変更する．

4. レンズ装用1か月後

　安定した裸眼視力が実現していなくてはならない時期である．前眼部の状態，レンズセンタリングをチェックし，レンズケアの方法に誤りはないか再確認する．

5. 3～4か月ごとの診察

　状態が安定していれば，以後は3～4か月ごとの定期検診が望ましい．念のため角膜内皮細胞撮影もそのつど行う．レンズの汚れや傷などの劣化状態も確認する．レンズの寿命は1～2年とされている．

良好な経過をたどっていた患者が，定期健診時，急に視力不良を訴えることがある．このような場合は，左右のレンズの取り違えの可能性を疑ってみるとよい．左右眼のレンズや兄弟間のレンズの取り違え防止のため，レンズの色を変えて作製したり，シリアルナンバーを刻印しているメーカーもある．

4 チェックポイントとその対処法

I. 不正乱視

1. レンズセンタリング不良

レンズセンタリングが不良であると，光学領の角膜形状に不正な歪み(不正乱視)が生じ，視力不良の原因となる(図 3 b, c)．睡眠時のレンズセンタリングを直接観察することは不可能なため，角膜トポグラフィによる観察は必須といえる．矯正度数が強い場合や特異な乱視形状は，レンズセンタリング不良の原因となる．また，瞳孔中心と角膜頂点にずれがある症例では，角膜に対するセンタリングが良好であっても相対的なディセンタリングとなり，良好な視力は得られないので注意が必要である．

2. セントラルアイランド

センタリングが良好であっても，フラット化した角膜の中央に相対的にスティープ化した領域が島状に現れる場合がある．これをセントラルアイランドと呼び，不正乱視が生じるため視力不良の原因となる(図 3 d)．細隙灯顕微鏡所見によるフィッティングが良好に見えても，厚さ 20 μm 以下の涙液層のフルオレセインは不可視であることから，角膜トポグラフィによる観察ではじめて発見できる．BC がよりフラットにフィットするよう各パラメータを変更することにより解決されることが多い．

3. dimple veil

ルーズなフィッティングのためレンズ下に空気が入り，その空気が RC 部にトラップされる場合，または RC 部に空気が残った状態でレンズを装着した場合，その空気が BC 下に泡状になって移動し，BC 部のレンズ後面により角膜表面に押しつけられ，ゴルフボールの表面のごとく多数の窪みが角膜表面にできる状態を dimple veil という(図 7)．dimple veil は無処置で数時間以内に消失するが，消失までの光学領に掛かる不正乱視は著しい霧視の原因となる．適切なレンズフィッティングと，レンズ裏面に十分装着液を充填してからの装用が予防につながる．

上記いずれの不正乱視も，装用を中止すれば装用前の角膜形状に復帰する可逆的な変化である．

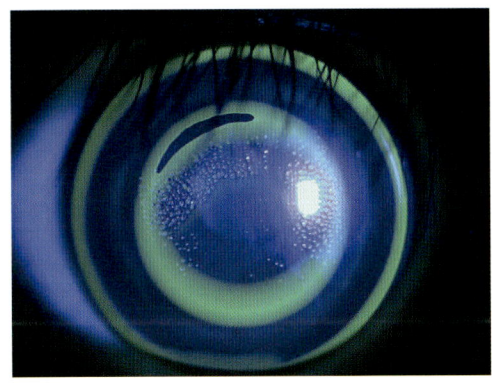

図7　dimple veil

II. 点状表層角膜炎（SPK）

　外来でファーストレンズを装用して1～2時間の仮眠をした直後に角膜中央部にSPKを認めることがある．この原因は，急激なレンズ下酸素分圧の低下や，扁平化していない角膜中央にフラットなBC部のレンズ後面が物理的に接触するためといわれているが，装用の継続によりいずれ出現しなくなるため，注意深い観察のもと装用を継続してよいとされている．

　角膜の低酸素は角膜上皮細胞のバリア機能を低下させるとともに，薬剤効果を変化させ角膜感染症のリスクを引き上げる．また，オルソKレンズのBC部はフラットにフィットさせるため，本来はオルソKの適応とはならない，よりフラットなBCが必要となる強度近視に対しての処方や，レンズ裏面の汚れ，レンズ下への異物の迷入は，光学領の角膜を障害し角膜感染症のリスクを増す．安全に処方できる適応近視度数の遵守や良好なフィッティングと入念なレンズケアが重要である．

III. iron ring

　一般に，角膜上皮層内みられる線状または曲線状で茶褐色の色素沈着所見は，鉄成分の沈着によるものと考えられ，iron ringと総称されている．オルソKレンズの装用では，RC部分に相当する角膜上皮細胞層内に鉄成分の沈着がみられることがある（図8）．この角膜上皮層への鉄沈着のメカニズムは，急激な角膜形状の変化や角膜表面の不正が原因で涙液が局所に滞留するためではないかと推測されている．RC部分に相当する角膜上皮細胞層は，その厚さを増し急激な角膜表面のカーブに変化がみられる箇所であり，また，RC部のレンズ下には睡眠装用時に涙液の貯留があるため，上記iron ringの形成機序に矛盾しない．

　臨床症状は，視機能への影響や異物感など患者の訴えはまったくないが，オルソKレンズ装用角膜のiron ringは円錐角膜の突出基底部付近にみられるFleischer's ringと似ているため，オルソKは，医原性の円錐角膜を惹起すると懸念された時期もあった．しかし，iron ringの発生は円錐角膜発症の結果ではなく，角膜形状の変化とRC部のレンズ下涙液

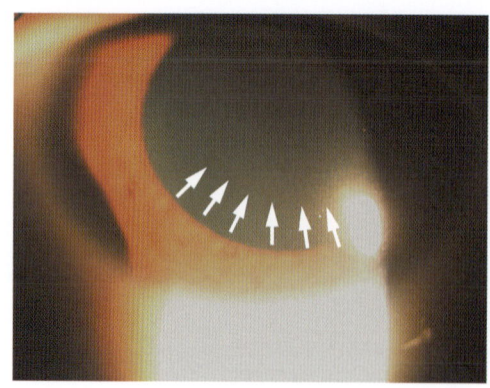

図8 iron ring

の貯留が直接の原因であることから，鉄沈着そのものに疾患としての意義はなく治療の必要性はないと考えられている．

IV. 角膜感染症

　オルソKの屈折矯正効果は，3週間ほどの装用中止により消失し，角膜形状は装用前の状態に戻る．この可逆性が，LASIKをはじめとした不可逆的な屈折矯正手術を躊躇する患者や18歳未満の外科的手術の不適応患者には福音となる．しかし，角膜感染症は不可逆的な変化を角膜に及ぼし，視機能に恒久的な障害を残す可能性があるため，オルソK最大の合併症といえる．

　本レンズによる角膜感染症のリスクは，次の3点に集約される．

1. レンズ自体のポテンシャルリスク

　中央がフラットで周辺がアライメントフィッティングとなるレンズデザインや睡眠時装用による瞬目の低下は，レンズ下の涙液交換を著しく低下させる．これは，細菌や細菌をトラップしたglycocalyxの除去を妨げ，一方，細菌のglycocalyxの形成を促進し，角膜感染症のリスクを高める．また，涙液交換の低下による酸素不足は，角膜上皮細胞のバリア機能を障害し，角膜感染症のリスクを増大させる．中村らは，オルソKレンズの閉瞼時装用により，レンズ下涙液の酸素分圧が低下することを報告している．一方で，酸素不足が原因と考えられている角膜内皮細胞減少の報告は皆無で，これは，高酸素透過性レンズ素材によるものと考えられる．少なくとも，寿命を超えた，または汚れて劣化したレンズの使用は控えるべきである．一般にレンズの寿命は1〜2年で，クリーナーによる擦り洗いが必要である．

2. ユーザーによる人的リスク

　ずさんなレンズケアやレンズ保存は，角膜感染症のユーザーによる人的リスクといえる．特に，RC部は狭い溝構造となっており，指による擦り洗いでは付着したタンパク質やバイオフィルムは除去しにくいため，綿棒による同心円状の擦り洗いを推奨するメー

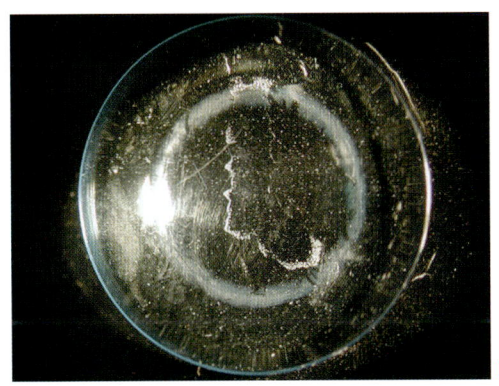

図9 汚れたオルソケラトロジーレンズ

カーもある(図9).

　通常のコンタクトレンズ同様，オルソKの角膜感染症の二大起因菌は，緑膿菌とアカントアメーバである．特に，アカントアメーバに有効な現在流通している消毒薬は，ポビドンヨード剤を含有するバイオクレンO_2セプト(オフテクス)のみで，レンズとレンズケースの除菌を同時に可能にし，かつ，本製品にはオルソKレンズにも適した保存ケースがもれなくついており，定期的なレンズケースの交換も容易になっている．

3. 処方眼科医による人的リスク

　処方の拙さ，適応度数を超えた無理な矯正，適切な装用指導の欠如，定期検診の啓蒙不足など，処方眼科医による人的リスクがある．無理な処方を行っていないか処方者はみずからを戒め，ずさんな管理が行われていないか的確で継続的な指導を怠ることなく，リスクとベネフィットを十分認識して処方するべきである．

▶**一般眼科医のための 患者説明のポイント**

定期検査の重要性は，十分に認識してもらう必要がある．レンズの汚れや破損がないかチェックし，レンズケースの定期的な交換の必要性を指導する．問題なく漫然と使用しているうちにレンズケアがずさんになる場合がある．正しい装用スケジュールの遵守やケア方法の再確認，再指導も定期検査時に行う．3～4か月ごとの定期検査に来院しない患者には，図10 のようなハガキを郵送し来院を促すとよい．

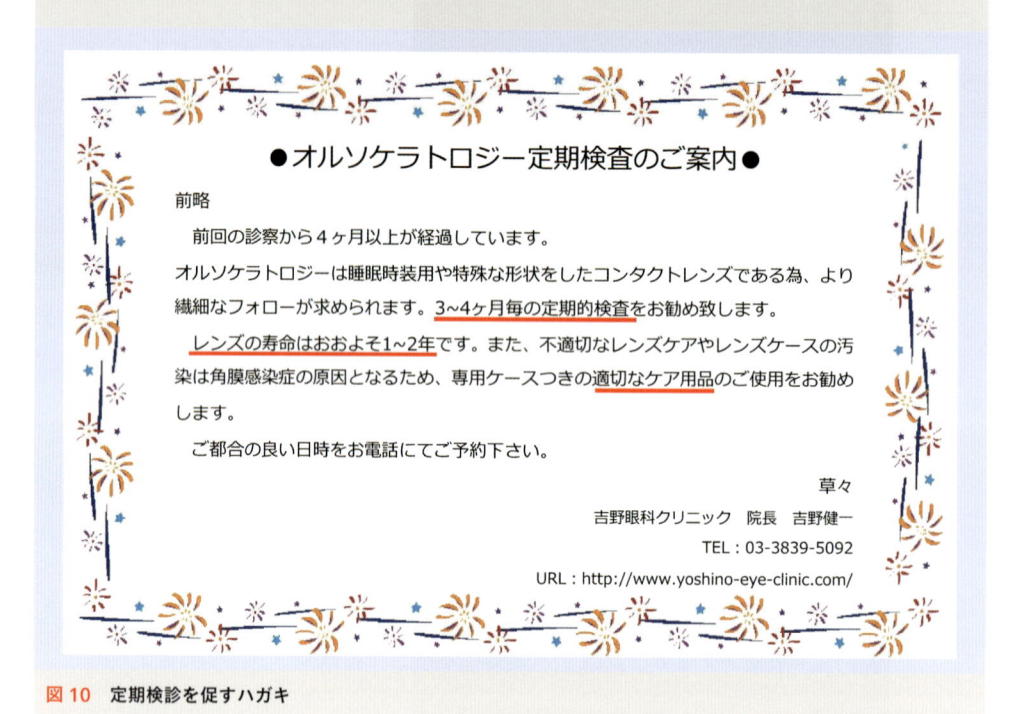

●オルソケラトロジー定期検査のご案内●

前略

　前回の診察から4ヶ月以上が経過しています。

　オルソケラトロジーは睡眠時装用や特殊な形状をしたコンタクトレンズである為、より繊細なフォローが求められます。3～4ヶ月毎の定期的検査をお勧め致します。

　レンズの寿命はおおよそ1～2年です。また、不適切なレンズケアやレンズケースの汚染は角膜感染症の原因となるため、専用ケースつきの適切なケア用品のご使用をお勧めします。

　ご都合の良い日時をお電話にてご予約下さい。

草々

吉野眼科クリニック　院長　吉野健一
TEL : 03-3839-5092
URL : http://www.yoshino-eye-clinic.com/

図10 定期検診を促すハガキ

2009年のオルソK承認以前は，レンズを個人輸入し処方していた一部の医師と，マスコミやインターネットの情報により興味をもった患者らの主導で，いわばアンダーグラウンド的に広まったという経緯があり，その状況からオルソKを不安視する眼科医も少なからずいた．しかし，承認後5年が経過し，定期的に開催される日本眼科学会主導の講習会の成果もあり，オルソKは眼科学の一分野として確立され，その認知度も上がってきた．近視進行抑制効果の解明といった研究面や，日中の裸眼視力の向上といった臨床面からみても興味深いオルソKという技術が，正しく安全に発展することを希望する．

謝辞

稿を終えるにあたり，各メーカーの処方につき御助言をいただいたアルファコーポレーション社の伊藤孝雄氏，株式会社テクノピア社の関根真理子氏，株式会社ユニバーサルビュー社の見川素脩氏に謝意を表します．

参考文献

1) Walline JJ, Jones LA, Sinnott LT : Corneal reshaping and myopia progression. Br J Ophthalmol 93 : 1181-1185, 2009
2) Hiraoka T, Kakita T, Okamoto F, et al. : Long-term effect of overnight orthokeratology on axial length elongation in childhood myopia : a 5-year follow-up study. Invest Ophthalmol Vis Sci 53 : 3913-3919, 2012
3) Smith EL 3rd, Huang J, Hung LF, et al. : Hemiretinal form deprivation : evidence for local control of eye growth and refractive development in infant monkeys. Invest Ophthalmol Vis Sci 50 : 5057-5069, 2009
4) Bullimore MA, Sinnott LT, Jones-Jordan LA : The risk of microbial keratitis with overnight corneal reshaping lenses. Optom Vis Sci 90 : 937-944, 2013
5) 中村　葉, 横井則彦, 木下　茂, 他：レンズ下の酸素分圧に対するオルソケラトロジーレンズの影響. 日コレ誌 51：13-16, 2009

〔吉野健一〕

III 近視予防の現況

　近視進行予防に対し，現時点で最も強力かつ効果的なものは(硫酸)アトロピン点眼である．既報によると，台湾ではアトロピン点眼処方割合が高く，近視と診断された子どものうちアトロピン点眼を処方された割合は49.5％(2007年)を占める．2013年8月に米国カリフォルニアのAsilomarで行われた第14回国際近視学会に参加した際，現地で初めて出会った台湾の眼科医に台湾の近視進行予防の現況について聞く機会があった．非常に軽い近視の−0.25 Dからアトロピン点眼を開始し，屈折の値に応じてアトロピン点眼濃度の変更を行っている施設もあるということで，やはり実情もかなり積極的に行っているとのことであった．一方，2010年に行ったわが国の眼科医に対するアンケート調査結果では，ほとんどがトロピカミド(ミドリンM®)点眼であり，アトロピン点眼を処方していると回答した医師は1％にも満たず，かなりの温度差を感じた．また，同時にevidence-based medicine(EBM)に基づいた近視進行予防法をわが国でも行う必要があり，その潮流について解説したい．

1 近視の現況

　近視は世界的に増加しており，近視は世界人口の約22％，約14.4億人と推定されている．中国・香港・台湾・韓国・日本・シンガポールといった東アジアや東南アジアでは近視の有病率は約80％もしくはそれ以上，米国やヨーロッパでも30〜50％といわれている．これに伴い，強度近視による失明者数の世界的な増加も危惧されるため，近視進行予防を早期から行い強度近視に至らないようにすることが重要である．

> ▶一般眼科医のための　患者説明のポイント
> 　近視は日本などの東アジアに多いが，近年世界的に増加しており，近視進行の原因として環境・遺伝の両方の因子が存在する．

表1 近視進行予防法と近視進行抑制効果

近視進行予防法	コントロールの方法	近視進行抑制効果
アトロピン点眼	プラセボ点眼	0.80 D/年
シクロペントラート塩酸塩点眼	プラセボ点眼	0.34 D/年
ピレンゼピン塩酸塩眼ゲル化剤	プラセボ点眼	0.31 D/年
完全矯正眼鏡	低矯正眼鏡	0.15 D/年
累進多焦点眼鏡(progressive addition lens；PAL)と遠近両用眼鏡	単焦点眼鏡	0.16 D/年
軸外収差抑制眼鏡	単焦点眼鏡	0.29 D/年(30%)
軸外収差抑制コンタクトレンズ	単焦点眼鏡	0.29 D/年(34%)
オルソケラトロジー	単焦点眼鏡	眼軸長 0.11 mm/年

2　近視進行予防の現況

　近視進行予防の現況について，現段階でのさまざまな近視進行抑制法をメタ解析した「コクランレビュー」によると，高い近視進行抑制効果を示すものはムスカリン受容体拮抗薬であり，プラセボと比較してアトロピン点眼が0.80 D/年，シクロペントラート塩酸塩点眼が0.34 D/年，ピレンゼピン塩酸塩眼ゲル化剤が0.31 D/年の近視進行抑制効果であった．また，薬剤以外には眼鏡やオルソケラトロジーなどもある(**表1**)．このように近視進行予防の現況として現在行われているものには，薬物治療，屈折矯正(眼鏡，オルソケラトロジーなど)があり，本項ではそれぞれの項目について解説する．

3　薬物治療

I.　ムスカリン受容体拮抗薬

　ムスカリン受容体拮抗薬は，抗コリン作用薬やコリン作用遮断薬，ムスカリン性受容体拮抗薬とも呼ばれ，副交感神経節後線維と効果器官のシナプス後膜に存在するムスカリン受容体で，アセチルコリンと拮抗して刺激効果を遮断する薬物を指す．代表的なものにアトロピンがある．副作用は副交感神経遮断症状すなわち散瞳，調節障害，眼圧上昇，口渇，顔面紅潮，頻脈，血圧上昇，排尿障害などがある．近視進行抑制効果があるものとしてここではアトロピン点眼薬，ピレンゼピン塩酸塩眼ゲル化剤を主として解説する．

1. アトロピン点眼薬

　アトロピン点眼薬の近視進行抑制効果は，近視進行抑制法をメタ解析したコクランレビューによると，現段階で最も近視進行抑制効果が高く，プラセボと比較して0.80 D/年の近視進行抑制効果があることが報告されている．しかし高い効果があるものの，アトロ

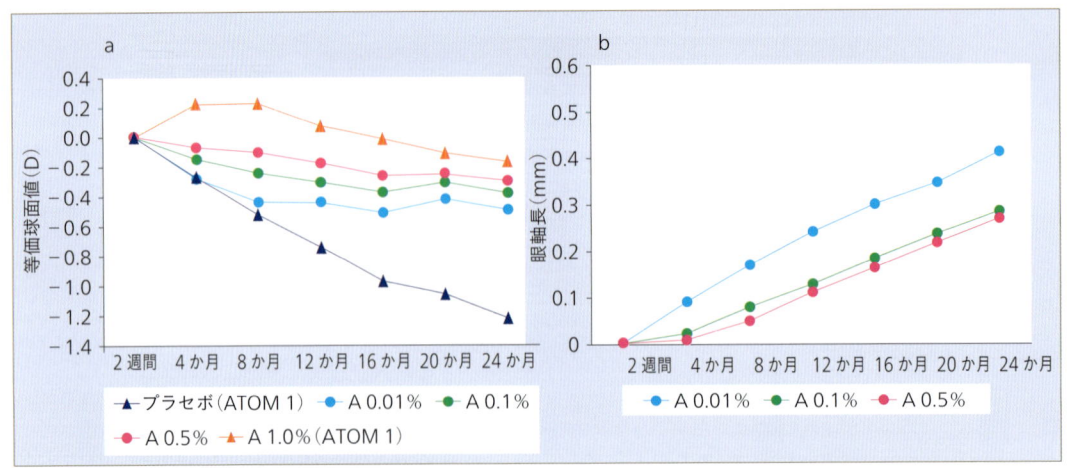

図1 濃度別のアトロピン点眼の近視進行抑制効果
(Chia A, Chua WH, Cheung YB, et al.: Atropine for the treatment of childhood myopia: safety and efficacy of 0.5%, 0.1%, and 0.01% doses(Atropine for the Treatment of Myopia 2: Ophthalmology 119: 347-354, 2012 より引用・一部改変)
a：アトロピン点眼開始2週間後を基準とした，点眼開始24か月後までの平均等価球面値の変化量．アトロピン点眼の濃度による差が小さいことがわかる．2年間の平均等価球面値の変化量(D)はアトロピン点眼濃度が0.01%，0.1%，0.5%の順に，-0.49，-0.38，-0.30であった(P=0.07)．aが3群間で有意差がなく，0.01%の濃度でも等価球面値では，近視進行抑制効果があることがわかる．プラセボ点眼と1.0%アトロピン点眼のデータはatropine for the treatment of myopia 1(ATOM 1) studyのものを使用．アトロピン点眼開始直後は遠視化するため，点眼開始2週間後を基準としている．
b：アトロピン点眼開始2週間後を基準とした，点眼開始24か月後までの平均眼軸長の変化量．2年間の平均眼軸長の変化量(mm)はアトロピン点眼濃度が0.01%，0.1%，0.5%の順に，0.41，0.28，0.27であった(P=0.002)．bの眼軸長では，トロピン点眼濃度が0.1%と0.5%はほぼ同等の結果となり，0.01%はそれにつぐ効果があることがわかる．しかし，プラセボ点眼との比較はないため，0.01%の眼軸長抑制効果は評価できない．

ピン点眼処方で問題になるのは調節麻痺効果などの副作用である．この副作用のため既報では途中離脱する症例もあり，アトロピン点眼を近視進行抑制のために使用するには低濃度化するなどの対策が必須であると思われる．

日本と同様に近視の割合が高い台湾では，アトロピン点眼処方は日常でよく行われており，近視と診断された子どものうちアトロピン点眼を処方された割合は2000年の時点では36.9%だったものが2007年では49.5%になり，処方する濃度も0.1%など低濃度化している．0.05%や0.1%などの低濃度アトロピン点眼の有効性の報告や，0.01%の濃度と0.1・0.5%の濃度のアトロピン点眼の効果を比較した報告でも0.01%の濃度のアトロピン点眼の低い副作用発生率と，他の濃度と変わらない近視進行抑制効果(図1)を示した報告もあることから，今後日本でも低濃度アトロピン点眼が普及していく可能性がある．ただし，アトロピン点眼中止後に，近視がリバウンドする報告もあり，アトロピン点眼薬の濃度と治療期間についてどの程度が最適なのかは今後の研究が必要である．

2. ピレンゼピン塩酸塩眼ゲル化剤

ピレンゼピン塩酸塩眼ゲル化剤は，M_1選択的ムスカリン受容体拮抗薬であり，作用機序はアトロピン点眼と同様であるが，M_3受容体への影響が小さいため，アトロピン点眼と比べて散瞳や調節不全が起こりにくい．コクランレビューによると，プラセボと比較して0.31 D/年の近視進行抑制効果があったことが報告されている．しかし，副作用としてアレルギー反応や霧視などが報告されており，長期的な治療効果や副作用が検討されてお

らず，現時点では国内で市販される予定がないことから，ピレンゼピン塩酸塩眼ゲル化剤の臨床応用は難しいと思われる．

II. トロピカミド（ミドリン®M）点眼薬

　トロピカミド（ミドリン®M）点眼薬は，調節が近視進行の原因であるとの考えに基づき，1960年以後にさまざまな研究が行われたが，対照を置かないなど研究デザインに問題があることが多く，近視進行抑制に関するエビデンスに乏しい．しかし，日本の眼科医の近視に対する考え方のアンケート調査結果によると，近視の進行抑制に対し，エビデンスのあるムスカリン受容体拮抗薬を用いて近視の治療を行っている施設は皆無に等しく，使用している近視の治療薬はエビデンスに乏しいトロピカミド点眼薬が主流であり，トロピカミド点眼薬を使用している割合は小学校低学年では64％，小学校中学年では62％，小学校高学年では52％を占めていた．

III. チモロールマレイン酸塩点眼薬

　チモロールマレイン酸塩点眼薬は，眼圧降下作用による眼軸長伸長抑制を期待され過去に検討されたが，近視進行抑制効果を認めなかったとする報告も多く，エビデンスレベルは低い．

▶一般眼科医のための　患者説明のポイント
　近視進行抑制効果のある点眼薬は，現在のところ，エビデンスレベルが高いものはアトロピンなどのムスカリン受容体拮抗薬であり，プラセボと比較してアトロピン点眼が 0.80 D/年，シクロペントラート点眼が 0.34 D/年，ピレンゼピン塩酸塩眼ゲル化剤が 0.31 D/年の近視進行抑制効果をもつ．しかし，これらは調節麻痺効果などの副作用もあり，日本ではあまり使用されていない．トロピカミド（ミドリン®M）やチモロールマレイン酸塩点眼薬はエビデンスに乏しいため，過度の近視進行抑制効果を期待させるような説明はしてはならない．エビデンスのあるアトロピン点眼に関しては海外では低濃度で処方しているところもあるため，今後状況に応じて日本でも普及する可能性があることは，患者に希望をもたせる意味で伝えてもよいと思われる．

4　光学的理論による近視進行抑制法

　近視進行の光学的予防の理論として，調節ラグ理論と軸外収差理論がある．いずれも最終的には網膜後方への焦点誤差が原因となり，眼軸長が伸長して近視が進行するという考

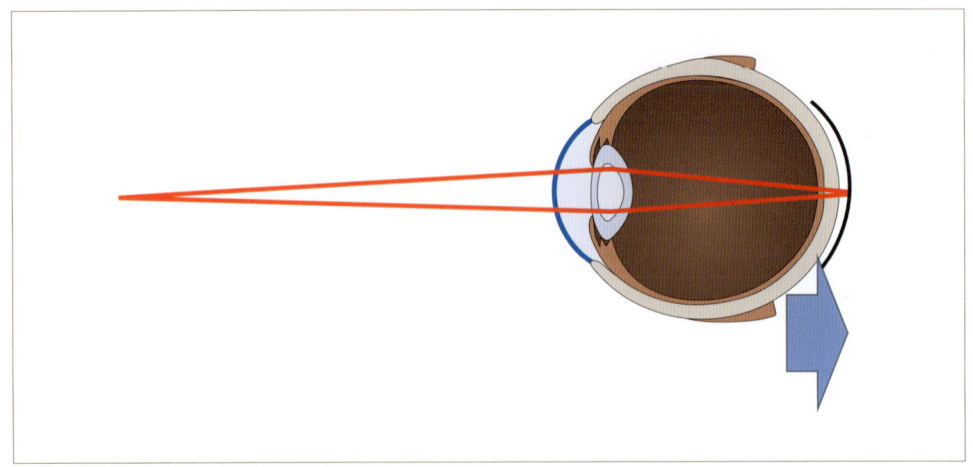

図2　調節ラグ理論による眼軸長伸長
近業時にみられる生理的な低調節(＝調節ラグ)のため，近業時にはわずかに網膜後方への焦点誤差が生じ，この状態が持続することで眼軸長が伸長し，近視が進行するという理論．

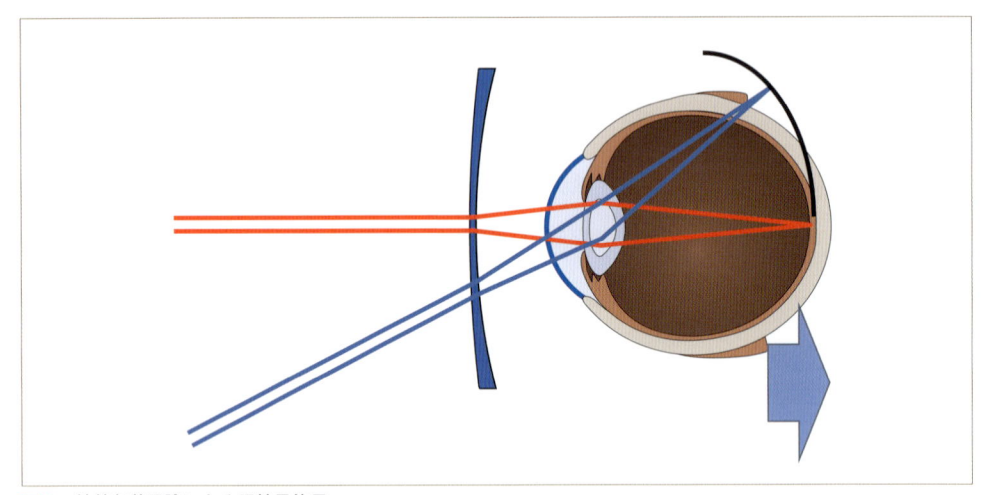

図3　軸外収差理論による眼軸長伸長
網膜周辺部の遠視性の網膜像の焦点誤差により，眼軸長が伸長し近視が進行するという理論．

え方に基づいた理論であり，近年はいかにこの網膜後方への焦点誤差を少なくするか，ということに注目して眼鏡やコンタクトレンズ(CL)が開発されている．

　調節ラグ理論とは，近業時の調節必要量に対する調節誤差(近業時にみられる生理的な低調節＝調節ラグ)のため，近業時にはわずかに網膜後方への焦点誤差が生じ，この状態が持続することで眼軸長が伸長し近視が進行するという理論(図2)である．調節ラグが生じる理由は，脳幹内の調節制御に関わる神経積分器が機能的に不完全(リークを伴う)であり，フィードバック制御において定常誤差を発生させるためと考えられている．また，調節ラグは調節量が増えるほど大きな値となるが，日常的には眼球の光学的焦点深度(約±0.5 D)を超えることはないため，像のぼけを自覚することがない．ただし，大きな調節ラグは近視進行の原因ではなく結果であるという報告もあり，最終的な結論は出ていない．

　軸外収差理論とは，近視の進行に重要なのは黄斑部のみならず，網膜周辺部の遠視性の網膜像の焦点誤差が近視を進行させるという報告に基づいた理論(図3)である．近視と網

膜周辺部の相対的な遠視との関連性は1971年にHoogerheideらが報告しており，のちに近視化した正視または遠視のパイロットは，網膜周辺部の相対的な遠視を認めることを報告した．その後も人間の近視眼では網膜周辺部の相対的な遠視を認めるいくつかの報告がある．網膜周辺部の遠視性の焦点誤差と近視の関連についての動物実験を含めた報告も最近増えてきている．一方，軸外収差理論に否定的な報告もあり，網膜周辺部の屈折と近視化の関係もまだ議論のあるところである．

I. 累進多焦点眼鏡(progressive addition lens；PAL)

PALの作用機序は，調節ラグ理論に基づいており，眼軸長の制御機転のトリガー信号と考えられる近業時にみられる網膜後方への焦点ずれ(調節ラグ)を軽減し，眼軸長伸長を抑制することにある．調節安静位は0.5～1.5 Dであり，調節安静位では調節ラグは生じない．近業時の調節必要量を減らすことで調節ラグを取り除き，網膜後方への焦点ずれをなくすことが目的であるため，必要な近見加入度数は+1.5～2.0 Dと考えられている．また，その際の近見加入度数は個別にカスタマイズが必要と思われる．コクランレビューではPALと遠近両用眼鏡は単焦点眼鏡に比べ，0.16 D/年の近視進行抑制効果があることが報告されている．

PALの問題点は近視進行抑制効果が0.15 D/年程度と弱いこと，完全矯正時の近見内斜位の問題や眼鏡の下方偏位の問題，近用部を使用者が正しく使いこなせるかどうかということが課題である．

II. 軸外収差抑制眼鏡

現在一般的に使用されている眼鏡やCLは，黄斑部の矯正のみに重点が置かれ，網膜周辺部では遠視性の焦点誤差を生じている(図4, a)．Carl Zeiss社から網膜周辺部の屈折矯正を考えた軸外収差抑制眼鏡(近視進行予防眼鏡)が開発され，臨床試験が中国人の子ども210人(6～16歳)を対象に行われた．この近視進行予防眼鏡は，全方向に累進加入度をもつ眼鏡で，軸外収差理論に基づいて設計された眼鏡(図4, b)である．その臨床試験では，通常の眼鏡群と比較すると，近視進行予防眼鏡群では，両親のうち1名以上が近視で，年齢が6～12歳の亜群で有意に近視進行が抑制(平均0.29 D/年)されたと報告されている(表1)．現在，日本においても近視進行予防眼鏡の多施設共同の臨床試験が進行中であり，結果が待たれるところである．現在のところまだ網膜周辺部の相対的な遠視が近視のリスクファクターかどうかははっきりしないが，近視の進行抑制には網膜周辺部の遠視を矯正する必要性が報告され，さまざまな研究が進行しているところである．眼球形状には個人差があるため，網膜周辺部の屈折の矯正には個々人に合わせカスタマイズ化する必要性が今後出てくる可能性がある．

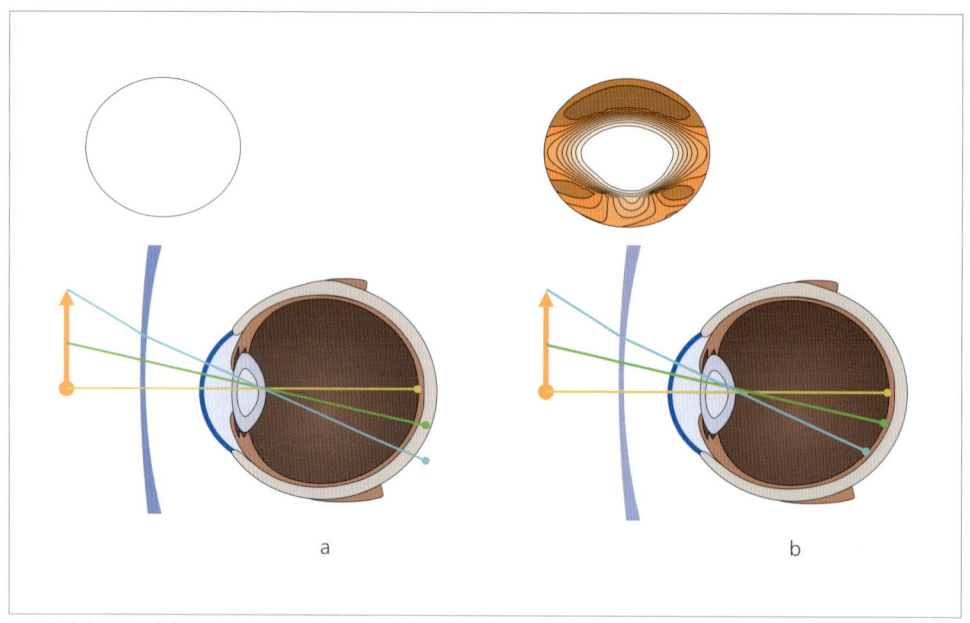

図4 通常の眼鏡(a)と軸外収差抑制眼鏡(b)
通常の眼鏡(a)では網膜中心部は焦点が合っているものの，網膜周辺部に遠視性の網膜焦点誤差を生じている．それに対し，軸外収差抑制眼鏡(b)では網膜中心部だけではなく，網膜周辺部にも焦点が合っている．

III. 軸外収差抑制コンタクトレンズ

　近視進行予防眼鏡に続き，軸外収差抑制CL(近視進行予防CL)が近視進行予防眼鏡よりも有効であることが報告された．乱視が－1.00 D以内で球面値が－0.75～－3.50 Dの近視の7～14歳の中国人を対象とし，単焦点眼鏡を装用した群(コントロール群)が40人，近視進行予防CLを装用した群(近視進行予防CL群)が45人で，1年間の近視の進行程度を比較した．その結果，近視進行予防CL群は等価球面値で34％，眼軸長で33％の近視進行抑制効果があったことが報告されている(**表1**)．これは近視進行予防眼鏡の近視進行抑制効果よりもわずかに大きく，この原因としてはCLのほうが眼の動きに合わせて動くため，軸外収差抑制効果が強いのではないかと考按している．また，近視進行予防眼鏡では相対的な周辺部の遠視程度を有意に減少させなかったが，近視進行予防CLでは周辺部の遠視程度を減少させ，むしろ周辺部は相対的に近視になったことを報告している．

IV. 眼鏡・コンタクトレンズの目標屈折値

　近視進行抑制に対して完全矯正がよいのか低矯正がよいのかについて，コクランレビューによると，低矯正眼鏡を処方する，もしくは軽度近視を眼鏡矯正せずに経過をみることに近視進行抑制効果は期待できないとのことであり，さらに完全矯正眼鏡と低矯正眼鏡装用に関しては低矯正眼鏡のほうが0.15 D/年近視化することが報告されており(**表1**)，完全矯正のほうが近視が進行しない可能性も報告されている．眼鏡処方の際の日本の眼科医の傾向として，小学校低学年まではシクロペントラート点眼後に屈折検査を行う割合が

高く，高学年になるとトロピカミド点眼が増え，中学生になると調節麻痺薬の点眼を行わない場合が多数を占めていたが，アトロピン，シクロペントラート(サイプレジン®)，トロピカミド・フェニレフリン合剤(ミドリン®P)などを点眼時の刺激性や作用時間などを考慮して適宜使い分け，完全矯正眼鏡を処方するのが近視進行予防の観点から良い可能性がある．

ただし，網膜周辺部の焦点誤差はレンズパワーが強いほど，また非球面設計による薄型レンズで増大するため，眼鏡を低矯正にすることでこの問題は遠見時のみ若干軽減できることが報告されている．将来的には網膜周辺部の焦点誤差まで考えたうえでの眼鏡レンズのデザインや屈折値が決まってくると思われる．

V. オルソケラトロジー （⇒312頁，321頁参照）

オルソケラトロジーの近視進行抑制効果も軸外収差理論に基づいていると考えられている．オルソケラトロジーを行った場合，中央のみフラット化するため周辺の焦点の位置はほとんど変化することなく相対的に近視よりのままであるため，近視進行抑制の可能性がいわれている．しかし，日本ではオルソケラトロジーの現行ガイドライン(http://www.nichigan.or.jp/member/guideline/orthokeratology.jsp)上，適応年齢が20歳以上であるため，日本で小児に対し近視進行抑制効果を期待して使用する場合にはガイドラインに沿えないという現状がある．また，高次収差が増加して見え方の質の低下が起こっている可能性がある．さらにオルソケラトロジー装用開始から3年間はコントロール眼に対し有意に眼軸長伸長を抑制するが，4，5年経過すると眼軸長伸長程度に有意差を認めなくなることも報告されている．

> ▶一般眼科医のための 患者説明のポイント
>
> 現在一般に市販されている眼鏡やCLで，近視進行抑制効果を期待できるものはないが，今後網膜中心部だけではなく，網膜周辺部の焦点誤差まで考慮した近視進行抑制眼鏡が市販される可能性がある．そのため，近視が進行している子どもは外来で経過観察をし，市販された時点で近視進行予防眼鏡を処方すれば近視進行が抑制される可能性がある．オルソケラトロジーは装用開始後数年，近視進行抑制効果があるが，20歳未満はガイドラインに沿っていないため慎重に進めていく必要がある．

参考文献

1) Walline JJ, Lindsley K, Vedula SS, et al.：Interventions to slow progression of myopia in children. Cochrane Database Syst Rev 12：CD004916, 2011
2) 鳥居秀成，不二門尚，宇津見義一：学校近視の現況に関する2010年度アンケート調査報告．日本の眼科 84：15-27, 2013
3) Smith EL, 3rd, Kee CS, Ramamirtham R, et al.：Peripheral vision can influence eye growth and refractive development in infant monkeys. Invest Ophthalmol Vis Sci 46：3965-3972, 2005

4) Sankaridurg P, Donovan L, Varnas S, et al.：Spectacle lenses designed to reduce progression of myopia：12-month results. Optom Vis Sci 87：631-641, 2010
5) Chia A, Chua WH, Cheung YB, et al.：Atropine for the treatment of childhood myopia：safety and efficacy of 0.5％, 0.1％, and 0.01％ doses（Atropine for the Treatment of Myopia 2）. Ophthalmology 119：347-354, 2012

〔鳥居秀成，不二門　尚〕

第7章 屈折矯正手術以外での老視矯正

I 白内障手術におけるモノビジョン

　モノビジョン(monovision)法とは，一眼を遠見用，他眼を近見用に矯正する老視矯正法で，固視眼の切り替えや両眼視機能を活用しながら，遠方から近方まで良好な両眼開放視力を獲得することを目的とした老視矯正法である．古くはコンタクトレンズ(CL)による老視矯正として報告され，近年ではLASIK(laser in situ keratomileusis)などの角膜屈折矯正手術の際にも行われている．

　北里大学病院眼科(以下，当院)では，1999年より白内障手術において眼内レンズによるモノビジョン法を施行している．CLや屈折矯正手術は有水晶体眼であり，残余調節力があるが，眼内レンズによる本法は，調節力が消失した状態であり，遠見から近見までの良好な視力を得るにはより大きな屈折差が必要となるが，術前にCLによるシミュレーションができない．したがって，人工的屈折差をどこまで許容できるかが最も懸念される．

1 眼内レンズによるモノビジョン法

　当院では白内障手術における老視矯正の第一選択は，単焦点眼内レンズによるモノビジョン法である．単眼視下で習慣的に使用する眼(sighting dominance)すなわち優位眼を遠見矯正するconventional monovisionを推奨し施行している．これは自験例においても優位眼を遠見に矯正したほうが両眼視機能の面から有利であることが確認されている．しかし，核性白内障により優位眼が近視化している場合やもともと眼軸長に差があり不同視であった場合は，術前の屈折を生かしてcrossed monovisionを選択することもある(図1)．

　眼内レンズの設定は，優位眼を遠見用として正視に，非優位眼を近見用として近視(−2.0〜−2.5 D)になるように施行してきたが，屈折差が大きいと良好な裸眼視力は得られるものの，両眼視機能の低下や眼精疲労や見えにくさを自覚する患者もいる．そこで左右の屈折差を少なくするため，瞳孔径による偽調節に注目し，近見瞳孔径 2.5 mm以下では非優位眼の屈折値を−1.5 Dに設定するmild monovisionも施行している．

　瞳孔径が比較的大きい若い症例では，優位眼に単焦点眼内レンズ，非優位眼に多焦点眼

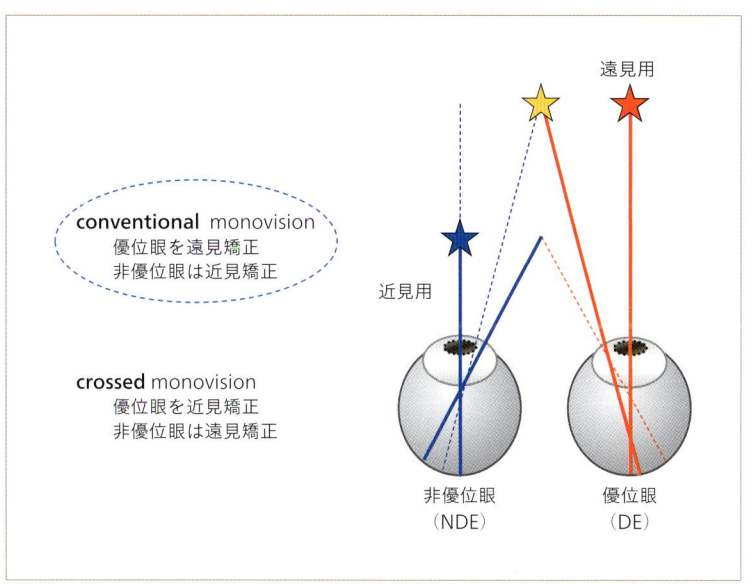

図1 モノビジョン法
優位眼（dominant eye；DE）と非優位眼（non dominant eye；NDE）の矯正方法により，conventional と crossed monovision に分けられる．当院では conventional monovision を推奨している．

表1 当院におけるモノビジョン法の比較

	monovision	hybrid monovision
使用 IOL	単焦点 IOL	DE：単焦点／NDE：多焦点
目標屈折値	DE：0（D）　NDE：−1〜2（D）	DE：0（D）　NDE：0（D）
適応検査・注意点	眼位：10Δ以内 60歳以上 遠視〜軽度近視眼	コントラスト感度，ドライアイの有無 60歳以下にも対応 遠視眼 強度近視も対応できる場合もあり

※ NDE の屈折値は瞳孔径に応じて設定

内レンズを用いた方法（hybrid monovision）を選択する場合もある（表1）．

　これまでわれわれが施行してきた単焦点眼内レンズを用いたモノビジョン法について，実際に行っている検査・適応，術後臨床成績を含め，患者への説明をまとめる．また hybrid monovision についても触れたい．

2　手術前の検査

　当院における老視矯正時の術前検査を示す．

I. 一般的眼科検査

視力検査，細隙灯顕微鏡検査，眼圧・眼底検査など眼科一般検査を行う．基本的に眼鏡をかけないことを目的とし，単眼での十分な視力や良好な立体視が求められるので，網膜疾患や緑内障など白内障以外の器質的疾患を有する場合は除外とするのが前提となる．

> ▶一般眼科医のための 患者説明のポイント
> 老視矯正の希望があっても，白内障以外の器質的疾患がある場合は，術後の視力が期待できないことを説明して納得してもらい，不必要な検査をしないようにすることが大切である．

II. モノビジョン法特有の検査

白内障以外の器質的疾患がないこと，精神科通院歴がないこと，話していて過度に神経質な印象がないこと，いずれも当てはまらなければ以下の検査に進む．

1. 眼位

眼位検査には，交代プリズム遮蔽試験（APCT）を用いている．眼優位性と眼位の関連性について検討した結果，眼位異常にて両眼単一視が妨げられると眼優位性が強い傾向を示したことから，眼優位性は眼位が反映されていると考えている．眼位は輻輳運動や融像力の有無，立体視獲得の目安にもなりうるので重要である．

2. 優位眼

本法は両眼を使って外界を見ることが重要で，両眼から入力される情報は中枢で統合処理（選択・抑制）される．この視覚情報の処理をスムーズに行うためには，利き眼（眼優位性）の強さが弱いことが前提となる．hole-in-the card test を用いて決定した優位眼を確認する．

3. 瞳孔径

当院では，被検眼開放下，リアルタイムで測定可能なポータブル電子瞳孔径（TMI 社製 FP-10000）を用い，照度約 300 Lx 下，小数視力 0.4 に相当する指標を用いて測定している．瞳孔径は日内変動が大きく，さまざまな環境因子・年齢においても変動する．また片眼遮蔽と両眼開放でも差が生じるので注意を要する．

III. モノビジョン法施行時に注意を要する検査

一般的白内障術前検査を行うにあたり，特にモノビジョン法を施行するうえで注意を要する検査を以下に示す．

1. 角膜乱視

オートレフラクトメータ AR-360 A（NIDEK 社）で角膜乱視が 1.5 D 以上の場合は，角膜形状/屈折力解析装置 OPD-Scan III（NIDEK 社）や前眼部形状解析装置 TMS-5（TOMEY 社）を用い，不正乱視の有無を確認する．

2. 眼軸長測定

通常，光学式眼軸長測定装置 IOLMaster®（Carl Zeiss Meditec 社）で眼軸長を計測している．IOLMaster®の結果の信頼性が低い場合は，超音波式眼軸長測定装置 US-500（NIDEK 社）との 2 つの機種間で比較する．術後屈折誤差を回避するために眼内レンズの度数計算に使用する A 定数の見直しや最適化はこまめに行う必要がある．

3 モノビジョン法の適応

当院における手術計画を含めた適応について，主に単焦点 IOL を用いたモノビジョン法について示す（図 2）．

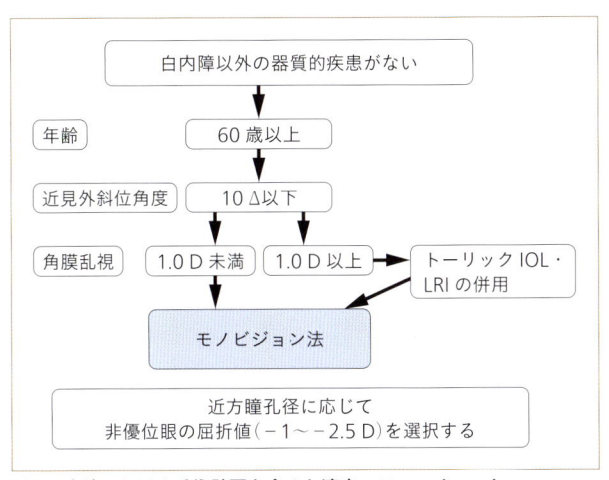

図2 当院における手術計画を含めた適応のフローチャート

I. 年齢

　これまで当院で施行してきた結果では，60歳以上の症例で高い満足度を得られていることから，60歳以上を適応としている．60歳以下で瞳孔径が比較的大きい症例では，hybrid monovisionを選択する場合もある．

> ▶一般眼科医のための　患者説明のポイント
>
> 　60歳以下で瞳孔径が比較的大きい場合は，hybrid monovisionを選択する場合もあるが（表1），以下の点に注意を要する．
>
> 　hybrid monovisionは，優位眼に単焦点眼内レンズ，非優位眼に回折型の多焦点眼内レンズ（ZM900 AMO社）を用いる方法である．通常の多焦点眼内レンズ挿入を予定している場合のように，①コントラスト感度，②ドライアイの確認検査，が必要である．
>
> 　多焦点眼内レンズ挿入によってコントラスト感度の低下が予想されるので，術前検査において白内障によりコントラスト低下が認められない症例は適応から除外する．またドライアイがある場合も適応から除外するのが望ましい．
>
> 　また，両眼多焦点IOLを挿入してグレア・ハローを強く訴える症例の救済策として優位眼を単焦点IOLに入れ替え，hybrid monovisionにして自覚症状の改善した例も経験している．

II. 近見外斜位角度

　左右眼の屈折差をつけることから，術後に斜視が顕性化する症例がまれにみられる．術前に斜視，内斜位，上下斜位のある例は眼優位性が強く，術後斜視化の可能性を示唆するため除外する．また術前の近見眼位が10Δ以内の外斜位の症例が術後に立体視を保ちやすい傾向であったことから，近見外斜位角度が10Δ以内の症例とすることが成功のポイントの一つである．

III. 角膜乱視

　本法の満足度は優位眼の裸眼視力と相関しているので，トーリックIOLや角膜輪部減張切開（limbal relaxing incision；LRI）の併用を考慮し，全乱視を1D未満に矯正することが可能と予想される症例とする．優位眼の良好な裸眼視力も本法の成功の鍵である．

IV. 術前屈折

　術前遠視もしくは正視であり，老視で困っている患者は術後の満足度が高い傾向にある．術前にCLによるモノビジョン法を経験している例や，元来，不同視でモノビジョンに近い屈折を有していた例では適応は容易である．

V. 生活適応

　暗所視で背景とのコントラスト比の高い視機能においては，ぼけの抑制が十分に機能しないため，低照度での精密作業をする職業や特殊運転免許が必要な職業は除外する．

　一方，リウマチで将来的に手指の変形が進む可能性があり，眼鏡装用が困難と思われる症例には，本法を勧めることもある．

VI. 性格

　術後良好な視機能を得ても，左右差があるだけでストレスを感じる場合があるため，特に神経質な性格の患者には注意が必要である．精神科通院中の患者は，適応からはずしている．

VII. インフォームドコンセント

　モノビジョン法の最大の利点は，眼鏡なしで遠方から近方までの良好な視力が期待されることである．しかし，意図的に左右眼に屈折差をつけるため，両眼視機能の低下を起こす場合がある．たとえ術後の視機能が良好であっても，両眼の屈折差から眼精疲労や見えにくさを自覚し，満足度が十分でない場合がごくまれにある．その際は非優位眼を遠見矯正する眼鏡装用，CL使用や角膜屈折矯正術，または眼内レンズの入れ替えを症例に応じて検討する．術前に十分な説明が必要である．

▶**一般眼科医のための 患者説明のポイント**

　術前にシミュレーションができないという大きな問題がある．したがって，モノビジョン法に伴う利点や問題点について術前に十分説明し，理解を得ることが重要である．主に単焦点IOLでの本法について記す．hybrid monovisionでは，多焦点眼内レンズ挿入と同様の説明をする必要がある．

・モノビジョン法の適応がないとき

　老視矯正を希望しても適応がないときはきちんと説明し納得してもらうことが重要である．患者の希望に押されて術後に互いに残念な状況（IOLの入れ替えや不信感をもたれるなど）にならないようにしたい．

・モノビジョン法の適応があるが過度な期待を抱いているとき

　また過度な期待を抱いていないかを把握し，術後の見え方を冷静に想像するよう促すことが術前に最も大切なことである．

・近方の見え方について

　ほとんどの患者はスーパーの明るいところでは値札や原産国，カロリー表示は見えるので，買い物へ行くときには老眼鏡は持ち歩かなくてもすむという明所での利点がある．一方で明るいところで新聞を読むことは可能だが，曇りの日や夕暮れ時に文字を読むのは難しいかも

しれないなどと薄暮や暗所での欠点も正直に説明しておく．しかし，遠くから近くまで眼鏡なしで見えることが目標であるが，長時間読書をするときや手紙を書くとき，趣味の刺繍といった細かい作業のときには近用の眼鏡を使用したほうが疲れにくいかもしれない．その時は近用の眼鏡を作ることもできるといった眼鏡使用の可能性も具体的に説明しておくことがよい．

・遠方の見え方について

映画で字幕を追うときやコンサート会場で目当ての人を見るときには，近方に合わせたほうの眼にコンタクトレンズを装用したり，遠用の眼鏡を使用する人がいることを伝えておく．ゴルフなど運動時には，ほとんどの人が眼鏡を必要としないが，必要なら作ることができることを説明しておく．

4　手術

基本的に通常の白内障手術を行う．当院では，先に優位眼から手術している．

I. 眼内レンズ種類

単焦点 IOL を使用する．本法の対象者は瞳孔径が比較的小さいので球面 IOL・非球面 IOL かは問わない．hybrid monovision では，非優位眼には回折型多焦点 IOL を使用する．

II. 目標屈折度数選択

前述のとおり，当院では，優位眼を遠見用（正視），非優位眼を近見用（－1.00〜－2.50 D）として屈折度数を設定している．非優位眼の目標屈折度数に関しては，近方瞳孔径が 2.5 mm 以下の症例では，－1.50 D 程度と比較的弱めに設定している．

III. 角膜乱視

トーリック IOL や角膜輪部減張切開（limbal relaxing incision；LRI）の併用も考慮する．

▶一般眼科医のための　患者説明のポイント

単焦点 IOL による本法と多焦点 IOL を用いる場合と混乱しやすいので，手術は通常の白内障手術と変わらない．費用も保険で可能であることを伝えておく．

先に優位眼の手術をするが，万一，破囊して眼内レンズの予想屈折の精度が落ちる場合は，潔く僚眼の屈折は遠方に揃えることを勧める．

5　術後検査と臨床成績

　通常，術後に施行している検査とこれまでわれわれが報告してきた臨床成績をまとめる．便宜的に両眼に単焦点IOLを使用して非優位眼の屈折が－2～－2.5 D設定をconventional，近見瞳孔径2.5 mm以下かつ屈折－1.5 D設定をmild，左右に異なるIOLを使用して両眼正視設定としたものをhybridとして表記する．

I.　全距離視力と読書速度

　全視能域・全距離視力測定計AS-15(興和社)を用いて非屈折矯正下で両眼開放および単眼視力を5点(0.3, 0.5, 0.7, 3, 5 m)で測定する．両眼開放裸眼視力の平均は，いずれの距離においても0.8以上であり，良好な裸眼視力を得られている．中間視力においては両眼加算(binocular summation)により単眼視よりも良好な両眼開放視力が得られた(図3)．

　両眼開放視力は，hybrid(平均小数視力1.0)，conventional(0.8)，mild(0.7)の順に高かった(図4)．

　近見視力の評価に関して，ランドルト環による視力検査のほかに，MNREAD-Jを用いた実用近見視力として読書速度を測定している．conventionalが最も良好で，mildとhybridはほぼ同等であった．

II.　近見立体視

　titmus stereo test(TST)を用いて検査距離40 cmで両眼非屈折矯正下にて測定する．遠方

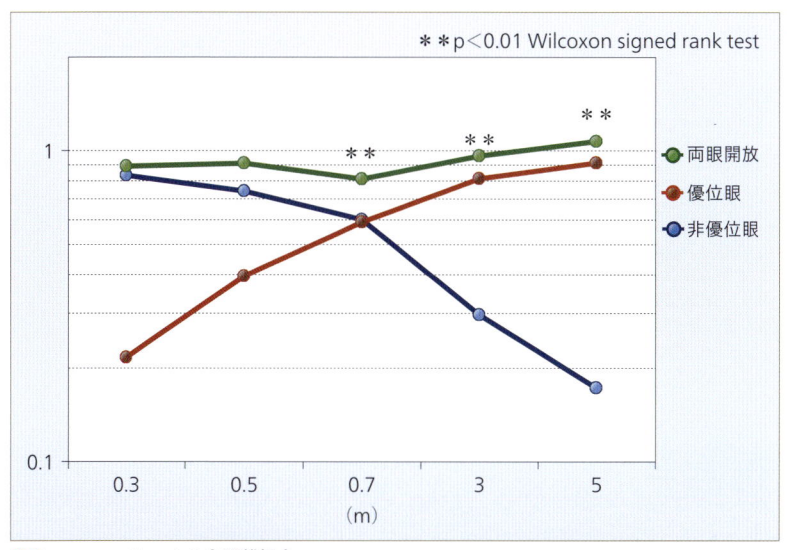

図3　conventionalの全距離視力
両眼開放裸眼視力は全距離0.8以上であった．中間距離では視力の両眼加算が認められた．

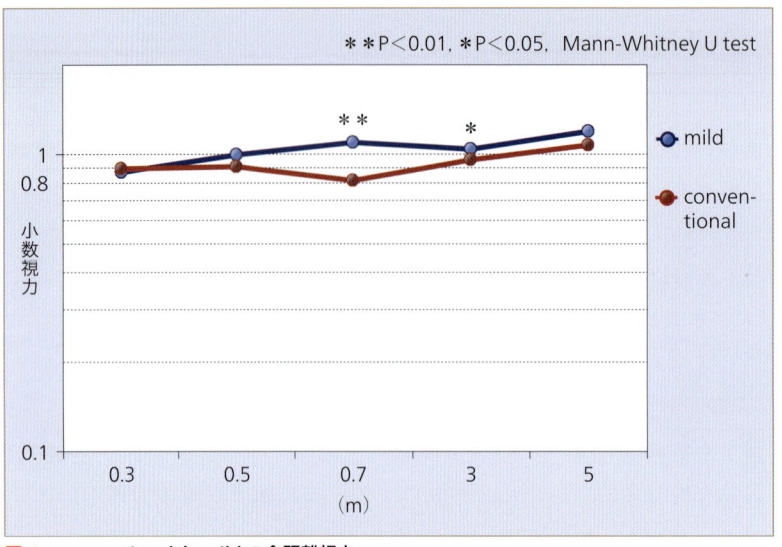

図4　conventional と mild の全距離視力
両眼開放裸眼視力は conventional，mild とも全距離 0.8 以上であった．中間距離では，mild のほうが有意に高かった．

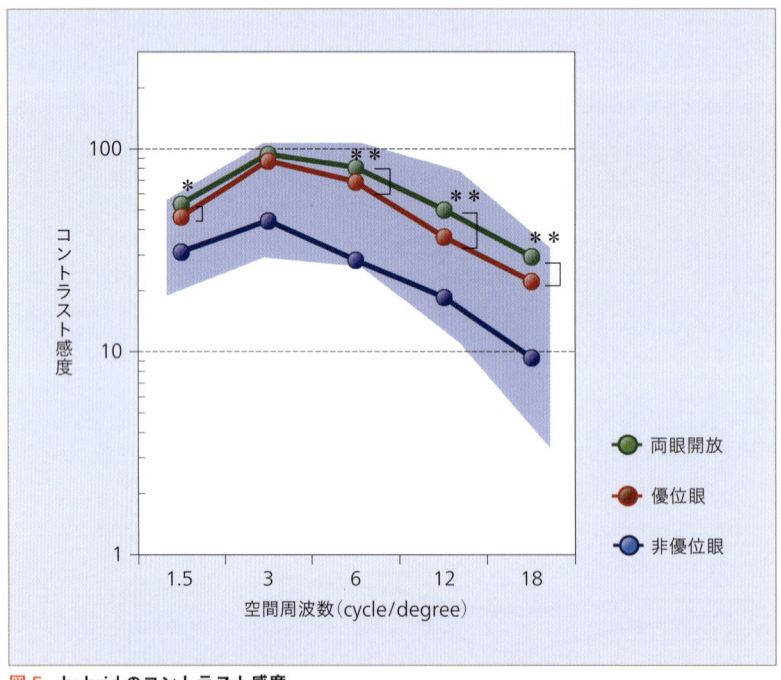

図5　hybrid のコントラスト感度
hybrid では，優位眼に単焦点 IOL，非優位眼に回折型多焦点 IOL を挿入し，両眼正視に設定している．両眼加算は認められるものの，優位眼に比べて非優位眼では有意に低値であった．非優位眼に回折型多焦点 IOL を挿入している．

から近方まで良好な視力を獲得するために，大きな屈折差が必要になると両眼視機能の低下が懸念されるが，正常範囲内の 100 sec. of arc(″)以下の割合は，conventional では全体の 63％，mild では 70.6％，hybrid 70.0％であった．

III. コントラスト感度

　コントラスト感度の測定は Vision Contrast Test System 6500(Vistech 社)を用いて非屈折矯正下で両眼開放下および単眼視下で 5 点(1.5, 3, 6, 12, 18 c/deg)を測定している．測定時の室内照度は 30〜60 ft/Lx，検査距離は 3 m である．いずれの方法も低〜中空間周波数領域両眼加算を認められた．通常，われわれが目にする物体は，低〜中空間周波数領域の刺激が多いため，モノビジョン法でも日常生活へのコントラスト感度の影響はそれほど大きくはないと考えられる．しかし，hybrid では非優位眼に回折型多焦点 IOL を使用しており，屈折差にかかわらず非優位眼のコントラスト感度は低下していた(図 5)．

IV. 術後満足度

　術後アンケートによる満足度評価では，高い満足度が報告されており，当院では満足度を術後 3 か月目に筆記式のアンケートにて調査している．「両眼でのものの見え方は 100％のうちどのくらいですか．眼鏡を使っていない状態として答えてください」という質問に対する満足度の平均は conventional，mild では 83％，hybrid では 86.7％と高い結果であった．

V. 眼鏡使用率

　眼鏡使用率は，mild で 15.7％ hybrid 23.0％であった．conventional では術後 5 年で 22.2％であった．常時眼鏡を装用する症例はなく，眼鏡を使用していることが必ずしも不満足となるわけではない．

▶**一般眼科医のための 患者説明のポイント**

術直後：両眼の手術を終え，両眼で見ていて違和感がなければその後苦情を言うことはほとんどない．直後に近方が物足りないという患者もいるが，術後の炎症が落ち着くまで様子を見てほしいと説明しておく．

術後 1 か月目以降：術後 1 か月頃までは，近方に合わせた眼が，涙が潤んでいる感じとか目やにが張り付いていると訴える患者がいる．モノビジョンでのよくある訴えであり，うろたえてはいけない．遮蔽眼を当てて片眼ずつ見てもらい，遠方・近方の見え方を確認して患者に意識づけるとよい．訴えが強い場合は，両眼遠方矯正の眼鏡をかけてもらい，近方視が不自由であることが明らかになるとモノビジョン法を受け入れやすくなる．通常術後 3 か月経過すると，ニューロアダプテーションも成立し，違和感を訴えなくなることもしばしば経験する．

本法は，十分なインフォームドコンセントのもと，症例適応を慎重に行い綿密な手術計画を立てることにより，良好な視機能および高い満足度が得られている．

　偽調節効果が期待できるものとして収差も注目されている．臨床的効果はまだわからないが，今後IOLの進化に伴い，本法もさらに発展することが期待される．

参考文献

1) 伊藤美沙絵, 清水公也, 天野理恵, 他：眼内レンズによるモノビジョン法の視機能と満足度評価. 日眼会誌 112：531-538, 2008
2) Ito M, Shimizu K, Amano R, et al.：Assessment of visual performance in pseudophakic Monovision. J Cataract Refract Surg 35：710-714, 2009
3) Iida Y, Shimizu K, Ito M：Pseudophakic monovision using monofocal and multifocal intraocular lenses：hybrid monovision. J Cataract Refract Surg 37：2001-2005, 2011
4) 橋本篤文, 伊藤美沙絵, 天野理恵, 他：眼内レンズによるモノビジョン法の満足度に影響する因子の検討. IOL & RS 25：62-67, 2011
5) Ito M, Shimizu K, Iida Y, et al.：Five-year clinical study of patients with pseudophakic monovision. J Cataract Refract Surg 38：1440-1445, 2012

〔天野理恵〕

II コンタクトレンズにおけるモノビジョン

1　コンタクトレンズを用いたモノビジョン

　コンタクトレンズ(CL)の装用を希望する者が加齢により近見障害を訴えた場合には，屈折異常の矯正に加えて老視の矯正を行う．遠見または近見に合わせた CL の上から必要に応じて近用または遠用の眼鏡をかけるという方法があるが，眼鏡を併用しなければならないという煩わしさがある．そこで遠近両用 CL の処方を試みるが，満足のいく結果が得られないことがある．このような場合に片眼を遠方に，他眼を近方に見えるようにして，両眼視で遠方から近方に見える方法(モノビジョン)をとると比較的満足のいく結果が得られることがある．CL を用いた方法には単焦点 CL によるモノビジョンや，遠近両用 CL によるモノビジョン(モディファイドモノビジョン)がある．

2　モノビジョンに使用するコンタクトレンズ

　CL には材質の面からハードコンタクトレンズ(HCL)とソフトコンタクトレンズ(SCL)があり，単焦点 CL には球面レンズとトーリックレンズがあるが，詳細は省略する．
　遠近両用 CL には形状の面からセグメント型と同心円型に，光学的機能の面から交代視型と同時視型に大きく分けられ，さらに光学部が二重焦点や累進屈折力のものなど多様なレンズがある(図 1)．
　遠近両用 HCL は中心部が遠用光学部で周辺部が近用光学部であるが，遠近両用 SCL は中心部が遠用光学部で周辺部が近用光学部のタイプと，逆に中心部が近用光学部で周辺部が遠用光学部のタイプがある．これらの遠近両用 CL はそれぞれデザインが異なっており，それらの屈折力分布も異なっている．
　モノビジョンやモディファイドモノビジョンを行うにあたっては，裸眼と単焦点 CL，裸眼と遠近両用 CL，単焦点 CL と単焦点 CL，単焦点 CL と遠近両用 CL，遠近両用 CL

材質	HCL・SCL	HCL・SCL
デザイン ［同心円型］	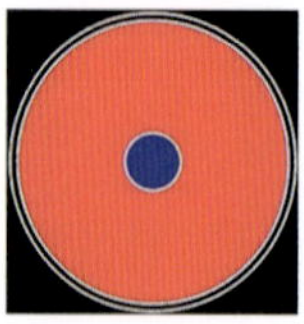	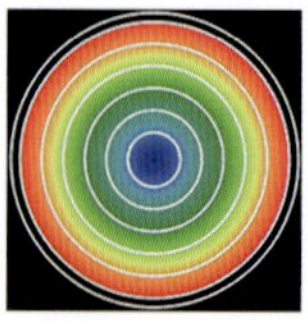
焦点・屈折力	二重焦点	累進屈折力
光学的機能	交代視型	同時視型

図1 一般的な遠近両用CLの種類
（植田喜一：コンタクトレンズとモノビジョン．日本眼内レンズ屈折手術学会誌 21：27-66, 2007 より引用・改変）

と遠近両用CLのいずれかの組み合わせが考えられる．

3　モノビジョンの実際

　単焦点CL使用者が近見障害を訴えた場合には，単焦点CLを用いたモノビジョンを試してみるとよい．遠近両用CLはその光学的特性から，遠見あるいは近見に合わせた単焦点CLに比べて見え方が劣ることがある．また，遠近両用CLの近用加入度数には限度があるので老視が進行した患者では十分に対応できない．そのため，単焦点CLによるモノビジョンや遠近両用CLの装用で満足のいく結果が得られない場合には，遠近両用CLを使用したモディファイドモノビジョンを試みる．両眼とも遠近両用CLを使用する場合は，一般に，片眼を遠方視～中間視，反対眼を中間視～近方視がよく見えるように合わせる方法が用いられる．使用する遠近両用CLは，両眼に同じデザインのレンズを用いる場合と，左右眼に異なるデザインのレンズを用いる場合がある．

　モノビジョンを行う場合，遠方重視のCLおよび近方重視のCLを左右眼にどのように装用するかということがポイントになる．利き眼には優位性があり，条件が変わっても利き眼がなかなか切り替わらない優位性の強い患者もいれば，条件によって左右が簡単に切り替わる優位性の弱い患者もいる．利き眼の優位性は，簡易法として，覗き孔法，指差し法がある．一般に利き眼に遠方重視のCLを装用する場合が多い．左右のレンズ度数の決定は患者が求める作業距離を考慮し，片眼視ではなく両眼視による遠方視，近方視の検査を行い，患者が最も満足するレンズ度数（単焦点CLの場合は遠方度数と近用度数，遠近両用CLの場合は遠用度数と近用加入度数）を決定することが重要である．

4 モノビジョンの処方例

単焦点CLを用いたモノビジョンと遠近両用CLを用いたモノビジョン（モディファイドモノビジョン）を行った症例を提示する．

I. 片眼に単焦点CLを用いた症例

単焦点CLの遠用度数と近用度数を調整して行う（モノビジョン）．近視眼や遠視眼には球面レンズを，乱視眼にはトーリックレンズを用いる．単焦点CLの装用だけでうまくいかない場合には，非利き眼に遠近両用CLを選択する（モディファイドモノビジョン）．

1. 単焦点HCL（球面レンズ）を用いたモノビジョン（片眼：単焦点HCL，反対眼：裸眼）

58歳の女性で，これまで両眼とも単焦点HCL（球面レンズ）を使用していたが，近方が見づらくなり，小さい字を見るときは拡大鏡を使用していた．経済的な理由から遠近両用HCLの購入は無理であった．

両眼とも軽度の近視性乱視で，単焦点HCLでは両眼とも遠方視力は1.2だが，近方視力は0.2であった．遠方の裸眼視力は右眼が0.15，左眼が0.3，近方の裸眼視力は右眼が0.9，左眼が0.8であった．片眼の単焦点HCLの装用を中止するモノビジョン（裸眼と単焦点HCLの組み合わせ）を試みた．利き眼は右であったが，単焦点HCLの装用を中止する眼は患者に選択させた．単焦点HCLの装用を左右それぞれ少なくとも1週間中止した結果，左眼の単焦点HCLを中止したほうが満足度が高かった．モノビジョンの見え方に慣れるまでに数か月間を要したが，現在は問題なく使用している（図2）．

```
【症例 58歳女性】
  遠方視力  右  0.15  （1.2×単焦点HCL）    遠用度数：S−1.75 D
           左  0.3   （1.2×単焦点HCL）    遠用度数：S−1.25 D
  近方視力  右  0.9   （0.2×単焦点HCL）    遠用度数：S−1.75 D
           左  0.8   （0.2×単焦点HCL）    遠用度数：S−1.25 D
                        ↓
  遠方視力  右       （1.2×単焦点HCL）    遠用度数：S−1.75 D
           左  0.3
  近方視力  右       （0.2×単焦点HCL）    遠用度数：S−1.75 D
           左  0.8

                              （太字は処方の変更を示す）
```

図2 単焦点HCL（球面レンズ）を用いたモノビジョン

```
【症例  50歳女性】
遠方視力  右  0.04  （1.0×単焦点SCL）   遠用度数：S－5.25 D
          左  0.06  （1.0×単焦点SCL）   遠用度数：S－5.75 D
近方視力  右  0.5   （0.4×単焦点SCL）   遠用度数：S－5.25 D
          左  0.4   （0.3×単焦点SCL）   遠用度数：S－5.75 D
                         ↓
遠方視力  右        （1.0×単焦点SCL）   遠用度数：S－5.25 D
          左        （0.5×単焦点SCL）   近用度数：S－4.25 D
近方視力  右        （0.4×単焦点SCL）   遠用度数：S－5.25 D
          左        （0.9×単焦点SCL）   近用度数：S－4.25 D

                              （太字は処方の変更を示す）
```

図3　単焦点SCL（球面レンズ）によるモノビジョン

2. 単焦点SCL（球面レンズ）を用いたモノビジョン（片眼：単焦点SCL, 反対眼：単焦点SCL）

　50歳の女性で，両眼とも単焦点SCL（球面レンズ）を装用しているが，近方が見づらいので遠近両用SCLを装用したいという希望で受診した．数種の遠近両用SCLを試したが，いずれも見え方に満足しなかったので，単焦点SCLを用いて利き眼（右眼）を遠方重視に，非利き眼の左眼を近方重視にしたモノビジョンを行った（図3）．

3. 単焦点SCL（球面レンズ）と遠近両用SCLを用いたモディファイドモノビジョン（片眼：単焦点SCL, 反対眼：遠近両用SCL）

　51歳の女性で，単焦点SCLでは両眼とも遠方視力は1.0だが，近方視力は0.3であった．遠近両用SCLを試したが，遠の見え方に満足しなかった．
　利き眼は右だったので，右眼を遠見，左眼を近見に合わせた単焦点SCLを用いたモノビジョンも試したが，見え方に慣れなかったので，右眼に単焦点SCL，左眼に遠近両用SCLを用いたモディファイドモノビジョンを行った（図4）．

4. 単焦点SCL（トーリックレンズ）と遠近両用SCLを用いたモディファイドモノビジョン（片眼：単焦点SCL, 反対眼：遠近両用SCL）

　45歳の女性で，右眼は近視性乱視であるため球面SCLでは良好な矯正視力が得られないので，乱視を矯正するトーリックSCL（単焦点レンズ）を処方した．非利き眼（左眼）を近方重視にした球面SCL（単焦点レンズ）によるモノビジョンを試みたが，両眼の見え方に満足しなかったので，左眼には遠近両用SCLを用いたモディファイドモノビジョンを行った（図5）．

```
【症例  51歳女性】
  遠方視力  右  0.05  （1.0×単焦点SCL）   遠用度数：S－4.25 D
           左  0.06  （1.0×単焦点SCL）   遠用度数：S－4.00 D
  近方視力  右  0.2   （0.3×単焦点SCL）   遠用度数：S－4.25 D
           左  0.3   （0.3×単焦点SCL）   遠用度数：S－4.00 D
                        ↓
  遠方視力  右        （1.0×単焦点SCL）   遠用度数：S－4.25 D
           左        (0.3×単焦点SCL)     近用度数：S－2.50 D
  近方視力  右        （0.3×単焦点SCL）   遠用度数：S－4.25 D
           左        (0.9×単焦点SCL)     近用度数：S－2.50 D
                        ↓
  遠方視力  右        （1.0×単焦点SCL）   遠用度数：S－4.25 D
           左        (0.8×遠近両用SCL)   遠用度数：S－4.00 D，近用加入度数：S＋1.50 D
  近方視力  右        （0.3×単焦点SCL）   遠用度数：S－4.25 D
           左        (0.8×遠近両用SCL)   遠用度数：S－4.00 D，近用加入度数：S＋1.50 D

                                                （太字は処方の変更を示す）
```

図4　単焦点SCL（球面レンズ）と遠近両用SCLを用いたモディファイドモノビジョン

```
【症例  45歳女性】
  遠方視力  右  0.08  （1.2×S－3.75 D ◯ C－1.50  Ax 90°）
           左  0.09  （1.2×S－4.75 D）
  近方視力  右  0.5   （1.0×S－2.50 D ◯ 1C－1.50  Ax 90°）
           左  0.4   （1.0×S－3.25 D）
                        ↓
  遠方視力  右        （1.0×トーリックSCL）  遠用度数：S－3.50 D/C－0.75 D/Ax 90°
           左        （1.0×球面SCL）        遠用度数：S－4.25 D
  近方視力  右        （0.6×トーリックSCL）  遠用度数：S－3.50 D/C－0.75 D/Ax 90°
           左        （0.6×球面SCL）        遠用度数：S－4.25 D
                        ↓
  遠方視力  右        （1.0×トーリックSCL）  遠用度数：S－3.50 D/C－0.75 D/Ax 90°
           左        (0.8×遠近両用SCL)     遠用度数：S－4.25 D  近用加入度数：low add
  近方視力  右        （0.6×トーリックSCL）  遠用度数：S－3.50 D/C－0.75 D/Ax 90°
           左        (0.9×遠近両用SCL)     遠用度数：S－4.25 D  近用加入度数：low add

                                                （太字は処方の変更を示す）
```

図5　単焦点SCL（トーリックレンズ）と遠近両用SCLによるモディファイドモノビジョン

II. 両眼に遠近両用CLを用いた症例

　遠近両用CLの遠用度数の調整でうまくいかない場合には，近用加入度数を調整する．さらに，左右眼で異なるレンズデザインの遠近両用CLを選択する．

```
【症例　56歳女性】
遠方視力  右  0.4  （1.2×S＋2.00 D）
         左  0.7  （1.2×S＋1.50 D）
近方視力  右  0.1  （1.0×S＋4.00 D）
         左  0.1  （1.0×S＋3.50 D）
                    ↓
遠方視力  右  （1.2×遠近両用 SCL）  遠用度数：S＋2.00 D  遠用加入度数：low add
         左  （1.2×遠近両用 SCL）  遠用度数：S＋1.50 D  遠用加入度数：low add
近方視力  右  （0.4×遠近両用 SCL）  遠用度数：S＋2.00 D  遠用加入度数：low add
         左  （0.5×遠近両用 SCL）  遠用度数：S＋1.50 D  遠用加入度数：low add
                    ↓
遠方視力  右  （1.2×遠近両用 SCL）  遠用度数：S＋2.00 D  近用加入度数：low add
         **左  （0.8×遠近両用 SCL）  遠用度数：S＋2.00 D  近用加入度数：low add**
近方視力  右  （0.4×遠近両用 SCL）  遠用度数：S＋2.00 D  近用加入度数：low add
         **左  （0.8×遠近両用 SCL）  遠用度数：S＋2.00 D  近用加入度数：low add**

（太字は処方の変更を示す）
```

図6 遠近両用 SCL の遠用度数によるモディファイドモノビジョン

1. 遠近両用 SCL の遠用度数によるモディファイドモノビジョン

56歳の女性で，両眼に遠近両用 SCL を処方したが，近方の見え方が不十分だったため，同じレンズデザイン・近用加入度数で，非利き眼(左眼)の遠用度数(S＋1.50 D)に S＋0.50 D を加えた S＋2.00 D で対処した（遠用度数によるモディファイドモノビジョン）(図6)．

2. 遠近両用 SCL の近用加入度数によるモディファイドモノビジョン

58歳の女性で，両眼に遠近両用 SCL を処方したが，近方の見え方が不十分だったため，同じレンズデザインで非利き眼(左眼)の遠用度数にプラス度数を加える方法(遠用度数によるモディファイドモノビジョン)を試みたものの満足しなかった．そこで，非利き眼(左眼)の遠用度数を元に戻し，近用加入度数を強くしたレンズ(low add から high add に変更)（加入度数によるモディファイドモノビジョン）で対処した(図7)．

3. 遠近両用 SCL のデザインによるモディファイドモノビジョン

遠近両用 SCL のなかには同一製品でデザインの異なるものがある．図8に示すレンズ(ロート i.Q.®14 バイフォーカル，ロート製薬)は同心円型の累進屈折力レンズで，遠用重視タイプ(D レンズ)と近用重視タイプ(N レンズ)がある．D レンズは中心光学部が遠用で周辺にいくにつれて近用に，N レンズは中心光学部が近用で周辺にいくにつれて遠用になっている．症例に応じて，①両眼に D レンズ，②利き眼に D レンズ，非利き眼に N レンズ，③利き眼に N レンズ，非利き眼に D レンズ，④両眼に N レンズ，を選択することができる．

【症例　58歳女性】

遠方視力　右　0.05　（1.0×S－6.25 D）
　　　　　左　0.05　（1.0×S－6.00 D）
近方視力　右　0.1　（1.0×S－4.00 D）
　　　　　左　0.1　（1.0×S－3.75 D）

↓

遠方視力　右　（1.0×遠近両用SCL）　遠用度数：S－6.00 D　近用加入度数：low add
　　　　　左　（1.0×遠近両用SCL）　遠用度数：S－5.75 D　近用加入度数：low add
近方視力　右　（0.5×遠近両用SCL）　遠用度数：S－6.00 D　近用加入度数：low add
　　　　　左　（0.5×遠近両用SCL）　遠用度数：S－5.75 D　近用加入度数：low add

↓

遠方視力　右　（1.0×遠近両用SCL）　遠用度数：S－6.00 D　近用加入度数：low add
　　　　　左　（**0.6×遠近両用SCL**）　**遠用度数：S－5.00 D**　**近用加入度数：low add**
近方視力　右　（0.5×遠近両用SCL）　遠用度数：S－6.00 D　近用加入度数：low add
　　　　　左　（**0.8×遠近両用SCL**）　**遠用度数：S－5.00 D**　**近用加入度数：low add**

↓

遠方視力　右　（1.0×遠近両用SCL）　遠用度数：S－6.00 D　近用加入度数：low add
　　　　　左　（**0.8×遠近両用SCL**）　**遠用度数：S－5.75 D**　**近用加入度数：high add**
近方視力　右　（0.5×遠近両用SCL）　遠用度数：S－6.00 D　近用加入度数：low add
　　　　　左　（**0.7×遠近両用SCL**）　**遠用度数：S－5.75 D**　**近用加入度数：high add**

（太字は処方の変更を示す）

図7　遠近両用SCLの近用加入度数によるモディファイドモノビジョン

ロート i.Q.®14 バイフォーカル
（ロート製薬株式会社より提供）

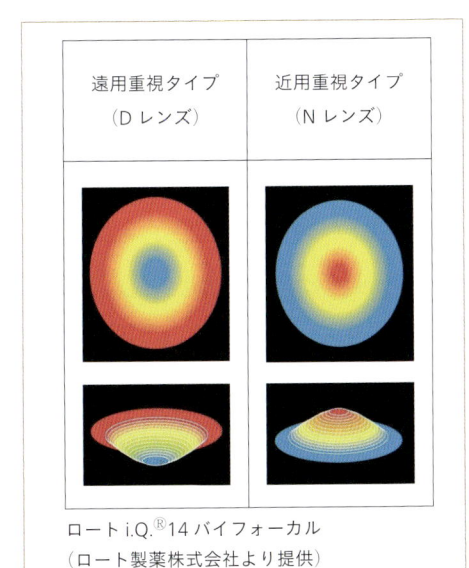

図8　遠用と近用でデザインが異なる遠近両用SCLの屈折力分布（イメージ）
（植田喜一：コンタクトレンズによる老視治療. あたらしい眼科 28：623-631, 2011 より引用・改変）

　52歳の男性の両眼に遠近両用SCLを処方したが見え方に満足しなかったので，遠用度数によるモディファイドモノビジョンを，さらに近用加入度数によるモディファイドモノビジョンを試みたが，不十分だったので左右眼に異なるレンズデザインによるモディファ

```
【症例  52歳男性】
  単焦点SCL使用中
    遠方視力  右  0.15  (1.2×単焦点SCL)    遠用度数：S−3.75 D
            左  0.15  (1.2×単焦点SCL)    遠用度数：S−3.50 D
    近方視力  右  0.2   (0.3×単焦点SCL)
            左  0.2   (0.3×単焦点SCL)
                    ↓
    遠方視力  右  (1.0×遠近両用SCL)   遠用度数：S−3.75 D   加入度数＋2.00 D(Dレンズ)
            左  (1.0×遠近両用SCL)   遠用度数：S−3.50 D   加入度数＋2.00 D(Dレンズ)
    近方視力  右  (0.5×遠近両用SCL)   遠用度数：S−3.75 D   加入度数＋2.00 D(Dレンズ)
            左  (0.6×遠近両用SCL)   遠用度数：S−3.50 D   加入度数＋2.00 D(Dレンズ)
                    ↓
    遠方視力  右  **(0.9×遠近両用SCL)**   **遠用度数：S−3.75 D**   **加入度数＋2.00 D(Nレンズ)**
            左  (1.0×遠近両用SCL)   遠用度数：S−3.50 D   加入度数＋2.00 D(Dレンズ)
    近方視力  右  **(0.7×遠近両用SCL)**   **遠用度数：S−3.75 D**   **加入度数＋2.00 D(Nレンズ)**
            左  (0.6×遠近両用SCL)   遠用度数：S−3.50 D   加入度数＋2.00 D(Dレンズ)

                                          (太字は処方の変更を示す)
```

図9 遠近両用SCLのデザインによるモディファイドモノビジョン

イドモノビジョンを行った．利き眼は右であったが，右眼に近方重視タイプ(Nレンズ)，左眼は遠方重視タイプ(Dレンズ)を処方して患者は見え方に満足した(図9)．

5 コンタクトレンズによるモノビジョンの利点と問題

　多くの種類の遠近両用CLがあるが，これらを使用しても満足のいく結果が得られない場合には，単焦点CLによるモノビジョンあるいは遠近両用CLによるモディファイドモノビジョンを行うと満足度が高まることがある．これらのレンズの組み合わせは相当数あるので，適切なCLを選択するのは難しく，試行錯誤を繰り返さなければならない．その煩わしさからこれらの方法は敬遠されがちであるが，手術と異なり，非侵襲で元の状態に戻すことができるということに加えて，屈折異常や老視の変化に応じてさまざまなCLと交換できるなどの利点がある．さらに，手術の適応外と考えられる強度乱視眼や不正乱視眼であってもHCLを使用することで対応できる症例も多い．

　CLによるモノビジョンを行うにあたっては，コントラスト感度視力が低下する，両眼視機能が低下するというマイナス面に加えて，見え方に慣れが必要であるという問題がある．したがって，若い頃のように遠くも近くも無理なく明瞭に見えるわけではなく，見え方にある程度の妥協が必要であることを十分に説明したのちに，その適応となるかどうかを正しく判断して，適切なCLを選択することが大切である．

参考文献

1) 植田喜一：コンタクトレンズにおける Monovision．日本眼内レンズ屈折手術学会誌 18：110-117, 2004
2) 植田喜一：コンタクトレンズとモノビジョン．日本眼内レンズ屈折手術学会誌 21：27-66, 2007
3) 植田喜一：コンタクトレンズによる老視治療．あたらしい眼科 28：623-631, 2011
4) 不二門　尚：調整機能，偽調節　モノビジョン．IOL & RS 17：91-97, 2003
5) 清水公也，伊藤美沙絵：モノビジョン．眼科 55：1394-1402, 2013

〔植田喜一〕

III 多焦点コンタクトレンズ処方のコツ

1 さまざまな多焦点コンタクトレンズ

　コンタクトレンズ装用者が調節力の低下による近方視力低下を自覚した場合に，近用眼鏡を使ったり，両眼遠方視力を低矯正に合わせたり，コンタクトレンズをモノビジョン装用するなどの選択肢がある．これらに加えて多焦点コンタクトレンズも販売されており，見え方，レンズ材料，扱いやすさにより，新製品の登場と淘汰が繰り返され，2013年現在，国内では約40種類に上る．ハードコンタクトレンズの材料はガス透過性のものである．ソフトコンタクトレンズの材料には従来の含水素材や，シリコーンハイドロゲルが使われており，レンズ1枚の使用期間は1日使い捨てや2週間頻回交換のものもある．いくつかのレンズをデザインならびに光学的機能別に分類した（図1，2）．交代視型はハードコンタクトレンズのみのデザインで，患者が遠用部と近用部を視線の上下により使い分け

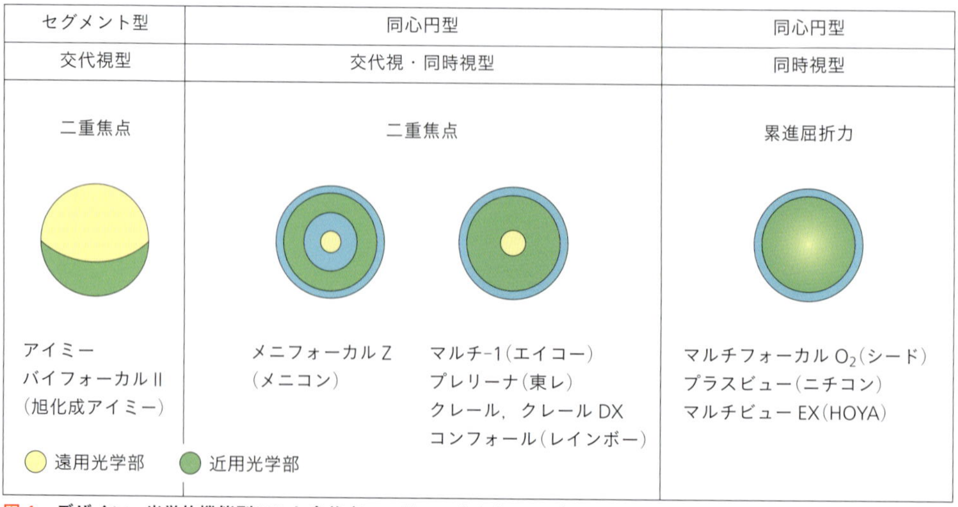

セグメント型	同心円型	同心円型
交代視型	交代視・同時視型	同時視型
二重焦点	二重焦点	累進屈折力
アイミー バイフォーカルⅡ（旭化成アイミー）	メニフォーカルZ（メニコン）	マルチ-1（エイコー） プレリーナ（東レ） クレール，クレールDX コンフォール（レインボー）	マルチフォーカルO_2（シード） プラスビュー（ニチコン） マルチビューEX（HOYA）

○ 遠用光学部　　● 近用光学部

図1 デザイン・光学的機能別にみた多焦点ハードコンタクトレンズ

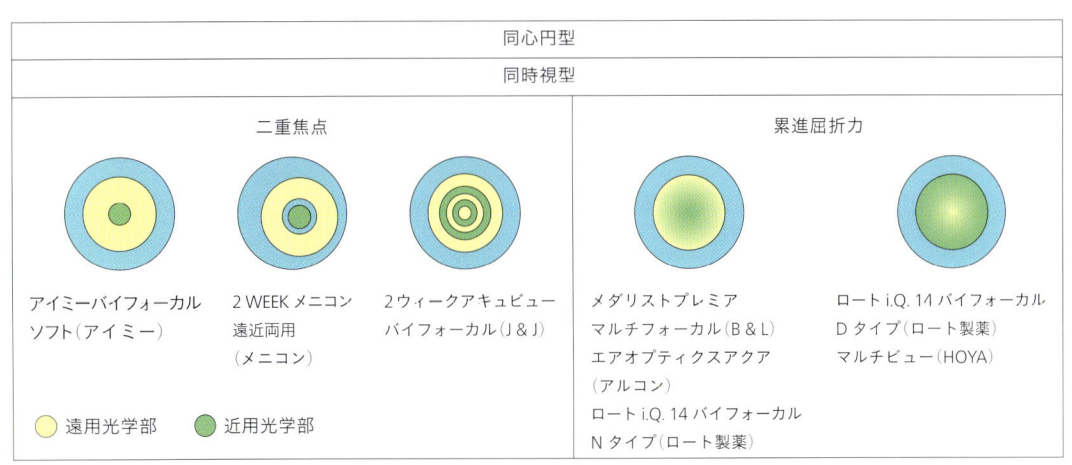

図2 デザイン・光学的機能別にみた多焦点ソフトコンタクトレンズ

同心円型

同時視型

二重焦点
- アイミーバイフォーカルソフト（アイミー）
- 2 WEEK メニコン 遠近両用（メニコン）
- 2ウィークアキュビューバイフォーカル（J&J）

○ 遠用光学部　● 近用光学部

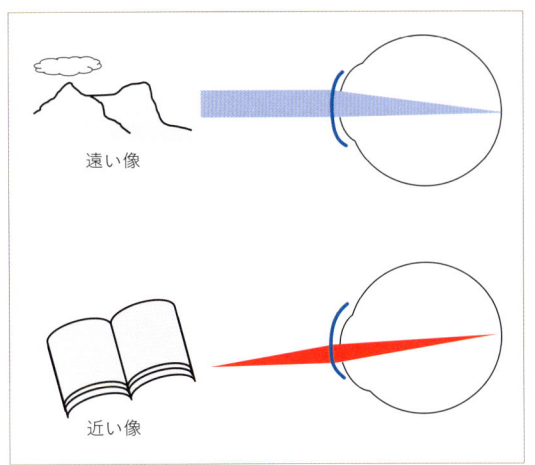

累進屈折力
- メダリストプレミア マルチフォーカル（B&L）
- エアオプティクスアクア（アルコン）
- ロート i.Q. 14 バイフォーカル N タイプ（ロート製薬）
- ロート i.Q. 14 バイフォーカル D タイプ（ロート製薬）
- マルチビュー（HOYA）

図3 交代視型，二重焦点（上方遠用，下方近用）コンタクトレンズ

遠い像を見るときは遠用光学部を，近い像を見るときには近用光学部を視軸が通るように眼球の上下運動と開瞼状態により，コンタクトレンズの安定位置をコントロールする．

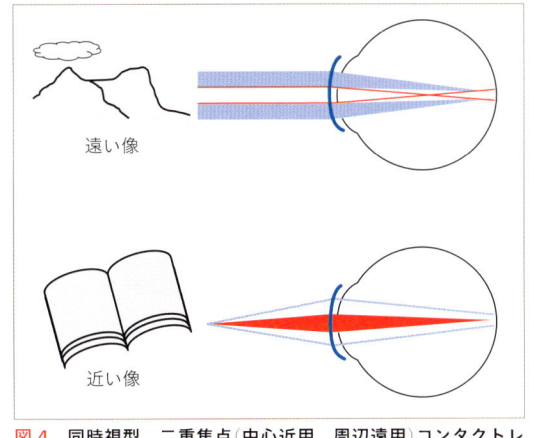

図4 同時視型，二重焦点（中心近用，周辺遠用）コンタクトレンズ

遠い像を見るとき，遠用光学部を通過した光は鮮明な像を，近用光学部を通過した光はぼやけた像を網膜上に結ぶ．脳は必要な遠方像を選択する．近い像を見るときには逆になる．

られるように処方しなくてはならない（図3）．なお，セグメント型はレンズの回転を抑えねばならず処方に習熟を要したので2013年7月で販売終了された．同時視型は遠方と近方の像を同時に網膜に結ぶ．図4は近用光学部が中心に配置された例である．遠い像を見るとき，遠用光学部を通過した光は鮮明な像を，近用光学部を通過した光はぼやけた像を網膜上に結ぶ．脳はこれらの中から必要な遠方像を選択する．近い像を見るときには逆になる．二重焦点コンタクトレンズは遠用光学部と近用光学部との境界でレンズの屈折力が大きく変化する．一方，累進屈折力レンズでは，レンズの中心から周辺へと屈折力が連続的に変化するので，中間距離の視力も得られやすい．

次に紹介する処方のコツは，さまざまな多焦点コンタクトレンズに共通の考え方である．レンズ個々の処方のコツはメーカーのマニュアルを参考にしていただきたい．なお，処方成功率を高めるためには，中心光学部が1つは遠用，もう1つは近用というように，

6. 視力測定

1）遠見視力（片眼および両眼で測定）

　視力の数値にこだわらずに，優位眼≧非優位眼であることが望ましい．優位眼＜非優位眼ならば検眼レンズで追加矯正して調整する．自動車の免許資格は両眼 0.7 以上，片眼 0.3 以上であるが，車の運転をする患者の場合は，優位眼 1.0，非優位眼 0.7 の視力を確保することが必要である．これは多焦点コンタクトレンズ装用眼のコントラスト感度の低下，瞳孔サイズ変化による視力不安定などの問題を補うためである．

2）近見視力（両眼で測定）

　視力の数値にはこだわらずに，患者が必要とする近見距離で測定する．

III. 度数調整の方法

　上述の方法で処方した多焦点コンタクトレンズでの遠近の見え方に対して，患者の満足度が低い場合は，モディファイドモノビジョンを前提に，以下の度数調整を行う．

1. ポイント

① 度数調整はモディファイドモノビジョンを前提に行う．すなわち，両眼同じように遠用度数や加入度数を上げ下げするのではない．
② 原則として，優位眼を遠用，非優位眼を近用とする．優位眼の遠見視力が低下すると，満足度は大幅に低下する．
③ 加入度数は強くなりすぎないようにする．加入度数を下げると，同じ遠見視力値でも見え方は向上する．近見視力の見え方に大差なければ，加入度数はできるかぎり弱くする．
④ 近見視力を上げるには，加入度数を上げるよりも，遠用度数に＋0.25 D 追加するほうが効果的である．

2. 注意点

① 度数調整過程では，必ず遠近両方の見え方を確認する．
② 度数調整過程での視力測定は両眼で行い，片眼では行わない．これは非常に重要である．ほとんどの患者は片眼ずつ手で覆って，左右の見え方の差を比較するものである．そのため，眼科医は患者に両眼での見え方が大切であることよく説明してほしい．
　ただし，車を運転する場合は，モディファイドモノビジョンであっても片眼視力も測定する．
③ 遠用度数の調整は，多焦点コンタクトレンズ装用の上から検眼レンズで行う．
④ 加入度数の調整は，多焦点コンタクトレンズを入れ替えて行う．これは多焦点コン

同心円型				
同時視型				
二重焦点			累進屈折力	
アイミーバイフォーカルソフト（アイミー）	2 WEEK メニコン遠近両用（メニコン）	2ウィークアキュビューバイフォーカル（J＆J）	メダリストプレミアマルチフォーカル（B＆L）エアオプティクスアクア（アルコン）ロート i.Q. 14 バイフォーカルN タイプ（ロート製薬）	ロート i.Q. 14 バイフォーカルD タイプ（ロート製薬）マルチビュー（HOYA）

○ 遠用光学部　　● 近用光学部

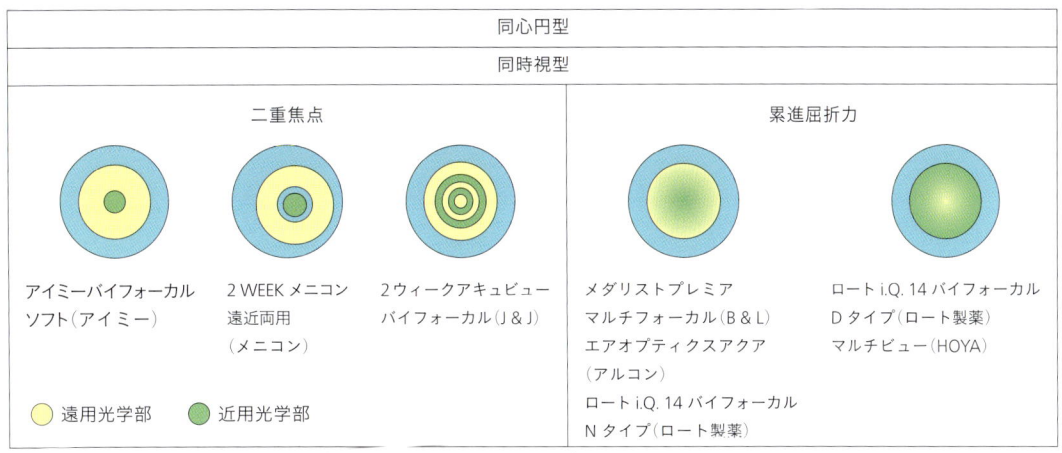

図2　デザイン・光学的機能別にみた多焦点ソフトコンタクトレンズ

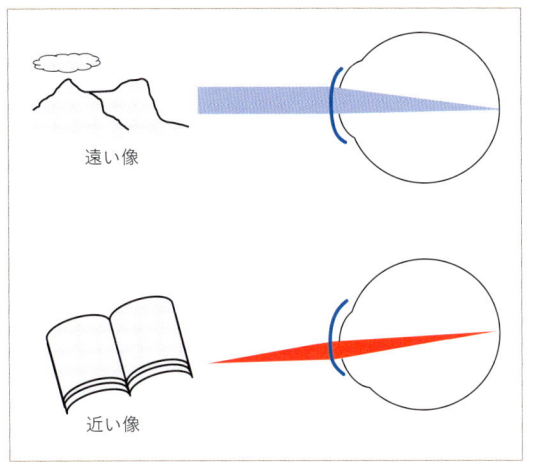

図3　交代視型，二重焦点（上方遠用，下方近用）コンタクトレンズ

遠い像を見るときは遠用光学部を，近い像を見るときには近用光学部を視軸が通るように眼球の上下運動と開瞼状態により，コンタクトレンズの安定位置をコントロールする．

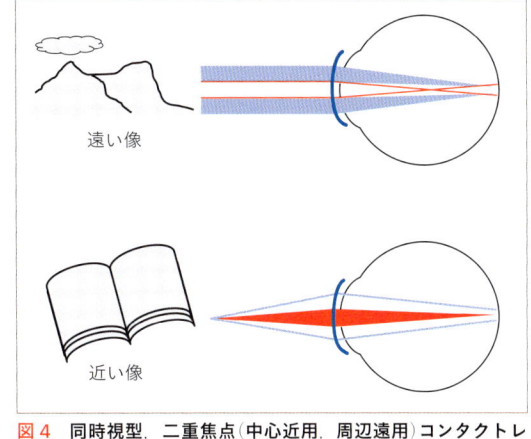

図4　同時視型，二重焦点（中心近用，周辺遠用）コンタクトレンズ

遠い像を見るとき，遠用光学部を通過した光は鮮明な像を，近用光学部を通過した光はぼやけた像を網膜上に結ぶ．脳は必要な遠方像を選択する．近い像を見るときには逆になる．

られるように処方しなくてはならない（図3）．なお，セグメント型はレンズの回転を抑えねばならず処方に習熟を要したので2013年7月で販売終了された．同時視型は遠方と近方の像を同時に網膜に結ぶ．図4は近用光学部が中心に配置された例である．遠い像を見るとき，遠用光学部を通過した光は鮮明な像を，近用光学部を通過した光はぼやけた像を網膜上に結ぶ．脳はこれらの中から必要な遠方像を選択する．近い像を見るときには逆になる．二重焦点コンタクトレンズは遠用光学部と近用光学部との境界でレンズの屈折力が大きく変化する．一方，累進屈折力レンズでは，レンズの中心から周辺へと屈折力が連続的に変化するので，中間距離の視力も得られやすい．

　次に紹介する処方のコツは，さまざまな多焦点コンタクトレンズに共通の考え方である．レンズ個々の処方のコツはメーカーのマニュアルを参考にしていただきたい．なお，処方成功率を高めるためには，中心光学部が1つは遠用，もう1つは近用というように，

デザインの異なる数種類のコンタクトレンズを処方できるような態勢を整えておくことが望ましい．

2　処方のポイント

I.　処方の三原則

「患者のライフスタイルを知る」「優位眼(利き眼)を確認する」「0.25 D ステップでの度数調整の大切さを認識する」ということに注意して，処方を進める．

II.　処方の進め方

単焦点コンタクトレンズの処方同様，細隙灯顕微鏡検査，角膜曲率半径測定，自他覚的視力測定，涙液検査などを行う．検査の順番は受診時にコンタクトレンズを装用しているかどうかによって前後する．

1. 予診

ライフスタイルを知るために，次の質問を行う．
① 現在，近方視にどの程度不満があるか．
② 現在，どのような方法で近方を矯正しているか．
③ どのような状況で，どのような見え方を期待しているか．日常生活に不便がない程度なのか，遠見重視(車の運転，ゴルフなど)なのか，近見重視(事務)なのか．

2. 視力測定 1

コンタクトレンズ装用者の場合には，使用中のコンタクトレンズでの遠近視力測定ならびに追加矯正を行う．
眼鏡使用者の場合には，眼鏡での遠近視力測定ならびに追加矯正を行う．
裸眼の場合には，視力測定 2 へ進む．

3. 視力測定 2

1）遠見視力測定

乱視矯正は行わず，球面のみでの最良視力を出す．

2）近見視力測定(30 cm)

遠見視力矯正度数＋**表 1** の加入度数を目安に行う．

表1　年齢別近見加入度数の目安（検眼レンズ矯正時）

年齢（歳）	42	43	44	45	48	50	52	53	55	58	60	65
＋加入度（D）	0.25	0.50	0.75	1.00	1.25	1.50	1.75	2.00	2.25	2.50	2.75	3.00

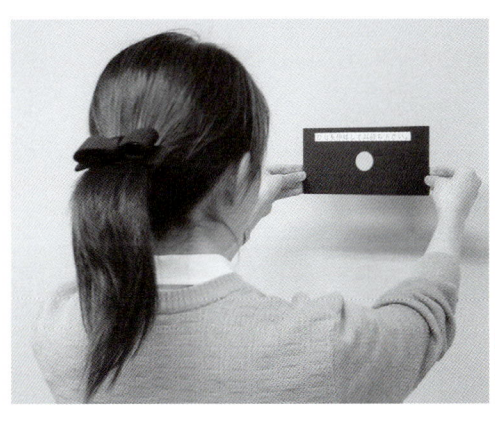

図5　穴あきボードを使った優位眼（利き眼）の検査
両眼で穴を通して見えた目標物が，片眼でも同じように見えた眼が優位眼である

4. 優位眼の検査

　患者に尋ねるのではなく，必ず検査すること．穴開きボードを使うと便利である．腕を伸ばしてボードを持たせ，まず穴を通して遠方の目標物（例えば5m視力表の1指標）を両眼視させる（図5）．次いで片眼ずつ遮蔽したとき，両眼視と同じように対象物が見えるほうの眼を優位眼とする．

5. 第一選択多焦点コンタクトレンズ

　ハードコンタクトレンズ装用者には多焦点ハードコンタクトレンズを，ソフトコンタクトレンズ装用者ならびにコンタクトレンズ未経験者には多焦点ソフトコンタクトレンズをテストする．矯正視力に左右差はつけずに，両眼のバランスを考える．

1）遠用度数

　オートレフラクトメータ測定値を参考に近視過矯正，遠視低矯正にならないように遠用度数を選ぶ．コンタクトレンズ装用者の場合には，使用コンタクトレンズでの遠方の見え方に問題がなければ，同じくらいの度数を選ぶ．遠見視力が落ちると，患者は不満を感じやすいものである．

2）加入度数

　メーカーのマニュアルを参考にする．加入度数はレンズ規格表示値よりも低い効果しか示さないことが確認されており，このことを有効加入度数という．

6. 視力測定 3

1）遠見視力（片眼および両眼で測定）

　視力の数値にこだわらずに，優位眼≧非優位眼であることが望ましい．優位眼＜非優位眼ならば検眼レンズで追加矯正して調整する．自動車の免許資格は両眼 0.7 以上，片眼 0.3 以上であるが，車の運転をする患者の場合は，優位眼 1.0，非優位眼 0.7 の視力を確保することが必要である．これは多焦点コンタクトレンズ装用眼のコントラスト感度の低下，瞳孔サイズ変化による視力不安定などの問題を補うためである．

2）近見視力（両眼で測定）

　視力の数値にはこだわらずに，患者が必要とする近見距離で測定する．

III. 度数調整の方法

　上述の方法で処方した多焦点コンタクトレンズでの遠近の見え方に対して，患者の満足度が低い場合は，モディファイドモノビジョンを前提に，以下の度数調整を行う．

1. ポイント

① 度数調整はモディファイドモノビジョンを前提に行う．すなわち，両眼同じように遠用度数や加入度数を上げ下げするのではない．
② 原則として，優位眼を遠用，非優位眼を近用とする．優位眼の遠見視力が低下すると，満足度は大幅に低下する．
③ 加入度数は強くなりすぎないようにする．加入度数を下げると，同じ遠見視力値でも見え方は向上する．近見視力の見え方に大差なければ，加入度数はできるかぎり弱くする．
④ 近見視力を上げるには，加入度数を上げるよりも，遠用度数に＋0.25 D 追加するほうが効果的である．

2. 注意点

① 度数調整過程では，必ず遠近両方の見え方を確認する．
② 度数調整過程での視力測定は両眼で行い，片眼では行わない．これは非常に重要である．ほとんどの患者は片眼ずつ手で覆って，左右の見え方の差を比較するものである．そのため，眼科医は患者に両眼での見え方が大切であることよく説明してほしい．
　ただし，車を運転する場合は，モディファイドモノビジョンであっても片眼視力も測定する．
③ 遠用度数の調整は，多焦点コンタクトレンズ装用の上から検眼レンズで行う．
④ 加入度数の調整は，多焦点コンタクトレンズを入れ替えて行う．これは多焦点コン

タクトレンズの有効加入度数は検眼レンズよりも低いので，検眼レンズでの調整値が反映されないからである．

多焦点コンタクトレンズの処方は前眼部への影響が小さく，可逆的な屈折矯正法の一つである．通常の単焦点コンタクトレンズと異なり，患者を満足させるためにどうすべきかを絶えず考えながら処方していく楽しみもあり，眼科医としてやりがいのある仕事である．多焦点コンタクトレンズ処方経験のない眼科医は最初やや困難に感じられるかもしれないが，是非試していただきたいと考える．

参考文献

1) 柳井亮二，植田喜一，稲垣恭子，他：同時視型遠近両用ソフトコンコンタクトレンズの有効加入度数について．日コレ誌 48：152-155, 2006
2) 植田喜一，佐藤里沙，柳井亮二，他：デザインの異なる遠近両用ソフトコンタクトレンズのコントラスト視力．日コレ誌 44：211-215, 2002

（濱野　孝）

IV 近用眼鏡処方のコツ

1 近用眼鏡処方の難しさ

　近用眼鏡といってもレンズの種類が増えて，すべてを把握することは容易ではなくなってきている．

　近用眼鏡の処方は，遠用眼鏡の処方よりも容易だと考えがちだが，使用目的に応じたレンズの種類選択も含めると，遠用眼鏡処方と比較できないほど難しい．また，老眼年齢であるから，調節の影響がないということはなく，特に最近は，パソコン以上に小型携帯端末による調節への影響を，老眼年齢でも無視することができなくなってきている．

　そこで，近用眼鏡処方の手順とポイントを説明する前に，難しくなっている点をあげてみたい．

I. 近用眼鏡レンズの種類

　単焦点を除く，ニコンの遠近レンズの種類をあげてみた．累進レンズの遠近だけでも17種類あり，それに中近，近近，若年者のパソコン作業などを目的にした，境目のない二重焦点と解釈できるビジョンサポートレンズが加わる（**表1**）．

　このほかに使用目的によるサブタイプ，累進帯長，コーティング，レンズ屈折率，レンズカラーを組み合わせることになる．

　さらに，レンズの価格に非常に大きな差（8,000～90,000円）があり，眼鏡処方に際して価格にも考慮する必要がある．

II. 収差の問題

　単焦点と二重焦点は収差にあまり気を配らずに処方することができるが，累進レンズの場合は無視できない．

　収差の影響を少なくするためには，①若年の頃から装用する，②加入度を少なくする，

表1 近用眼鏡レンズの種類

種類		商品名	累進帯・タイプ など
遠近両用	プレシオ	シーブラウド・パワー	14/13/12 mm
		パワー	14/13/12 mm
		ライフ	14/12/10 mm
		ダブル	14/12 mm
		アドバンス	14/12/10 mm
		ファーストステップ・アイ	15/13/11 mm
	バリラックス	ディフィニティ プレミアニュー	Sタイプ
		ディフィニティ プレミア	Tタイプ
		ディフィニティ	Tタイプ
		フィジオニュー	Sタイプ
		エリプス DS	9 mm
		セレクトS	Sタイプ
		セレクトT	Tタイプ
		エリプス	9 mm
		コンフォート・ニュー	
		ネクスト	
		オープンビュー	
	二重焦点	ニコンライト ASBF CB28	
		ニコンライト BF B28	
		ニコンライト BF B25	
中近両用		ホーム＆オフィス	
		ホーム＆オフィスネオ	Lタイプ・Sタイプ・Wタイプ
近近両用		ソルテス	I/II/III
		ソルテスワイド	I/II/III/IV
ビジョンサポートレンズ		リラクシープラス	下方に＋1.00 D
		リラクシー	下方に＋1.00 D
		リラクシーライト	下方に＋0.60 D

表2 遠近レンズの種類と加入度の違いによる見え心地の広さ

プレシオ		加入度 2.00 D	加入度 3.00 D
パワー	遠く	5.4 m	2.8 m
	近く	17 cm	12 cm
ダブル	遠く	3.3 m	2.2 m
	近く	13 cm	9 cm
アドバンス	遠く	3.2 m	2.0 m
	近く	13 cm	9 cm

③累進帯の長いものを選ぶ，④良質のレンズを選ぶ，⑤慣れやすいレンズから装用させる，ということになる．

　日本では近用眼鏡を老眼鏡と呼ぶために敬遠され，装用開始年齢が遅れる傾向にある．また，収差を考慮しないレンズ選択をすることによって，累進レンズの良さが正しく評価されないことになる．

　表2にニコンの遠近レンズの種類と加入度の差による，収差の影響を見やすさの横の広さで比較してみた．かなりの違いに驚くはずである．

III. 無視できない過矯正

　残念なことに，日本では眼鏡，コンタクトレンズの近視過矯正や遠視低矯正（過矯正）が多い．その理由としてあげられるのが，①オートレフラクトメータ（オートレフ）への過信，②調節麻痺剤使用頻度の低さ，③レチノスコピー（スキア）使用率の低さ，である．

　老眼年齢以前からの処方眼鏡が過矯正の場合，たとえ老眼年齢であっても，調節麻痺剤の適応の場合があり，それを発見する技術が装用眼鏡上からのオーバースキアである．オートレフの過信はスキアが使えればあり得ない．

　装用眼鏡の過矯正を見つけることが，正しい近用眼鏡処方の第一歩であることを強調したい．

2　近用眼鏡処方の手順とポイント

　この項では，近用眼鏡処方から完成眼鏡の確認までの手順を追って述べる．近用眼鏡の処方は，遠方視力を出して，年齢に応じた加入度数を足して単純にできるわけではない．

I. 問診と背景疾患検査

　問診は背景にある眼疾患の把握と，屈折と調節の状態の推測，眼鏡処方時における眼鏡レンズ選択のための一歩になる．

　視力不良の訴えには，どのような状態でどの距離が見えないのかを確認することがポイントで，新たな処方眼鏡の使用目的と生活内容の把握が重要である．

　的確な問診を行わないと，正しい目的にかなった眼鏡処方につながらない．

　また，意外と軽視されがちなのが白内障で，たとえ遠方視力が1.0でも近方視力が不良な場合，症例によっては1か月で急激に遠方視力が低下することもある．そのようなことが起こる可能性の説明がなければ，信頼関係を失うことにもなりかねない．

　さらに，日本における緑内障や糖尿病網膜症の受診率の低さの一因として，検眼時の眼底検査の軽視があげられる．視力の矯正のみに気をとられて，背景にある疾患を見逃す眼鏡処方は許されない．

II. 現在装用眼鏡のチェック

1. 過矯正の発見

　最も迅速なのはオーバースキアによるチェックである．装用眼鏡をレンズメータで測定しても度数がわかるだけで，不適切かどうかの判定は，新たな矯正をした値と比較しなければならない．しかし，新たな矯正時に調節因子が加われば，誤った評価をすることにな

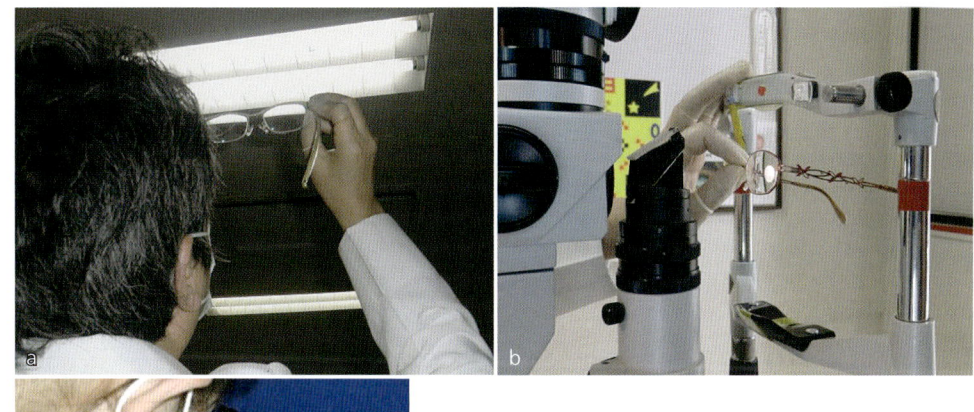

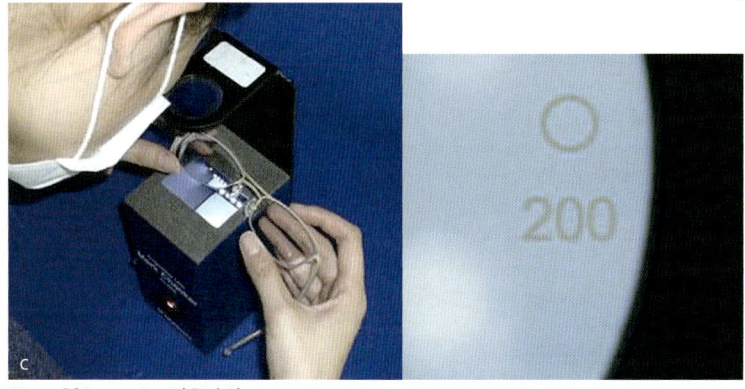

図1　隠しマークの確認方法
a：蛍光灯を使用した確認．b：細隙灯顕微鏡を使用した確認．c：隠しマーク検査機（グランド精工社）を使用した確認

る．オーバースキアは非常に精度が高く，装用レンズの度数はわからなくても，過矯正であるかの判定が容易である．

既往眼鏡の過矯正の程度によっては，たとえ老眼年齢でも，調節因子を取り除くために調節麻痺剤の適応となる．

2. 隠しマーク確認の方法

既往眼鏡レンズの情報を見るためには，累進屈折力レンズでは隠しマークの確認が必要になる（図1）．ほとんどのレンズで，メーカーだけでなくレンズの種類・加入度数・累進帯の長さを知ることができる．

隠しマークを読み取るには以下の方法がある．

1）蛍光灯と枠の明暗の境目を使う方法（図1a）

一般的な方法であるがコツが必要である．蛍光灯の枠が黒か茶のほうが見やすい．パソコン白画面に黒か茶線を引いた境目も使える．

2）細隙灯顕微鏡を使う方法（図1b）

眼鏡レンズに光束を0～15°の角度でレンズ面を照射し，全反射の緑色の反射が出る状態にすることで隠しマークが浮き出て読める．慣れると非常に簡単である．

3）隠しマーク読み取り装置（図1 c）

非常に読みやすく，レンズメータの隣に備えておくとよい．

3. フレームの確認と使用法の確認

意外と忘れてはいけないのが，フレームの調整の不良と装用の仕方，使い方の間違いによって，実は合っているのに見えない，という訴えである．処方過程に入る前にこれらの確認をしておくことが必要である．使いこなせない患者に，高価な累進屈折力レンズの眼鏡を処方してしまうと信頼関係を壊すことになりかねない．

III. 遠方視力の矯正

遠方視力の矯正は，外斜位・斜視を除き，両眼開放で行うことが基本である．老眼年齢であっても調節が入ることをしっかりと念頭に置いて，検査することが肝心である．

また，遠方矯正値を決める前に，必ずオーバースキアを実施して過矯正でないかの確認が不可欠である．この遠方矯正値が過矯正になると，近用の度数も含めた誤った眼鏡処方となる．

この時点で，遠用度数に年齢相応の加入度数を加えて近点を測定することが，過矯正の確認に有用である．

IV. 近方視力の矯正

遠方矯正値が決まったら，近方視力の矯正値の検査に移る．この時点では，基本的には最高視力を目標にしてよい．しかし，近方矯正度数が年齢に相当する加入度数よりも大きい場合には，遠方視力の矯正が過矯正であることを意味し，遠方視力の矯正をやり直すことが必要である．

V. 近用眼鏡度数の決定

近用眼鏡の処方が，通常の眼鏡処方と大きく異なるのは，遠方視力矯正値と近方視力矯正値を近用眼鏡処方値にそのまま適応できない点である．

装用者の使用目的と何に不自由であるのかをしっかりと確認し，シミュレーションをしながら，適切な遠方度数と近方度数の組み合わせを選択する必要がある．

加入度数は必ずしも左右が同度数とはかぎらないので，必ず視標を近づけてのプッシュアップ法で左右バランスを確認することも勧められる．特に，片眼眼内レンズの場合は不可欠である．左右バランスは，加入度数を入れた状態での動的スキアでも確認することができる．

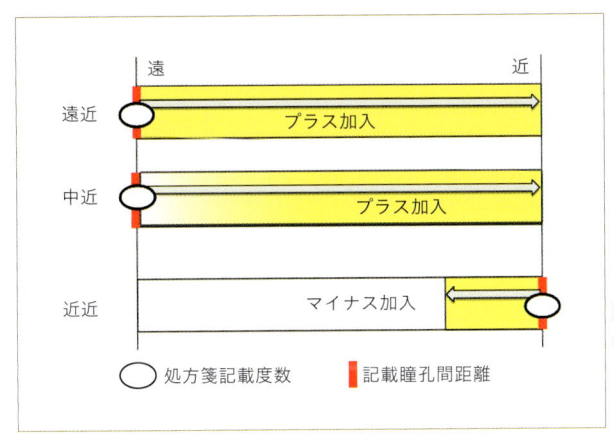

図2 瞳孔間距離の記載の違い
処方箋には，中近は遠近と同じ遠方のデータを記載し，近々は近用度数と近用からのマイナス加入と近用の瞳孔間距離を記載する．

VI. 近用眼鏡レンズの選択

　累進レンズを処方する場合には，度数が決まって終わりではない．累進レンズ用のテストフレームにテストレンズを装着して，装用シミュレーションを行いながら，生活や装用目的を考慮してどのレンズを処方するかを決める．収差の状態によっては，例えば，遠用度数0Dで加入度数2Dの場合に，遠用度数＋1Dで加入度数1Dの処方のほうが快適に装用できる場合もある．

VII. 処方箋の記入

　処方箋には，累進レンズの場合は，テストに使用したレンズの累進帯の長さを含めた種類を必ず記載する．
　累進レンズの場合，近近だけは瞳孔間距離の記載が近用距離で，マイナス加入で記載することになっていることは，あまり知られていない(図2)．

VIII. 完成眼鏡の確認

　日本では眼鏡店の技術差が大きく，完成眼鏡のチェックが不可欠である．処方どおりのレンズが挿入されているか，アイポイントが合っているか，頂間距離が合っているか，前傾角が適切か，フレームが顔にフィットするように調整されているかを確認する必要がある．調整不良のために不適切な評価をされる事例も増えている．
　同時に，眼鏡の使用方法が正しいかの確認も大切で，見えないというクレームが，遠用部で近くを見ていたということもしばしばある．

　以上，近用眼鏡処方の手順を述べてみたが，眼科医が診療の合間でできることではなく，処方者，装用者ともに満足できる眼鏡を提供するためには，眼鏡のすべてを理解した視能訓練士を育て，信頼できる眼鏡店との連携が不可欠である．

（鈴木武敏）

第8章

眼鏡・コンタクトレンズの不満と解決法

Ⅰ 眼鏡の不満と解決法

　屈折矯正手術を受けられる患者は，ほとんどが中等度〜強度の近視，また強い乱視のため，眼鏡やコンタクトレンズに不満があると思われる．その眼鏡の不満として，①レンズの厚みが気になる，②レンズが厚いため眼鏡が重い，③周辺部で色がにじむ，④周辺部の像が歪む，⑤像が縮小される，⑥周辺部でのプリズム効果の差により左右の視線がずれる（パララックス），⑦左右の乱視の差が大きく眼鏡が合わせにくい，⑧急に温度の違うところにいくと眼鏡がくもる，などが考えられる．しかし，知識と技術で，ある程度この不満は解消できる．

I.　レンズの厚み

　凹レンズは中心から離れるにつれて，周辺部は厚くなる（表1）．したがって，レンズを小さくすれば，周辺部でのレンズの厚みは薄くできる（図1）．特に，瞳孔間距離とフレー

表1　レンズの中心からの厚み

−8.0 D プラスチックレンズ
中心から各距離での縁厚（mm）

屈折率	20	25	30	35
1.50	4.9	6.8	9.3	12.4
1.60	3.8	5.4	7.3	9.7
1.67	3.5	5.1	6.8	8.8
1.70	3.3	4.6	6.1	8.0
1.76	3.1	4.2	5.6	7.3

−8.0 D ガラスレンズ
中心から各距離での縁厚（mm）

屈折率	20	25	30	35
1.52	4.2	6.1	8.6	
1.60	3.8	5.4	7.6	10.3
1.70	3.4	4.8	6.7	9.1
1.80	3.0	4.2	5.7	7.6
1.90	2.8	3.9	5.3	6.9

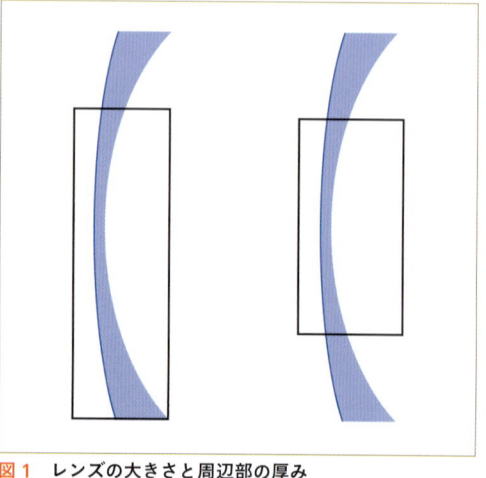

図1　レンズの大きさと周辺部の厚み
同じ度数のレンズでも，レンズ径が小さいと，周辺部の厚みは薄い

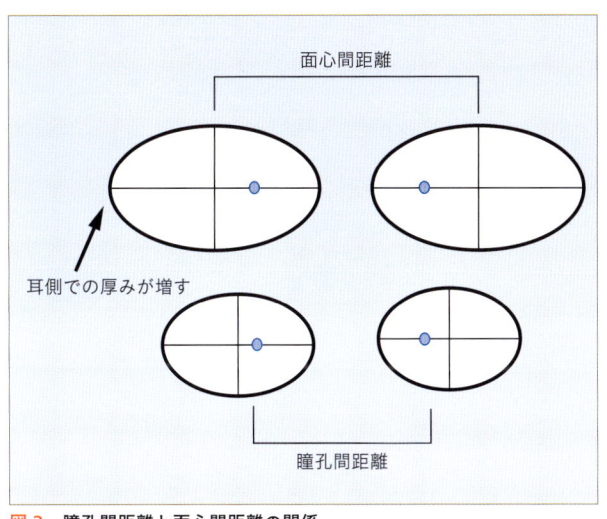

図2 瞳孔間距離と面心間距離の関係

表2 レンズの比重とアッベ数

プラスチックレンズ

屈折率	比重	アッベ数
1.50	1.32	58
1.60	1.30	42
1.67	1.36	32
1.74	1.47	33

ガラスレンズ

屈折率	比重	アッベ数
1.52	2.54	59
1.60	2.63	41
1.70	2.90	31
1.80	3.54	35
1.90	3.89	30

(アッベ数が大きいほど色収差は少ない)

ムの幾何中心間距離(面心間距離)が近いフレームを選ぶとよい．そうすれば，耳側のレンズの厚みを薄くすることができる(図2)．成人のフレームは通常，同じデザインでも2～3サイズ用意されている．しかし，量販店では，カラーバリエーションは豊富であるが，ワンサイズだけのことが多い．また，屈折率の高いレンズを選ぶとレンズは薄くできる．ガラスレンズのほうがプラスチックレンズより，屈折率が高いため，より薄くできる．しかし，屈折率が高くなると，レンズ自体の重みは増す(表2)．厚みと重さのどちらが気になるかで選択すればよい．

II. レンズ(眼鏡)の重さ

これも，レンズを小さくするとよい．また，眼鏡の重みは鼻パッドで約70％，テンプル(弦)で約30％支えている．レンズが重くなった場合，テンプルの太いフレームを選び，鼻パッド60％，テンプル40％ぐらいになるようにする．また，フレームの前の部分が軽く，後ろが重いものがバランスが良くなる．

III. 周辺部での色のにじみ(色収差)

屈折率の高いレンズを選択すると，色収差が大きくなる(アッベ数が小さくなる)(表2)．レンズに少し色を付けると，色収差が気にならなくなる．

IV. 周辺部での像の歪み

レンズの度数が大きくなると，周辺部での像の歪みが大きくなる．これに対処するには，非球面レンズを用いる(最近では，ほとんどのレンズが非球面である)．最近では，レンズ

$$F2 = \frac{F1}{1 + \dfrac{d}{1000} F1}$$

図3 レンズ位置による矯正効果の差
F1：眼鏡屈折度数.
d：レンズの位置を動かす距離(mm). 眼から遠のけば(＋), 近づけば(－).
F2：必要となる屈折度数.
−10 D　2 mm 近づけば−9.8 D
−14 D　2 mm 近づけば−13.6 D
(丸尾敏夫, 湖崎　克, 所　敬, 他：屈折異常と眼鏡. 第3版, p31, 医学書院, 1993 より改変)

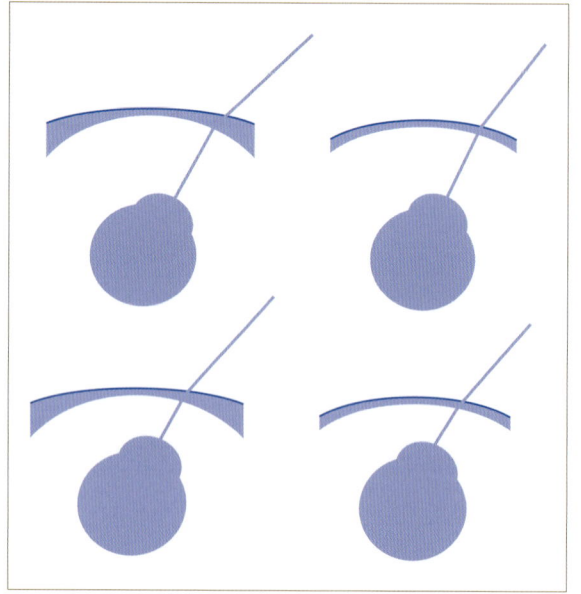

図4 周辺部のプリズム効果の差による視線のずれ(パララックス)
頂間距離を短くすることで, プリズム効果を減弱させる

の製造技術が向上し, レンズの表裏に非球面化が進み, 各社さまざまな程度の非球面レンズがある. ただし, 像の歪みに関する装用者の感覚がどの程度改善されるかは実際に眼鏡を作ってみないとわからないところがある.

V. 像の縮小

近視は凹レンズで矯正するため, 像は縮小する(その分, 視野は広くなる).
通常は頂間距離は 12 mm であるが, 頂間距離を短くすることで近視度数を小さくすることができる(図3).

VI. 不同視

不同視による, 不等像は頂間距離を短くすることで左右差を少し減少させることができる(図3). ただし, 軸性の近視の場合は不等像は起こらない(Knapp の法則).
不同視の場合, 周辺のプリズム効果の差で側方視した場合, 左右の視線がずれる. このことをパララックスと呼ぶ. 頂間距離を短くすることで, プリズム効果を軽減できる(図4).

VII. 左右の乱視の差

乱視は円柱レンズで矯正するが, 度数が大きいと強主経線方向の像の縮小が起こる. その場合, 左右差が大きいと縦や横方向の不等像が発生する(図5). このことを経線不等像

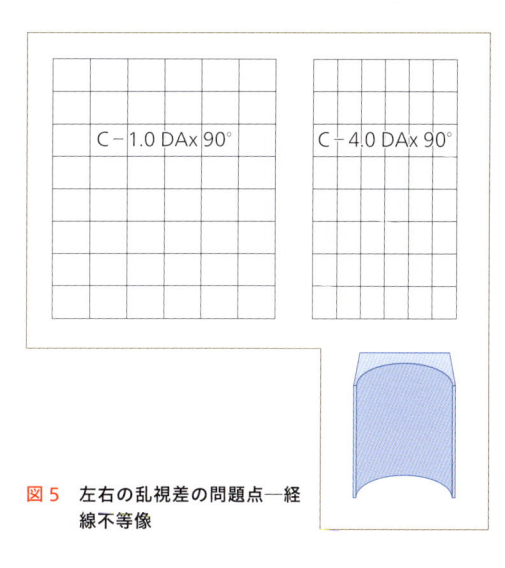

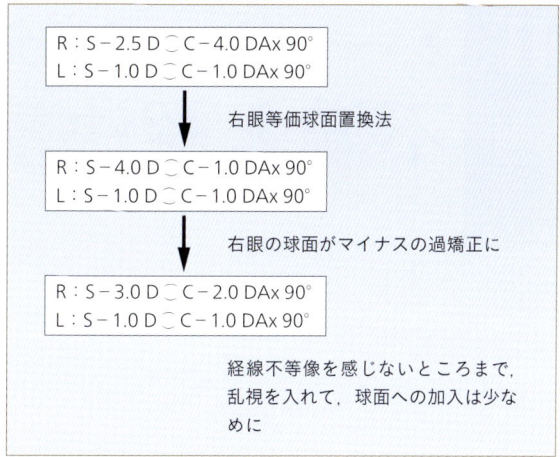

図5 左右の乱視差の問題点―経線不等像

図6 左右差のある乱視矯正の実際

という．よって，左右差の大きい乱視の場合，そのままの度数で眼鏡処方を行うと違和感を感じる．そのため，等価球面置換法で円柱レンズ度数を減少させるが，R：S－2.5 D ⌒ C－4.0 DAx 90°　L：S－1.0 D ⌒ C－1.0 DAx 90°の右眼を等価球面置換法で乱視を C－1.0 D に落とすと，R：S－4.0 D ⌒ C－1.0 DAx 90°　L：S－1.0 D ⌒ C－1.0 DAx 90°となる．このことにより，右眼の球面はマイナスの過矯正になり，また左右で球面の不等像が発生する可能性があり，違和感を感じる．そこで，右眼の乱視は経線不等像を感じないところまで入れる．例えば C－2.0 D まで入ると，球面には S－1.0 D 加算されることになる．しかし，S－3.5 D であるとまだ少し球面のマイナスの過矯正になる．あえて，右眼の球面を S－3.0 D か S－2.5 D にして，R：S－3.0 D ⌒ C－2.0 DAx 90°　L：S－1.0 D ⌒ C－1.0 DAx 90°の眼鏡にすると違和感がなくなる．この場合，右眼の眼鏡下視力は若干落ちることになる．

VIII. 眼鏡のくもり

眼鏡のコーティングを防曇コートにする．ただし，防曇コートにするとレンズ表面に傷がついたり，汚れが付着しやすくなる．レンズのくもり止め（界面活性剤）を塗布すると，レンズ表面の強度は変わらないが，時々塗布し直す必要がある．

強度近視の眼鏡矯正は，基本的にはレンズ径を小さく（小さめのフレーム）で，頂間距離を短くするとよい．

参考文献

1）丸尾敏夫，湖崎　克，所　敬，他：屈折異常と眼鏡．第3版，p31，医学書院，1993

（湖崎　淳）

II ハードコンタクトレンズの不満と解決法

1　ハードコンタクトレンズの現状

　ハードコンタクトレンズ(hard contact lens；HCL)は現在主流となっている1日使い捨てソフトコンタクトレンズ(soft contact lens；SCL)や頻回交換SCLに比較して，経済性や光学性に優れており，中程度以上の乱視や不正乱視にも対応することができる．そして，初期のガス透過性を有しないポリメチルメタクリレート(polymethyl methacrylate；PMMA)に代わって，最近ではフッ素やシリコーンを含んだガス透過性HCL(rigid gas permeable contact lens；RGPCL)が普及し安全性も向上している．しかし，現代においてはHCLよりもSCLのほうが好まれて普及している．やはり，その最大の原因は装用初期の異物感が強いということにあると推察される．HCLは名前のとおり素材が硬く，角膜形状や眼瞼形状などを考慮して，レンズのサイズ・ベースカーブ(base curve；BC)・ベベルデザインなどをうまく適合させないと装用感は悪くなる．そのようなフィッティング技術を獲得するには，かなり経験を積む必要があるし，現状ではなかなかその経験を積むチャンスも限られている．
　また，HCLの場合はレンズと角膜や眼瞼などとの適合性が悪い場合は，異物感，充血，くもりなどさまざまな不満が生じる．その解決法を見出すには角膜，眼瞼，涙液などの情報を的確に収集することと，レンズのデザインについての幅広い知識が必要となる．本章ではHCL装用時に生じる可能性がある各種の不満の原因と解決法について解説する．

2　ハードコンタクトレンズの処方に影響を与える諸因子

I.　眼瞼形状

　通常の眼瞼形状とは大きく異なるタイプの眼，例えば，上眼瞼が張り出した眼(図1)，下三白眼(図2)，下眼瞼が張り出した眼(図3)，瞼裂幅が狭小な眼(図4)においては，眼瞼

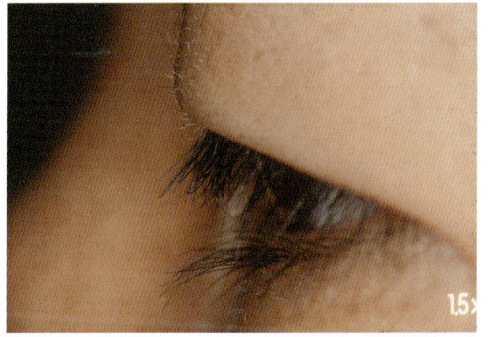

図1　上眼瞼が張り出した眼

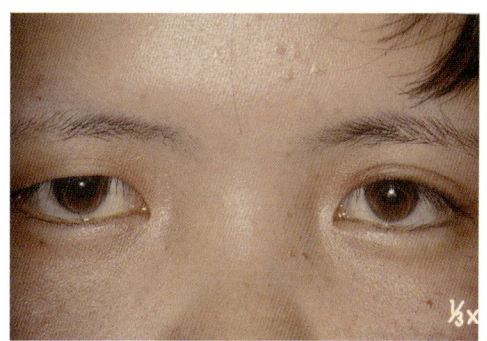

図2　下三白眼

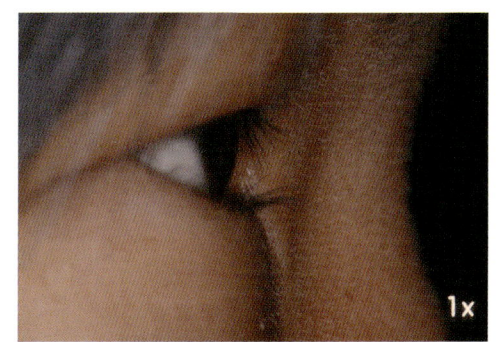

図3　下眼瞼が張り出した眼

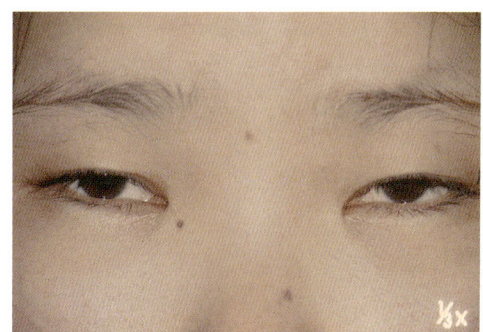

図4　瞼裂幅が狭小な眼

によってレンズの動きが左右されるので，適切なサイズのレンズを選択しなければならない．角膜径や周辺部角膜の扁平化の度合いも参考にしながら，上眼瞼が張り出した眼や下三白眼ではややレンズサイズの大きなものを選択したほうがよいし，下眼瞼が張り出した眼や瞼裂幅が狭小な眼ではややレンズサイズの小さなものを選択する．

II. 角膜形状

　角膜中央部はほぼトーリック面と考えられているが，周辺部は次第に扁平化していく．そして，その扁平化の度合いには個体差があり，左右眼でも異なることが多い．扁平化の度合いを表すのに $X^2+(1+Q)Y^2-2RY=0$ で示されるコニコイド曲線（図5）のQ値を用いる．$Q=0$ が円，$Q=-1$ が放物線となり，Q値がマイナス側に大きくなればなるほど，角膜周辺部の扁平化の度合いが大きいということになる．筆者はQ値とレンズサイズの関係について，その装用感から比較検討してみたが，Q値が小さい場合はサイズが大きいレンズを，マイナス側に大きい場合は小さなレンズを選択したほうが良い結果が得られた．

　角膜乱視は直乱視，倒乱視ともに3つのタイプがある．周辺部まで乱視が及んでいる場合をタイプI（周辺部型）（図6, a），乱視が中央部分に限局している場合をタイプII（中央部型）（図6, b），その両方が混在している場合をタイプIII（混合型）（図6, c）とすると，タイプIIでは大きなサイズのHCLを選択すれば快適な装用感が得られるが，タイプIやタイプIII

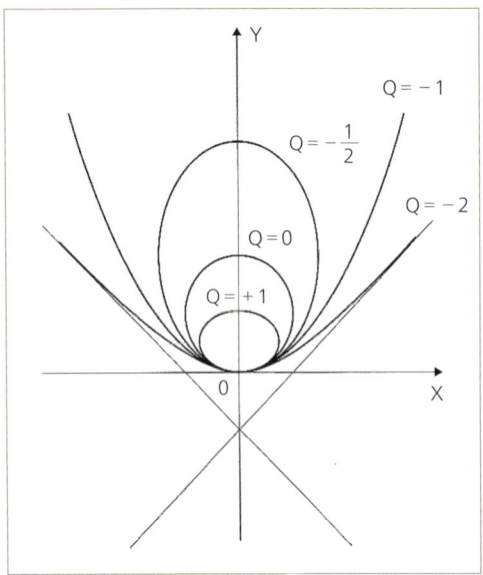

図5 コニコイド曲線
(小玉裕司:コンタクトレンズフィッティングテクニック.メディカル葵出版,2005より転載)

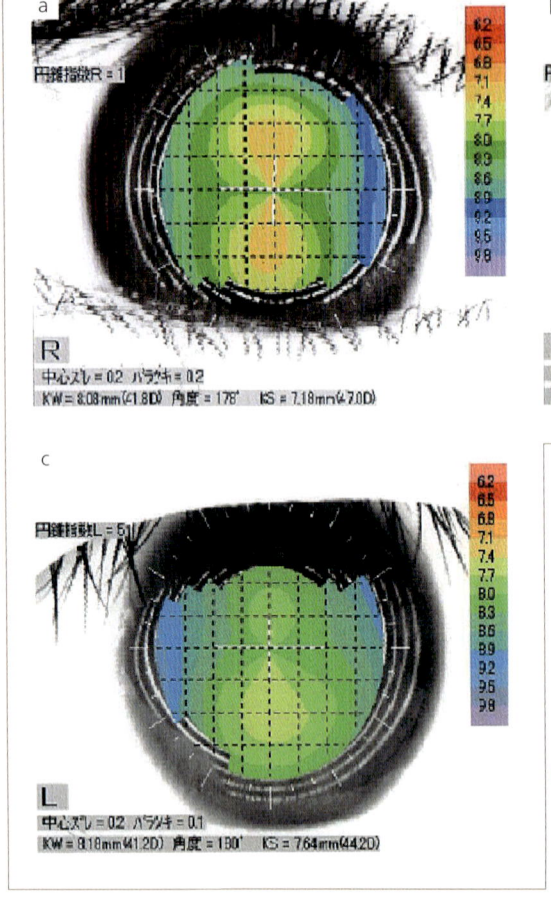

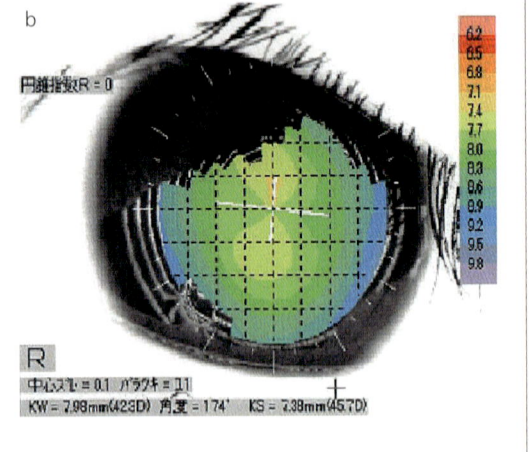

図6 角膜乱視のタイプ
a:周辺部型(タイプⅠ),b:中央型(タイプⅡ),c:混合型(タイプⅢ)
(小玉裕司:コンタクトレンズの適応と選択.日コレ誌 49:254-260, 2007よりa〜c転載)

では，快適な装用感を得るにはベベルトーリックという特殊なデザインをしたHCLを必要とする．

III. 涙液性状

　涙液の量や性質はSchirmer試験，綿糸法，涙液層破壊時間(tear film breakup time；BUT)などによって知ることができる．Schirmer試験(第1法)は涙液の生理的分泌量と反射性分泌量の和を測定するものである．長さ35 mm，幅5 mmの濾紙の一端を5 mmの部分で折り曲げて角を丸く切り取り，その部分を両下眼瞼外側の結膜嚢に入れ，5分間で涙液によって濡れた長さを計測する．健常者の長さは15 mm以上で，5 mm以下ならばドライアイを疑う．綿糸法は結膜嚢内に貯留する涙液量を測定するもので，15秒間での濡れの長さを計測し，健常者では17 mm以上，5 mm以下はドライアイを疑う．BUTは角膜前涙液層の安定性を見る方法で，フルオレセインで涙液を染色し，瞬目後の角膜上のドライスポットができてくるまでの時間を測定する．10秒以下はドライアイを疑う．このような諸検査をしておくことは，後述する3時-9時ステイニングの原因やくもりの原因を把握し，そのような不満を解決するのに大いに役立つ．

3　ハードコンタクトレンズに対する不満と解決法

I. 異物感

　これまで快適に装用していたのに急に異物感を訴えた場合，レンズに異変が生じたのか，眼に異変が生じたのかを見極めねばならない．レンズ側の異変としては，エッジの破損(図7)，レンズ内面の汚れなどを疑い，細隙灯顕微鏡，ルーペなどを用いて検査する．エッジの破損でも破損の程度が軽度であれば，レンズサイズは少し小さくなるが研磨修正することができる．レンズ内面の汚れは研磨剤の入ったクリーナーで擦り洗いをする．表面処理がなされており，研磨剤の入ったクリーナーが使用できないレンズでは，そのレンズ専用クリーナーをガーゼに染み込ませてから擦り洗いをするとよい．

　眼のほうの異変としては，アレルギーとドライアイをまず疑う．上眼瞼を翻転して乳頭や濾胞の有無をチェックする．アレルギー症状が認められた場合は抗アレルギー薬の点眼やステロイドの点眼を使用する．アレルギー性結膜炎が強ければ，抗アレルギー薬の点眼はレンズ装用上，ステロイドの点眼はレンズ装用前後に使用させる．アレルギー性結膜炎が弱ければ，レンズ装用上の抗アレルギー薬の点眼のみとする．点眼液に含まれる防腐剤のレンズへの吸着やレンズ下の涙液への貯留を考えると，レンズ装用上の点眼液の使用を躊躇する向きもあるが，筆者がこれまでに実験した結果では，医師の監督下であれば，レンズ装用上の点眼液使用は特に問題ないと思われる．ドライアイでは涙液が少なくなり，レンズの角膜への機械的刺激が増大することによって異物感が生じる．ベースカーブと中

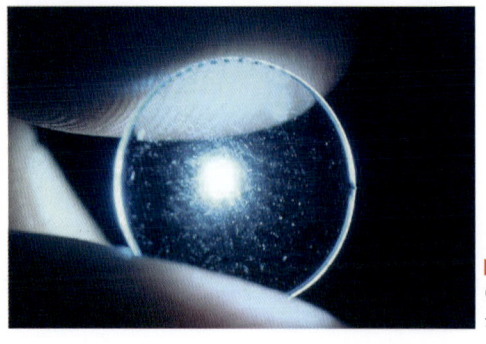

図7 エッジの破損
(小玉裕司：コンタクトレンズの現在と将来—ハードコンタクトレンズ．日コレ誌 30：100-107, 1988 より転載)

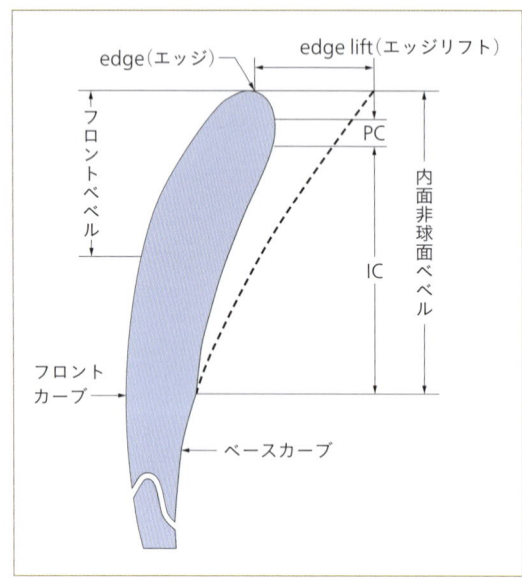

図8 HCL 周辺部のデザイン
intermediate curve(IC)：中間カーブ，peripheral curve(PC)：周辺カーブ
(小玉裕司：ハードコンタクトレンズ—フィッティングチェック．あたらしい眼科 4：295-303, 1987 より転載・一部改変)

間カーブ，中間カーブと周辺カーブの移行部を研磨修正して機械的刺激を軽減することによって異物感が減少する（図8）．HCL 初心者の異物感はレンズのフィッティングがうまくいっていても 1～2 週間は慣れるのに時間を要するが，あまり異物感が強い場合は，ベベルをダブル構造にした多段カーブ HCL に変更すると異物感が軽減することが多い．

強い角膜乱視がある場合は，弱主経線方向の角膜周辺部へのレンズのベベル・エッジの機械的刺激が強くて異物感が生じることが多い．前述したように，角膜中央部に乱視が限局したタイプⅡでは，乱視の及んでいない部位にベベル・エッジがくるように，大きなサイズのレンズを使用すると異物感は解決することができる．しかし，タイプⅠやⅢでは，ベベルをダブル構造にした多段カーブのベベル部分をトーリックにモディファイしたベベルトーリック HCL（図9）を採用すれば，レンズ全周におけるベベル幅が均等になり異物感は軽減する（図10）．

強度円錐角膜において球面 HCL を処方しても異物感が強い場合は，円錐角膜用多段カーブ HCL を使用するか，1日使い捨てソフトコンタクトレンズの上から HCL を装用させるピギーバックシステムを採用するとよい．

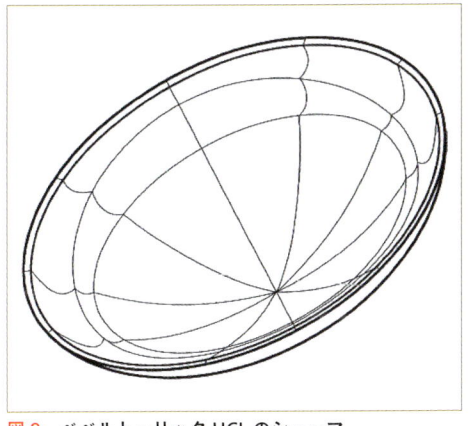

図9 ベベルトーリック HCL のシェーマ
(小玉裕司：ベベルトーリックハードコンタクトレンズの紹介．あたらしい眼科 23：861-865, 2006 より転載)

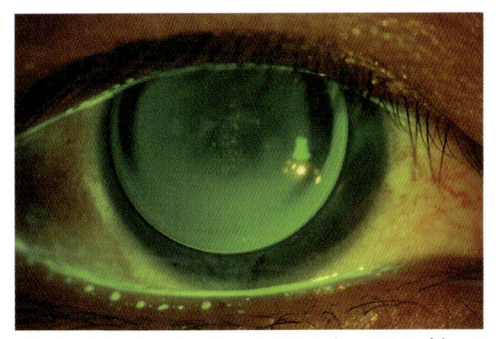

図10 ベベルトーリック HCL のフルオレセインパターン
(小玉裕司：ベベルトーリックハードコンタクトレンズの紹介．あたらしい眼科 23：861-865, 2006 より転載)

II. 充血・角膜ステイン

　単に結膜充血を呈するのはアレルギー性結膜炎，ドライアイ，瞼裂斑炎，装用時間超過による酸素供給不足などの場合であるが，角膜ステインと結膜充血が合併する場合は，充血のみならず異物感も訴えるし，また角膜感染症の危険性が増大するといった点からも，十分に原因を究明して症状を解決しなければならない．HCL 装用眼において最も多い不満の一つが角膜の3時と9時の部分に点状表層角膜症とその位置に対応した結膜に充血が認められる3時-9時ステイニングである．この症状の基礎疾患としてはドライアイが考えられるが，フィッティング面での原因は2つに大別される．

1. ベベル幅・エッジの浮き上がりが小さい場合

　角膜周辺部の扁平化の度合いは個体差が大きいことについてはすでに述べているが，エッジが乗っている部位の角膜形状に比べてベベル幅が狭すぎてエッジの浮き上がりも少なすぎると，その部位で機械的刺激が生じ点状表層角膜症が発症し，それに伴って結膜も充血する(図11)．研磨修正が可能であればベベルを広げてエッジの浮き上がりを大きくする．研磨修正が不可能であれば，角膜周辺部形状に合ったデザインのレンズに変更する．

2. ベベル幅・エッジの浮き上がりが大きい場合

　角膜周辺部形状に比べ，ベベル幅が広すぎてエッジの浮き上がりが大きすぎると，ベベル部分に涙液が貯留されすぎて角膜の涙液がドライアップし，3時と9時の角膜周辺部に点状表層角膜症が発生する(図12)．研磨修正が可能であれば，ベベルを狭くしてエッジの浮き上がりを小さくする．研磨修正が不可能であれば，角膜周辺部形状に合ったデザインのレンズに変更する．

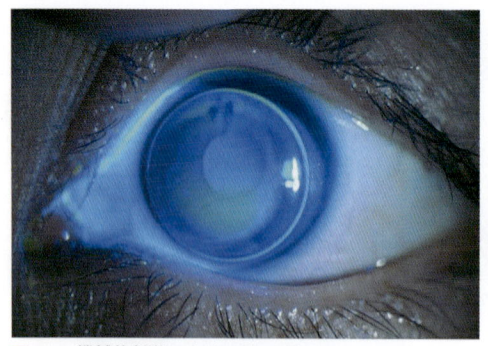

図11　機械的刺激による3時-9時ステイニング

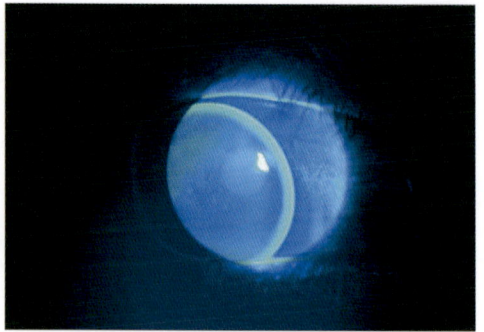

図12　涙液のドライアップによる3時-9時ステイニング
（小玉裕司：プロとして恥ずかしくないコンタクトレンズの知識．眼科ケア8：10-20, 2006より転載）

III. くもり

　HCLがくもると訴えられた場合，簡単に対処できるものとそうでないものとがあり，意外とくもりの原因を把握するのは難しいことが多い．簡単なくもりの原因としては，レンズ表面の傷や表面処理の劣化がある．修正研磨できるレンズでは表面を研磨する．不可能であればレンズを交換する．対処法が難しいくもりについて以下に解説する．

1. ドライなくもり

　普段はくもらないが，暖房の効いた部屋に入ったときなどにくもると訴えた場合，レンズの表面が息を吹きかけたように瞬目後すぐに乾いてしまっていることが多い（図13a）．このようなドライなくもりは3時-9時ステイニングでも述べたように，ベベルに涙液が多く貯留しすぎていてレンズ表面の涙液量が低下していることによる．ヒアルロン酸ナトリウム点眼液や人工涙液の点眼で改善できればよいが，そうでない場合は研磨修正によってベベル幅を狭くエッジの浮き上がりを小さくするか，そのようなデザインのレンズに変更する．

2. ウェットなくもり

　瞬目が浅くて装用するにつれ，次第にレンズ表面が汚れてくもりを生じる場合，ベベル幅が狭くて衛士の浮き上がりが少ないことが多い．レンズの機械的な刺激により分泌物が多くレンズ表面はウェットな汚れに覆われてしまう（図13b）．研磨修正によってベベル幅を広くエッジの浮き上がりを大きくするか，そのようなデザインのレンズに変更する．

3. オイリーなくもり

　レンズをいくらきれいに洗浄しても，装着して瞬きをした瞬間にくもってしまうという訴えがあった場合，レンズの表面を観察すると油膜や油滴が付着しているように見えることが多い（図13c）．これはレンズの機械的刺激と眼瞼結膜のアレルギー状態が合わさったことが原因となっていると考えられる．ベベルやエッジをチェックし，必要に応じてBC

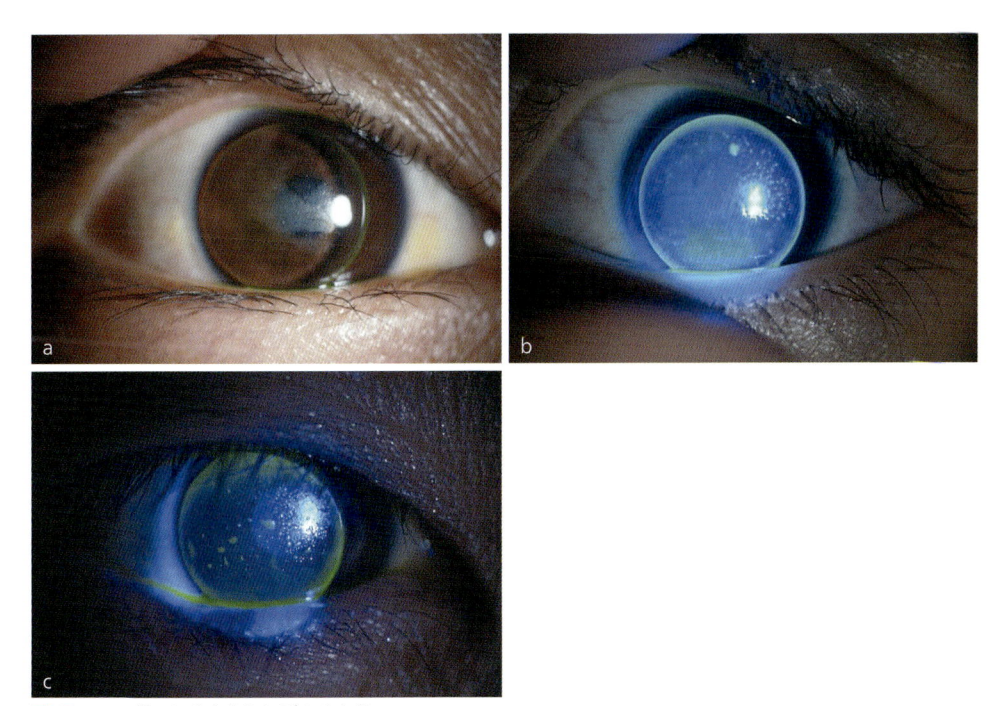

図 13　ハードコンタクトレンズのくもり
a：ドライなくもり，b：ウェットなくもり，c：オイリーなくもり
〔（a）：小玉裕司：ドライアイ処方上の工夫．あたらしい眼科 14：41-44, 1997 より転載．（b）：小玉裕司：コンタクトレンズフィッティングテクニック．メディカル葵出版，2005 より転載〕

と中間カーブ，中間カーブと周辺カーブの境目を滑らかになるように研磨修正したり，エッジを丸めたり，周辺部フロントを研磨修正して厚みを減らすなどの工夫をするとともに，抗アレルギー薬の点眼を併用させる．

IV. 角膜変形

　　HCL は硬い素材からなっており，フィッティングが悪いと角膜に変形をもたらす．よく認められるのは，レンズの固着（図 14）による変形（図 15）であり，レンズをはずしたのち，眼鏡をしてもよく見えないと訴えてくる．上方固着の場合，レンズサイズを小さくするか，周辺部フロントを薄くする．下方固着の場合，ベベル幅を大きくするか，レンズサイズを大きくする．それでも駄目な場合は，周辺部フロントのカミソリで溝をつける（MZ 加工）．この角膜変形はレンズをはずせば数日で元に戻るが，角膜中央部に限局した固着を伴わない角膜変形（図 16）は，レンズをはずしただけでは元に戻らず，かえって進行することもある．このような角膜変形が認められた場合は，BC をフラットにしてベベル幅もやや広めで，エッジの浮き上がりも大きめのレンズに変更すると速やかに元に戻る．

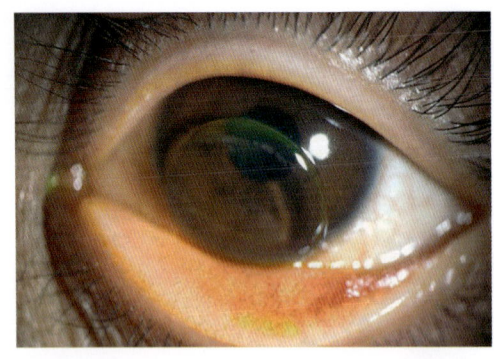

図14　レンズの固着

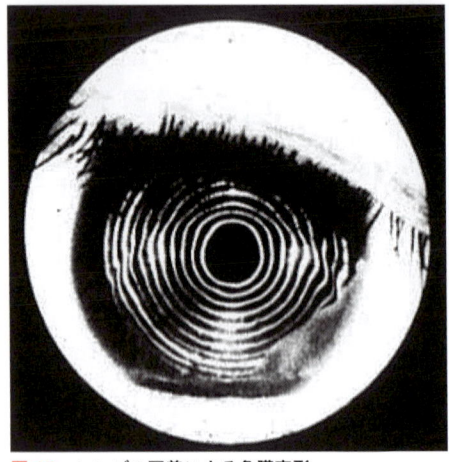

図15　レンズの固着による角膜変形
（小玉裕司：ハードコンタクトレンズ—フィッティングチェック．あたらしい眼科 4：295-303, 1987 より転載）

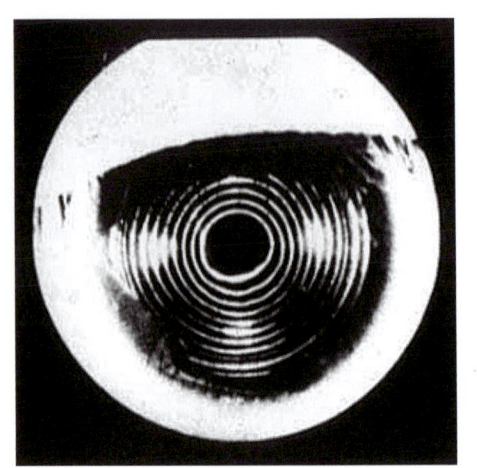

図16　フィッティング不良による角膜変形
（小玉裕司：ハードコンタクトレンズ—フィッティングチェック．あたらしい眼科 4：295-303, 1987 より転載）

参考文献

1) 小玉裕司，稲葉昌丸，濱田恒一，他：カスタムメイドシステム・ソフトウェア改良のための試み　第1報—Q値を利用したハードコンタクトレンズサイズ．日コレ誌 42：86-89, 2000
2) 小玉裕司：ベベルトーリックハードコンタクトレンズの紹介．あたらしい眼科 23：861-865, 2006
3) 小玉裕司，北浦孝一：コンタクトレンズ装用上における点眼使用の安全性について．あたらしい眼科 17：267-271, 2000
4) 植田喜一，山本達也，小玉裕司，他：新しい多段カーブハードコンタクトレンズの試作．日コレ誌 46：31-34, 2004
5) 森川　明，中江知巳，河村富子，他：コンタクトレンズ装用眼に認められた角膜不正乱視．日コレ誌 23：89-91, 1983

（小玉裕司）

III ソフトコンタクトレンズの不満と解決法

1　ソフトコンタクトレンズの現状

　ソフトコンタクトレンズ(soft contact lens；SCL)の装用で不満が出ることは，SCLが眼にとっては異物であるため仕方がないことである．しかし，最適なSCLの処方を行うことにより，不満はある程度改善されると考える．
　SCLの進歩は目覚ましい．1990年頃からのディスポーザブルのSCLの出現により，SCLの汚れによるアレルギー性結膜炎の問題がSCLの使用サイクルを短くすることによって改善された．2010年頃より主流になりつつあるシリコーンハイドロゲルのSCLが，ドライアイに対して乾燥感の軽減に有効であることからSCL使用者が増えている．また，カラーコンタクトレンズ(カラーCL)の装用を希望する人が増え，近い将来，カラーCLの乱視用，老視用が発売されるであろう．したがって，2020年頃には，女性のSCL装用者の過半数がカラーCLを使用していると推測される．現在(2013年)でも，屈折矯正手術を受けたにもかかわらず，度なし・度ありのカラーCLの装用を希望して受診する患者が増えている．

2　ソフトコンタクトレンズに対する不満と解決法

　筆者は，コンタクトレンズ(CL)装用者の「二大現代病」はドライアイとアレルギー性結膜炎であると考えている．また老視用SCL，乱視用SCLは，従来型は処方が面倒であり，見え方に不満が多くみられた．カラーCLでは，安全性の高いカラーCLが少ないことなど不満を訴える装用者が多い．

I. ドライアイ

　CL を処方する前の一般的な診察で，フルオレセイン染色を行うとすでに点状表層角膜症を認める場合がある．点状表層角膜症がなくても SCL を装用すると，スマイルマークパターンの点状表層角膜症（スマイル SPK）が出現することがある（図1）．スマイル SPK は，SCL からの涙の蒸発が原因で，角膜表面が乾き，角膜上皮が点状に脱落している状態である．

1. SCL の種類の変更

　解決法としては，まず，SCL の種類を変更することである．シリコーンハイドロゲルの素材など乾燥感の少ない SCL に変更する．装用スケジュールは，毎日使い捨てのように短いほうが汚れの蓄積がなく，乾燥感も減ると考えられる．

2. 装用時間の短縮

　夕方から涙の分泌量が減ることが多いため，夜は早い時間帯に SCL をはずすように指導する．

3. 環境の整備

　眼が乾燥しやすい状態を避けるのも大切である．暖房が効いている部屋では加湿器の使用などを勧める．

4. 点眼による治療

　涙液を補充する目的で人工涙液（生理食塩水）の点眼薬が用いられていたが，最近は，涙を眼表面に保持するヒアルロン酸ナトリウム点眼液，涙の産生を増やすなどの作用のあるジクアホソルナトリウム点眼液などが使用できるようになってきた．点眼薬のなかには SCL 上からの点眼を禁じているものがあるが，医師の裁量により，使い捨ての SCL の上からのこれらの1日6回程度の点眼を指導し，ドライアイ症状を軽減することができる．

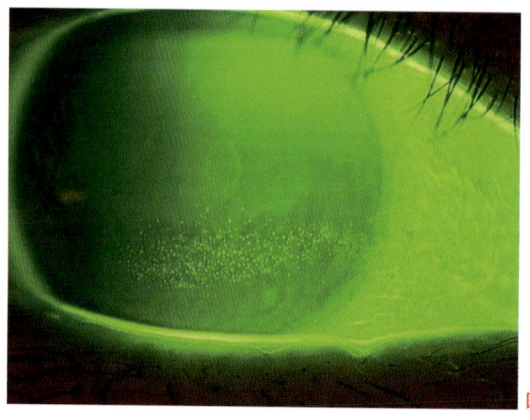

図1　スマイル SPK

II. アレルギー性結膜炎

アレルギー性結膜炎は，花粉，ハウスダスト，ダニ，動物の毛，黄砂などが抗原になるが，1か月以上使用するSCLやハードCLに蓄積した蛋白などもアレルギー性結膜炎を起こす．重症化すると巨大乳頭結膜炎を起こす(図2)．

1. SCLの種類の変更

1か月以上使用するSCLでは蛋白などがSCLに蓄積する．その蛋白が抗原になる．1990年前半までは，SCLは煮沸消毒が主流であったが，蛋白が熱により変性し，抗原性が高まるため，消毒液(過酸化水素・マルチパーパスソリューション)による「擦り洗い・すすぎ・消毒」への移行が推奨された．また，1か月以上使用するSCLは蛋白除去が必要であるが，現在主流になっている毎日使い捨てや2週間で交換する頻回交換SCLは蛋白除去を必要としないため，1か月以上使用するSCLも蛋白除去をすることを知らない医師やコメディカルも多い．さらに，最近のマルチパーパスソリューションの消毒液には，蛋白除去ができると書かれているため，それを過信しすぎ，擦り洗いもおろそかになることが多い．

2週間で交換する頻回交換SCLであっても蓄積する汚れが問題であれば，毎日使い捨てに変更させる．素材では，蛋白が付着しにくいシリコーンハイドロゲルのSCLに変更させるべきである．

2. 装用時間の短縮

アレルギー性結膜炎により上眼瞼の結膜に凹凸ができると，夜になると汚れの蓄積したSCLをずり上げることがあるので，夜は早めにSCLをはずすように指導する．巨大乳頭結膜炎が起こっている場合は，SCLの装用を中止して，所見が改善してからSCL装用を再開させる．

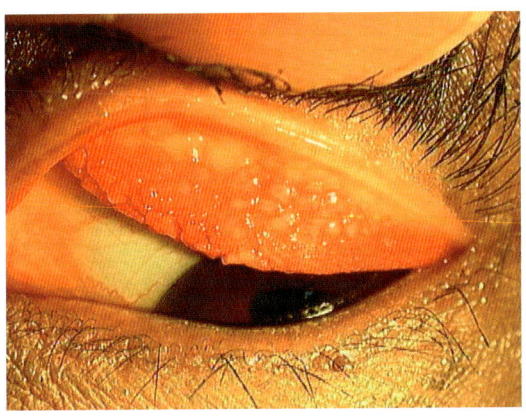

図2　巨大乳頭結膜炎

3. 環境の整備

抗原が眼に入らないようにすることは大事であるが，痒みのため眼を擦ったり，洗眼液や水で洗眼をするとアレルギーの反応を悪化させるので指導をしておく必要がある．

4. 点眼による治療

抗アレルギー点眼薬としては，メディエータ遊離抑制作用のあるものとヒスタミンH_1受容体拮抗作用のあるものがある．また，両者の作用をもつものもある．毎日使い捨てや頻回交換のSCLの場合は，医師の裁量によりSCL装用上からでも点眼をさせる場合がある．

アレルギー性結膜炎が中等度以上であれば，濃度の薄いステロイド点眼薬を使用する医師もいるが，副作用に注意が必要である．

III. 化粧品によるソフトコンタクトレンズの汚れ

シリコーンハイドロゲルのSCLは，蛋白は付着しにくいが，化粧品などが付着しやすい．かすんで見えるという訴えで，診察するとSCLに化粧品が付着していることがある（図3）．

1. SCLの種類の変更

毎日使い捨てに変更させる．

2. 装用の指導

化粧をする前にSCLを装着することにより化粧品の付着が減ることが多い．また，睫毛乱生があればマスカラがレンズに付着することがある．また，眼のメイクでインナー（インサイドライン）に塗るとSCLを汚しやすく，マイボーム腺を詰まらせるのでドライアイを悪化させたり，麦粒腫を発症しやすくする．

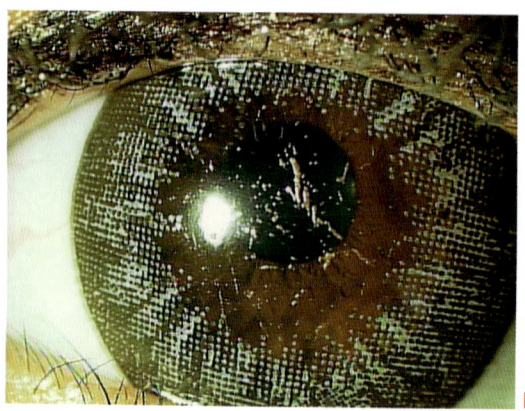

図3 カラーCLに化粧品が付着

IV. 老視の不満

　単焦点のSCLで老視を自覚した場合，矯正の方法には，単に遠近両用のSCLを選択するのではなく，眼鏡との組み合わせでさまざまな方法がある．例えば，遠見時にCLを装用し，日常生活は眼鏡にする人もいる．

1. 遠見重視のCLと近見用眼鏡

　男性の場合は，遠見重視のCLを装用し，近見時にはCL上から老視用の眼鏡をかけることが多い．

2. 近見重視のCLと遠見用眼鏡

　女性の場合は老視用の眼鏡をかけたくないとほとんどの患者が言う．近見重視のCLを装用し，遠見時(運転やコンサートを見る)にはCL上から遠見用の眼鏡をかける方法を推奨している．

3. 遠近両用のCLを装用

　SCLの遠近両用は，眼鏡の遠近両用と比べると見え方は悪いことを説明してから装用テストする必要がある．眼鏡は，角膜とレンズの距離が12 mmあるために視軸を変えることによりレンズの中央部で遠見をして，レンズ下方で近見を行うことができる．一方，SCLは同時視のため，入ってきた情報の半分を遠くに，半分を近くに合わせるため，情報量は減ることを説明しておく．遠近両用のSCLのデザインはさまざまであり，中央部

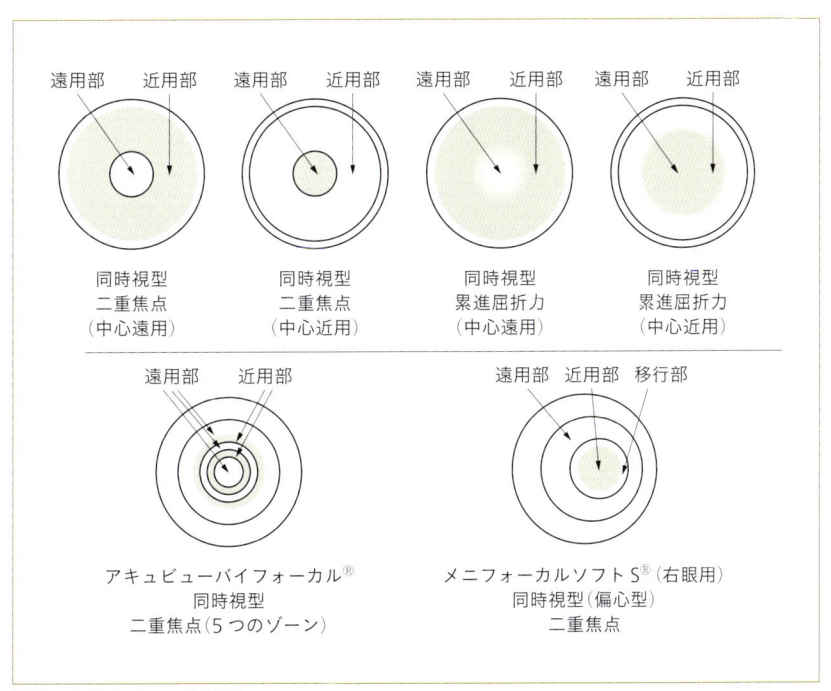

図4　乱視用SCLのデザイン

の度数が遠見用であったり，近見用であったりする(図4)．それらの中から見え方の良いものを選択する．

V. 乱視の不満

　1995年頃までは，乱視用SCLは従来型しかなかったため，処方する際にはレンズを注文して取り寄せるなど煩雑であったため，角膜乱視を改善するにはハードCLを選択していた．しかし，現在は，テスト当日に装用して帰ることができる毎日使い捨てや頻回交換の乱視用SCLがあるため，処方がきわめて簡単になった．

　乱視用のSCLは，瞬目しても回転しないようなデザインがあり，基本的なデザインとして，プリズムバラストとダブルスラブオフがある(図5)．球面SCLに比べ，乱視用SCLは装用感が悪くなることを装用者に説明しておくことが処方成功率を向上させる．

1. ダブルスラブオフの乱視用SCL

　ダブルスラブオフのデザインは，上と下の眼瞼に当たる部分が薄くなっている．レンズの厚みがプリズムバラストのデザインより薄くなることより，酸素透過率(Dk/t値)は良くなるため，レンズが回転しなければダブルスラブオフのデザインがファーストチョイスになる．

2. プリズムバラスト

　一方，プリズムバラストのデザインは，瞬目時に回転しにくいという利点があるため，ダブルスラブオフのデザインで回転する場合はプリズムバラストのデザインに変更させる．処方が面倒という医師は，ファーストチョイスにプリズムバラストのデザインを選ぶことが多い．

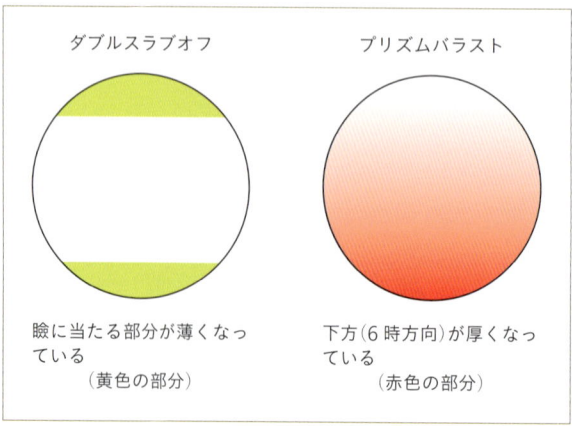

図5　乱視用SCLのデザイン

VI. カラーコンタクトレンズの不満

　前述のように，2020年頃には，女性のSCL装用者の5～8割がカラーCLを使用していると推測される．2011年頃から，カラーCLの乱視用・老視用を希望する者もおり，近い将来には発売されるであろう．屈折矯正手術後にカラーCLの装用を希望する患者が増えたが，手術によるドライアイ所見を呈している患者にはドライアイの治療を行いながらカラーCLを短時間使用させる．

　また，日本の眼科医のなかには，比較的安全なカラーCLがあることを知らず，「カラーCLはこの世からなくなってしまえばよい」と発言する医師がいる．しかし，これだけカラーCLの使用者が増えてしまってからではカラーCLをなくすことはできない．

　色素が簡単に脱落するようなカラーCLが，なぜ厚生労働省の高度管理医療機器の承認を受けているのかと疑問をもっている医師もいるであろう．1970年頃に発売されたグループ1のHEMAの素材であれば，カラーCLであっても臨床試験をせずに承認を受けることができるという抜け道がある．日本コンタクトレンズ学会，日本眼科医会が国民生活センターとカラーCLの安全性を確認する実験を行い，2014年5月に一部のカラーCLは色素がレンズ表面に露出しているという結果が発表された．

　比較的安全なカラーCLのデザインで派手な虹彩色のものが少ないため，女子中・高生は危険なカラーCLを装用していることが多い．比較的安全なカラーCLと安全性の低いカラーCLがあることを装用者に眼科医が指導しなければならないが，カラーCL装用者は眼科を受診しない傾向が強いため，マスコミなどの報道機関を通じての国民への啓発が大事である．

参考文献

1) 渡邉　潔：コンタクトレンズ処方．丸尾敏夫，本田孔士，臼井正彦(監)，大鹿哲郎(編)：眼科学 2. pp1169-1197, 文光堂，2011
2) 渡邉　潔：CL装用者の現代病．ディスポーザブルコンタクトレンズ：CLの正しい選択と障害への対応．pp123-136, メジカルビュー社，1998

（渡邉　潔）

和文索引

あ
アイトラッキング　20
アクリソフ®IQ　217
アクリソフ®IQ トーリックのウェブカリキュレータ　222
アクリソフ®IQ レストア®　218
アトロピン点眼薬，近視予防
　　　　　　　　　　336, **337**
アポダイゼーション　247
アライメントカーブ（AC），オルソケラトロジー　323
アライメントの確認，トーリック眼内レンズ術後　230
アレルギー性結膜炎
　――，ソフトコンタクトレンズ　395
　――，ハードコンタクトレンズ　387
安宅氏リファレンスマーカー Toric 用　226
穴あきボードを使った優位眼の検査　369
暗所瞳孔径
　――，LASIK 術前検査　34
　――，角膜内リング術前検査　160

い
イングロース，LASIK 術後　52
インレイ　9, **156**
異常所見とその対応
　――，LASIK 術後　49
　――，LRI 術後　123
　――，SMILE 術後　105
　――，角膜クロスリンキング術後　138
　――，角膜内リング術後　166
　――，虹彩支持型有水晶体眼内レンズ術後　204
　――，後房型有水晶体眼内レンズ　193
　――，サーフェスアブレーション術後　69
　――，多焦点眼内レンズ術後　254
異物感
　――，角膜内リング術後　166
　――，ハードコンタクトレンズの不満　387
一過性層間混濁
　――，FLEx 術後　90, 91
　――，SMILE 術後　105
一括照射方式，エキシマレーザー　20
色収差，眼鏡　381

う
ウェブカリキュレータ，トーリック眼内レンズ術前検査　222

え
エキシマレーザー　5, **20**, 30, 266
エキシマレーザー手術　28
エキシマレーザー照射　42
エッジの浮き上がり，ハードコンタクトレンズ　389
エッジの破損，ハードコンタクトレンズ　387
エピケラトーム　6, **65**
エレベーションマップ　17
エンハンスメント手術　34
円錐角膜　16, **131**
　――，オルソケラトロジー　316
　――，角膜内リング　158
　――，進行中の　132
　――，ハードコンタクトレンズ　388
円錐角膜スクリーニング，LASIK　33
遠近両用コンタクトレンズを用いたモノビジョン　359
遠近両用ソフトコンタクトレンズ　397
遠見視力測定，多焦点コンタクトレンズ　368
遠方視力の矯正，近用眼鏡処方　376
遠用度数，多焦点コンタクトレンズ　369

お
オートケラトメータ，トーリック眼内レンズ術前検査　219
オートレフ・ケラト測定，オルソケラトロジー　323
オートレフラクトメータ，トーリック眼内レンズ術後　230
オーバースキア　374
オーバーナイトオルソケラトロジー　312
オーブスキャン　63
オルソケラトロジー　38, **312**, **321**, 343
　――，ファーストレンズから最終処方レンズの決定まで　325
　―― と他の屈折矯正法の違い　312
　―― に必要な検査　323
　―― による iron ring　331
　―― による感染症　332
　―― による屈折矯正原理　321
　―― による点状表層角膜炎　331
　―― の実践における重要ポイント　314
　―― の定期検診　329
　―― の適応　312, 313
　―― の適応年齢　324
　―― の費用　319
オルソケラトロジー・ガイドライン　313
オルソケラトロジーレンズ
　――，デザインと角膜に及ぼす影響　322
　―― の処方　321
黄色ブドウ球菌感染症，サーフェスアブレーション術後　71
黄斑部の網膜厚，フェムト秒レーザー白内障手術の術後成績　275

401

か

カスタム LASIK　42, 83
カラーコードマップ　17
カラーコンタクトレンズ　393
　── の不満　399
ガス透過性ハードコンタクトレンズ　384
加入度数，多焦点コンタクトレンズ　369
過矯正　59
　──, LRI 術後　124
　──, 近用眼鏡処方　374
　── に対するコンタクトレンズ処方，屈折矯正手術後　303
　── に対する眼鏡処方　294
　── の発見, 近用眼鏡処方　374
顆粒状角膜ジストロフィ, PTK　75
回帰式 K 式　189
回折　12
回折型多焦点眼内レンズ　237, 247, 258
角膜
　── の中心　13
　── の領域　14
角膜インレイ　156
　──, 老視用　170
角膜拡張症　8, **131**, **144**
　──, 進行中の　132
　── に対する角膜クロスリンキング　144
角膜曲率半径
　──, ICL 度数決定のための検査　187
　──, オルソケラトロジー　315
角膜クロスリンキング　11, **131**
　──, 円錐角膜以外の　144
　──, 角膜拡張症に対する　144
　──, 感染症に対する　145
　──, 近未来の　140
　──, 手術の実際　134
　──, 術後の対応　136
　──, 上皮剥離をしない　141
　──, 水疱性角膜症に対する　145
　──, 短時間型　141
　──, ペルーシド角膜変性症に対する　145
　── と屈折矯正手術　147
　── に関する Q & A　141
　── の手術適応の決定　132
　── の標準法　134
角膜屈折矯正手術　3, 28, **29**

角膜屈折力
　──, ICL 度数決定のための検査　187
　──, LASIK 術後　55
　──, 角膜クロスリンキングの術前検査　134
　──, トーリック眼内レンズ術前検査　218
角膜形状
　──, LASIK 術前検査　33
　──, サーフェスアブレーションの適応　63
　──, ハードコンタクトレンズの処方　385
　── の変化, 角膜クロスリンキング術後　138
角膜形状解析（検査）　15
　──, オルソケラトロジー　323
　──, 角膜内リング術前検査　160
　──, 白内障手術におけるモノビジョン　349
　── による LASIK 後眼の把握　280
角膜形状解析装置　16
角膜形成術　131
角膜減張切開, フェムト秒レーザー白内障手術　274
角膜厚
　──, LASIK 術前検査　34
　──, 角膜クロスリンキングの術前検査　133
　──, 角膜内リング術前検査　160
角膜混濁, 角膜クロスリンキング術後　139
角膜ジストロフィ
　──, PTK　75
　──, オルソケラトロジー　316
角膜実質深層混濁, 角膜クロスリンキング術後　139
角膜上皮下混濁, サーフェスアブレーション術後　69
角膜上皮細胞の再分配　321
角膜上皮剥離　123
角膜浸潤, 角膜クロスリンキング術後　139
角膜ステイン, ハードコンタクトレンズの不満　389
角膜切開
　──, フェムト秒レーザー白内障手術の術後成績　274
　── の位置, LRI　119
角膜切開術　3, **109**

角膜切開乱視矯正術　127
角膜切除手術　5
角膜穿孔, LRI 術後　123
角膜前後面の屈折力の実測値を用いる方法, IOL 度数計算　288
角膜トポグラフィ撮影, オルソケラトロジー　323
角膜内皮細胞撮影, オルソケラトロジー　323
角膜内皮細胞障害
　──, 虹彩支持型有水晶体眼内レンズ術後　205
　──, 後房型有水晶体眼内レンズ術後　194
角膜内皮細胞密度, 後房型有水晶体眼内レンズ術後の診察　195
角膜内リング　9, **156**
　──, 手術説明・同意書　161
　──, 挿入手技　163
　──, 手術適応の決定　158
　──, 手術の実際　162
　──, 術後の対応　165
　── に対する Q & A　167
　── の移動・露出, 術後　166
　── の種類　157
　── の術前検査　159
　── の歴史　156
角膜熱形成術　148
角膜不正乱視　16
　── に対するコンタクトレンズ処方, 屈折矯正手術後　304
角膜変形, ハードコンタクトレンズの不満　391
角膜融解, 角膜内リング術後　167
角膜乱視
　──, topo-linked LASIK　83
　──, トーリック眼内レンズ術後　230
　──, ハードコンタクトレンズの処方　385
　──, 白内障手術におけるモノビジョンの適応　350
角膜離心率, オルソケラトロジー　315
角膜輪部減張切開術　5, **110**, 127
核分割破砕, フェムト秒レーザー白内障手術の術後成績　274
隠しマーク確認の方法　375
感染症
　──, LASIK 術後　53, 59
　──, LRI 術後　124

402　和文索引

──，オルソケラトロジーによる　332
──，角膜クロスリンキング術後　138
──，後房型有水晶体眼内レンズ術後　194
──，サーフェスアブレーション術後　71
──に対する角膜クロスリンキング　145
眼圧上昇
　──，LASIK 術後　55
　──，虹彩支持型有水晶体眼内レンズ術後　205
眼位異常がある場合の眼鏡処方，屈折矯正手術後　297
眼位検査，白内障手術におけるモノビジョン　348
眼球
　──の光学特性　12
　──の軸　13
眼鏡
　──とコンタクトレンズの違い　23
　──のくもり　383
　──の短所・長所　23
　──の不満と解決法　380
眼鏡使用率，白内障手術におけるモノビジョン　355
眼鏡処方
　──，過矯正に対する　294
　──，矯正不足に対する　293
　──，屈折矯正手術後の　293
　──，屈折矯正手術後の眼精疲労に対する　295
眼瞼形状，ハードコンタクトレンズの処方　384
眼軸長測定
　──，トーリック眼内レンズ術前検査　222
　──，白内障手術におけるモノビジョン　349
眼底疾患，多焦点眼内レンズの適応　245
眼内屈折矯正手術　11
眼内乱視　282
眼内レンズ
　──によるモノビジョン法　346
　──の選択，LASIK 後　282
眼内レンズ位置，フェムト秒レーザー白内障手術の術後成績　274

き

基準点マーキング　225
球面デザイン，ハードコンタクトレンズ　307
球面度数計算式，トーリック眼内レンズ術前検査　222
巨大乳頭結膜炎，ソフトコンタクトレンズ　395
強膜クロスリンキング　147
矯正不足に対する眼鏡処方　293
矯正目標乱視度数，LRI　118
近近累進屈折力レンズ眼鏡　294
近見加入度数　247
近見外斜位角度，白内障手術におけるモノビジョンの適応　350
近見視力
　──，多焦点眼内レンズ術後検査　251
　──，白内障手術におけるモノビジョンの術後検査　353
近見視力測定，多焦点コンタクトレンズ　368
近見立体視，白内障手術におけるモノビジョンの術後検査　353
近視進行抑制法，光学的理論による　339
近視度数，オルソケラトロジー　314
近視の現況　336
近視予防
　──の現況　336
　──のための薬物治療　337
近方視力の矯正，近用眼鏡処方　376
近用眼鏡処方
　──のコツ　372
　──の手順とポイント　374
近用眼鏡度数の決定　376
近用眼鏡レンズ
　──の種類　372
　──の選択　377

く

グレア　257
　──，多焦点眼内レンズ術後　238, 246
　──，老視用角膜インレイ術後　179
隅角支持型有水晶体眼内レンズ　11, **207**
　──，手術適応の決定　208
　──，手術の実際　208
　──，術後の対応　210

屈折，LASIK 術前検査　33
屈折型多焦点眼内レンズ　237, 247, 258
屈折矯正手術
　──，角膜　3
　──における合併症　26
　──に必要な知識　12
　──のガイドライン　24, **31**, 185
　──の手術成績　25
　──の短所・長所　23
　──の適応と禁忌　24
　──の分類と術式の変遷　3
　──の問題点　299
屈折矯正手術後
　──に不具合を訴えて来院した症例　299
　──の眼鏡処方　293
　──の眼精疲労に対する眼鏡処方　295
　──のコンタクトレンズ処方　303
　──の白内障手術　278
　──のハードコンタクトレンズ処方　307
屈折矯正手術前に注意を要する症例　301
屈折矯正法選択の原則　22
屈折値，ICL 度数決定のための検査　187
屈折度数，トーリック眼内レンズ術後　230
屈折度数ずれ
　──，虹彩支持型有水晶体眼内レンズ術後　205
　──，多焦点眼内レンズ術後　254

け

ケラト値，オルソケラトロジー　315
ケラトメータ，LASIK 術後　55
ケラトリング　122
化粧品によるソフトコンタクトレンズの汚れ　396
結膜下出血　105
　──，LASIK 術後　49
　──，角膜内リング術後　166
結膜充血，ハードコンタクトレンズの不満　389
現在装用眼鏡のチェック，近用眼鏡処方　374

こ

コニコイド曲線　385

コンタクトレンズ
　――，多焦点　366
　――，モノビジョンに使用する　357
　――におけるモノビジョン　357
　――による角膜形状の変形　219
　――の短所・長所　23
　――を用いたモノビジョンの処方例　359
　――を用いたモノビジョンの利点と問題　364
コンタクトレンズ処方，屈折矯正手術後の　303
コントラスト感度検査
　――，多焦点眼内レンズ術後　251
　――，白内障手術におけるモノビジョンの術後検査　354
コントラスト感度低下
　――，コンタクトレンズによるモノビジョン　364
　――，多焦点眼内レンズ　238, 246
コンベンショナル LASIK　42
固視点　13
光学的理論による近視進行抑制法　339
光線追跡による IOL 度数計算　289
交代視型多焦点コンタクトレンズ　366
交代プリズム遮蔽試験　348
抗不安薬の内服，LASIK 手術費用　37
虹彩支持型有水晶体眼内レンズ　11, 197
　――，手術適応の決定　198
　――，手術の実際　200
　――，術後の対応　203
　――，術後のチェックポイント　204
　――の選択　200
　――の度数計算　201
虹彩紋理法　227
後嚢線維化の予防，多焦点眼内レンズ手術　249
後嚢破損
　――，多焦点眼内レンズ手術　250
　――，フェムト秒レーザー白内障手術　273
後発白内障，多焦点眼内レンズ術後　254
後房型有水晶体眼内レンズ　12, 182
　――，術後の対応　195
　――，手術の実際　190

　――，手術適応の決定　185
　――の術前検査　185
　――の選択　187
　――の費用　190

さ

サーフェスアブレーション　5, **61**
　――，手術適応の決定　62
　――，手術の実際　64
　――，術後長期経過　71
　――，術後の対応　67
サクションブレイク，SMILE 術後　105
佐藤氏手術　3
細隙灯顕微鏡検査
　――，トーリック眼内レンズ術後　231
　――による LASIK 後眼の把握　278
最終検査，LASIK　37
最適視力距離，多焦点眼内レンズ術後　251
散瞳不良例，トーリック眼内レンズの適応　216
散乱　12
残存角膜厚　45
　――，サーフェスアブレーションの適応　62
　――の計算方法　35

し

シクロペントラート点眼，近視予防　337
シリコーンハイドロゲルソフトコンタクトレンズ　395
脂肪沈着，角膜内リング術後　166
紫外線照射，角膜クロスリンキング　136
視力
　――，LASIK 術前検査　33
　――，角膜内リング術前検査　160
　――，多焦点眼内レンズの適応　243
　――，白内障手術におけるモノビジョンの術後検査　353
　――の低下，多焦点眼内レンズ　246
視力矯正検査，トーリック眼内レンズ術後　230
視力測定，多焦点コンタクトレンズ　368

視力不良，老視用角膜インレイ術後　179
視力予後
　――，フェムト秒レーザー白内障手術の術後成績　275
　――に関した適応，トーリック眼内レンズ　215
自覚視力検査，オルソケラトロジー　324
色素散乱症候群　206
軸外収差抑制眼鏡　341
軸外収差抑制コンタクトレンズ　342
軸外収差理論　340
軸ずれ
　――，LRI 術後　124
　――，トーリック眼内レンズ　230, 233
軸マーキング　225
　――，トーリック眼内レンズ手術　225
斜乱視　215
惹起乱視
　――，虹彩支持型有水晶体眼内レンズ術後　204
　――，トーリック眼内レンズ術後　223
手術手技に関した適応，トーリック眼内レンズ　216
手術適応の決定
　――，conductive keratoplasty　149
　――，FLEx　88
　――，LASIK　31
　――，LRI　113
　――，SMILE　99
　――，角膜クロスリンキング　132
　――，角膜内リング　158
　――，隅角支持型有水晶体眼内レンズ　208
　――，虹彩支持型有水晶体眼内レンズ　198
　――，後房型有水晶体眼内レンズ　185
　――，サーフェスアブレーション　62
　――，多焦点眼内レンズ　238
　――，トーリック眼内レンズ　214
　――，フェムト秒レーザー白内障手術　269
手術の実際
　――，FLEx　88

――，KAMRA® 172
――，LASIK 37
――，LRI 117
――，RainDrop® 174
――，SMILE 101
――，角膜クロスリンキング 134
――，角膜内リング 162
――，隅角支持型有水晶体眼内レンズ 208
――，虹彩支持型有水晶体眼内レンズ 200
――，後房型有水晶体眼内レンズ 190
――，サーフェスアブレーション 64
――，多焦点眼内レンズ 246
――，トーリック眼内レンズ 225
――，フェムト秒レーザー白内障手術 270
収差 12
――の問題，近用眼鏡処方 372
周辺カーブ 388
術後合併症，後房型有水晶体眼内レンズ 193
術後屈折誤差，多焦点眼内レンズ 246, **254**
術後屈折変化，PTK 78
術後検査
――，LASIK 48
――，SMILE 104
――，角膜内リング 166
――，隅角支持型有水晶体眼内レンズ 210
――，虹彩支持型有水晶体眼内レンズ 204
――，サーフェスアブレーション 68
――，多焦点眼内レンズ 251
――，トーリック眼内レンズ 230
――，白内障手術におけるモノビジョン 353
術後惹起乱視 204, 223
術後処方
――，LASIK 48
――，LRI 123
――，PTK 78
――，SMILE 104
――，角膜内リング 166
――，虹彩支持型有水晶体眼内レンズ 204
――，サーフェスアブレーション 68

――，多焦点眼内レンズ 251
術後疼痛，PTK の合併症 78
術後の対応
――，FLEx 90
――，LRI 122
――，SMILE 103
――，角膜クロスリンキング 136
――，角膜内リング 165
――，隅角支持型有水晶体眼内レンズ 210
――，虹彩支持型有水晶体眼内レンズ 203
――，後房型有水晶体眼内レンズ 195
――，サーフェスアブレーション 67
――，多焦点眼内レンズ 250
――，トーリック眼内レンズ 230
術後のチェックポイント
――，LASIK 48
――，サーフェスアブレーション 68
術後満足度，白内障手術におけるモノビジョン 355
術前屈折
――，多焦点眼内レンズの適応 243
――，白内障手術におけるモノビジョンの適応 350
術前検査
――，LASIK 33
――，LRI 117
――，SMILE 101
――，角膜内リング 159
――，虹彩支持型有水晶体眼内レンズ 199
――，後房型有水晶体眼内レンズ 185
――，多焦点眼内レンズ 247
――，トーリック眼内レンズ 218
――，白内障手術におけるモノビジョン 347
術前の説明，多焦点眼内レンズ 246
術中合併症，フェムト秒レーザー白内障手術 272
小児のオルソケラトロジー 316
照準線 13
上皮イングロース，LASIK 術後 52
上皮剥離をしない角膜クロスリンキング 141

上皮プラグ，LRI 術後 124
上方ヒンジ 49
職業的な不適応，多焦点眼内レンズ 238
診察間隔
――，LASIK 術後 48
――，LRI 術後 122
――，PTK 術後 77
――，SMILE 術後 103
――，角膜クロスリンキング術後 136
――，角膜内リング術後 165
――，隅角支持型有水晶体眼内レンズ術後 210
――，虹彩支持型有水晶体眼内レンズ術後 203
――，後房型有水晶体眼内レンズ術後 195
――，サーフェスアブレーション術後 67
――，多焦点眼内レンズ術後 250

す

ストリークレチノスコープ 235
スポーツを行う症例，サーフェスアブレーション 63
スマイル点状表層角膜症，ソフトコンタクトレンズ 394
スムージング照射，PTK 77
スリットスキャン式，エキシマレーザー 20
スリットスキャン式角膜形状解析装置，サーフェスアブレーション 63
水晶体屈折矯正手術 29
水晶体再建術後に行う LRI 115
水晶体再建術時の乱視矯正法 113
水晶体再建術前の乱視の種類と度数の分布 114
水晶体再建術と同時に行う LRI 113
水晶体摘出手術 11
水平角膜径，ICL サイズ決定のための検査 188
水疱性角膜症 29
――に対する角膜クロスリンキング 145

せ

セグメント型屈折型多焦点眼内レンズ 257
セントラルアイランド
――，PTK 78

セントラルアイランド，オルソケラトロジー　330
正乱視　215
性格的不適応，多焦点眼内レンズ　239
遷延性上皮欠損，角膜クロスリンキング術後　138
線状検影器　235
全距離視力
　——，多焦点眼内レンズ術後　251
　——，白内障手術におけるモノビジョンの術後検査　353
全身疾患，オルソケラトロジーの適応　316
前眼部OCT，トーリック眼内レンズ術前検査　221
前眼部写真法，マーキング　227
前嚢切開，フェムト秒レーザー白内障手術の術後成績　274
前嚢切開不全，フェムト秒レーザー白内障手術の合併症　273
前房深度　186
　——，虹彩支持型有水晶体眼内レンズ術前検査　199
　——の測定　186
前房内フレア値，フェムト秒レーザー白内障手術の術後成績　275

そ
ソフトコンタクトレンズ　393
　——の現状　393
　——の不満と解決法　393
　——の汚れ，化粧品による　396
層間角膜炎，LASIK術後　53
像の縮小，眼鏡の不満　382

た
ダブルスラブオフ乱視用SCL　398
多焦点眼内レンズ　11, 29, **237**
　——，LASIK後　283
　——，tri-focal　261
　——，手術適応の決定　238
　——，手術の実際　246
　——，術後の対応　250
　——，セグメント型屈折型　257
　——，挿入後のtouch up LASIK　80
　——の術後患者満足度アンケート　252
　——の術前検査　247
　——の術前問診票　240
　——のタイプと度数決定　247

　——の費用　245
多焦点コンタクトレンズ　24, 366
　——，第一選択　369
多焦点コンタクトレンズ処方
　——のコツ　366
　——の進め方　368
帯状角膜変性，PTK　75
単焦点眼内レンズ挿入後のtouch up LASIK　80
単焦点コンタクトレンズ　24
　——を用いたモノビジョン　359
短時間型角膜クロスリンキング　141

ち
チモロールマレイン酸塩点眼薬，近視予防　339
治療的レーザー角膜切除術　30, 73
遅発性実質深層混濁，角膜クロスリンキング術後　139
中間カーブ　388
中間距離，多焦点眼内レンズ　246
頂間距離，眼鏡　382
超音波生体顕微鏡，ICLサイズ決定のための検査　188
調節異常がある場合の眼鏡処方，屈折矯正手術後　295
調節緊張，屈折矯正手術後　295
調節衰弱，屈折矯正手術後　295
調節と眼位異常が混在している場合の眼鏡処方，屈折矯正手術後　298
調節ラグ理論　340
直乱視　215

て
テクニス®　217
低矯正　59
　——，LRI術後　124
　——に対するコンタクトレンズ処方，屈折矯正手術後　303
適応年齢（→「年齢」を見よ）
点状表層角膜炎
　——，LASIK術後　49
　——，オルソケラトロジーによる　331

と
トーリックICL　182
　——の回転，後房型有水晶体眼内レンズ術後　194
トーリック眼内レンズ　112, **214**
　——，LASIK後　282
　——，手術適応の決定　214

　——，手術の実際　225
　——，術後の対応　230
　——，術後のチェックポイント　230
　——，挿入と軸合わせ　229
　——とLRIの選択　115
　——による乱視矯正が不十分に終わる原因　233
　——の種類　217
　——の術前検査　218
トライアルレンズ，オルソケラトロジー　325
トロピカミド点眼薬，近視予防　339
トンネル作製，角膜内リング　162
ドナー角膜　9
ドライアイ
　——，LASIK術後　49
　——，PTKの合併症　78
　——，オルソケラトロジーの合併症　316
　——，ソフトコンタクトレンズ　394
　——，ハードコンタクトレンズ　387
　——，老視用角膜インレイ術後　178
ドレスデン法　134
度数調整の方法，多焦点コンタクトレンズ　370
度数の戻り　6
　——，LASIK術後　34, 59
　——，虹彩支持型有水晶体眼内レンズ術後　205
倒乱視　215
同時視型多焦点コンタクトレンズ　367
瞳孔　12
　——の位置と大きさ　15
瞳孔間距離，眼鏡　380
瞳孔径　15, 34
　——，オルソケラトロジーの適応　316, 324
　——，角膜内リング術前検査　160
　——，多焦点眼内レンズの適応　244
　——，白内障手術におけるモノビジョン　348
瞳孔中心　13
読書速度，白内障手術におけるモノビジョンの術後検査　353

に
ニューロアダプテーション　34, 47

二重焦点コンタクトレンズ　367

ね
年齢
　――，LASIK 術前検査　33
　――，オルソケラトロジーの適応　316, 324
　――，角膜内リング術前　160
　――，白内障手術におけるモノビジョンの適応　350

の
ノモグラム，LRI　**110**, 120
囊外固定，トーリック眼内レンズの適応　216

は
ハードコンタクトレンズ　384
　――，屈折矯正手術後に対する処方　307
　―― のくもり　390
　―― の現状　384
　―― の不満と解決法　384
ハードコンタクトレンズ法，IOL 度数計算　287
ハロー　257
　――，多焦点眼内レンズ術後　238, 246
　――，老視用角膜インレイ術後　179
パララックス　382
パワーマップ　17
波面収差解析　17
　―― を用いた屈折矯正　19
波面収差解析装置　7
波面センサー
　――，トーリック眼内レンズ術後　231
　――，トーリック眼内レンズ術前検査　220
白内障，後房型有水晶体眼内レンズ術後　193
白内障手術　29
　――，LASIK 術後の　30
　――，屈折矯正手術後の　278
　―― に用いるフェムト秒レーザーの特徴　267
白内障手術後の屈折異常に対するLASIK　79
白内障手術におけるモノビジョン　346

　――，インフォームドコンセント　351
　―― の適応　349

ひ
ヒンジカバー　46
ピギーバック　116
ピギーバック専用眼内レンズ　262
ピレンゼピン塩酸塩眼ゲル化剤，近視予防　337, **338**
ピンホール効果　171
びまん性角膜混濁，角膜クロスリンキング術後　139
非感染性角膜浸潤，角膜クロスリンキング術後　139
非球面 IOL，LASIK 後　282
非球面レンズ，眼鏡　381
非定型抗酸菌感染症，サーフェスアブレーション術後　71
微調整手術　34
鼻側ヒンジ　49
光干渉角膜形状解析装置　16
光凝固　265
光切除　20, 265
光切断　21, 265
表層角膜混濁，PTK　75
頻回交換ソフトコンタクトレンズ　395

ふ
ファーストレンズ，オルソケラトロジー　325
フェムト秒レーザー　8, **21**, 87, **266**
　―― による角膜実質切除　8
　―― によるフラップ作製　41
　―― の眼科手術への導入の歴史　265
　―― の特徴，白内障手術に用いる　267
　―― を用いた AK　112, 127
フェムト秒レーザー白内障手術　11, 87, **265**
　――，手術適応の決定　269
　――，手術の実際　270
　―― の現状　265
　―― の術後成績　274
　―― の術中合併症　272
　―― の流れ　272
　―― の費用　270
フライングスポット式，エキシマレーザー　20
フラップ作製　44

　――，LASIK　40
フラップストリエ（皺襞），LASIK 術後　50
フラップずれ，LASIK 術後　50
フラップ層間
　―― の混濁，LASIK 術後　53
　―― の出血，LASIK 術後　55
　―― のデブリス，LASIK 術後　54
フラップ辺縁　50
　―― の混濁，LASIK 術後　52
フラップ法，KAMRA®　172
フラップライン　278
フラップレス手術　107
フラップを戻す　42, 46
フリーキャップ　7
フルオレセイン染色による LASIK 後眼の把握　280
ブレスオーコレクト®　327
プラチド角膜形状解析装置　16
　――，サーフェスアブレーション　63
プリズム眼鏡　297, 298
プリズムバラスト乱視用ソフトコンタクトレンズ　398
不正乱視　215
　――，オルソケラトロジーレンズ装用による　330
　――，多焦点眼内レンズの適応　241
不同視，眼鏡の不満　382

へ
ヘイズ　6, 61
　――，PTK の合併症　78
　――，サーフェスアブレーション術後　69
　――，老視用角膜インレイ術後　178
ヘモジデリンの沈着，LASIK 術後　54
ベースカーブ（BC）　387
　――，オルソケラトロジー　322
ベベルトーリックハードコンタクトレンズ　387, 388
ベベル幅，ハードコンタクトレンズ　389
ペリフェラルカーブ（PC），オルソケラトロジー　323
ペルーシド角膜変性症に対する角膜クロスリンキング　145

和文索引　407

ほ

ボタンホール　8
ポケット法，KAMRA®　172
ポリメチルメタクリレート　157
放射状角膜切開術　3, 29

ま

マーキング　42, **225**
　──，トーリック眼内レンズ手術　225
　──，フェムト秒レーザーを用いたAK　129
　── の手技的工夫　229
　── の手法　225
　── の比較　228
マイエメラルド　326
マイクロケラトーム　5, **40**
マイクロストリエ　51
　──，FLEx 術後　91
マイトマイシン C（MMC），サーフェスアブレーション　61
マルチパーパスソリューション消毒液　395

み

ミスアライメント
　──，トーリック眼内レンズ　230, **233**
　── を防ぐためのハイテク　234

む

ムスカリン受容体拮抗薬，近視予防　337

め

面心間距離，眼鏡　381
綿糸法　387

も

モディファイドモノビジョン　357, **370**
モノビジョン　11, **346**, **357**
　──，コンタクトレンズにおける　357
　──，白内障手術における　346
毛様溝間距離　187
問診，近用眼鏡処方　374

ゆ

有水晶体眼内レンズ　11, **182**, **197**

　──，隅角支持型　11, **207**
　──，虹彩支持型　11, **197**
　──，後房型　11, **182**
優位眼，LASIK 術前検査　33
優位眼検査
　──，白内障手術におけるモノビジョン　348
　──，多焦点コンタクトレンズ　369

ら

乱視
　──，虹彩支持型有水晶体眼内レンズ術後　204
　──，ソフトコンタクトレンズの不満　398
　──，多焦点眼内レンズの適応　241
　── の軽減，多焦点眼内レンズ手術　249
　── の左右差，眼鏡の不満　382
　── の種類・大きさ，トーリック眼内レンズの適応　215
乱視矯正角膜切開術　5, 109
乱視軸の決定，フェムト秒レーザーを用いた AK　129
乱視度数　216
　──，オルソケラトロジー　314
乱視用ソフトコンタクトレンズ　398

り

リアライメント，トーリック眼内レンズ　233
リバースカーブ（RC），オルソケラトロジー　322
リバースジオメトリーデザイン，ハードコンタクトレンズ　307, 312
リバースジオメトリー・レンズ　323
リボフラビン点眼，角膜クロスリンキング　135
離心率　284
両眼同時雲霧法　294
緑内障，多焦点眼内レンズの適応　245
臨床成績，白内障手術におけるモノビジョン　353

る

涙液性状，ハードコンタクトレンズの処方　387
涙液層破壊時間　387

涙液分泌能機能検査，オルソケラトロジー　324
累進屈折力レンズ眼鏡　295, 297
累進多焦点眼鏡　341

れ

レーザー角膜内切削形成術　28
レーザー虹彩切開術（LI）
　──，虹彩支持型有水晶体眼内レンズの術前処置　201
　──，後房型有水晶体眼内レンズ術後　194
　──，後房型有水晶体眼内レンズの術前処置　190
　── による光視症，後房型有水晶体眼内レンズ術後　194
レーシック　7, **28**（➡ LASIK も見よ）
レンズセンタリング不良，オルソケラトロジー　330
レンズ選択のための検査，後房型有水晶体眼内レンズ　187
レンズの厚み，眼鏡の不満　380
レンズの重さ，眼鏡の不満　381
レンズの脱臼・偏位，虹彩支持型有水晶体眼内レンズ術後　205
レンズ偏位の予防，多焦点眼内レンズ手術　249
レンチクル　87
励起二量体　20

ろ

老眼治療　170
老視
　──，ソフトコンタクトレンズの不満　397
　── に対するコンタクトレンズ処方，屈折矯正手術後　304
老視矯正　346
老視用角膜インレイ　170
　──，術後合併症とその対策　177
　──，術後経過観察とポイント　175
　── の種類　170
老人環，フェムト秒レーザー白内障手術　274

欧文・数字索引

ギリシャ
α-オルソ®K　325

数字
0-90°法　226
6時マーク法　226

A
AcrySof® Cachet®　207
AcrySof® IQ ReSTOR® IOL　218
AcrySof® IQ Toric IOL　217
Add-On レンズ　262
　──，多焦点眼内レンズ　254
adjusted average central corneal power（ACCP）法　286
advanced surface ablation　6
AK（astigmatic keratotomy）
　　　　　　　　5, **109**, 127
　──，フェムト秒レーザーを用いた
　　　　　　　　112, **127**
　── と LRI の違い　110
anterior capsular tag，フェムト秒レーザー白内障手術の合併症
　　　　　　　　273
apical zone　13
Artiflex®　197, **200**
Artisan®　197, **200**
AT LISA®　261
Avellino 角膜ジストロフィ，PTK
　　　　　　　　75
axial power　17
axis registration 法　227
　──，フェムト秒レーザーを用いた AK　129

B
Baikoff lens　207
best-fit-sphere（BFS）　17
bull's eye パターン，オルソケラトロジー　323
BUT（tear film breakup time）　387

C
Callisto　235
Camellin-Calossi 式　287, 290
CASIA®　222
　──，トーリック眼内レンズ術後
　　　　　　　　231
Catalys®　267
clear lens extraction　11
clinical history 法　286
collamer　183
conductive keratoplasty（CK）
　　　　　　　　9, **148**
　──，手術適応の決定　149
　── の禁忌　149
　── の手術成績　151
　── の手術方法　150
　── の利点・欠点　154
contact lens-induced corneal warpage　219
conventional monovision　346
conventional pressure 法，conductive keratoplasty　151
corneal eccentricity，オルソケラトロジー　315
corneal refractive therapy　312
corneal relaxing incisions（CRIs）
　　　　　　　　109
corneal reshaping　312
corneal vertex　13
crossed monovision　346

D
diffuse lamellar keratitis（DLK）
　　　　　　　　8, **53**
　──，FLEx 術後　91
　──，SMILE 術後　105
dimple veil，オルソケラトロジー
　　　　　　　　330
double-K 法　286

E
E-value，オルソケラトロジー　315

EDTA を用いた化学療法　75
Elschnig pearls 型混濁　249
EPI breakthrough　41
Epi-LASIK（epipolis LASIK）　6, **61**
　──，手術の実際　65
epi-on 法　141
epikeratome　6
epikeratophakia　9
epithelial ingrowth　8
Epithelial Scrubber®　64
excimer laser　5, **20**
excited dimer　20

F
Feiz 法　286
femtosecond laser-assisted LASIK
　　　　　　　　8, **21**
FLEx（femtosecond lenticule extraction）　8, 21, **87**
　──，手術適応の決定　88
　──，手術の実際　88
　──，術後の対応　90
　── と SMILE の比較　100
　── の臨床成績　91
Fukala 手術　11

H
Haigis-L 式　289
hard contact lens（HCL）　384
Hartmann-Shack センサー　220
haze　6
hole-in-the card test　348
hybrid monovision　347, **350**

I
ICL（Implantable Collamer Lens）
　　　　　　　　12, **182**
　──，手術適応　185
　──，手術の実際　190
　──，トーリック　182
　── の選択　187
ICL 度数計算ソフトウェア　186

409

instantaneous power　17
Intacs™　157
intermediate zone　14
internal astigmatism　282
intra-corneal ring segments（ICRS）
　　9
IOLMaster®のオートケラトメータ機能　219
IOL セレクションマップ　220
IOL 脱臼，虹彩支持型有水晶体眼内レンズ術後　205
IOL 度数計算ソフト　290
IOL 度数計算方法，LASIK 後の　285
IOL 度数の決定，LASIK 後　283
IOL の選択，LASIK 後　282
iron ring，オルソケラトロジーによる　331

K
KAMRA®　171
　──，手術の実際　172
Kelman Duet lens　207
Keraring　157
keratectasia　8
keratomileusis　5
Knapp の法則　382

L
LASEK（laser-assisted subepithelial keratectomy）　6, **61**
　──，手術の実際　66
laser iridotomy（LI）
　──，虹彩支持型有水晶体眼内レンズの術前処置　201
　──，後房型有水晶体眼内レンズの術前処置　190
LASIK（laser in situ keratomileusis）
　　7, **28**, 29, 83
　──，topo-linked　83
　──，touch up　79
　──，虹彩支持型有水晶体眼内レンズ術後　205
　──，手術適応の決定　31
　──，手術の実際　37
　──，術後の対応　48
　──，白内障手術後の屈折異常に対する　79
　── とサーフェスアブレーションの違い　40
　── に関する Q & A　55
　── の術前検査　33
　── の費用　35

── をめぐる現況と課題　28
LASIK-induced neurotrophic epitheliopathy（LINE）　49
LASIK 後眼の把握
　──，角膜形状解析による　280
　──，細隙灯顕微鏡による　278
LASIK 後の IOL 度数計算方法　285
LASIK 後の白内障手術　30, **278**
LensAR®　267
LenSx®　267, **270**
Lentis® M Plus　257
　── の光学的優位性　257
light touch 法，conductive keratoplasty　151
limbal zone　14
LRI（limbal relaxing incision）
　　5, **109**, 127
　──，手術適応の決定　113
　──，手術の実際　117
　──，術後の対応　122
　──，水晶体再建術後に行う　115
　──，水晶体再建術と同時に行う　113
　── と AK の違い　110
　── に必要な器具　117
　── の禁忌　115
　── の手技　120
　── の手術データ・症例提示　124
　── の術前検査　117
　── の切開の深さと長さ　119
　── のデザインの決め方　118
　── の費用　113

M
Masket 法　286
mild monovion　346
mix and match 法　247
modulation transfer function（MTF）
　　96
Munnerlyn の公式　20

N
Nd：YAG レーザー　266

O
objective scattering index（OSI）
　　104
oblate 形状　17, 283
OKULIX®　289
OPD スキャン　63
optic capture　216
optical path difference 法　220

Optical Quality Analysis System（OQAS）　104
optical zone　14
OptiPoint™ Corneal Template, conductive keratoplasty　151
orthokeratology　312
Osher Toric Alignment System
　　235

P
PAL（progressive addition lens）
　　341
patient interface（PI）　267
peripheral corneal relaxing incisions（PCRIs）　110
phakic intraocular lens　11, **197**
photoablation　20, 265
photocoagulation　265
photodisruption　21, 265
pigment dispersion syndrome
　　206
PI セッティング不良，フェムト秒レーザー白内障手術の合併症　272
PMMA（polymetyl methacrylate）
　　157, 197
point spread function（PSF）　95
Post Keratorefractive Calculator
　　290
primary line of sight　13
PRK（photorefractive keratectomy）
　　5, **61**
　──，手術の実際　64
prolate 形状　17, 283
PTK（phototherapeutic keratectomy）　30, **73**
　──，手術の実際　77
　── の術後管理と合併症　77
　── の適応　74

Q
Q 値　284, **385**
　──，オルソケラトロジー　315

R
RainDrop®　173
　──，手術の実際　174
realignment，トーリック眼内レンズ　233
refractive lens exchange（RLE）
　　11, 243
refractive power　17
regression　6, 34

ReLEx(refractive lenticule extraction) 8, **87**, 100
――と LASIK の術式の違い 95
reverse geometry lens 323
rigid gas permeable contact lens (RGPCL) 384
Ring 3 法 288
RK(radial keratotomy) 3, 29
root mean square(RMS) 18

S
Scheimpflug 角膜形状解析装置 16
――, サーフェスアブレーション 63
Schirmer 試験 387
――, オルソケラトロジー 324
Shammas 法 288
SMILE(small incision lenticule extraction) 9, 21, 87, **99**
――, 手術適応の決定 99
――, 手術の実際 101
――, 術後のチェックポイント 104
――, 術後の追加矯正 106
――, 術前検査 101
――, と FLEx の比較 100
――, の術後の対応 103
――, の臨床成績 106
soft contact lens(SCL) 393
SPK 331
――, LASIK 術後 49

straight transverse keratotomy 109
streak retinoscopy 235
sulcus to sulcus(STS) 187
surface ablation 5, **61**
surgically induced astigmatism (SIA) 223

T
tear film breakup time(BUT) 387
TECNIS®1-Piece IOL 217
TMS 63
topo-linked LASIK 20, 42, **83**
toric results analyzer 233
touch up LASIK 79
――, 虹彩支持型有水晶体眼内レンズ術後 205
――, 多焦点眼内レンズ術後 254
――, 多焦点眼内レンズ挿入後 80
――, 単焦点眼内レンズ挿入後 80
transepithelial PRK 64
transient interface haze, FLEx 術後 90
tri-focal 多焦点眼内レンズ 261
Tscherning 収差計 220

U
UBM(ultrasound biomicroscopy), ICL サイズ決定のための検査 188

V
VacuFix™ 203
vault 187
――, 後房型有水晶体眼内レンズ術後の診察 195
Verion™ 235
vertex normal 13
VICTUS® 267

W
wavefront-guided LASIK 7, 20, 42, 83
wavefront-optimized LASIK 42
waxy vision 257
――, 多焦点眼内レンズ術後 254
WTW(white-to-white), ICL サイズ決定のための検査 188

Y
YAG レーザー 266

Z
Zernike 多項式 19
Zinn 小帯脆弱例, 多焦点眼内レンズの適応 242
Zinn 小帯断裂
――, 多焦点眼内レンズ手術 250
――, トーリック眼内レンズの適応 216
ZSAL4 lens 207

眼科臨床エキスパート
知っておきたい屈折矯正手術